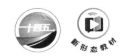

国家卫生健康委员会
"十四五"规划新形态教材

全国高等学校教材

供临床、预防、口腔、护理、检验、影像专业高等学历继续教育等使用

全科医学概论

U0276232

第 **5** 版

主　　编	胡丙杰	李章平
副 主 编	姚晨姣	顾 杰

数字负责人	李章平	
编　　者 （按姓氏笔画排序）	王　海	南京医科大学
	尹朝霞	深圳市罗湖区人民医院
	邓　玮	重庆医科大学附属第二医院
	邓宏军	南华大学附属第二医院
	李伟明	昆明医科大学
	李其富	海南医科大学
	李章平	温州医科大学
	杨秀木	蚌埠医科大学
	张荣峰	大连医科大学附属第一医院
	周志衡	深圳市坪山区人民医院
	庞　昶	沈阳医学院附属第二医院
	官成浓	广东医科大学
	赵　茜	四川大学华西医院
	胡丙杰	广州医科大学附属第二医院
	姚晨姣	中南大学湘雅三医院
	顾　杰	复旦大学附属中山医院
	晏　平	广州医科大学附属第一医院
	郭　敏	吉林医药学院附属医院
	唐　杰	广州医科大学
	裴冬梅	中国医科大学附属盛京医院
	薛　凌	锦州医科大学附属第三医院
编写秘书	晏　平	广州医科大学附属第一医院
数字秘书	林　瑾	温州医科大学

人民卫生出版社
·北京·

图书在版编目（CIP）数据

全科医学概论 / 胡丙杰，李章平主编 . —5 版 . —
北京：人民卫生出版社，2024.12
全国高等学历继续教育"十四五"规划教材
ISBN 978-7-117-36298-6

Ⅰ. ①全… Ⅱ. ①胡…②李… Ⅲ. ①家庭医学 – 成
人高等教育 – 教材 Ⅳ. ①R499

中国国家版本馆 CIP 数据核字（2024）第 090834 号

全科医学概论
Quanke Yixue Gailun
第 5 版

主　　编	胡丙杰　李章平
出版发行	人民卫生出版社（中继线 010-59780011）
地　　址	北京市朝阳区潘家园南里 19 号
邮　　编	100021
E – mail	pmph @ pmph.com
购书热线	010-59787592　010-59787584　010-65264830
印　　刷	三河市尚艺印装有限公司
经　　销	新华书店
开　　本	787×1092　1/16　　印张：22.5
字　　数	529 千字
版　　次	2000 年 10 月第 1 版　　2024 年 12 月第 5 版
印　　次	2025 年 1 月第 1 次印刷
标准书号	ISBN 978-7-117-36298-6
定　　价	69.00 元

打击盗版举报电话	010-59787491	E-mail	WQ @ pmph.com
质量问题联系电话	010-59787234	E-mail	zhiliang @ pmph.com
数字融合服务电话	4001118166	E-mail	zengzhi @ pmph.com

出版说明

为了深入贯彻党的二十大和二十届三中全会精神，实施科教兴国战略、人才强国战略、创新驱动发展战略，落实《教育部办公厅关于加强高等学历继续教育教材建设与管理的通知》《教育部关于推进新时代普通高等学校学历继续教育改革的实施意见》等相关文件精神，充分发挥教育、科技、人才在推进中国式现代化中的基础性、战略性支撑作用，加强系列化、多样化和立体化教材建设，在对上版教材深入调研和充分论证的基础上，人民卫生出版社组织全国相关领域专家对"全国高等学历继续教育规划教材"进行第五轮修订，包含临床医学专业和护理学专业（专科起点升本科）。

本套教材自1999年出版以来，为促进高等教育大众化、普及化和教育公平，推动经济社会发展和学习型社会建设作出了重要贡献。根据国家教材委员会发布的《关于首届全国教材建设奖奖励的决定》，教材在第四轮修订中有12种获得"职业教育与继续教育类"教材建设奖（1种荣获"全国优秀教材特等奖"，3种荣获"全国优秀教材一等奖"，8种荣获"全国优秀教材二等奖"），从众多参评教材中脱颖而出，得到了专家的广泛认可。

本轮修订和编写的特点如下：

1. 坚持国家级规划教材顶层设计、全程规划、全程质控和"三基、五性、三特定"的编写原则。

2. 教材体现了高等学历继续教育的专业培养目标和专业特点。坚持了高等学历继续教育的非零起点性、学历需求性、职业需求性、模式多样性的特点，贴近了高等学历继续教育的教学实际，适应了高等学历继续教育的社会需要，满足了高等学历继续教育的岗位胜任力需求，达到了教师好教、学生好学、实践好用的"三好"教材目标。

3. 贯彻落实教育部提出的以"课程思政"为目标的课堂教学改革号召，结合各学科专业的特色和优势，生动有效地融入相应思政元素，把思想政治教育贯穿人才培养体系。

4. 将"学习目标"分类细化，学习重点更加明确；章末新增"选择题"，与本章重点难点高度契合，引导读者与时俱进，不断提升个人技能，助力通过结业考试。

5. 服务教育强国建设，贯彻教育数字化的精神，落实教育部新形态教材建设的要求，配备在线课程等数字内容。以实用性、应用型课程为主，支持自学自测、随学随练，满足交互式学习需求，服务多种教学模式。同时，为提高移动阅读体验，特赠阅电子教材。

本轮修订是在构建服务全民终身学习教育体系、培养和建设一支满足人民群众健康需求和适应新时代医疗要求的医护队伍的背景下组织编写的，力求把握新发展阶段，贯彻新发展理念，服务构建新发展格局，为党育人，为国育才，落实立德树人根本任务，遵循医学继续教育规律，适应在职学习特点，推动高等学历医学继续教育规范、有序、健康发展，为促进经济社会发展和人的全面发展提供有力支撑。

新形态教材简介

　　本套教材是利用现代信息技术及二维码，将纸书内容与数字资源进行深度融合的新形态教材，每本教材均配有数字资源和电子教材，读者可以扫描书中二维码获取。

　　1. 数字资源包含但不限于PPT课件、在线课程、自测题等。

　　2. 电子教材是纸质教材的电子阅读版本，其内容及排版与纸质教材保持一致，支持多终端浏览，具有目录导航、全文检索功能，方便与纸质教材配合使用，可实现随时随地阅读。

获取数字资源与电子教材的步骤

1 扫描封底**红标**二维码，获取图书"使用说明"。

2 揭开红标，扫描**绿标**激活码，注册 / 登录人卫账号获取数字资源与电子教材。

3 扫描书内二维码或封底绿标激活码随时查看数字资源和电子教材。

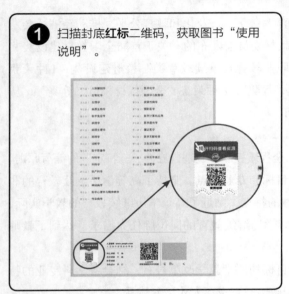

电子教材操作演示

4 登录 zengzhi.ipmph.com 或下载应用体验更多功能和服务。

扫描下载应用

客户服务热线 400-111-8166

前　言

全科医学是一门面向个人、家庭和社区，整合临床医学、预防医学、康复医学及人文社会学科相关内容于一体的综合性临床二级专业学科。我国自20世纪80年代后期引入全科医学概念，现正处于迅速发展阶段。《国务院关于建立全科医生制度的指导意见》（国发〔2011〕23号）、国家发展改革委等六部委《以全科医生为重点的基层医疗卫生队伍建设规划》（发改社会〔2010〕561号）、《国务院办公厅关于改革完善全科医生培养与使用激励机制的意见》（国办发〔2018〕3号）和国家卫生健康委《关于印发住院医师规范化培训基地（综合医院）全科医学科设置指导标准（试行）的通知》（国卫办科教发〔2018〕21号）等文件的出台，为我国全科医学的人才培养提供了良好的制度环境。

国务院办公厅《关于加快医学教育创新发展的指导意见》（国办发〔2020〕34号）提出"加快培养'小病善治、大病善识、重病善转、慢病善管'的防治结合全科医学人才"及"加强面向全体医学生的全科医学教育"；党的二十大报告指出，提高基层防病治病和健康管理能力，发展壮大医疗卫生队伍，把工作重点放在农村和社区，为全科医学人才培养指明了方向。通过医教协同，提升基层医疗卫生机构在岗医生的学历层次，以现代医学技术发展中的新知识和新技能为主要内容，加强全科医学教育，完善标准化、规范化的临床医学教育，提高医学教育质量，是实现《"健康中国2030"规划纲要》提出的加强我国健康人力资源建设的重要途径。为适应新时代医学教育创新发展的要求，我们组织国内开展全科医学教育的高等医学院校教师，并邀请部分社区卫生服务专家，围绕当前国内外医疗卫生体制改革以及社区卫生服务内涵建设对高素质防治结合型医学人才的需求，在《全科医学概论》（第4版）的基础上对教材做了进一步更新和修订。

本教材主要内容包括全科医学的基本概念和基本原则、全科医学中的健康管理、全科诊疗思维及诊疗模式、全科医疗中常见问题（包括心理健康问题）的临床诊断与处理、基层医疗卫生服务管理的基本知识和技能，以及全科医学实践技能训练等，体现全科医学医防融合、防治结合的特色与内涵。本教材以案例为引导，注重理论与实践的紧密结合，突出了全科医学的实用性与应用性，充分体现高等学历继续教育的特点；同时配有数字化融合内容，扫描章首二维码即可查看。旨在通过本教材的学习，使读者掌握我国社区卫生服务以及基层医疗卫生机构专业技术人员所需的全科医学知识与技能，培养其分析及解决基层医疗卫生实际问题的能力。

本教材作为国家卫生健康委员会"十四五"规划新形态教材，主要供临床、预防、口腔、护理、检验、影像等专业高等学历继续教育使用，也可作为高等院校本科生教材、全科医学培训教材以及基层医疗卫生保健机构专业技术人员的参考书。

本书的编写得到了全国兄弟院校同道们的热情关心与大力支持，在此表示诚挚的感谢！鉴于我国全科医学和相关政策的快速发展，加之作者水平和经验有限，内容难免存在疏漏和不足之处，我们真诚地期待专家、学者和师生提出意见和建议，以便修订时完善。

胡丙杰　李章平

2024 年 11 月

目　录

第一章　绪论

学习目标

知识目标	1. 掌握全科医学、全科医疗、全科医生的概念，以及全科医学的特点、全科医疗的基本原则与特征、全科医生的角色与作用、全科医生应具备的能力。 2. 熟悉全科医学产生的科学和社会基础、全科医学与相关学科的关系。 3. 了解全科医学发展史、全科医学在中国的发展。
能力目标	1. 能举例说明全科医疗与其他专科医疗的区别。 2. 能说明全科医生与专科医生的区别与联系。
素质目标	1. 推广生物–心理–社会医学模式，具备全人照顾、人文关怀理念和团队合作精神。 2. 树立全科医学理念，培养对全科医学的兴趣。

案例 1-1　　李先生，平时有头痛、发热时常去找他的签约全科医生，并在全科医生的帮助下戒了烟，酒也很少饮用，有空时常进行快步走，近年因膝关节有时疼痛，全科医生建议他改为游泳，今年70岁的他看上去仍然精神矍铄。1个月前李先生夜间出现肚脐以上部位持续疼痛，痛醒后立刻联系他的全科医生，经仔细询问起病情况，了解到李先生前一天晚上与老同学在餐馆聚会时饮用了较多的酒，吃了平时不吃的红烧肉，带着醉意回到家很快入睡，半夜痛醒。全科医生检查了他的腹部，并做了心电图，排除了心脏情况，考虑他是急腹症，不能排除急性胰腺炎，立刻为他联系了一家公立医院，接受住院治疗，经转诊医师检查确认李先生患了急性胰腺炎。经治疗5天后李先生顺利出院，继续由全科医生进行健康照顾、调整饮食等。定期随访照顾1个月后李先生完全康复。另外，此全科医生也成了李先生老伴、儿子、儿媳、孙子的家庭医师。

思考：此案例中的全科医生与专科医师有哪些区别？

第一节　全科医学

一、全科医学的基本概念

（一）定义

全科医学（general practice）又称家庭医学（family medicine），自从20世纪60年代诞生以来，已经得到世界各国，尤其是英、美、澳大利亚等国的广泛认可，并已逐步发展为世界各国卫生服务体系中的核心组成部分。但不同的国家由于理解的差异，定义会略有不同。

美国家庭医生协会（American Academy of Family Medicine，AAFP）称其为家庭医学，定义为：家庭医学是为个人和家庭提供持续、综合的卫生保健服务的医学专业。广义上它是集成了生物、临床和行为科学的专业学科。全科医学的范围包含了各年龄、性别，以及各个器官系统、种类的疾病。

澳大利亚皇家全科医生协会（Royal Australian College of General Practitioners，RACGP）称其为全科医学，定义是：全科医学是卫生服务系统的一个组成部分，它整合了现代生物医学、心理学、社会学对健康的理解，向个体、家庭和社区提供基本、连续、综合、协调的医疗照顾。

世界家庭医生组织（World Organization of National Colleges, Academies and Academic Association of General Practitioners/Family Physicians，WONCA）欧洲分会2011年的定义是：全科医学/家庭医学是一门具有特有的教育内容、研究领域、循证基础和临床实践活动的学术和科学学科，是面向基层医疗保健的临床专业。

我国对全科医学的定义为：全科医学是一门面向个人、家庭与社区，整合临床医学、预防医学、康复医学，以及人文社会科学相关内容于一体的综合性临床医学二级专业学科；其范围涵盖了所有年龄、性别、各个器官或系统以及各类健康问题或各种常见疾病。其主旨强调以人为中心、以家庭为单位、以社区为基础，以人的整体健康维护和促进为方向的长期负责式照顾，并将个体与群体的防治结合型医疗卫生健康服务有机地融为一体，提供综合性、持续性、以预防为导向的基本医疗卫生服务。

全科医学以生物-心理-社会医学模式为基础，秉承整体观和系统论的医学思维，具有整体的医学观和方法论以及系统的学科理论，建立了独特的基本原则，用以指导全科医生利用社区内外有限的卫生资源，为社区所有居民（包括所有家庭不同年龄和性别的居民）提供连续性、综合性、协调性、个体化和人性化的医疗保健服务。

（二）全科医学的特点

1. 全科医学是一门综合性的临床医学学科　全科医学的知识体系不仅涵盖了一定深度的临床医学及康复医学知识与技能，还有机地结合了预防医学、社会医学、行为医学、医学伦理学、心理学、哲学等社会学科知识；因此，全科医学是在整合了生物医学、行为科学和社会科学等学科的最新成果，并在通科医疗成功经验的基础上产生的一门具有独特的价值观和方法论的、综合性的临床医学二级学科。

2. 全科医学秉承了整体观、系统论的医学思维　全科医学把医学看成一个整体，从生理、心理和社会等多方面将照顾对象作为一个不可分割的、整体的人，对健康问题实施综合性的全面服务，即全人照顾（holistic care）。这充分体现了整体医学（integrative medicine/holistic medicine）的要求，用整体观、系统论的医学思维来理解和解决人群的健康问题，提供全人照顾，填补了高度专科化生物医学模式的不足。

3. 全科医学是一门定位于基层卫生保健、服务领域宽广的学科 理想的医疗卫生保健服务体系像一座"金字塔"。全科医学处于"金字塔"的底部，即在基层医疗保健（primary care）体系中，利用家庭和社区等卫生资源，为社区所有居民提供连续性、综合性、个体化的医疗卫生服务，并对可能或正在影响健康的因素进行评估和实施针对性的干预，维护和促进社区居民的健康。

4. 全科医学是以门诊为主体的服务 全科医生的主要工作场所是在患者及其家庭所在社区的全科医疗诊所，提供以门诊为主体的第一线医疗照顾，即首诊服务（first contact service），并根据患者病情的需要为患者安排方便而及时的转诊医疗保健服务，因此全科医生成为世界上许多国家医疗保健和医疗保险两大服务的体系的"守门人"（gate-keeper）。虽然有些国家的综合医院也有全科医生，但其主要提供全科医疗门诊和急诊服务。我国综合医院增加全科医疗诊疗科目，独立设置全科医学科，主要是以人才培养为目的的，开展全科临床、教学和科研工作，与基层医疗卫生机构联合培养全科医生。

5. 全科医学是体现医文相融的以人为中心的照顾 全科医学不仅把患者看作是疾病的载体，而是有感情、有个性的人；其照顾目标不仅是寻找和治疗患病的器官和病因，更重要的是维护服务对象的整体健康。因此，全科医生关注患者胜于关注疾病，注重伦理胜于病理，关注满足患者的需要胜于疾病的诊疗；在提供照顾的过程中，既要注重医疗保健技术水平，更要关注服务对象的感受，注重将医疗保健服务与人文关怀相结合，从"整体人"的角度全面考虑并满足患者的生理、心理和社会需求。

二、全科医学的产生与我国全科医学的发展

全科医学具有悠久的发展历史，起源于西方的通科医疗，在欧美等国家得到充分的发展。我国自20世纪80年代末引入全科医学的概念后，在党和政府的关心和支持下，我国全科医学得到不断发展。

（一）发展分期及大事记

全科医学是在近代通科医疗的基础上经过升华而产生的，其发展历程大致包括三个阶段。

1. 通科医师时代 18世纪初，欧洲出现少数经过正规训练且以行医为终身职业的医生，而这些医生仅为少数贵族阶层服务，被称为"贵族医生"。18世纪中期，一些"贵族医生"随着移民潮进入北美，以个人开业的方式面向公众提供医疗服务。由于开业医生数量有限，无法满足不断增长的医疗服务需求，使得他们不得不向患者提供诸如验尿、配药、放血、灌肠、缝合等多项服务，这就是全科医生最早的雏形。1844年，英国 *Lancet* 首次将具有多种技能的医师命名为通科医师（general practitioners）。

到19世纪末，通科医生一直占据着西方医学的主导地位，当时80%以上的开业医生都是通科医生。这些医生在社区中开展诊疗活动，为患者提供从生到死的照顾，他们熟悉社区居民的基本

情况，经常到患者家里出诊或提供咨询，是社区居民的亲密朋友和照顾者，在社会上备受尊敬。

2. 专科医疗兴起和通科医疗的衰落 从1910年到1940年间医学经历了第一次专科化发展的高潮。1917年眼科学会首先成立，成为美国医学会的第一个专科学会，此后各种专科医学会相继成立，同时建立了相应的住院医师训练项目。

第二次世界大战后，科技的快速发展促进了生物医学研究的进一步深入，医学向技术化、专科化方向突飞猛进，专科医疗成为医学的主导。通科医师受到社会冷落，数量逐渐减少，通科医疗逐渐衰落。

3. 全科医学的产生和发展 20世纪50年代前后，人口老龄化、慢性病和退行性疾病患病率的快速上升导致了疾病谱和死因谱的变化以及医学模式的转变。由于医院的专科越分越细，专科服务越来越显得机械化、单一化和失人性化，使得医疗服务的方便性、可及性、连续性和综合性受到了极大的挑战。能在基层提供全面、综合性医疗保健照护的通科医师又重新为社会所重视，人们开始呼唤通科医疗的回归。1947年，美国全科医疗学会（American Academy of General Practice, AAGP）成立，英国、加拿大和澳大利亚等国家也相继成立了全科医学学会（表1-1）。

1969年，美国家庭医疗专科委员会（American Board of Family Practice，ABFP）创立，家庭医学正式成为美国第20个临床医学专科委员会，标志着家庭/全科医疗专业学科的诞生，这是全科医学（家庭医学）学科建设的一个里程碑。随后，美国、英国和加拿大等国建立了相应的全科医学（家庭医学）住院医师培训制度，全科医学在世界范围内蓬勃发展起来。

为与历史上曾有的"通科医师"（general practitioners）加以区别，北美（美国、加拿大等）等地区将通科医师改称为"家庭医师"（family physician），将通科医疗（general practice）改称为"家庭医疗"（family practice），将指导其实践的基础理论知识学科称为"家庭医学"（family medicine）。而英国和澳大利亚等国家虽然也建立了新型的学科和培训制度，但仍沿用"通科医师"（general practitioners）的称谓。此后，我国香港地区也建立了这一学科，为了改变人们对"通科医师"只通不专、缺乏专业训练的印象，将general由"通"改译为"全"，以示其全人、全方位、全过程的特点。

▼ 表1-1 部分国家（地区）全科（家庭）医学行业组织成立及更名情况

国别	成立时间及名称	更名时间及名称
美国	（1）1947年，美国全科医疗学会（American Academy of General Practice, AAGP）	（1）1971年，美国家庭医师学会（American Academy of Family Physicians, AAFP）
	（2）1969年，美国家庭医疗专科委员会（American Board of Family Practice, ABFP）	（2）2005年，美国家庭医学委员会（American Board of Family Medicine, ABFM）
英国	1952年，英国全科医生学会（British College of General Practitioners）	1967年，英国皇家全科医生学会（Royal College of General Practitioners, RCGP）
加拿大	1954年，加拿大全科医疗学会（College of General Practice of Canada）	1967年，加拿大家庭医生学会（College of Family Physicians of Canada, CFPC）
澳大利亚	1958年，澳大利亚全科医生学会（Australian College of General Practitioners）	1969年，皇家澳大利亚全科医生学会（Royal Australian College of General Practitioners, RACGP）

1972年，世界家庭医生组织（WONCA）在澳大利亚墨尔本正式成立，是全世界全科/家庭医师的学术组织，是世界卫生组织（World Health Organization，WHO）在社区卫生方面的高级顾问与工作伙伴。1995年中华医学会全科医学分会成为其正式团体会员。

（二）产生和发展的基础

全科医学的产生与发展不是偶然的，而是特定历史条件下的必然产物，是医学科学和经济社会发展的必然。

1. 人口迅速增长和老龄化进程加快　第二次世界大战后，人民生活水平不断提高，世界人口从1950年的25亿激增到2022年的80亿。卫生服务供需之间出现尖锐的矛盾，并已成为危害公众健康的重要问题。

在世界人口迅速增长的同时，老龄化问题日趋严重并已成为当今全球重大社会问题，诸如营养与保健、福利与保障等。由于老年人患病率高、行动不便、经济来源有限等客观原因，这就要求改变卫生服务模式，使其就近能够得到预防、保健、医疗和康复等一体化的卫生服务。

2. 疾病谱和死因谱变化　20世纪初期，世界各国的疾病谱和死因谱前几位均为传染病、寄生虫病、感染性疾病以及营养不良等，而至20世纪80年代，心脑血管疾病、恶性肿瘤等慢性非传染性疾病以及意外死亡逐步成为前几位死因，由慢性病造成的疾病负担不断增加。各种慢性非传染性疾病的病因和发病机制复杂，病程漫长，常涉及身体的多个器官、系统，且缺乏特异性的治疗手段。与此同时，一些老的传染病如结核、疟疾等死灰复燃，艾滋病、SARS、H1N1、H7N9以及新型冠状病毒感染（corona virus disease 2019，COVID-19）等新传染病不断涌现，人类仍然面临着各种传染病的严重威胁。因此，必须改变卫生服务模式，建立基于社区的防治结合型主动服务模式，促使社会对全科医生的价值再思考，重新呼唤发展全科医学。

3. 医学模式转变和健康概念扩展　从医学历史看，生物医学模式对现代医学的发展产生过很大的影响，使人们从生物学观点认清了疾病与健康的关系，但该模式导致医师仅注重生理或身体本身的疾病，而忽略了患者是一个具有心理活动的社会人，医师的思维局限于"治病不治人"阶段，仅强调用药物或手术来消除疾病，未能考虑患者是生活在特定的环境下，具有一定的社会关系和心理状态，这些因素可制约人类的生理功能。生物-心理-社会医学模式充分地将人类的疾病与环境、心理、社会等因素之间的相互联系与作用考虑在内，使人们更全面地认识健康与疾病的问题，健康的内涵不再仅局限于"无病"或"无虚弱的状态"，而被赋予更多的人文和社会内涵。1948年WHO明确指出："健康不仅是没有疾病和虚弱，而是身体、精神的健康和社会适应的完好状态"。"医学以促进人的健康为目标"的理念催生了全科医学，并得到飞速发展。

1977年WHO通过了"人人享有卫生保健"的全球卫生目标，1978年提出"实现该目标的基本途径是初级卫生保健"。要真正实现人人享有卫生保健，首先需要建立"低成本、广覆盖"的医疗保障体系。各国以基层为重点、首诊在基层的医疗卫生改革实践证明，居民80%以上的健康问题可以在基层解决。随着全球医学目的的转变，各国疾病谱、健康观念和医学模式的改变，人口老龄化带来的疾病及健康保健负担的急剧加重，长期实施的以患者疾病为中心的纯治疗型被动服务体系难以满足人们日益增高的健康服务需求，日益迫切呼唤全科医学倡导的以保护促进个体及群体健康为中心的防治结合型主动服务模式。

4. 卫生经济学压力和卫生改革的需要 20世纪60年代以来，由于医疗服务的高度专科化和高新技术的过度使用，世界各国普遍面临医疗费用高涨的压力，且卫生资源分布严重不均衡，85%以上被用于危重患者，仅有少部分用于成本效益好的基层卫生和公共卫生服务。当前我国医药卫生事业发展不平衡不充分的矛盾仍然突出，城乡和区域医疗卫生事业发展不平衡，资源配置不合理，公共卫生和农村、社区医疗卫生工作比较薄弱，迫切需要从卫生服务体系、服务模式等根本问题上深化卫生改革，寻求新的突破。

（三）我国全科医学事业的发展

1. 引入 1986—1988年间，时任WONCA主席Rajakumar博士和李仲贤医师（Peter Lee）多次访问北京，建议中国发展全科医学。1989年首都医学院（1994年更名为首都医科大学）成立了国内第一个全科医学培训机构——全科医生培训中心，同年11月，在北京召开了第一届国际全科医学学术会议，促进了全科医学概念在国内的传播。1993年11月，中华医学会全科医学分会在北京正式成立，标志着我国全科医学学科的诞生。

2. 发展 1997年《中共中央、国务院关于卫生改革与发展的决定》提出"加快发展全科医学，大力培养全科医生"，这是推进我国全科医学发展的重要决策。2006年《国务院关于发展城市社区卫生服务的指导意见》明确提出"加强高等医学院校的全科医学、社区护理学科教育"。同年，五部委联合颁布的《关于加强城市社区卫生人才队伍建设的指导意见》还指出："有条件的医学院校要成立全科医学/家庭医学系、社区护理学系，将该类学科纳入学校重点建设学科整体规划之中。""高等医学院校要创造条件积极探索全科医学研究生教育，有条件的高等学校要举办全科医学研究生学位教育。"2009年中共中央、国务院印发《关于深化医疗卫生体制改革的意见》，提出"加强基层医疗卫生人才队伍建设，特别是全科医生的培养培训，着力提高基层医疗卫生机构服务水平和质量。"2011年《国务院关于建立全科医生制度的指导意见》，指出要逐步建立和完善中国特色全科医生培养、使用和激励制度，全面提高基层医疗卫生服务水平。标志着我国全科医学进入快速发展阶段。

2018年1月14日，国务院办公厅印发《关于改革完善全科医生培养与使用激励机制的意见》，提出要完善适应行业特点的全科医生培养制度，创新全科医生使用激励机制，为卫生与健康事业发展提供可靠的全科医学人才支撑。

2020年9月17日，国务院办公厅印发《关于加快医学教育创新发展的指导意见》，提出加快培养"小病善治、大病善识、重病善转、慢病善管"的防治结合全科医学人才。经过多种途径培养，截至2021年底，我国注册全科医生已达43.5万人，每万人口全科医生数为3.08人，已实现2020年每万人口拥有全科医生2～3人的目标。

在各级政府领导和关怀下，《中国全科医学》《中华全科医师杂志》《全科医学临床与教育》分别于1998年、2002年、2003年创刊，《实用全科医学》创刊于2003年，2008年更名为《中华全科医学》。2003年WONCA在北京召开了第13届亚太地区会议。同年，中国医师协会全科医师分会成立，全科医生有了自己的服务、协调、自律、维权、监督、管理的行业组织。此后，海峡两岸医药卫生交流协会、中国医疗保健国际交流促进会等也设立了全科医学分会，全国各省（自治区、直辖市）成立了全科医学和全科医师组织，开展了形式多样的学术交流活动，促进了我国全科医学的发展。

虽然我国全科医学的发展取得了一定的成绩，但由于我国与发达国家在观念、教育体制以及卫生服务模式等方面存在着很大的差别，全科医学的发展仍面临不少困惑和挑战。随着居民健康保健需求的增加以及我国医药卫生体制改革的全面推进，迫切需要具备社区综合防治能力的全科医学人才充实到社区卫生服务队伍中去，为全科医学提供了良好的发展机遇和广阔的应用空间。

三、全科医学与相关学科的关系

（一）全科医学与其他临床二级学科的关系

全科医学秉承整体医学观，对健康问题实施全人照顾，在解决患者躯体疾病的同时，注重患者的心理需求和社会背景问题，同时全科医学十分注重家庭和社区综合要素的作用。了解服务对象的生活方式、家庭境况及社区环境等状况是全科医学最鲜明的专业特征；全科医学使用独特的系统整体理论方法，为社区所有需照顾对象提供连续的、综合的、协调的、经济有效的基层医疗卫生保健服务。在提供健康服务的过程中，全科医学有机整合了其他临床医学二级学科的内容以及其他各相关社会学科内涵，综合它们的研究成果，然后在人的整体水平上进行横向综合研究，成为基层医疗卫生保健、社区卫生服务所依据的主要理论和方法学基础。

其他临床专科以还原论、生物医学观作为理论基础，把人作为生物机体进行解剖分析，致力于寻找每一种疾病特定的病因和其生理病理变化，研究相应的生物学治疗方法，并追求特异性，即在疾病研究的各个领域进行深入的纵向分析研究和部分横向综合性研究，以寻求特定的解释和处理方式。

全科医学遵循的生物-心理-社会医学模式，与其他大多数临床专科秉承的生物医学模式分别代表着两种既对立又统一的医学观和方法论，生物医学是全科医学产生和发展的基础，而全科医学弥补了生物医学的缺陷和不足。全科医学从常见病、多发病、常见症状体征等入手进行疾病诊治，通过个人预防结合群体预防实现全人照顾；在遇到疑难杂症时，及时将患者转诊至其他临床专科接受专科化的临床服务。全科与其他临床专科服务的紧密结合是目前最经济有效的医疗实践模式、教学体系和科研基础。只有加强全科医学与其他临床专科之间的有效协作和沟通，实现医疗服务各个环节的有效衔接，才能为患者提供真正意义上的、综合性的全人服务。

（二）全科医学与社区医学的关系

全科医学与社区医学（community medicine）有着极为密切的联系。两者均立足于社区，改善和促进社区人群的健康是两者共同的目标，全科医生是执行社区医学任务的骨干和带头人。全科医学与社区医学也有异同点，全科医学属于临床二级学科，其研究内容和目标主要以全科医疗照顾为主，同时将个体和群体的卫生保健融为一体，而社区医学属于社会学及预防医学相融合的二级学科，其研究内容和目标主要以社区人群健康照顾为重心。

（三）全科医学与社会医学的关系

全科医学与社会医学（social medicine）联系紧密。

第一，全科医学吸收社会医学的研究成果，以生物–心理–社会医学模式作为认识和解决健康问题的指导思想。

第二，全科医生在服务过程中也强调"大卫生"和"大健康"观，倡导全社会共同参与提高社区居民的健康水平。

第三，全科医学是基于社区的医疗卫生照顾，重视经济、文化等社会因素对居民健康的影响，全科医疗服务的发展扩大了社会医学的应用范围并丰富了其内涵。

（四）全科医学与社区卫生服务的关系

社区卫生服务（community health service）是在政府领导、社区参与、上级卫生机构指导下，以基层卫生机构为主体，全科医生为骨干，合理使用社区资源和适宜技术，以人的健康为中心、家庭为单位、社区为范围、需求为导向，以妇女、儿童、老年人、慢性病患者、残疾人等为重点，以解决社区主要卫生问题、满足基本卫生服务需求为目的，融预防、医疗、保健、康复、健康教育、优生优育等为一体的，有效、经济、方便、综合、连续的基层卫生服务。

社区卫生服务是全科医学的最佳实践场所，全科医学对社区卫生服务的发展具有重要指导作用。同时，社区卫生服务的发展也会进一步丰富全科医学的内涵。近年来，我国将发展社区卫生服务作为深化医药卫生体制改革，有效解决居民"看病难、看病贵"问题的重要举措。为促进我国社区卫生服务的可持续、深入发展，必须大力发展全科医学，培养合格的高素质全科医生。

（五）全科医学与预防医学的关系

全科医学与预防医学（preventive medicine）的联系紧密。预防医学是医学的一个分支，以人群健康为主要研究对象，采用现代化科学技术和方法，研究环境因素对人群健康和疾病的作用规律与特点，分析和评价环境致病因素对人群健康的影响，提出改善不良环境因素的卫生要求，并通过公共卫生措施达到预防疾病、增进健康的目的。预防医学强调对疾病的预防措施，并吸收了流行病学、社会医学、卫生统计学等学科的研究成果和方法。随着人类疾病谱的转变，对预防医学的影响可归纳为以下几个方面：从单纯的生物预防扩大到生物、心理、行为和社会预防；从独立的预防服务转向防治结合或防、治、保健、康复为一体的综合性预防；预防疾病的责任在以政府、社会为主的同时更加强调居民个人所应承担的责任。

全科医学强调以社区人群整体健康维护与促进为方向的长期负责式照顾，以预防为导向、利用各种卫生资源解决居民的健康问题，注重提高社区全体居民的参与意识，促进其自我保健意识与能力的提高，将预防、医疗、康复与健康促进有机结合，使个体保健和社区群体保健融为一体。由于全科医生在基层医疗中对社区居民提供长期负责式照顾，可以获得患者的第一手资料，并与患者建立良好的医患关系，因此全科医生是向社区居民提供个体化临床预防服务的最佳人选。全科医生也必须具备群体预防的相关理念、知识和技能，按照国家文件规定的要求和内容去承担有关社区公共卫生服务的任务和职责。

（六）全科医学与中医学的关系

全科医学与中医学（traditional Chinese medicine）有很多相似之处。其一，都强调整体思维观念，认为人与环境是相互协调的统一整体，人本身也是一个整体；其二，提倡预防为主的观点，强调治未病；其三，提倡自我保健。全科医生学习中医学相关知识，有利于在开展社区卫生服务的过程中充分发挥我国传统中医学的优势。中医师是全科医疗团队的重要成员。

相关链接 1-1 ｜ 学习全科医学要善于利用最新循证医学证据和全科医学相关资料，现提供一些常用网站供进一步学习时参考：

世界家庭医师组织网站　http://www.globalfamilydoctor.com/
英国皇家全科医师学会网站　https://www.rcgp.org.uk/
美国家庭医学委员会网站　https://www.theabfm.org/
美国家庭医师学会网站　https://www.aafp.org/
澳大利亚皇家全科学会网站　http://www.racgp.org.au/

第二节　全科医疗

一、全科医疗的定义

全科医疗（general practice，GP）是将全科医学理论应用于患者、家庭和社区照顾，为个人、家庭、社区提供一种持续、综合、协调、可及的基层医疗卫生保健服务，又称家庭医疗（family practice）。全科医疗是在通科医疗的基础上发展起来的，但又不同于通科医疗的服务模式。虽然不同国家和地区的全科医疗内容及形式不尽相同，但其功能和目标基本一致。全科医疗已成为现阶段世界各国公认的最佳基层医疗服务模式。

美国家庭医师学会（AAFP）对家庭医疗的定义为：家庭医疗是一个为个人和家庭提供持续性与综合性卫生保健的医学专业。它是一个整合了生物医学、临床医学与行为科学的宽广专业。家庭医疗的范围涵盖了所有年龄、性别，每一种器官系统以及各类疾病实体。

澳大利亚皇家全科医生学会（RACGP）将全科医疗定义为：全科医疗向个人、家庭和社区提供持续性、综合性和全面性的基本卫生保健服务（primary care）。对于患者出现的任何医疗问题，全科医疗都能够采取负责任的行动，在对患者实施管理的过程中，全科医生可能将患者转诊到其他专科医生、卫生保健专业人员和社区卫生服务组织。

二、全科医疗的基本原则与特征

1. 首诊医疗保健　全科/家庭医疗是大多数公众接触卫生保健系统的第一环节，是整个卫生保健系统的门户和基础，是公众最常利用的医疗卫生保健服务，能够解决居民80%～90%的健康问题，也称首诊服务（first contact care）。全科医疗能以相对简便、经济且有效的手段解决社区居民的大多数健康问题，遇到超出全科医生执业能力范围的问题，需要及时将患者转诊至上级医疗卫生服务机构或其他专科，因此全科医疗也是医疗保健系统转诊流程的起始环节。全科医疗的首诊服务特征，为全科医生有效地管理患者及社区人群的健康问题提供了机会，使全科医生能发挥健康"守门人"的作用。

2. 个性化照顾 也称为人格化照顾或全人照顾（holistic care）或以人为中心的照顾（person-centered care）。不同个体的认知水平、需求，以及所处的环境背景等均不相同，即使患同种疾病，需要的关怀和支持也不会完全相同。全科医疗需将患者看作有感情和个性的人，不仅要重视疾病照顾以减轻疾病痛苦，还应综合考虑患者的服务期望、年龄、性别、种族、遗传、环境、生活习惯等因素对疾病的影响，以及患者在生理、心理和社会等层面的需求，以便有针对性地对患者进行个体化、人性化的预防和治疗建议。

综上所述，全科医疗十分强调和重视人的感受，尊重人的个性与情感，其健康服务目标不仅仅是寻找有病的器官，更重要的是维护服务对象的整体健康。为达到这一目标，在全科医疗服务过程中，医生必须将服务对象看作一个"整体人"，提供全人健康服务。在充分了解服务对象的基础上，通过全面考虑其生理、心理、社会、文化和生存环境的需求来选择最适宜的医疗卫生服务，以达到维护健康、提高生活质量的目的。全科医生通过个体化的服务（personalized care），有针对性地调动患者的主动性，使之积极参与健康维护和疾病控制的过程，从而获得良好的服务效果。

3. 可及性照顾 全科医疗的目标之一是为居民提供方便、及时、可及的照顾。具体体现在：① 全科医疗机构在空间位置上接近居民；② 全科医疗服务在硬件环境、服务内容、服务时间、服务质量、服务价格等方面都需兼顾社区居民的可及性，使所有社区居民都能享受到全科医疗服务。

4. 连续性照顾 连续性照顾是全科医疗区别于其他专科医疗的核心特征之一。全科医疗的连续性照顾主要体现在：① 对人的整个生命周期（从出生到死亡的全过程）提供跟踪随访、指导和医疗卫生服务；② 对人的各个健康阶段（包括健康–疾病–康复）提供照顾，从健康教育与健康促进、危险因素的筛查与控制到疾病的早、中、晚期开展持续性的健康管理；③ 无论服务对象处于何时何地，全科医疗都负有照顾的责任，如在患者出差期间，全科医生可能通过电话咨询等方式对其进行服务和指导。

全科医生作为患者的责任医师，提供"无缝式"的服务。在将患者转诊到其他专科医师或住院治疗之后，全科医生也应该对患者进行跟踪，并掌握其诊疗和预后情况，以便在患者出院之后对其进行康复性治疗和随访管理等。

5. 以团队为基础的综合性照顾 全科医疗提供的是"全方位""立体性"的综合性服务（图1-1），目标是维护和改善个体及群体的健康水平，非单纯治疗疾病。主要表现在：① 在服务对象方面，不分年龄、性别和疾患种类；② 在服务内容方面，包括治疗、预防、康复、保

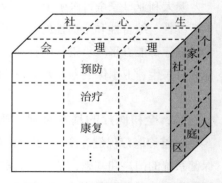

▲ 图1-1 全科医疗综合性照顾服务模型

健、健康教育与健康促进等多个领域；③ 在服务范围方面，涵盖了个人、家庭和社区；④ 在服务层次方面，涵盖了生理、心理、社会及环境等多个层面；⑤ 在解决问题的范围方面，包括临床健康问题的处理以及周期性健康检查、优生优育咨询、计划免疫、心理咨询等预防保健在内的所有健康问题；⑥ 在服务手段方面，引导患者利用一切对解决健康问题有效的服务方式或卫生资源，具体包括现代医学、传统医学或替代医学等。

要完成以上服务内容，仅靠全科医生个人是不可能完成的。通常需要采用团队合作（team work）的工作方式，团队人员可包括全科医生、社区护理师、中医师、临床心理医师、康复治疗师、营养师、药师以及社会工作者或义工以及社区志愿者等。

6. **协调性照顾**　全科医疗提供的是全方位、全过程、负责任的基本医疗服务，不仅要尽力为患者解决80%以上的常见健康问题，而且当遇见超出自己或全科医疗机构能力的健康问题时，也应该提供协调性照顾（coordinated care），帮助患者联系会诊及转诊等服务。因此，全科医生除了要具备合格的医学知识和临床经验外，还必须有良好的协调性医疗卫生服务能力，成为动员各级各类卫生资源服务于患者及其家庭的枢纽。同时，全科医生需要了解并掌握社区内外的各种资源，如各级医疗卫生服务机构的分布及诊疗专长、各系统或专科专家或卫生专业技术人员的名单及联系方式等，当患者及其家庭需要时，他们可以通过会诊、转诊等方式，及时而方便地给患者提供进一步的专科化的医疗、社区护理等方面的帮助。对社区内的急症、疑难病和危重患者，全科医生通过会诊、转诊等协调措施，与专科医师积极合作，共同解决患者的问题，从而确保患者获得正确、有效和高质量的医疗卫生服务。

因此，全科医生需要积极与社区周围各级各类医疗机构建立协作关系，掌握相关的资源信息，为患者提供准确、适宜的转诊、会诊等协调性服务。必要时可为"特殊"患者联系有效的社区支持，如志愿者队伍、托幼托养机构、护工队伍等社会性组织。

7. **以家庭为单位的照顾**　家庭是全科医疗的服务对象和重要服务场所，也是全科医生可利用的资源，这也是很多国家和地区将全科医疗称为家庭医疗的原因之一。全科医生在为居民提供服务的过程中，除了要考虑患者本人的生理、心理等因素之外，还应考虑到家庭因素对健康的影响：① 家庭结构与功能会直接或间接影响家庭成员的健康状况，当家庭出现角色冲突、沟通不畅时可导致家庭功能障碍或出现危机，进一步对家庭所有成员的健康产生不良影响；② 家庭生活周期所处的不同阶段面临的主要问题不同，如果处理不当，可能会对家庭成员的健康造成较大影响。开展以家庭为单位的照顾（family as a vital unit of care），有利于全科医生寻找真正的病因（如遗传因素、不良的行为生活方式及环境等），采取正确的治疗手段。全科医生应积极主动通过家庭访视、家庭病床、家庭咨询、家庭治疗等方式和手段，积极为患者及其家庭提供保健服务。

8. **以社区为范围的照顾**　社区是全科医疗的实施阵地，也是全科医疗存在和发展的基础，因此全科医生应立足社区开展医疗与卫生保健服务。全科医疗服务应以社区居民需求为导向，在全面掌握了社区自然和社会环境、居民健康状况、行为和生活方式等方面特征的基础上去解决和处理居民的健康问题。此外，全科医生在对个体的处理和治疗过程中也可发现需要干预和防控的群体性问题。全科医生在服务过程中，应重视社区环境、健康行为等因素对社区居民健康的影响，应将服务范围由狭小的专科临床医疗扩大到社区全人群的健康照顾及健康管理。

9. **以预防为导向的照顾**　全科医疗的宗旨是维护和促进社区全体居民的健康。以预防为导向的服务模式是全科医疗区别于其他临床医疗的主要特征之一，一般临床医疗主要提供诊断和治疗服务。而全科医疗还关注"未患病"阶段，即在健康向疾病转化的过程中以及疾病的早期就主动提供照顾，全科医疗的服务人群除患者之外，还包括健康人群和高危人群。因此，全科医生在为患者提供疾病诊疗服务的同时，应更加注重对疾病的预防，即以预防为导向的服务。

全科医疗提供的预防服务涵盖了第一、第二、第三级预防。例如在慢性病防治过程中，全科医生提供的第一级预防服务包括健康教育、健康促进、计划免疫等；第二级预防服务包括疾病筛查、个案发现、早期诊断等；第三级预防服务包括与专科医疗配合，积极防治并发症，康复训练指导、促进患者早日回归社会等。全科医生从事的预防多属于"临床预防"，即在其日常临床诊疗活动中为服务对象及其家庭提供随时随地的个体化预防照顾；各国还根据其需要与可能，由全科医生及其团队向公众提供规范的周期性健康检查。

10. **患者自我激励和自我管理**　在全科医疗日常连续性照顾中应增加对患者的机会性教育，鼓励患者自我激励和管理自己的健康，如通过组建糖尿病等慢性病病友活动之家等措施促进患者主动承担维持自身健康的责任，协同全科医生一起促进自身的健康。如慢性病危险因素及自身病情的自我监测、控制和评估，简单了解药物作用及副作用，加强对药物以及医嘱的依从性，掌握行为矫正的基本技能（合理选择食物实现平衡膳食、适时和适量开展体育锻炼、戒烟限酒、减重和缓减压力的技能等），寻求有益的健康知识，做到早期择机就医以及合理利用各种卫生资源，通过随访及咨询不断增强患者的自信心和战胜疾病的勇气与毅力。

11. **循证实践**　具有典范性的基层医疗保健和全科医疗服务应该是基于循证医学实践的。全科医疗应尽量提供有循证医学证据的治疗和保健方法。全科医生必须整合不同类型的证据，根据逻辑判断、临床直觉和患者的健康知识背景、家庭和社区情况等做出最佳的决策。

12. **以生物-心理-社会医学模式为理论基础**　全科医学是伴随着生物-心理-社会医学模式的确立而发展起来的。生物-心理-社会医学模式不仅是全科医疗的理论基础，也是全科医生认识和解决患者健康问题的世界观与方法论（图1-2）。

全科医疗以其特有的整体思维理论来认识健康问题，要求全科医生在处理患者的健康问题时要同时考虑到患者的生理、心理、社会、文化和生存等多方面因素，并要根据患者的情况对以上因素给予适当的权重。应从患者所处的社会、家庭背景及心理状态出发，在全面了解患者临床资料的基础上，综合分析个体-家庭-社区、生物-心理-社会因素对患者的影响，据此做出明确的综合诊断。如慢性非传染性疾病的发生和进展大多是多因多果模式，应综合考虑患者的生物因素（如高血压家族史）、心理因素（如抑郁、压力大）和社会因素（如求职受挫、恋爱婚姻失败等）来判断疾病出现的原因。全科医疗制定的治疗和康复方案不仅应包括传统的药物、手术治疗等方式，还应包括饮食、运动、心理指导等，为患者提供全方位的治疗和康复方案，全面提高患者的自我保健意识和能力。

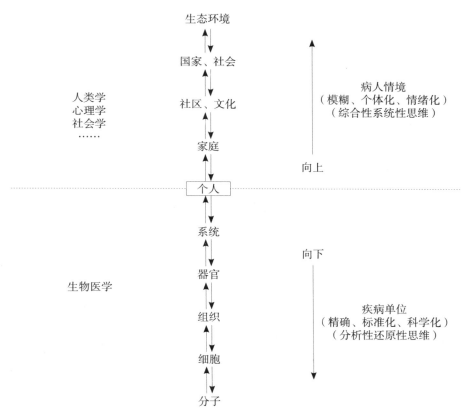

▲ 图1-2　生物–心理–社会医学模式对人类健康的系统认识

三、全科医疗与其他专科医疗的区别与联系

（一）全科医疗与其他专科医疗的区别

1. 服务宗旨与责任　其他专科医疗主要负责疾病产生后的诊治，工作遵循"科学"模式，强调根除或治愈疾病，也被称为治愈医学（cure medicine）。全科医疗负责健康时期、疾病早期的筛检、多数疾病的早期与中期照顾，乃至经专科诊疗后无法治愈的各种疾病的长期照顾，关注的重点是人而不仅仅是病，无论服务对象有无疾病（disease，生物医学疾病）、病患（illness，有心理症状或不适）或患病（sickness，社会学角度疾病）都要为其提供综合连续性的照顾，充分体现了医学的科学性和艺术性，其工作遵循"照顾"模式，故也称为照顾医学（care medicine）（表1-2）。

▼ 表1-2　全科医疗与其他专科医疗在哲学上的区别

类别	全科医疗	其他专科医疗
模式	"照顾"模式	"科学"模式
价值	科学性 + 艺术性 + 公益性	科学性
证据	科研结果 + 服务对象体验	科研结果
方法	整体综合（还原基础上）	还原分析

2. 服务内容与方式 专科医疗处于卫生服务"金字塔"的顶部，处理的疾病大多为生物医学上的急危重症、疑难病症或需住院诊疗的疾病，常常需依赖高新技术和昂贵的医疗资源进行处理。全科医疗则处于底层，处理的大多为常见或多发的健康问题，需充分利用社区和家庭卫生资源，以低廉的成本维护社区80%左右居民的健康问题，或是需长期连续性实施健康管理的慢性疾病及其导致的功能性问题。其服务方式通过全科医疗服务团队进行全方位长期负责式的管理照顾（表1-3）。

▼ 表1-3 全科医疗与其他专科医疗的区别

类别	全科医疗	专科医疗
服务人口	较稳定（1：2 500 ~ 1：1 500）	流动性大（1：50万 ~ 1：5万）
照顾范畴	宽（涉及生物–心理–社会多方面），健康"守门人"	窄（某系统/器官/细胞），全科医疗难以处理的疾病
疾患类型	常见健康问题，且以未明确的健康问题为主	以危急疑难重症为主
技术/药物	采用基本适宜技术与基本药物	依靠高新技术以及相对昂贵的药物
服务费用	相对低廉	相对高昂
服务内容	集"防、治、保、康、教"于一体的综合性服务	分科医疗为主的专科服务
接触患者形式	多为首诊	非首诊
对卫生资源的管理	协调各种卫生资源	管理本专科的资源
服务组织形式	依靠全科医生服务团队，以社区门诊服务为主，兼顾居家及社区长期协调式照顾	主要依赖医师个人，多数以门急诊和住院服务为主
照顾责任	长期负责式照顾	大多为间断性服务
医患关系	以人为中心，居民主动参与配合，是关系密切、平等的伙伴关系	以医师为中心，患者被动服从，为联系松散、患者配合医师或垄断式的关系
服务模式/宗旨	以保护和促进人群健康为中心的防治结合型主动服务模式	以疾病为中心、以诊疗为主的被动服务模式

（二）全科医疗与其他专科医疗的联系

全科医疗与其他专科医疗之间是各司其职、互补互利式的关系，表现为：

1. 各司其职 从分级诊疗的角度，大医院的专科医疗不再需要处理一般常见病和多发病的门诊服务，而可将精力集中于疑难问题的诊治、住院诊疗和高新医学科技研究，以及教育和培训；基层机构的全科医疗则应全力投入社区人群的基本医疗与预防保健服务。

2. 互补互利 全科医疗和专科医疗间应建立双向转诊及信息网络共享关系，这种互补互利关系可保证服务对象获得有效、方便、及时与适当的服务；同时，可以加强全科医生和专科医师在信息收集、病情监测、疾病系统管理和行为指导、新技术适宜利用、医学研究等各方面的积极合作与配合，从而全面改善医疗服务质量并提高医疗服务的效率。

目前，为加强全科医学人才培养，我国认定为住院医师规范化培训基地的综合医院按照要求独立设置了全科医学科。综合医院的全科医学科作为基层社区与专科医疗的桥梁，不仅要在常见病、多发病、慢性病的预防、治疗、康复等方面发挥作用，更重要的是如何推进医院在治疗未分化阶段疾病和多病共存等方面提供多学科综合性的诊疗保障，解决多系统疾病患者"一病需要多科看"的问题，其既可以收治早期未分化阶段疾病和合并多系统疾病患者，并根据疾病的主次顺序安排患者转诊至相关专科治疗，起到合理分配医疗资源的作用，减少对"高、精、尖"医疗资源的不合理使用，还可以使下转得到有效对接，提供与基层医生交接患者的定期随访计划、后续治疗注意事项等，提升全面协调持续、高效的服务能力，成为分级诊疗、双向转诊的枢纽与纽带，从而实现基层医院与综合医院一体化的双向转诊模式。

（胡丙杰）

第三节　全科医生

一、全科医生的基本概念

由于世界各国医疗卫生服务发展状况不同，因此对全科医生（general practitioner）的定义也不统一。我国国务院印发的《国务院关于建立全科医生制度的指导意见》中对全科医生进行了明确定义：全科医生是综合程度较高的医学人才，主要在基层承担预防保健、常见病、多发病诊疗和转诊、患者康复和慢性病管理、健康管理等一体化服务，被称为居民健康的"守门人"。

由于全科医生在提供服务过程中，非常重视"家庭"这一要素，同时为了区别旧时的通科医师，因此美国、加拿大等国也称之为家庭医生（family doctor）或家庭医师（family physician）。2016年，七部门联合印发《关于推进家庭医生签约服务的指导意见》，这是我国第一次在政府文件中提到家庭医生。并明确家庭医生是为群众提供签约服务的第一责任人。家庭医生主要由以下人员承担：一是基层医疗卫生机构注册的全科医生（含助理全科医生和中医类别全科医生），二是具备能力的乡镇卫生院医师和乡村医生，三是符合条件的公立医院医师和中级以上职称的退休临床医师，特别是内科、妇科、儿科、中医医师。2022年3月，国家卫生健康委员会印发《关于推进家庭医生签约服务高质量发展的指导意见》，明确提出家庭医生既可以是全科医生，又可以是在医疗卫生机构执业的其他类别临床医师（含中医类别）、乡村医生及退休临床医师。鼓励各类医生到基层医疗卫生机构提供不同形式的签约服务，积极引导符合条件的二、三级医院医师加入家庭医生队伍。

美国家庭医师学会（AAFP）对家庭医师的定义为：家庭医师是经过家庭医疗这种范围宽广的医学专业教育训练的医师。家庭医师具有独特的态度、技能和知识，使其具有资格向家庭内每个成员提供持续性与综合性的医疗照顾、健康维持和预防服务，无论其性别、年龄或健康问题的类型（生物、行为或社会的）。并且他们是社区居民所有健康相关事务的组织者，包括适当地利用专科会诊、卫生服务以及社区资源。

2000年Olesen F 等在 *British Medical Journal* 中把全科医生定义为：全科医生是经过培训的医学专业人员，能在医疗体系的前线，对患者可能有的任何健康问题进行最初的处置并提供照顾。全科医生照顾社区每位居民，无论是否患病以及患病的类型和社会特征，同时充分利用社区医疗保健系统中各种可利用的资源使患者得到照护。

英国皇家全科医生学会（RCGP）对全科医生的定义为：在患者家里、诊所或医院里向个人和家庭提供人性化、连续性基本医疗卫生服务的医生。其负责为自己的患者陈述的各种问题做出初步的判断，在适当的时候请专科医生会诊。为了共同的目的，通常会与其他全科医生以团队形式一起工作，并得到医疗辅助人员行政人员和必要设备的支持。他们为患者提出的诊断由生物、心理、社会这几个方面组成，对患者进行教育性、预防性和治疗性的干预，以促进患者健康。

世界家庭医生组织（WONCA）2011年将全科医生定义为：全科医生/家庭医生是接受过全科医学培训的专科医生。他们作为私人医生，负责为寻求医疗照顾的居民提供全面而持续性的照顾，而无论其年龄、性别和疾病如何。他们在家庭、社区和当地文化背景下照顾患者，始终尊重患者的自主权，并对社区健康负有职业责任。在与患者共同制定健康管理计划时，他们会运用与患者反复接触所产生的认知和信任，并综合生理、心理、社会、文化和相关存在的因素。全科医生/家庭医生通过促进健康、预防疾病和提供治疗、照护或姑息治疗以及促进患者赋权和自我管理来发挥他们的专业作用。他们直接为居民提供健康服务，或者根据所服务的社区健康需求和可用资源，在必要时帮助患者获得这些服务。他们必须承担起发展和保持技能、个人平衡和价值观的责任，并以此作为给患者提供有效和安全的照顾的基础。与其他专科医生一样，家庭医生必须负责患者的持续健康监测、在必要时改进临床策略、提供卫生服务和组织协调、保证患者安全以及患者的满意度。

2018年欧洲WONCA会议对家庭医生/全科医生定义做了如下补充：家庭医生专门从事临床医学，并在各种卫生系统中提供基本保健服务。家庭医生有能力和权力在其学科范围内制定和实施宽泛的健康决策，并可以随时随地履行这一职责，且在监督方面具有自主性。家庭医生在转诊患者时要与其他专科合作，是所有人（包括所有医疗保健专业人员）的医生。

尽管世界各国因经济发展、文化背景和医疗体制等的不同，全科/家庭医生的概念也存在一定差异，但在定义中均能体现出全科医生的以下特点：① 全科医生是社区患者的首诊医生；② 全科医生与患者的家庭和社区合作，提供以门诊为主体的医疗卫生保健服务；③ 全科医生的服务不受时间、地点、性别、年龄和疾病种类的限制；④ 全科医生是患者及其家庭所有医疗卫生服务的协调者；⑤ 全科医生是高质量基本医疗卫生服务的最佳提供者与组织者。

二、全科医生的素质与能力要求

（一）全科医生的素质

全科医生为个人、家庭和社区居民提供优质、方便、经济有效的、一体化的基层医疗保健服务，提供全方位、全周期负责式健康管理，必须具备以下素质：

1. **强烈的人文情感**　全科医生必须具有良好的医德、高度的同情心和责任感，在为服务对象解决健康问题的同时，使其获得更多的健康知识、心理知识，并同时获得心理的慰藉，患者可以从其言行中感受到全科医生对人类和社会的热爱，以及对健康事业的奉献精神。具有强烈的人文情感是做好一名全科医生的基本前提。

2. **良好的协调管理才能**　全科医生应能协调街道办事处或居委会或乡镇村、专科医疗卫生部门，以及医疗保险等相关部门，做好城乡居民的健康照顾。同时进行业务、人事和经济等方面的管理。这要求全科医生必须具有足够的自信心、自控力和决断力，敢于承担责任、控制局面。要有良好的协调意识、合作精神和灵活性，以促进全科医疗工作的有效开展。

3. **执着的科学精神与自我发展能力**　科学严谨的工作态度是全科医生应具备的关键素质之一。全科医生应能熟练使用计算机进行文献检索，开展与全科医疗工作相关的科研和教学工作，具备撰写论文的能力。全科医生应该注重学习现代医学科学技术发展中的新理论、新知识、新技术和新方法，实现与时俱进。全科医生应该不断完善自己，提高自身应对各种挑战和困难的能力。

4. **良好的人际沟通能力**　全科医生应该具备良好的人际沟通能力，以获得居民的信任以及各相关机构与部门的支持。全科医生应该具备的人际沟通能力具体包括：① 人际沟通中常用的语言交流技能和非语言交流技能、教育患者的技巧，与儿童、老年人、癌症患者、临终患者等特殊群体的交流技巧；② 与患者家属的交流技巧；③ 与街道办事处、居委会、上级医疗机构及其他部门和人员的沟通能力等。

（二）全科医生的能力要求

全科医生应具备与其他临床专科医生不同的能力，这些能力是随着专业培训及工作实践逐渐形成的，并且随着职业生涯的发展而逐渐得到巩固和提高。一般而言，全科医生应具备以下能力：

1. **以人为中心的服务能力**　以健康为中心，能熟练运用全科医学的基本原则，了解人类健康的需求和就医背景，维护患者的权益，为取得最佳的健康结局、满足患者多样化的需求而提供连续的、全面的、可及的、综合的整体卫生保健服务。

2. **系统思维与循证执业能力**　从以人为中心的服务观出发，全科医生必须树立整体医学观，掌握整体性的系统思维方法，熟悉全科医学基本原则、科研方法，在实践中能应用循证医学整合各临床专科的知识和技术，以及行为科学、社会科学等方面的最新科学研究成果来指导自己的工作实践。

3. **首诊医生应具备的能力**　作为卫生保健服务的首诊医生，要求全科医生具备较全面的业务技能，不仅要掌握就诊患者中80%～90%的常见病症的处理干预能力，而且对于临床少见且可能威胁患者生命的问题要具有及时识别的能力，能将患者恰当转诊，保证其安全。

4. **疾病预防和人群健康管理能力**　具有基本的公共卫生与人群健康管理观念和服务能力，能够有针对性地开展临床与社区的疾病预防工作，能够有效开展健康促进、健康教育和健康管理工作。能够在突发公共卫生事件中承担基层防控职责。

5. **信息管理能力**　能够科学、有效、及时、客观地收集有关的医学信息和证据并指导医疗卫生实践，开展信息的记录、储存、分析、报告、交流工作。学会学习，参与数据、信息、知识全程管理和更新。能够熟练使用信息和网络技术管理患者电子档案。

6. 良好的协调和沟通能力　不论是在照顾个体患者的过程中还是在社区人群健康教育、健康促进、疾病干预工作中，都需要与患者、患者家庭成员、社区志愿者、社区管理者、专科医生、各级各类相关专家、卫生行政管理人员进行沟通，进行疾病干预和管理协调工作。在团队管理和卫生资源协调过程中，更需要良好的沟通能力。

7. 良好的应变能力　全科医生身在社区，需要很强的独立工作能力。全科医疗服务对象难以预测且多变，每位患者可能面临不同的健康问题或不同症状，尽管大多数属常见健康问题，但同一问题也会因人而异，甚至有可能碰到较罕见的、复杂的或难以处理的问题，所以全科医生应有良好的人格与心理素质，并能迅速、合理、有效地处理各种健康问题。

8. 必要的管理才能　全科医生是患者的临床决策者，团队的管理者，应承担起服务的计划、组织、协调、控制等管理职能，能持久有效地进行服务质量改进。

9. 中医基本能力　具备中医诊断思维和治疗的基本规律及技巧，能运用中医常见的适宜技术开展临床实践工作。

三、全科医生与其他专科医生的区别

全科医生与其他专科医生的区别见表1-4。

▼ 表1-4　全科医生与其他专科医生的区别

对比项目	全科医生	专科医生
培训内容	临床、预防、康复，以及人文等相关知识、技能与态度	相应的专科诊疗知识与技能深度训练
服务范围	宽（生物-心理-社会）	窄（某系统/器官/细胞）
疾患类型	常见健康问题（多数处于早期未分化阶段）、隐蔽且多发的慢性病为主	疑难或罕见问题（多数已分化）
服务技术	基本技术和情感交流技巧，不昂贵	高新技术，昂贵
服务方法	综合	分科
服务责任	持续性	间断性
服务对象	社区健康人群、高危人群和患者个体	就诊的患者个体
医患关系	相对固定	不固定
服务地点	社区为主	医院为主
服务内容	"防、治、保、康、教"五位一体	医疗为主
思维及处理策略	从问题出发，不仅缓解症状或治愈疾病，更着重预防干预、满足患者需求，充分利用家庭及社会资源	从疾病出发，确定疾病种类、缓解症状或治愈疾病

全科医生与专科医生既有区别又有联系，只有专科医生与全科医生之间达成平衡，二者加强分工合作，才能促进分级诊疗，实现医疗资源最有效的配置，提升医疗服务效率和质量。

专科医生对某类疾病的了解在一定范围内是纵向发展的，服务手段比较先进，资源比较集中，能够解决一些疑难或罕见问题，但容易以疾病为中心，难以给予患者连续性、综合性、协调性和整体性的服务。而全科医生能够把患者看成一个不可分割的有机整体，能充分利用专科资源和各种社会资源，为患者提供连续性、综合性、协调性和整体性的服务。当然全科医生因为服务手段较为基础，所以对某种特定类型的疾病了解比较浅显，资源较为分散，需依赖专科资源解决疑难或重症问题。专科医生与全科医生服务模式正好互为补充。

"全专结合"服务已经涉及慢性病管理、妇幼保健、康复等多个领域，可以优化区域医疗资源，弥补专科只重视本科室相关技术而与社区患者联系不足无法长期随访，以及全科技术力量薄弱而难以获得社区居民信任等缺点，促进各专科和全科医学的长期发展，切实落实分级诊疗政策导向，是医疗服务模式的新尝试。

2022年3月3日，国家卫生健康委员会发布了《关于推进家庭医生签约服务高质量发展的指导意见》，提出"加强全专结合医防融合。通过专科医生直接参与签约服务、家庭医生经绿色通道优先转诊专科医生等形式，为签约居民提供'一站式'全专结合服务，加强全科和专科医生的协作，促进基层医防融合，增强签约服务的连续性、协同性和综合性。"

2023年3月，中共中央办公厅、国务院办公厅印发了《关于进一步完善医疗卫生服务体系的意见》，明确提出"健全家庭医生制度。以基层医疗卫生机构为主要平台，建立以全科医生为主体、全科专科有效联动、医防有机融合的家庭医生签约服务模式，提供综合连续的公共卫生、基本医疗和健康管理服务。"

四、全科医生的角色与任务

（一）角色

1. 对医疗保健系统和保险体系

（1）首诊者与"守门人"：全科医生是居民健康的"守门人"，也是医保费用控制的"守门人"。① 全科医生是医疗保健系统中的"首诊医师"，负责常见健康问题的基本医疗保健和健康管理，包括疾病的干预、早期发现、康复与终末期服务，提供门诊、家庭及部分患者的住院诊疗服务；② 对于医疗保险体系而言，全科医生须在医疗保险系统中注册，取得相应资格，严格依据各项保险规章及制度、秉持公平公正和成本–效果原则从事医疗保健活动。将大多数患者的健康问题解决在社区，对少数需要专科医疗者提供会诊与双向转诊服务。

当今，全世界各国政府要求医疗卫生既要控制费用，又要提高效率。全科医生在社会医药卫生总费用控制中的"守门人"作用及价值已在全球许多国家得到充分体现：例如英国采用加强全科医生的职业技能培训以及操守与诚信服务教育，利用政府主导的市场机制将医疗费用交由社区诊所的全科医生合理使用与控制，费用控制情况与全科医生的实际收益直接相关；制定了全国性的诊疗规范和临床路径，以此规范医师执业行为，节约了医疗卫生资源；医药分开，避免了滥开药、大处方等。其国民健康服务（National Health Service，NHS）为居住在英国的全体居民提供由生到死、全面、免费的医疗服务，其支出占GDP比重仅为美国的一半，被称为全世界最经济的医疗体系，是英国政府在20世纪的最大业绩，较好地解决了人人享有卫生保健服务以及医疗费用增长过快的问题，解决了过度医疗和不合理用药的弊端，尤其值得我国借鉴。

（2）团队管理者和教育者：全科医生是全科服务团队中的骨干和领导核心，需负责管理好团队中的人、财、物、信息，协调医护、医患以及社区各方面的关系。须利用各种机会和形式，为服务对象（包括健康人、高危人群和患者）开展科学性和有针对性的健康教育活动，逐步戒除不良的行为与生活方式，促进健康生活方式的形成，并进行教育效果评估。

2. 对患者及家庭

（1）临床医师角色：① 负责常见病、多发病和诊断明确慢性病的持续性照顾与健康管理；② 全科医生首先是一个临床医生，他们需要掌握医学各学科的相关知识与技能，并选择性地掌握和应用这些专科医学知识与技能为患者服务。和其他专科医生一样，全科医生应能运用诊断和治疗技能，做出临床诊断，制定治疗方案。例如遇到蛛网膜下腔出血患者，全科医生必须掌握该病的主要症状和体征，在首诊中能做到早期诊断和及时转诊；但对于神经外科医生来说，就必须掌握蛛网膜下腔出血的详细诊断和治疗技能。以上例子表明，全科医生必须掌握社区各种常见疾病的诊断、治疗和健康管理技能，才能负责社区居民常见健康问题的全方位全周期的管理，包括疾病的早期发现、干预、康复与临终关怀等健康服务。总之，全科医生的工作不只是处理患者伤风感冒的一些小问题，更是要管理、处理患者所有的临床疾病和家庭社区中的各种健康问题。

（2）健康管理者及代理人：全科医生负责居民（包括患者、健康人群和亚健康人群）健康的全面监护，通过对个体和群体健康进行全面的监测、分析、评估，早期发现并干预健康危险因素；努力调动个体和群体及整个社区的积极性，有效地利用有限的资源来达到最大的健康效果，并作为患者及其家庭的健康代理人，维护当事人的健康权益。

（3）健康咨询者与教育者：全科医生在日常门诊服务、家庭访视、社区义诊等活动过程中，主动为患者及其家属提供与健康和疾病相关的健康咨询服务，针对服务对象的健康问题提供个性化的保健指导，包括合理膳食及适量运动指导、消除不良习惯及行为生活方式等，逐步增强居民的自我保健意识和自我保健能力。

（4）患者的朋友及卫生服务协调者：全科医生为辖区居民提供长期负责式的服务，主动为服务对象着想，成为居民的朋友，必要时为其提供协调性服务，包括动用各类医疗保健资源和社会资源，与专科医疗建立有效的双向转诊关系等。

3. 对社会

（1）社区/家庭成员：全科医生常常是社区及家庭的成员之一，更容易与社区及家庭成员建立起亲密无间的人际关系，通过主动参与社区和家庭组织的各项健康促进活动，推动和谐健康家庭及社区的建立和维护。

（2）社区健康组织与监测者：全科医生通过动员和组织社区各方面的积极因素，协助建立与管理社区健康网络，促进健康组织的建立以及公共卫生政策的出台；在服务过程中完善居民健康档案及各类家庭和社区档案资料，开展智能化、信息化管理，协助做好疾病监测和卫生统计工作，更有利于做好社区健康促进、疾病预防和健康管理工作。

（二）任务

不同国家对全科医生的任务要求有所不同。我国的全科医生及其所在的社区卫生服务机构承担了基本医疗服务和基本公共卫生服务，全科医生及其团队必须履行基本医疗和基本公共卫生两大职能。在我国，一名合格的全科医生应该能够胜任以下工作：

1. 一般常见病、多发病诊疗和诊断明确的慢性病治疗及健康管理。

2. 急、危、重症患者的院前急救、转诊和出院后健康管理。

3. 社区居民健康档案及社区卫生服务信息系统的建立与管理。

4. 高危人群和常见慢性病的筛查，实施高危人群和重点慢性病病例管理。

5. 家庭出诊、家庭护理、家庭病床等家庭医疗及保健服务。

6. 开展包括妇女、儿童、老年人、残疾人等在内的社区重点人群保健及健康管理。

7. 结合日常诊疗服务普及卫生保健常识，实施重点人群及重点场所健康教育，帮助居民逐步形成有利于维护和增进健康的行为生活方式。

8. 实施精神病社区管理，为社区居民提供心理健康指导。

9. 病后及残疾者的社区康复。

10. 实施社区适宜的中医养生保健及中医药服务。

11. 优生优育技术咨询指导。

12. 实施疫情报告和监测，协助开展常见传染病以及地方病、寄生虫病的预防控制，实施预防接种，协助处置辖区内的突发公共卫生事件等。

第四节　全科医学人才培养与科学研究

一、全科医学人才培养

（一）职业前教育及职业化教育

在全科医学发展程度高的国家与地区，都已经建立起了规范的全科医生培养体系。在美国、德国、英国及澳大利亚等国要成为一名合格的全科医生，从高中算起一般要经历长达10年以上的学习和培训时间。

以美国为例，美国学生在高中毕业后要先完成4年本科学习，才能报考医学院校。医学院为4年制，如要做家庭医师，还要再经过为期3年的家庭医学住院医师培训，并须通过美国家庭医学委员会（ABFM）的考核才能得到该委员会的认证书，获得家庭医师行医执照。该证书有效期7年，每7年需重新考一次，一直到退休为止。同时每年都要进修学习，积累一定的学分，维持行医执照。

ABFM要求各个住院医师训练单位在能力、服务态度、知识范畴、技能和实施几方面针对家庭医学学科范畴执行严格的训练标准。在3年家庭医学住院医师训练期间要进行几乎所有其他专业的训练，通常包括：① 大内科、内科专科，包括心血管、消化、呼吸、传染病、神经内科、内分泌科等；② 普外科及其他外科专科，如骨科、运动医学、泌尿科、耳鼻喉科、眼科、创伤、外科门诊等；③ 儿科，包括新生儿、婴幼儿、学龄期及青少年健康等；④ 妇产科、妇女健康；⑤ 精神病、心理学；⑥ 其他专业，包括急诊医学、重症监护等。

近年来我国的全科医学得到了迅速发展，原卫生部于2000年1月31日发布了《关于发展全科医学教育的意见》，提出：发展全科医学教育，培养从事社区卫生服务工作的全科医生等有关专业卫生技术和管理人员，是改革卫生服务体系，发展社区卫生服务的需要；是满足人民群众日益增长的卫生服务需求，是提高人民健康水平的需要；是建立基本医疗保障制度的需要；是改革医学教育，适应卫生工作发展的需要。

国务院2011年7月1日发布了《关于建立全科医生制度的指导意见》提出要逐步建立统一规范的全科医生培养制度，改革全科医生执业方式，建立全科医生的激励机制，积极稳妥地推进全科医生制度建设。

1. 逐步建立统一规范的全科医生培养制度 以"5+3"模式为主体加大培养力度，即先接受5年的临床医学（含中医学）本科教育，再接受3年的全科医生规范化培养。3年的全科医生规范化培养实行"毕业后住院医师规范化培训"和"临床医学专业学位研究生教育"相结合的方式。以"3+2"为补充，即3年临床医学专科教育+2年助理全科医生培训。以及全科医生转岗培训、订单定向免费医学生培养，推进乡村全科执业助理医师考试等多渠道培养合格的全科医生。

2. 统一全科医生规范化培养方法和内容 全科医生规范化培养以提高临床和公共卫生实践能力为主，在国家认定的全科医生规范化培养基地进行，实行导师制和学分制管理。参加培养人员在培养基地临床各科及公共卫生、社区实践平台逐科（平台）轮转。在临床培养基地的规定科室轮转培训时间原则上不少于2年，并需安排一定时间在基层实践基地和专业公共卫生机构进行服务实践。经培养基地按照国家标准组织考核，达到病种、病例数和临床基本能力、基本公共卫生实践能力及职业素质等要求并取得规定学分者，可取得全科医生规范化培养合格证书。

3. 统一全科医生的执业准入条件 在全科医生规范化培养阶段，参加培养人员在导师指导下可从事医学诊查、疾病调查、医学处置等临床工作和参加医院值班，并可按规定参加国家执业医师资格考试。注册全科医生必须经过3年全科医生规范化培养取得合格证书，并通过国家执业医师资格考试取得医师资格。

4. 统一全科医学专业学位授予标准 具有5年制临床医学本科及以上学历者参加全科医生规范化培养合格后，符合国家学位要求的授予临床医学（全科方向）相应专业硕士学位。

5. 改革临床医学（全科方向）专业学位研究生教育 新招收的临床医学专业学位研究生（全科方向）要按照全科医生规范化培养的要求进行培养。要适应全科医生岗位胜任力需求，进一步加强全科医学学科与实践能力建设，逐步扩大全科方向的临床医学专业学位研究生招生规模。

2014年，六部门印发《关于医教协同深化临床医学人才培养改革的意见》，规定从2015年起，所有新招收的临床医学硕士专业学位研究生，同时也是参加住院医师规范化培训的住院医师，按照住院医师规范化培训标准内容进行培训并考核合格的临床医学硕士专业学位研究生，可取得《住院医师规范化培训合格证书》。2018年《国务院办公厅关于改革完善全科医生培养与使用激励机制的意见》要求从2018年起，新增临床医学、中医硕士专业学位研究生招生计划重点向全科等紧缺专业倾斜。

（二）持续职业发展

取得全科医生执业资格之后，仍需要参加继续医学教育（continuing medical education，CME），很多国家将此称为持续职业发展（continuing professional development，CPD）。对全科医生而言，继续医学教育是被动的，主要侧重于全科医学相关知识和技能的培训；而持续职业发展是主动的，内容扩展到多学科领域，包括管理科学、社会科学和个人技能等更广泛的范畴。全科医生的持续职业发展是实现终身学习（lifelong learning）的过程，它是全科医学人才队伍建设的一个重要组成部分，应通过各种主动参与式持续职业发展活动，来促进知识、技能、态度、行为和才智的发展，不断提高全科医学服务的质量和安全。

二、全科医学科学研究

全科医学的科学研究是指利用科学原理和方法对全科医学领域包含的问题进行阐述和分析，并提出解决办法和措施，直接或间接指导全科实践的过程。全科医学研究涉及的学科范围广，与临床医学、社区预防医学、心理学、社会医学等学科均有着密切的联系。

（一）全科医学科学研究的意义

1. 促进全科医学学科发展　科研是全科医学学科发展的内在动力。为使全科医学的医疗服务满足人民群众日益增长的医疗卫生服务需求，必须要不断探索全科医疗发展的特点。通过全科医生做科研不断积累经验、总结经验，更加准确地把握全科医学的本质和内在规律，从而为全科医疗服务模式提供科学的依据。此外，科研能发展和完善全科医学的理论体系，为学科建设提供理论依据，巩固全科医学的专业地位和专科地位。

2. 提升全科医生个人能力　科研工作对全科医生的培养是全方位的，经过文献检索、选择研究题目再到研究设计、研究实施、资料收集等各个环节，全科医生的科研思维、创新性思维等都会有所提升，并且能够用更为科学全面的方法解决临床情境中的实际问题。

3. 促进基层医疗服务水平提升和服务特色形成　近年来，随着全科医学科研的持续开展，已经在分级诊疗和双向转诊、慢性病管理模式、社区康复、筛查策略等领域产出了一批具有全科医学特色的服务产品，促进了全科医学管理模式与服务模式的转变。

（二）全科医学科学研究的主要内容

1. 通过社区卫生诊断评价个体及社区群体的健康需求，掌握社区人群的总体健康状况、规律及其特征，在此基础上制定有针对性地解决社区人群主要健康问题的计划，以满足个人、家庭和社区人群的身心健康需求。

2. 分析与研究生物、心理、社会、环境等各种因素对社区居民健康、疾病和死亡的影响，发掘并利用各种可利用的家庭与社区卫生资源，预防或减少疾病的发生与发展。

3. 研究如何通过健康教育与健康促进等综合措施动员社区人群积极参与公共卫生与预防保健，提高患者及社区人群的自我保健意识与自我保健能力，提高公民的健康素养及行为干预效果，进一步提高社区居民的健康水平，达到维护和促进健康的目的。

4. 研究社区妇女、儿童、老年人、残疾人等特殊人群的卫生保健需求、特点、方法与技能等，提出合理的、有针对性的卫生保健策略。

5. 研究全科医生的临床工作特点、内容和方法，提高全科医生对社区常见病、多发病和慢性病的诊疗水平，提高开展健康促进、社区预防与保健、临床和社区康复服务的综合素质，提高全科医生对常见疾病的识别能力与鉴别诊断能力。

6. 研究全科医疗服务模式、内容、服务绩效及效益、质量保证体系，以及服务管理工作的评估方法、内容、指标体系和标准等。

7. 研究和解决社区常见健康问题所需的知识、技能与态度。

8. 研究全科医学人才的培养、使用、评价、考核与配置等。

学习小结

1. 全科医学是一门面向个人、家庭与社区，整合临床医学、预防医学、康复医学，以及人文社会科学相关内容于一体的综合性临床医学二级专业学科；其范围涵盖了所有年龄、性别、各个器官或系统，以及各类健康问题或各种常见疾病。全科医学是一门具有整体医学观和方法论，主旨强调以人为中心、以家庭为单位、以社区为基础，以人的整体健康维护和促进为方向的长期负责式照顾，并将个体与群体的防治结合型医疗卫生健康服务有机地融为一体，提供综合性、持续性、以预防为导向的基本医疗卫生服务。

2. 全科医疗是全科医生应用全科医学的理论和方法为患者、家庭和社区提供卫生保健服务的实践活动，特征和原则是：① 首诊医疗保健；② 个性化照顾；③ 可及性照顾；④ 连续性照顾；⑤ 以团队为基础的综合性照顾；⑥ 协调性服务；⑦ 以家庭为单位的照顾；⑧ 以社区为基础的照顾；⑨ 以预防为导向的照顾；⑩ 患者自我激励和自我管理；⑪ 循证实践；⑫ 以生物－心理－社会医学模式为理论基础。

3. 全科医生是综合程度较高的医学人才，主要在基层承担预防保健、常见病多发病的诊疗和转诊、患者康复和慢性病管理、健康管理等一体化服务，被称为居民健康以及医保费用控制的"守门人"。

（王海）

**复习
思考题**

1. 全科医学的定义是什么?
2. 全科医疗的特征和原则是什么?
3. 全科医生的角色和任务是什么?
4. 全科医生在我国卫生保健系统中起什么作用?
5. 在中国要成为一名全科医生需要什么条件?
6. 全科医学的发展如何与国际和国情相结合?

7. 单选题

（1）21世纪人们医学模式和健康观念的改变是由于
　　A. 发明了治疗传染病的抗菌药物
　　B. 城市人口增多
　　C. 环境严重污染
　　D. 慢性非传染性疾病的发病率和病死率增加
　　E. 传染病病死率太高

（2）全科医疗的基本原则不包括
　　A. 以门诊为主体的照顾
　　B. 提供可选择性的专科服务
　　C. 提供使社区群众易于利用的服务
　　D. 为服务对象协调各种医疗资源
　　E. 为个体提供从生到死的全过程照顾

（3）全科医疗与专科医疗的属性区别是
　　A. 服务对象的稳定性与流动性
　　B. 对服务对象承担责任的持续性与间断性
　　C. 是否使用高新昂贵的医疗技术
　　D. 处理疾病的轻重和健康问题常见与少见技术水平要求
　　E. 以上都是

（4）全科医生实施的服务是
　　A. 基层卫生保健服务
　　B. 全面的医疗服务
　　C. 新的医学三级专科服务
　　D. 与专科医疗互补的社区卫生服务
　　E. 具有人性化、全方位、连续性、协调性、可及性的基层卫生服务

（5）全科医生应诊的主要任务不包括
　　A. 确认并处理现患问题
　　B. 提供机会性预防
　　C. 改善患者的就医和遵医行为
　　D. 关注患者的慢性健康问题
　　E. 对家庭功能进行常规评价

　　单选题答案：（1）D;（2）B;
　　（3）E;（4）E;（5）E

第二章

以人为中心的健康服务

学习目标

知识目标	1. 掌握以人为中心健康服务的基本概念和基本含义、以人为中心健康服务的原则、全科医生接诊中的四项任务。 2. 熟悉全科医生在以人为中心健康服务中的作用与优势、全科医生常用的问诊方式。 3. 了解以疾病为中心健康照顾模式的优缺点、生物－心理－社会医学模式下健康的定义与健康观。
能力目标	灵活运用以人为中心的整体健康照顾原则，做好应诊任务。
素质目标	在全科诊疗中，具有以人为中心的健康服务理念和行为。关注全人，做有温度的医生。

以人为中心的健康服务又称以人为中心的健康照顾，是全科医学和全科医疗的基本特征。实施以人为中心的健康服务是全科医学的基本原则和要求。作为基层医疗卫生服务模式，以人为中心的健康服务与以生物医学模式为指导、以疾病为中心的专科医疗服务模式相比，无论是在服务理念、内容、形式及服务效果上，都有一定的区别。以人为中心的健康服务要求医生遵循生物－心理－社会医学模式，坚持系统论、整体论的基本要求，在尊重和理解服务对象（患者、健康人及亚健康人等）的基础上，正确认识和评价服务对象的健康问题，医生与服务对象及家属共同协商制定处理方案，动员并充分利用各种资源为服务对象提供综合性、连续性、整体性、可及性、协调性，以及个体化、人性化的健康照顾服务。为了实现服务目的，全科医生除具备一定的医德素养、人文素养和精湛的医术外，还必须具备"以人为中心的健康服务"的相关知识与技能。

第一节 以人为中心的整体健康照顾

案例2-1　　张某某，农民，男性，现年49岁，1个月前因"结肠癌晚期"去世。半年前，张某某因车祸致右下肢胫腓骨骨折，住进当地某所医院的骨外科病房。病房的主治医生善于诊治骨伤疾

病，骨科医疗技术水平较高，在当地小有名气，对患者也十分热情。该医生为患者胫腓骨骨折进行了手术，手术很成功，3个月后患者"痊愈"出院。出院后两周，患者突然出现肠道便血，排血量较多。随后到附近医院就诊，经结肠镜诊断为结肠癌晚期，已失去手术机会。

问题：1. 从上述案例中，医生可以获得哪些启示与教训？

2. "以疾病为中心的服务"模式存在哪些不足？

在人类与疾病做斗争的漫长历史中，医生对服务对象（包括患者、健康人及亚健康人）的医疗服务逐渐形成了两种不同的模式，分别为以疾病为中心的服务模式和以人为中心的服务模式。这两种服务模式在服务的对象、目的、理念、方式和内容上都有很大区别。两种服务模式各有优缺点，在保护服务对象健康过程中两者应共同存在、相互补充，共同发挥作用。随着人们卫生服务需求的不断增长和医学模式的转变，以疾病为中心的服务模式越来越多地暴露出其不足和缺陷，这些不足与缺陷可由以人为中心的服务模式所弥补，以人为中心的服务模式是生物－心理－社会医学模式的最好体现。

一、生物－心理－社会医学模式下的健康与健康观

健康观是指人们对健康的看法，是医学模式的核心体现。在不同医学模式指导下，人们对健康的认识和看法是不一样的，从而会得出对健康的不同理解。人们对健康的认识随着医学科学技术的发展和医学模式的变化而不断更新、完善和深入。20世纪之前，受生物医学模式的影响，人们把健康简单地认为是"没有疾病"，是"一个机体或有机体的部分处于安宁状态，它的特征是机体有正常的功能，以及没有疾病"，疾病则是"失去健康"。显然，人们对健康的这种认识是很不全面的。健康的这一概念没有全面地揭示健康的真正含义，忽略了健康的整体性和系统性，忽略了疾病与健康之间的过渡状态及人们的情感情绪和社会需要，因此，这一概念是片面的、不完善的。

进入21世纪，医学模式已经由传统的生物医学模式转变为现代医学模式，即生物－心理－社会医学模式。在生物－心理－社会医学模式指导下，人们对健康有了更加全面和深刻的认识与理解。1946年WHO提出了健康的新概念，即"健康不仅仅是指没有疾病或虚弱，更包括生理、心理和社会方面的完好状态。"这一概念从生物、心理、社会三方面去界定健康，避免了在健康问题上将生理、心理与社会分离。这一健康概念不是孤立地从生理方面去考虑健康问题，而是将生理、心理、社会三方面融为一体，综合认识健康的本质。

生物－心理－社会医学模式下的健康概念反映了人类疾病谱和死因谱的改变，反映了人们健康需求的普遍提高，反映了医学科学认识论的进步和方法论的综合；它强调了健康的生理、心理、社会三方面的综合性、系统性、完整性及动态性，展现了医学发展的社会化趋势。生物－心理－社会医学模式下的健康概念揭示了医学的目的和使命不仅仅是诊断和治疗疾病，而且还包括预防疾病、增进健康、延长寿命和提高生命质量。

新的健康概念体现了当代医学科学的科学性和先进性。医务工作者，尤其是全科医生应认真学习和掌握新的健康概念，深刻理解健康的本质含义，在防治疾病、维护健康的过程中，更加注

重生理、心理和社会三方面的整体性、综合性服务。全科医生在认识健康问题时不但要从服务对象的个体出发，还要考虑到整个人群、家庭、社区及社会；不仅要从生理方面考察服务对象的健康问题，还要认识到心理、社会因素对健康的影响；不仅要做好疾病的临床诊断、治疗和康复工作，更要做好疾病的预防、健康促进及人的心理慰藉工作，并将预防、医疗、保健、康复、健康教育等工作有机地结合起来。

二、以疾病为中心的服务模式

以疾病为中心的服务模式（disease-centered care）是在生物医学模式的影响和指导下建立起来的，在医学发展历史上曾经占据主导地位，起过重要的积极作用，今后仍然会发挥其优势作用。这种模式的主要优势在于：① 接受生物医学模式的指导，以解除痛苦、挽救生命为目标，以处理疾病症状和体征为主要服务内容，服务目的比较单纯，服务对象仅限于患者；② 处理疾病问题时采用的主导方法是基于科学还原论的高新技术方法，诊断和治疗手段简单、直观、有效，易于理解和掌握；③ 对疾病的处理结果可以得到有效科学方法的鉴证和确认；④ 促进了各种高度技术化的诊断和治疗技术的发展，且这些高度技术化的诊疗手段使许多急危重症患者得到有效救治，使许多濒临死亡的患者"起死回生"；⑤ 在生物医学模式指导下，人类基因组计划成功得以实施，蛋白质组学、细胞工程学、再生医学等学科快速发展起来并成为21世纪生物医学的中心内容，给医学带来了革命性的冲击。

但是随着医学模式的转变，人们也发现以疾病为中心的服务模式存在一些重要缺陷，主要表现在：① 只注重疾病，着重于以疾病为中心来解释患者的健康问题，并且依赖于高度技术化的诊断和治疗手段去处理患者生理上的症状和体征，忽略了心理和社会功能方面问题的处理，是一种典型的"只见疾病，不见患者"的不完善的服务模式；② 以疾病为中心的服务模式忽略了患者的预防和保健服务，也忽略了对健康人群和亚健康人群的照顾，缺少健康服务上的综合性与整体性。因此，以疾病为中心的服务模式不能完全适合于现代社会人群需求的照顾，其缺陷可由"以人为中心的服务模式"来弥补。

三、以人为中心的服务模式

以人为中心的服务模式（person-centered care）又称为"以人为中心的照顾模式""整人照顾"或"全人照顾"，是一种重视人胜于重视疾病的健康服务模式。

进入21世纪以来，在生物-心理-社会医学模式指导下，人们对以人为中心的服务模式的认识和需求不断增长，该模式也因此逐渐占据了主导地位，成为医疗卫生服务不可或缺的重要组成部分。该模式遵循整体论、系统论的指导，将患者看作是有个性、有情感的"生物-心理-社会"三位一体的人，而不仅仅是疾病的载体，从生理、心理、社会三方面去完整的认识和处理人的健康问题，从而为健康人或患者提供一种全面的、整体的、综合的有效服务。其服务对象不仅限于患者，也包括亚健康人及健康人，服务内容不仅限于疾病的预防、治疗和康复，还包括保健、健康教育和健康促进等内容，并将这些内容融为一体。

以人为中心的服务模式，其服务目的不仅是为了寻找出有病变的器官，更重要的是维护服务对象的生理、心理和社会三方面的整体健康，并提高其生命质量、防止早死，以及延长寿命。为实现上述目的，医生必须从人的整体性出发，全面考虑其生理、心理、社会需求并加以"整体"解决，必须将服务对象视为重要的合作伙伴，以人格化、高度情感化的服务调动服务对象的主动性，使之积极参与自身健康维护和疾病控制的过程，只有这样，才能满足服务对象生理、心理和社会等三方面的需求，才能取得良好的服务效果。

第二节　以人为中心的健康服务原则

案例2-2　　张某，男，32岁，未婚，中学教师，大学本科毕业，近日去一家社区卫生服务机构就诊，主诉是"头晕、疲劳、睡眠不好"。测血压 160/110mmHg，患者有高血压病史半年多；1年前患过肺结核；1个月前所带高中毕业班高考升学率排全校倒数第一，受到学校点名批评，张某感觉压力很大；20天前，相处2年多的女朋友提出要分手，现正处于失恋的痛苦中；半月前，母亲突然患脑出血去世，对张某刺激很大。张是北方人，喜食咸食，并且烟瘾很大，每天吸烟近60支；其父亲有高血压病史。

问题：作为全科医生，应如何照顾、帮助这位患者？

"以人为中心的健康服务"是全科医学的主要内容，也是全科医疗的主要特点。为服务对象提供"以人为中心的健康服务"既是生物-心理-社会医学模式的要求，也是人们健康需求不断增长的必然结果。

一、全科医生在"以人为中心的健康服务"中的作用

全科医学提供的服务是"以人为中心的健康照顾"服务，全科医生在其中起着非常重要的作用。传统的专科医生在为患者服务时，所提供的服务内容是有限的，仅包括疾病的诊断、治疗或康复等几个方面，并不能有效提供"全人整体性照顾"。而全科医生除能在疾病的诊断、治疗、康复及预防等方面发挥重要作用以外，还能够发挥以下两方面作用：

（一）坚持"以人为本"观念，充分认识、理解和尊重服务对象

全科医生的服务对象包括患者和健康人（包括亚健康人）。无论是患者还是健康人，都是具有高级生命的人，是完整的不可分割的"整体人"，他们既具有生理属性，又具有社会属性，既具有生理活动又具有心理活动，还从事一定的社会活动。由此不难理解，患者和健康人都是生理、心理和社会三方面的统一整合体，而不是三方面特性的简单相加。他们与医生一样有需要、有情感、有尊严和权利。全科医生在服务过程中应当充分认识和理解自己的服务对象，即患者或健康人的这些本质属性，对他们的生理特点、心理状况及社会功能等都要做到了如指掌，只有如此才能实现"以人为中心的健康照顾"的目的，才能满足服务对象的健康需求，才能全面提高全

科医疗服务质量。

（二）把服务对象的健康需求、价值观念及主观能动性等有机地结合到临床照顾活动中去

全科医生在全科医疗中应主动探究疾患或其他健康问题对患者或健康人的重要性，要了解疾病和患者的具体情况、所处的环境以及就医背景等因素之间的相互关系、相互作用及其规律；要认识并帮助服务对象认清健康或疾患对他意味着什么，帮助服务对象科学选择最优处理方案；通过科学决策，在充分发挥服务对象及其家属在决策中的作用及尊重服务对象意愿的前提下，帮助服务对象列出和优先设定最佳健康目标，并帮助他们最大限度实现健康目标。

二、以人为中心的健康服务的基本原则

（一）既关注人也关注疾病

以疾病为中心的健康服务只关注疾病，忽略了对服务对象——人的关注，而以人为中心的健康服务则是既关注疾病也关注服务对象——即人本身。后者将服务对象看作是有个性、有感情的、完整的"整体人"，而不仅仅是疾病的载体或一个"生化容器"。以人为中心健康服务的目的绝不仅限于寻找出有病的器官或病灶，更重要的是维护服务对象的整体健康，延长服务对象的寿命并提高其生命质量。因此，全科医生在全科医疗实践中首先要关心、了解、尊重和理解服务对象，向服务对象提供人文关怀，不仅要用"科学"的方法去诊断和治疗疾病，同时还要用"艺术"的方法了解服务对象的心理状态和健康价值观，了解服务对象对疾病的感受和疾病对服务对象的影响。事实上，处理服务对象的心理和社会问题，往往比处理客观的疾病更加复杂和困难。全科医生与服务对象之间存在持续性服务的关系，这有利于其运用生物-心理-社会医学模式来处理服务对象的健康问题。

（二）理解患者的角色和行为

希波克拉底曾经说过"了解你的患者是什么样的人，比了解他们患了什么样的疾病更重要"，这句名言依然是当今医疗卫生工作者应该遵循的原则和信条。加拿大著名家庭医学教授Ian R. McWhinney也曾指出"以患者为中心的方法之基本点，是医生要进入患者的世界，并用患者的眼光看待其疾患。而传统的以医生为中心的方法则是医生试图把患者的疾患拿到医生们自己的世界中来，并以他们自己的病理学参照框架去解释患者的疾患。"我国传统医学自古以来也一直强调"治病、救人、济世"的行医理念。因此，以人为中心的健康服务要求医生们要从心理学、社会学等方面加深对患者角色的认识，主动探究并明确患者就诊的真正原因，深刻体会患者的感受，关注患者的患病行为、就医行为和遵医行为并适时加以指导和帮助，以患者的健康需求和服务需求为导向，营造温馨、安全的就医环境，尽可能满足患者的合理诉求。

（三）提供个体化服务

服务对象需要个体化的整体性服务，以人为中心的健康服务便体现了个体化整体服务的原则和特点，能够满足服务对象个体化整体服务的需求。

全科医疗实践中，全科医生为服务对象提供的个体化服务包括以下七个方面：① 强调对服务对象生理、心理、社会三方面的整体性服务，即全人照顾，而不仅仅是对疾病的诊断和治疗；

② 针对服务对象的个体特征、个人背景、健康问题的性质、主要需求和次要需求等具体情况，选择相应的服务内容与方式，区分各种服务的先后次序，并遵循循证医学原则，为服务对象选择最佳诊疗方案；③ 针对服务对象的个体化特征，对服务对象施以个性化的治疗措施；④ 针对不同类型服务对象的人格特征和心理特点，调动服务对象的主观能动性，激发服务对象与疾病作斗争的勇气和潜能，树立康复信心，形成良好的遵医行为；⑤ 针对服务对象健康问题的原因及其转归特征，对服务对象及其家庭成员进行健康教育；⑥ 注重正确区分和处理服务对象的暂时利益与长远利益、局部利益和根本利益、个体利益和公众利益之间的关系；⑦ 全科医生并不一定能够治愈所有的疾病，也并不一定能够解决服务对象所有的生理、心理和社会问题，但能给服务对象提供心理上、精神上的抚慰和照料，最好的医生是能够把有健康问题的人转变为能够解决自身问题的人，这是全科医生为服务对象提供的个体化服务的最重要体现。

全科医生除根据服务对象的需要和特点提供个体化服务之外，还要帮助服务对象协调利用好预防、保健、康复及各种专科服务。

（四）尊重患者的权利

患者的权利是指患者接受医疗服务时享有的权利，主要包括生命健康权、人格尊严权、人身自由权、病情及临床决策知情权、索赔权、要求惩戒权等。我国现阶段患者享有以下基本权利：① 患者享有人格和尊严得到尊重的权利；② 患者享有必要的医疗和护理权利；③ 患者有参与医疗和对疾病认知的权利；④ 患者享有自主决策和知情同意的权利；⑤ 患者享有拒绝治疗和实验的权利；⑥ 患者享有医疗隐私权和保密权；⑦ 患者享有免除一定社会责任（如服兵役、上学、高空作业、坑道作业等）和休息的权利；⑧ 患者享有获得社会支持、帮助和各种社会福利的权利；⑨ 患者享有监督自己医疗权利实现和对医疗机构批评建议的权利；⑩ 患者享有对医疗事故所造成损害获得赔偿的权利，包括请求鉴定、请求调解、提起法律诉讼等。

尊重并保障患者的权利，是全科医生及其医疗机构应尽的责任和法定义务，也是以人为中心的健康照顾的基本要求。全科医生不仅要学习和掌握患者权利的相关知识，提高自己的人文素养，还应当熟悉并切实遵守相关法律法规。例如，我国《医疗事故处理条例》中便规定了患者享有病案资料复印权、共同封存与启封权、共同委托鉴定权、申请再鉴定权、随机抽取专家权、申请回避权、陈述与答辩权、请求调解和处理权、请求赔偿权等各项具体权利。

（五）构建与发展稳定和谐的患者参与式医患关系

构建与发展稳定的患者参与式医患关系既是全科医学的核心问题，也是疾病防治和慢性病管理工作的基础条件。否则就失去了以人为中心的照顾的优势。为此，必须设法通过建立不同的方法和手段，去巩固并发展这种医患关系。在保持这种平等的伙伴式医患关系中，全科医生要与患者实现信息共享，及时互通有关诊治疾病和预防疾病的信息，并加强对患者的有关健康知识和行为干预的教育。其次，还要努力提高居民自我管理、自我保健的意识和能力，帮助患者和家庭成员一道营造良好的家庭健康环境，充分有效地利用家庭和社区资源，使他们积极、主动地参与到预防和治疗疾病中来。

（六）以服务对象的需求为导向，注重服务对象的安全，强调服务的健康结局

以人为中心的健康服务是以服务对象的需求为导向，注重服务对象的安全，不但追求服务的过程质量，更强调通过服务来使服务对象达到整体健康的结局。满足服务对象的需求和评价卫生服务的绩效的落脚点最终均在于服务对象的整体健康结局是否理想。这就要求全科医疗中的各种服务必须与服务对象的整体健康结局这个总体目标紧密联系起来，力求公平、及时、经济、有效地利用各种资源维护居民健康，减少临床危险事件的发生，预防过早死亡，提高生命质量，使服务对象及其家庭满意。

（七）以人为中心的健康服务中对服务对象的评价

对服务对象进行全面评价是以人为中心的健康服务的基本要求，包括对服务对象健康状况的评价、社区评价、社会评价和整体评价等。

1. 服务对象健康状况的评价 包括生物医学评价、心理社会评价和家庭评价等。

（1）生物医学评价：主要是指对服务对象的健康问题，尤其是躯体性问题进行诊断和鉴别诊断。在以人为中心的健康服务中，为服务对象做出生物医学的评价并着手解决服务对象的躯体问题是全科医生的首要任务。全科医疗的实践证明，绝大多数到全科医生这里来就诊的患者都是因为出现了某种躯体问题，如发热、咳嗽、腹泻、血压较高或外伤等。治愈患者的疾病或解决患者的躯体性问题是全科医生为患者提供以人为中心的健康服务的基本前提。即使一个躯体症状看上去很有可能是由"心理因素"引起的，全科医生的首要任务还是要先排除这一症状的躯体性原因。有时医生可能并没有发现患者躯体问题的证据，但也不要盲目地否认患者的主观感受和体验，因为患者的主观感受和体验并不一定与其所患的疾病有特异性的联系。不同的人对同一种疾病可以有着不同的主观感受和体验，可以表现出不同的症状。临床实践中常会见到有些患者表现有很严重的症状，但却找不到严重疾病的病理证据，可是这些患者的体验和痛苦却是真实的，并非假装的，医生有责任去帮助患者摆脱这种痛苦。如果医生盲目否认患者症状和体验的真实性，就会使患者产生不被接纳、不受尊重、不被信任的感觉，从而产生紧张感、不信任感和不安全感，有时还会引发患者严重的焦虑，明显增加患者的痛苦。

（2）心理社会评价：主要评价服务对象是否存在心理问题，评价服务对象的心理问题属于精神疾病还是属于心理障碍，以及评价心理障碍是源自躯体还是心理社会因素等。

（3）家庭评价：主要是筛查、发现家庭问题，分析认识影响服务对象健康的家庭因素等。

2. 社区评价 主要评价工作和生活的社区环境中是否存在影响服务对象健康的因素，如职业因素、饮用水源、环境污染、家庭装修等。

3. 社会评价 主要评价影响服务对象健康的社会因素，如经济状况、受教育程度、人际关系等。

4. 整体评价 主要评价服务对象健康问题的真正原因是什么，真正的问题是什么，真正的患者是谁等。

第三节　以人为中心的应诊过程

一、全科医生接诊中的四项主要任务

全科医疗是一种以门诊服务为主的服务模式，全科医生在门诊服务中应诊的任务与专科医疗有所区别。具体说来，全科医生在接诊中的主要任务有以下四项：

（一）确认和处理现患问题

这是全科医生应诊中的首要任务。现患问题主要是指患者近期以来所感觉到的身体不适或怀疑患上了某种疾病。现患问题一般是患者前来就医的主要原因。全科医生在接诊中要正确分析、认识和处理患者的现患问题，这是门诊服务的核心任务。全科医生在确认和处理患者的现患问题时，不仅要靠生物医学知识去认识、诊断患者的疾病性质和严重程度，而且还要从心理、社会等多角度和多层面去剖析患者的就诊原因及就医背景，以充分体现以人为中心的健康服务的特点，具体说来要做好以下几方面工作：

1. 了解患者是什么样的人　全科医生在面对患者时，应首先了解患者是一个什么样的人，要熟悉他们的背景资料，如患者的社会背景、社区背景、家庭背景、个人背景等，只有深入全面地了解了患者的有关背景资料，才能了解和熟悉前来就医的患者整体状况，进而与患者建立起一种朋友式的和谐医患关系。全科医生在患者来就诊时可先浏览一下患者的健康档案，以了解患者。

2. 了解患者的就医背景　患者都是在一定的背景下前来就医的，只有了解患者的就医背景，才能真正理解患者的主诉和现患问题的性质，才能发现产生这些问题的真正原因，从而找到真正的问题和真正的患者。

需要了解的就医背景主要包括：

（1）患者为什么前来就诊，为什么在这一特定时刻来就诊：患者有了疾患并不一定都去就医，患者是否就医受疾病的性质和严重程度、个人的类型与价值观念、家庭和社会背景、家庭资源及卫生服务模式等多种因素的影响和制约。对于这些影响患者就医取向的诸多因素，医生都应有所了解。

（2）患者有哪些需要：人的需要是分层次的，全科医生要善于发现和理解患者不同层次的需要，并针对性地采取各种措施和方法给予适宜的最大限度的满足。

（3）患者期望医生为他做些什么：了解了患者的需要以后，医生就可以在尊重患者意愿的基础上了解患者要求医生为他做些什么。患者前来就诊总是带着对医生的期望而来的，他们总是希望医生能最大限度满足他们的需要。患者究竟是需要治疗还是需要预防和保健，抑或是需要对其进行健康教育？这些决策均需由医生与患者及其家属共同协商来做出。

可采用开放式问诊方法了解患者的就医背景。

开放式问诊不同于封闭式问诊。在医疗实践中接诊患者时，如果医生把注意力集中于所假设的疾病上时，就会采用封闭式的问诊，例如医生会问如下一些问题"你感到头痛不痛？夜里咳嗽吗？是否有腹痛？"等，此为封闭式问诊方式。医生在采用封闭式问诊方式询问患者的问题时，常集中于患者所患的疾病上，即使有明确的询问对象和目的，患者的回答也只能是选择式的和封

闭式而非开放式的，如上所述医生所问的问题，患者的回答只能是"痛"或"不痛""咳嗽"或"不咳嗽""有"或"没有"等，缺少充分回忆和倾诉疾患的机会。封闭式问诊方式有时会给患者带来一些误导，使患者把对疾病的回忆仅仅局限在医生感兴趣的问题上，从而会漏掉一些重要的其他线索，并且，封闭式问诊也忽略了患者的主观情感需要和需求。

"以人为中心的健康服务"不提倡这种存有缺陷的封闭式问诊方式，主张医生要用开放式问诊。所谓开放式问诊就是要求医生把注意力集中于了解患者，并且要完整地了解患者，既要了解患者所患的疾病，也要了解患者的心理、社会及就医背景等各方面情况，并把患者当作生理、心理、社会功能三方面合成的"整体人"来看。开放式问诊是一种对患者的开放式引导，医生要耐心倾听患者的诉说，不宜轻易打断患者的陈述，从患者的诉说中寻找出蛛丝马迹，发现线索，找出问题所在。开放式引导往往没有明确的询问目标和对象，只是提出一个话题作为引子，让患者自己去感觉和体会，表达自己的意见和看法，并加以充分发挥。进行开放式问诊时，在时间允许的情况下，医生不会打断患者的诉说和思路，而是让患者围绕疾患充分地去想象和倾诉，当然有时也可给予适当的引导，以避免患者的诉说离题太远或占用时间过多。

开放式问诊常用于以下几种情况：① 了解患者疾患或问题的产生过程，例如医生可以问"您能告诉我问题是怎样发生的吗？"等；② 了解疾患或问题所涉及的范围，医生可以这样问"您觉得这个问题可能会与哪些因素有关系呢？"等；③ 了解患者的健康观、价值观及疾病因果观等思想观念，譬如医生有时会问"您觉得这个问题很严重吗？""您觉得这个问题是怎么一回事呢？"等；④ 了解患者的需求及对医生的期望，这时医生可以问"您希望我能为您做点什么？""您最迫切需要解决的问题是什么？"等。

3. 分析现患问题的性质与程度 全科医生要在充分了解患者及其就医背景的基础上，分析确定患者的现患问题的性质。全科医生要从系统论、整体论的角度去分析认识患者的现患问题，即从患者的生物、心理和社会全方位考虑判断现患问题。患者的现患问题主要根据生物医学、医学心理学、社会医学及社会学等知识去判断认定。具体说来，全科医生确认患者现患问题时的思维方式应以生物-心理-社会医学模式为指导（图2-1）。

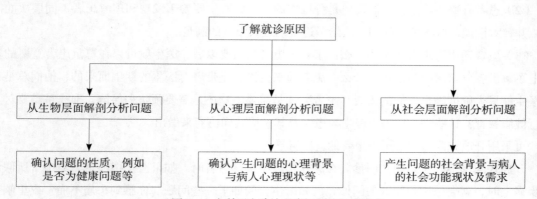

▲ 图2-1 全科医生确认现患问题的思维模式

4. 处理现患问题 全科医生在生物-心理-社会医学模式指导下确认了现患问题的性质及有关心理社会背景之后，要针对患者的具体情况和现患问题的特性制定科学合理的处理方案和干预计划。现患问题的处理同样要遵循生物-心理-社会医学模式指导，要从系统论、整体论的角度出发，完整处理现患问题。所以全科医生所制定的现患问题处理方案既包括生物医学疾病方面的治疗、预防措施，也包括了心理抚慰、社会功能矫治与康复等措施。为实施"全人照顾"，全科医生制定处理方案时应加强与患者在以下几方面的沟通：① 向患者详细解释说明病情，并向患者表示同情，对患者的痛苦表示理解，并给予心理抚慰；② 向患者解释所制定的处理方案和措施，征求患者对处理方案的意见和看法，并对患者的意见和看法表示尊重；③ 就处理方案与患者交换意见，加强沟通，必要时作深入细致的解释说服工作，最终与患者达成共识，并根据具体情况及患者的态度适当调整处理方案；④ 启发患者的主观能动性，争取患者的自主性，鼓励患者承担起健康自我管理的责任，让患者充分参与处理方案的制定、修改与实施。

由于全科医生对现患问题的处理是整体性、系统性的，并不是单纯从疾病角度出发，没有忽略患者的心理需求和社会功能方面的照顾，所以在确认和处理现患问题时，患者的顺从性、遵医率及对全科医生的信任度和满意度都是非常高的。

（二）对服务对象进行连续性管理

"以人为中心的健康服务"强调连续性管理，即在时间上的不间断性管理，甚至是对服务对象从生到死整个过程的管理。管理的任务既包括对现患问题的管理，也包括对人的心理、社会各方面的管理，其中以对现患问题的管理为重点。

全科医生对现患问题实施连续性管理的主要内涵体现在：

1. 对患者行为生活方式的管理 尤其是对与现患问题关系密切的行为生活方式的管理，例如：现患问题以原发性高血压病为主的患者，全科医生在完成及时的高血压诊断治疗的同时，应教育劝诫患者及其家人控制或减少对食盐的摄入等。

2. 患者心理状态的管理 不良心理状态是构成现患问题的重要因素，也是长期连续性管理的主要内容，例如：在对原发性高血压患者进行管理时，应教育患者保持愉快、轻松、和谐的心态。

3. 注重社会功能方面的长期管理 例如：因现患问题引起患者的休假、休学、社会或家庭角色转变等方面问题的管理。

有些现患问题，尤其是慢性疾病，并非一次短暂的诊治或处理就能解决所有的问题，需要长期的、连续性的管理，甚至可能贯穿患者的一生。

（三）提供预防性照顾

"以人为中心的健康服务"注重提供预防性照顾。"预防为主"是卫生健康服务的重要指导方针，也是人类与疾病做斗争的明智策略。全科医生在诊治患者、为患者提供服务的各个环节都应体现"预防为主"策略。尤其是对于一些慢性病，如糖尿病、高血压、心脑血管疾病、恶性肿瘤，以及意外伤害等，其预防的意义更为重大，预防效果也更为理想。全科医生应发挥自身预防性照顾方面的优势，将疾病的预防贯穿渗透到健康照顾的全过程。

（四）改善患者求医、遵医行为

全科医生对服务对象现患问题的处理、连续性管理及预防性照顾，都是在患者适当求医、遵医的基础上实施并产生效果的。如果医生为患者制定了科学合理的处理实施方案，但由于患者求医和遵医行为不当，不能与医生协调配合，那么医生与患者对健康的共同期望同样会成为泡影。因此，"以人为中心的健康服务"对于患者的求医行为、遵医行为格外关注，全科医生应想方设法提高患者的遵医率，纠正其不良求医行为，以保证医疗服务的质量。

常见的影响患者求医行为及遵医行为的因素主要包括：① 患者的思想意识、价值观，尤其是健康观、健康因果观等；② 患者的心理状态，如对疾病格外敏感；③ 患者的经济条件与经济能力；④ 当地医疗服务资源的多少、服务模式与水平；⑤ 对医生的信任感等。

全科医生改善患者求医行为的主要做法有：① 告诉患者在什么情况下应该就医或复诊，在哪些情况下不需要就医，出现哪些问题应当及时转诊等；② 针对就医过多患者的心理特点，进行心理疏导；③ 针对就医过少患者，进行健康观念和疾病知识的教育，提高其对所患疾病危害性的认识。

提高患者的依从性，要从全科医生、患者和管理方面综合施策：① 全科医生方面，提高业务和医德水平，增加患者的信任与满意度，与患者充分沟通交流，建立良好的医患关系，处方用药主次分明，减少辅助性一般药物等；② 患者方面，提高患者的认知水平，主动参与治疗方案的制定，动员家属督促患者遵从医嘱等；③ 管理方面，加强患者教育和管理，组织患者团体活动等。

二、全科应诊过程

对于以人为中心的健康服务模式，其应诊过程主要包括全面收集患者"三维"（生物、心理、社会三方面）资料、临床判断与评价、医患双方协同制定处置计划、利用各种资源提供服务四个环节。

（一）全面收集患者生物、心理、社会三方面的"三维"资料

1. 患者的背景资料 主要包括患者的个人背景、家庭背景和社会背景。只有全面收集患者的背景资料，才能了解患者是什么样的人，才能正确把握和理解患者主诉症状和问题的性质，才能找到问题产生的真正原因，从而从根本上采取措施解决患者的问题。

（1）个人背景：主要包括生理、心理和社会三方面。生理背景包括患者的性别、年龄、疾病与健康状况等，生理背景资料的收集无论是对全科医生还是专科医生都是重要的。一般而言，全科医生更加注意患者生理背景资料的宽度、广度及其相互联系和影响，而专科医生则较关注于资料的纵深度。心理背景是指患者的心理状态与特征，主要包括气质与性格、需要与动机、情绪与压力等方面。社会背景是指患者社会层面上的相关状况，包括患者所处的社会环境，如经济、文化、宗教、风俗习惯、人际关系等方面。

（2）家庭背景：主要包括家庭结构、家庭功能、家庭资源、家庭压力事件及家庭危机等方面。家庭是影响患者健康状况、疾病产生与转归的重要因素，家庭因素，如家庭结构、家庭关系、家庭资源等均会对患者的健康产生不同程度的影响。例如，一位患原发性高血压的老大娘，

可因儿媳性格乖戾不孝而致长期婆媳不和，由于婆媳矛盾，其精神可能长期处于紧张、焦虑，甚至愤懑的状态，口服降压药物治疗高血压的效果会大受影响，血压难以降至正常水平。欲取得理想降压效果，除服降压药物外，医护人员尚需做儿媳的思想疏导工作，改变其暴戾性情，缓解婆媳矛盾，改善婆媳关系，消除精神紧张。可见，有时真正的"患者"或病因也许并非就是目前的就诊者或其表现出来的原因。

（3）社会及社区背景：是指患者所居住生存的社会及社区环境背景。社会背景包括社会政治制度、经济文化水平、社会支持网络、社会保障制度、人际关系、社会价值观念、风俗习惯、宗教信仰等；社区背景是社会背景的缩影，包括患者所居住社区的环境状况、文化习俗、健康意识及健康资源状况、社区服务网络及管理制度等。

2. 患者的问题　以人为中心的照顾模式要求医生要以问题为目标，关注并切实处理患者的问题，而非仅仅治疗疾病。患者的问题复杂多样，但可归纳为健康问题和非健康问题两大类。健康问题属于医学范畴，确认并处理健康问题是医生应尽的职责；非健康问题不属于医学范畴，有些非健康问题处理起来难度也许较大，并非医护人员及医疗机构的力量所能及，况且，非健康问题的确认与处理也许并非医生应尽职责，但因其与健康问题密切相关，医生应该重视并动用各种资源尽力加以解决。

为了清楚、准确地认识、理解并描述患者的问题，医生应学习和掌握疾病、病患和患病这三个词语的不同含义。疾病（disease）是一个属于医学范畴的术语，指可以判明的人体生物学上的异常情况，这种生物学异常可以通过体格检查、实验室检查或其他检查而得以确认。疾患（illness）是指者有患病的感觉，是患者对患病的认识与体验；患者通过自我感觉和判断，认为自己患了病，可能确实有病，也可能仅仅是患者心理或社会方面的失调，因此，医生还需要将疾患置于患者个人的生活、家庭、社区和社会背景中来加以考虑。患病（sickness）是指人所处的一种社会地位和境况，指他人（或社会）认为或知晓此人现处于不健康状态；"患病"状态下，个体可能确实有病，也可能是假装有病。疾病、病患、患病这三种情况可以同时出现在同一个体身上，也可以单独存在或交替出现。

全科医生要用以下三种"眼光"来分析处理疾病、病患和患病问题。首先，要以"显微镜"的微观眼光检查发现个体器官组织水平上可能存在的病灶；其次，用"肉眼"观察眼前的患者，了解患者患病的体验与感觉；最后用"望远镜"的宏观眼光观察分析患者的家庭、社区与社会背景，以了解其"患病"状况。如此，全科医生就会树立起"立体式"或"全方位"的思维方式，并将这种思维方式紧密地与患者的需求联系在一起，运用到全科医疗卫生服务中去。

例如，一位40多岁的男性患者因为"头痛头晕"前来就诊，接诊这位患者时，全科医生一方面要询问病史，为患者做体格检查、必要的实验室检查以及特殊检查以判断"头痛头晕"的生物学原因，另一方面，还要了解患者对"头痛头晕"的感觉和体验，要问清楚患者有什么担心和忧虑，患者也许一直在考虑"我为什么头痛？""我会是得了严重疾病吗？""我会是得了脑炎或高血压病吗？""我必须住院吗？""我需要手术吗？"等问题，这些问题都是患者的主观感觉与体验，医生应当让患者充分将这些感觉和体验表达出来，给患者一个提出问题、诉说问题的机会；

此外，医生还应询问该患者的家庭、社区与社会情况，了解患者的家庭成员、同事、朋友及邻居等对患者"头痛头晕"状况的态度，特别是应考虑到"患者的家庭经济状况如何？""他有什么家人来照顾他？""他的家人对他的健康状况会有什么担心？"等问题，然后有针对性地为患者提供所需要的健康照顾。

3. 患者的患病体验　患病体验（illness experience）是指患者所经历疾患的主观感受，包括不适、痛苦、功能障碍等，特别是罹患重病后可能会有力不从心、恐惧焦虑、孤独依赖、贪生怕死或厌世轻生等主观感觉。大多数患者会受到患病体验的困扰，造成生活质量下降。患者的患病体验虽带有主观性和经验色彩，但一般健康人是难以体验到的。对医生来说，疾患也许仅是一种医学概念而已，而对于患者而言，疾患则是一种深刻的、痛苦的，甚至是难以忍受的体验。全科医生应及时了解并关注患者的患病体验，给予患者有效的心理抚慰和处理。

患者的患病体验是很复杂的，虽然带有一定的普遍性，但也带有一定的特殊性，常因人、因病、因时而异。一般来说，患病体验主要表现为患者躯体与生理、心理与社会两个方面的体验。

（1）躯体与生理方面：患者常有生理上的感觉如不适、疼痛、生理功能障碍等。患病体验并非一定与疾患的严重性成正比，个体对症状与不适的反应（阈值）及耐受力有所不同，故患病体验的体现程度也有差别。因此，在未发现生理和躯体问题的证据的情况下盲目否认患者的疾患与痛苦的存在显然是不合适的。例如：心源性疾病可以引起躯体症状；某些严重疾病可以使患者丧失理智而出现暴躁易怒表现；某些恶性肿瘤或老年退行性疾病可使患者产生被抛弃感或孤独、与世隔绝感；性病、艾滋病、癫痫等疾病会使患者有羞耻感等。当遇到这些情况时，医生不应一味责怪抱怨他们，而应充分理解同情他们，给予他们更多的关心、关爱及充分的心理抚慰，采取各种措施化解他们的不安与痛苦。

（2）心理与社会方面：心理上的患病体验常有心情紧张、焦虑、恐惧、失落、烦躁、易怒、性格变化等。疾患不仅表现为个体心理状态的变化，也会对患者所承担的家庭与社会角色产生影响。例如，许多人患病后常常会考虑"患病后我还能重新回去工作吗？""我的病会传染给家人吗？""乳腺癌切除术后我丈夫还会爱我吗？"等许多问题，这些问题都会给患者带来心理上的紧张与焦虑，甚至影响到家庭和社会角色的功能。在某些特殊情况下，疾病会给患者带来严重后果，例如骨折对于在办公室工作的人来说可能算不了什么，但对于一名职业运动员来说则危害巨大，他的运动职业生涯可能会因此而终结。因此，医生了解"疾患对患者意味着什么？"是十分重要的。

4. 患者的行为及其健康信念模式　全科医生在以人为中心的健康照顾中，需要详细了解和掌握患者的行为及其健康信念模式。

（1）患者的行为：包括患病行为、就医行为及遵医行为等，这些行为的产生大多与患者的健康信念模式密切相关。

患者的患病行为分为广义与狭义两种。广义的患病行为是指患者患病后表现出的与疾病有关的所有行为；狭义的患病行为是指患者在就医过程中向医生诉说问题时所表现出的对自身健康状况、医学解释及医疗服务的态度与行为。患者的患病行为与患者的个性特征、生活与文化背景、健康信念模式、疾病因果观、占主导地位的需要层次和生活目的等因素密切相关。例如，一个经济状况较差的人患了癌症，往往表现为不愿意接受费用昂贵的治疗，甚至表现为不愿接受任何治疗；一个经济状况好又享受公费医疗的中年知识分子患了癌症，则意味着其宏伟的人生计划受到重挫，患者可能会希望在剩下的有限时间里最大限度地体现自己的人生价值，因而该患者可能会积极配合治疗，同时对工作还会表现出极大的欲望和热情。

当然，疾患对患者生活的影响是多方面的，这些影响主要包括：① 造成了经济拮据；② 正常的活动被限制；③ 搅乱了生活规律；④ 威胁机体的完整性；⑤ 威胁个人的生命；⑥ 导致某一种或几种关系的破裂（如恋爱关系、婚姻关系、工作关系等）；⑦ 导致生活意义的丧失；⑧ 打断了正在执行的某些重要计划。

（2）健康信念模式：是指人们对自己健康的价值观念，反映了人们对自身健康的关心程度。这一模式有两层含义：① 个人对疾病威胁的感受，包括疾病对个人危害的性质与程度，以及个人被疾病侵袭危害的可能性（易感性）；② 对疾病防治和保健行为所带来利益的认识。健康信念模式（图2-2）的基本理论假设是当认定某一特定疾病对某人威胁很大，而采取就医行为所产生的效益很高时，则此人就可能就医，以获得适当的预防或治疗照顾；反之，则可能不会就医。健康信念模式受个体背景因素的影响，如个体的生理、心理、社会背景等因素，也受到外界提示因素的影响，这些外界提示因素可来自医生、传媒、亲友等。

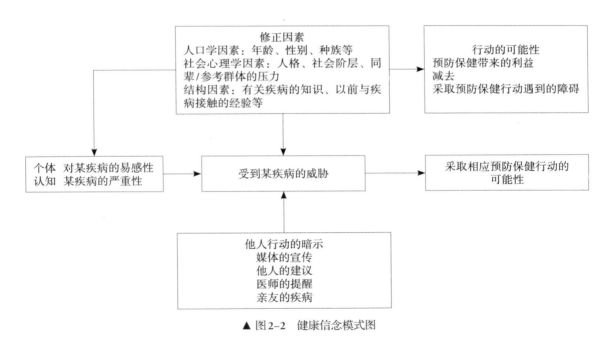

▲ 图2-2　健康信念模式图

健康信念模式关系到患者就医行为的价值与可能性，全科医生应积极主动地了解患者的健康信念模式。要了解患者对自身健康的关心程度，搞清楚患者对相关疾病的严重性和易感性等问题的认知是否正确及认识程度；通过问诊、医患沟通等手段了解患者对就医的效果有何考虑，以及就医行为是否正确。患者的上述认识和想法不仅影响其就医、遵医行为，还会影响疾病的转归与预后。总之，只有了解了患者的健康信念，才能从中发现可能存在的问题并予以引导与纠正，帮助患者改变其健康信念模式，从而使患者产生正确的健康行为，减少和杜绝那些因健康信念模式不正确而导致的"过度就医""少就医""不就医"或"不遵医行为"等不健康行为。

5. **患者对医生的期望**　患者到诊所、医院或其他医疗机构就诊，必定抱有一定的期望和目的。了解患者对医生的期望，满足患者就医目的，这也是"以人为中心的健康照顾"的基本要求。患者就诊时对医生的期望可分为以下两大类：

（1）共同的期望：这是大多数患者所怀抱的期望。主要包括：① 对医生品德和服务态度的期望；② 对医生医疗技术水平的期望；③ 对医生服务技巧、同情心、人文关怀能力的期望；④ 对就诊结果的期望。

（2）特殊的期望：是指患者带有个性特征的期望，或在特定背景、特殊情况下的患者期望。例如，患者证明自己健康无病或延长病休时间的期望、想要利用某些卫生资源的期望、对某些医生或医疗机构的特殊要求等均属此类。

患者就诊时对医生的期望与患者的需要层次有关，全科医生应该深入分析不同患者的不同需要，并正确地、适时地加以引导和满足。

6. **客观、准确、完整、及时地收集病史并了解患者相关背景资料**　询问病史是发现患者的问题，收集患者主诉、症状、体征及相关背景资料的主要手段。询问病史时，除询问主诉、现病史、既往史、家族史、遗传史、职业史之外，全科医疗中，为更详尽地了解把握患者存在的问题，还要特别注意以下两点：

（1）用心倾听，并适时予以确认和反馈：全科医生接诊患者询问病史时，应当用心倾听患者的诉说。聆听患者的主诉可以给患者良好的最初印象，便于进一步建立和谐的医患关系，同时医生只有聆听患者的诉说，才能从中发现问题，找出患者就诊就医之症结和原因所在。另外，诉说对患者来说也是一种求助性行为，具有使患者精神放松和得到治疗的作用。如果医生不在意患者的诉说，表现出不耐烦情绪，甚至无故打断或终止其诉说，不仅会影响到对患者病情的深入了解，也会使患者对医生产生不满情绪，从而影响和谐医患关系的建立。

（2）开放式引导：临床工作中有两种问诊方式，即封闭式问诊和开放式问诊。封闭式问诊往往有明确的目的和对象，医生常把注意力集中于预先假设的疾病上，围绕患者的主诉进行询问，去寻找证明该种疾病存在的依据；封闭式问诊易受先入为主的影响而诱导患者，使患者的陈述涉及面较窄，仅局限于医生感兴趣的问题或主诉上，因而有可能遗漏一些重要的线索，同时，这种问诊方式还忽略了对患者生理、心理、社会各方面的主观需要的询问和了解。因此，为了客观、准确、全面、详尽地采集患者病史和背景资料，全科医生接诊时应该先用开放式问诊，运用开放式引导的方法，让患者敞开心扉尽情诉说，医生耐心倾听，从患者的诉说中发现蛛丝马迹，寻找问题所在，待患者将问题诉说清楚并将问题集中于某几种假说之后，医生再适当地运用封闭式问诊逐步加以判断和鉴别。

7. **全科医生对患者心理、社会背景资料的收集**　全科医生主要借助开放式问诊的方式收集患者的心理、社会背景资料。开放式问诊有时很琐碎，患者阐述的内容很多、很杂，怎样从中选择并记录下有价值的线索，便成了全科医生问诊时的一个重要问题。Stuart 和 Lieber-man 于 1993 年提出了 BATHE 和 SOAP（to BATHE）两种开放式问诊及记录格式。

（1）BATHE 问诊方式：这是一种开放式问诊，适用于全科医生，其格式如下：

B（background）：背景。即了解患者的就医背景、心理状况和社会因素等。医生最常问的问题是"最近你的自我感觉怎么样？""最近家里情况怎么样？""最近家里有什么事吗？""从你觉得不舒服到现在，你的生活有所变化吗？"等。

A（affect）：情感。即询问了解患者的情绪、情感及其变化。医生常问的问题有"你觉得家庭生活如何？""对家庭生活有何感受？""最近工作、学习情况怎样？"等。

T（trouble）：烦恼。即主要了解现患问题对患者带来的影响。医生常提的问题是"你最近的烦恼有哪些？""您最忧虑的是什么？""您觉得这些问题对您意味着什么？"等。

H（handling）：处理。是指了解患者的自我管理能力。医生会经常问以下问题"您打算如何处理这个问题？""您是怎样处理这一问题的？""您的家人在处理这一问题时给了您怎样的支持？""您的同事给了您哪些帮助？"等。

E（empathy）：换位体验。即移情，也就是对患者的痛苦和不幸表示理解和同情，从而使患者感觉到医生对他的理解、支持和关心。医生常常对患者表示真心同情和理解"是的，您可真不容易啊！""是的，换了谁都会这样！""是的，要那样做的确很难。"等。

BATHE 问诊的语言很朴素，但正是通过这些朴实无华的问诊语言，医生就可以很快了解患者的背景、问题产生的原因，并通过问诊给予患者心灵上的抚慰和支持。BATHE 问诊使患者能充分敞开心扉，深入进行医患交流，并使医疗服务更为有效。

（2）SOAP（to BATHE）问诊方式：这种问诊方式主要用来缓解患者的心理压力和社会压力，最终也能达到 BATHE 问诊的目的。BATHE 问诊和 SOAP（to BATHE）问诊常结合使用，使问诊更体现以人为中心的照顾模式的优点。

S（support）：支持。是指医生把患者的问题尽量普通化、正常化，以免引起患者的过分恐惧或使其对解决问题丧失信心。医生会常对患者说"其实您这病也算不了什么大病。""好多人都会遇到像您这样的麻烦。""您打算从何处入手来处理这一问题呢？"等。

O（objectivity）：客观。指医生科学地、客观地看待患者的问题，医生须保持适当的职业界限和自控，鼓励患者认清问题的现实性，引导患者客观地对待现实问题，并充分了解他们对问题的担忧，最终医生要给予患者克服解决问题的希望。医生常会说道"不要紧，我们一起想办法，问题总会解决的！""别担心，法子总会是有的！""最糟糕的结果又能会是什么呢？请相信我。"等。

A（acceptance）：接受。是指鼓励患者接受现患问题和其他现实，对这些现患问题或其他问题不做出判断，但医生要帮助患者树立起对自身、对家人的乐观态度。医生常说的话会是"对自己不要太苛刻，你已经做得够好了！""这我们完全可以理解！""没什么大不了的，办法总比困难多。"等。

P（present focus）：关注现在。也就是鼓励患者关注眼前，不要一味悲叹过去，也不要担心将来，要做好现在应该做的每一件事。医生常会说道"如果能坚持，会有收获的！""如果换个方式，结果会不会更好些呢？"等。

（二）临床判断与评价

全科医生充分利用所收集的患者资料及体格检查、辅助检查结果，结合自己的专业知识和临床实践经验，从生物、心理和社会三个角度对患者的健康问题进行正确判断和评价，包括判断健康问题的存在与性质，分清疾病的轻重缓急等。

（三）患者参与临床决策

在对患者问题的性质、原因等进行基本判断和评估的基础上，与患者充分沟通、协商，医患双方共同制定处理方案，确定健康目标，做出符合患者利益的决策。

（四）利用多方资源提供整体性服务

全科医生要利用自身的、团队内部的，以及外部多学科团队的资源，为患者提供防治结合的整体性服务。

（官成浓）

第四节　医患沟通与人文关怀

一、全科医患关系与医患沟通

良好的医患关系是促进有效健康保健的基础，医患之间的有效沟通可以让患者更好地反映出自己身心的主要问题，医生能更全面收集患者相关信息。全科医疗中的医患关系不同于传统综合性医院中的医患关系，处理好全科医疗中医患关系，保持良好、有效的医患沟通，对提高全科医学医疗质量、医疗服务水平，促进全科医学的发展有重要的意义。

（一）全科医患关系

1. 医患关系的基本原理

（1）医患关系的内涵：医患关系是医务人员与患者在医疗实践过程中产生的特定关系，是医疗过程中最重要的人际关系。医患关系的含义有广义和狭义之分。广义上认为，医患关系是指以医生为中心的群体（包括医生、护士、医技人员、医院行政管理人员、后勤保障人员）与以患者为中心的群体（患者、患者亲属、患者朋友、患者单位人员），在医疗活动过程中，建立起来的相互关系。狭义的医患关系是指医护人员与患者之间的关系。

（2）医患关系的模式与特点：1956年美国学者萨斯（Szasz）和荷伦德（Hollender）提出了医患关系的三种不同模式，即主动-被动模式、指导-合作模式、共同参与模式：

1）主动-被动模式（active-passive model）：医师是主动方，患者是被动方，医师具有绝对权威，患方信服，不会提出任何异议。

2）指导-合作模式（guidance-cooperation model）：医师和患者都具有主动性，医师的意见受到尊重，但患方可有疑问，可寻求解释。

3）共同参与模式（mutual participation model）：医师与患者的主动性等同，共同参与医疗的决定与实施，医师提供医疗信息和建议，可涉及疾病相关的方方面面，如患者的生活习惯、方式及人际关系调整，患者的配合和自行完成治疗至关重要。

这三种模式是依据医疗过程中实际医疗措施的决策与执行中医生和患者各自主动性的大小而确定的。此外，有学者也提出了医患关系的"信托"模式：是指医患双方自愿建立起来的一种类似契约的关系，在这种契约精神约束下，医患双方要尊重彼此拥有的权利，并且医者要给予患者较多的决定权。全科医疗适宜于建立医患关系的"信托"模型，这是由全科医疗的性质和特点所决定的。

（3）以患者为中心的医患关系理念：以患者为中心的医患关系理念在关注疾病的诊断与治疗的同时，更加关注人性的需要。以患者为中心的医患关系理念包含以下6个方面的内容：

1）尊重患者的价值观、喜好及表达的需求：以患者为中心的医疗服务，要精确反映每一位患者的需求和喜好，应给患者充足的机会，告知其疾病信息并使其能参与医疗治疗计划；对提供的医疗服务给予指导及支持，并注意到患者身心的需求，尽可能维持及改善他们的生活质量。

2）医疗服务的协调和整合：疾病或伤害会使患者特别脆弱，此时医疗服务的协调就变得特别重要。许多患者依赖医疗服务提供者的协助，以协调他们所需的就医或就诊科室以外的服务，从而确保他们能在需要的时候获得及时、正确的信息。

3）提供信息与沟通：关于大众的健康，人们倾向要知道"诊断是什么？""治疗是否会增加痛苦？""治疗费用预计有多少？""可能会发生什么及会产生何种影响（预后）？""怎样做可以改变或处理他们的预后？"人们希望通过自己听得懂的语言得到相关信息，以及正确的答案。

4）保持身体的舒适：在诊疗过程中患者常经历疼痛、呼吸急促，或是其他不舒服，特别是临终前的患者会备受痛苦。不幸的是，很多患者享受不到现代科技进步所带来的疼痛控制或呼吸护理技术。注重患者身体的舒适就意味着有适时、合宜及专业的针对性的医疗服务。

5）情绪的支持——解除害怕及焦虑：患者精神上的煎熬可能更重于身体的疼痛或其他危害的症状，这也含有精神及情绪两个层面意义。以患者为中心的医疗服务中，要注意因疾病或伤害所伴随而来的焦虑。其中可能是来自不确定性疼痛的恐惧、失能或容颜受损、孤独、经济冲击或家庭受影响。

6）关注患者家庭及朋友的影响。以患者为中心的医疗服务层面还要聚焦于患者所可能依赖的家属和朋友的适应问题。这包括请他们协助治疗计划的选择，使患者在医疗机构内开心、舒服，以及了解患者的需求并给予患者帮助。

2. 全科医学医患关系

（1）全科医疗服务中医患关系的基础：以全科医疗服务为主的基层医疗，重在属地化服务。与二、三级医院门诊不同的是，基层医疗的医患关系更持久、更全面。医患双方彼此熟悉，有的就住在同一个街区，医生不仅了解患者的病情和诊疗情况，也了解患者这个人，甚至他的家庭关系，尤其现在推行家庭医生签约服务，医生是签约家庭的健康呵护者，了解签约家庭全体成员的健康和疾病状况，同时对家庭成员间的关系以及他们的工作、生活状况也有所了解。这种背景下的医患关系在医疗技术和医学知识之上，医生的信息传递方式、医生本身的人格及其与患者交往过程中的言谈举止，都渗透着影响力。

（2）全科医患关系的特点：

1）稳固性：全科医生服务于社区，他的服务对象是固定的，通常不具备流动性。医生与服务对象的关系不会随疾病的消除而解除，反而会通过不断的跟踪巡诊、家庭咨询等医疗活动得到长时间的维持和延续。全科医生在家庭背景中照顾个人，在社区背景中照顾家庭。因此，在医疗活动中，社区中全体居民和医生将作为一个整体而存在。

2）互动性：在给个体提供服务时，全科医生需要综合生理、心理、家庭环境和工作环境等各种影响健康的因素来考虑个体的问题，只有充分了解个体的特征、生活、工作及社会背景，才能给个体提供合适的帮助和照顾。因此，社区居民的主动参与和密切互动在社区医疗活动中十分重要。在提供社区卫生服务的过程中，全科医生不是旁观者和指挥者，而是作为与患者处于平等地位的医患互动公式的一部分而发挥作用。

3）情感化：显然，社区卫生服务模式使全科医生与个体之间的联系更加紧密，其中包括对疾病的治疗，生活上的照顾及心理上的调节。这种紧密联系使医患之间形成朋友式的互信互助关系，产生和建立情感化关系。

（二）全科医患沟通

1. 医患沟通的内涵 沟通是两个或两个以上个体通过共建语言、行为、文字、形象而交换讯息的过程。医患沟通是在医疗卫生和保健中，医患双方围绕伤病、诊疗、健康及相关因素，以医方为主导，通过全方位、多途径信息交流，使医患双方形成共识并建立信任合作关系，达到诊疗患者伤病、维护人类健康，促进医学发展目的。医患沟通技能是医务人员执业技能的重要组成部分之一。

国际医学教育组织发表的全球医学教育最基本要求中提出，交流与沟通技能是其七大基本要求之一。有效的医患沟通是全科医生建立正确诊断的需要、是精确治疗抉择的需要、是构建和谐医患关系的需要、是防范和杜绝医疗纠纷的需要，更是全科医生良好职业道德养成之必备。

2. 全科医生医患沟通的技巧 若进行高质量的医患沟通，即使患者的问题没有得到解决，也可以缓解其心理压力，提高满意度和依从性。全科医生医患沟通的技巧应灵活运用在医患沟通的六步骤中：

（1）开场：自我介绍，问候患者；关注患者的健康状况；与患者进行眼神接触；保证注意力不分散；将患者引向诊疗过程。

（2）积极倾听：鼓励患者告知其所有的故事，以便识别主要问题；仔细倾听并让患者知道你在倾听；允许患者不被打断地说下去，鼓励其继续或详细阐述；允许沉默，不要显得不耐烦，患者可能需要时间来组织思维；观察患者的情感暗示；使用解释说明的陈述方式。

（3）采集病史：有效地使用"开放式"和"封闭式"问题；无论患者倾诉什么都维持一种冷静可靠的声音；在一系列问题后要善于总结；让患者对问题进行修正；控制谈话的时间和进度。

先用"开放式"问题寻找疾病线索，再用"封闭式"问题精确疾病定位。

（4）体格检查：告诉患者你在做什么；解释可能出现的不适。

（5）诊断、治疗和预后：谈论时控制语速和语调、言辞恰当、使用重复来强调；与患者协商治疗计划；让患者使用"镜像反馈"进行陈述，以确定患者已理解。

（6）结束诊疗：给交流做一段积极的结束语；给出清晰的随诊指导；准确地告诉患者将来可能会发生的事情。

二、全科人文关怀与叙事医学

（一）全科人文关怀

合格的全科医生不但应该具有扎实的医学基础知识和过硬的临床技能，更需要高尚的人文情怀和人文理念。随着分级诊疗制度和基层医疗卫生服务体系建设的推进，全科医生自身和社会公众对全科医生的服务质量愈加关注，对人文关怀的认知和实践方面亦愈加重视。

1. 全科医生人文关怀的内涵　国内学者对医学人文关怀的内涵和理解不尽相同。在众多文献中，有学者从医学的目的与医学的本质出发将医学人文关怀界定为：医护人员在对患者的医疗过程中，以尊重患者的人格和重视患者的需求为前提、以关爱和友善的态度为特征、以相互信任的医患关系之建立为标志的职业理念。韩启德院士提出，医学人员首先应先学会倾听，融入患者的生命，产生共情和共鸣，将患者的感受转化成自己的表述，并再次转化到患者心中。人文关怀维度的核心价值观包括：同情、对人的尊重、对诚信和道德实践的承诺、对卓越的承诺、医疗保健中的正义。

2. 全科医生人文关怀实践

（1）提供以患者为中心、以人文关怀为特征的健康照顾：全科医学以促进人的健康为目的，诊治的更多是一些早期的、尚未分化的疾病，更多是心理、社会层面问题的疾病以及康复期，甚至需要终身照顾的疾病。因此，全科医学应该重视人胜于重视病，重视伦理胜于重视病理。以患者为中心的健康照顾要求全科医生必须遵循生物-心理-社会医学模式，使生物医学和技术能够在临床实践的人文框架内传递给患者，将患者视为一个人，并充分考虑其价值观、偏好、目标、愿望、恐惧、担心、希望、文化背景，以及在共同决策的临床关系中，除了患者的躯体之外，还要考虑其心理、情感、精神和社会需求。因此，以患者为中心、以人文关怀为特征的健康照顾是全科医生人文关怀实践的重要特征和服务核心。

（2）关注精神、心理需求，提供身心保健服务：与专科医生的服务对象不同，全科医生主要为固定的辖区居民服务，包括患者、亚健康人群和健康人群。对于这些慢性非传染病患者来说，他们不仅承受身体上的病痛，还承受着心理和精神方面的压力和负担。这就要求全科医生更应该具备人文关怀理念，不仅关注服务对象的外在健康需要，更要体恤服务对象的内在心理需求，全面了解患者的社会生活环境、精神状况。作为全科医生，在服务中应充分认识和理解服务对象的本质特征和自己的工作属性，不仅要关注服务对象的疾病，而且要了解疾病背后的心理和精神状况及变化，满足服务对象的健康需要和心理需求。必须树立"心身合一"和整体医疗保健的观念，治疗可以减少一些疼痛，人文关怀同样也是一种重要的干预手段和治疗方式。

（3）运用人文关怀理念，践行医学人文关怀：人文关怀最重要的是解决问题，一方面强调服务意识和理念，另一方面要付诸实践，在服务过程中体现良好的人文关怀。人文关怀理念的形成，可以引导全科医生充分认识到人文关怀在诊疗过程中的重要性。践行医学人文关怀，可以增加服务对象对全科医生的信任和理解，减少双方的情感负担以及服务对象的负面情绪，提高服务对象治疗的依从性和满意度。

（二）全科叙事医学

传统生物医学模式下，医务人员注重对患者疾病层面的救治，而忽视了患者作为人对情感和精神层面的强烈需求。2001年叙事医学概念的提出受到了国内外医学界广泛关注。叙事医学已被证实能够提高医务人员的共情能力，并间接改善患者临床治疗效果。此外，叙事医学也为患者了解医学和医生工作打开了一个窗口，能促进医患互通，缓解医患矛盾。近年来，我国对基层医疗机构和医务人员人文素养的重视度日渐提高，叙事医学对我国全科医学未来的发展无疑具有重要意义。

1. 叙事医学的基本原理　叙事医学（narrative medicine）是医学人文的落地工具，是由具有叙事能力的医务人员实践的医学，而叙事能力又是吸收、解释、回应，并被疾病的故事感动的能力。所以，叙事医学的中心是故事，一个故事需要有讲者和听者，二者构成了一对关系。如果听者能够关注讲者的故事，愿意与之建立关联，并以某种方式再现自己所听到的，二者就会产生一种互惠的关系，这就是归属关系的意义所在。"归属"就是关系的建立，因此，可以说叙事医学的目的是通过关注故事来建立良好关系的医学实践，不论这个关系是医患关系、医生与自我的关系、医生与同事的关系，还是医生与社会的关系。

叙事医学的两个工具是细读和反思性写作，旨在提高关注能力和再现能力。叙事医学的三个焦点是负面情感、共情和关联性，与其三个要素关注、再现、归属互相照应。

2. 叙事医学在全科医学领域应用的必要性

（1）叙事医学可有效提高医务人员与医学生人文素养：有学者研究发现，医生视野更多注重于疾病存在、疾病发展规律和治疗方案等；而患者视野则更加关注痛苦的存在、心理感受、渴望深度心灵治疗和深度沟通。可见当前医生的人文关怀意识缺乏、共情能力薄弱。而全科医学作为一门面向社区与家庭，整合临床医学、预防医学、康复医学，以及人文社会学科相关内容于一体的综合性学科，更加注重全人照顾理念，即把人看成生物、心理和社会三方面协调统一的整体，强调心理和生理相互联系的临床学科，对医务人员的人文素养有着更高的要求。在全科医学领域，有研究者对参与叙事医学教育的全科医学生进行问卷调查，也显示了类似结果，即叙事医学能够增强职业认同感、共情意识和医患沟通能力。因此，叙事医学在全科领域的应用推广对提高全科医生和医学生的人文素养具有重要意义。

（2）叙事医学可有效改善患者临床治疗效果：国内外多项研究已证实，叙事医学能够通过提高临床医务人员人文素养，进而有效改善患者在生理、心理和社会能力等方面的临床治疗效果。有研究表明叙事医学干预下的照护模式能够有效缓解老年2型糖尿病患者的焦虑和抑郁情绪，提高治疗依从性，控制和改善血糖水平。对老年冠心病、便秘合并焦虑患者进行的研究表明，叙事医学的干预能够明显改善患者大便次数和性状，提高生活质量，增强自信，改善预后。对膀胱癌、上消化道恶性肿瘤和乳腺癌患者的研究也显示了类似结果。

（3）叙事医学可有效缓解医患矛盾：据中国医师协会统计，90%以上的医患纠纷实际上是由沟通不当导致的。提高医务人员医学叙事能力和共情能力，或可望达到医患视域融合和医患沟通最佳效果。近年来，陆续有学者通过分析医疗纠纷调解事例等方式，阐述了叙事医学在处理医疗纠纷方面的重要价值。另外，全科医学科进入大众视野尚不久，不少患者对全科医学专业不甚了解，甚至对全科医生的工作能力表示不信任，而全科医生和全科医学生的叙事医学创作，可帮助广大群众了解全科医学、了解全科医生提供路径，促进医患互通，缓解医患矛盾。

3. 叙事医学在全科医学领域中的应用

（1）叙事医学在全科医生培养中的应用：全科医生更贴近基层，这样的工作性质对其医学人文素质也有着更高的要求。叙事医学有助于提升全科医生的人文精神、职业情感、叙事治疗技巧和叙事能力。在全科医学实践过程中，医生通过来访者对故事的叙述看到的生活经历可能是片段化的、混乱的、难堪的、充满希望的、朦胧的，或不可见的，要通过一些恰当的叙事说服功能来引领患者按照时间、空间顺序来重构故事，培养全科医生的叙事能力和叙事技巧，更有助于叙事医学与全科医学的融合。

（2）叙事医学在医患关系与沟通中的应用：叙事作为一种方法在医患关系的建构、促进、调和、维系中发挥着不可替代的作用，将医患沟通当作叙事或讲故事来看待，从叙事理论角度改善医患关系。医患沟通对话中叙事表现的记录可作为医患沟通研究中获得深度资料的重要手段，可以通过对具体个案的深入剖析而揭示出一般的规律或独特的意义。叙事还可以作为干预手段在研究中使用，叙事总是与反思联系在一起，医生和患者双方在叙说生活故事、疾病故事、医疗故事的过程中，也就审视了自己，这种反思和审视是一种内源性干预，使医患双方变得自律并对生活和工作负责，在全科医学实践的长期且持久的医患关系中，更具深远意义。

（3）叙事医学在全科医学实践中的应用：全科医生是综合程度较高的医学人才，主要工作是基层居民的预防保健、疾病诊治、康复以及健康管理等，全科医生将与居民建立契约关系。与常规专科诊疗不同，在全科医学实践中，更多地面向慢性病患者的诊疗、临终患者的舒缓治疗、居民健康教育与健康促进、心身疾病患者的治疗与抚慰、居家养老及家庭病床照护，叙事医学将提供更具人文性、可操作、易实现的诊疗思维路径。

学习小结

1. 以人为中心的健康服务　是指遵循整体论、系统论的指导，将人看作是一个既具有生理属性又具有社会属性的完整的"整体人"，以"整体人"或人群的健康问题作为健康服务的目标，从生理、心理、社会三方面去完整地认识和处理人的健康问题。以人为中心的健康服务是全科医疗的重要特征之一，全科医生在以人为中心的健康服务中起着非常重要的作用。

2. 以人为中心的健康服务的基本原则 包括：既关注人也关注疾病，理解患者的角色和行为，提供个体化服务，尊重患者的权利，构建与发展稳定和谐的患者参与式医患关系，以服务对象的需求为导向，注重服务对象的安全，强调服务的健康结局，以人为中心对服务对象的健康进行评价等。

3. 全科医生接诊时要完成四项主要任务 即确认和处理现患问题、对服务对象进行连续性管理、提供预防性照顾，以及改善患者的就医、遵医行为。以人为中心健康服务模式的应诊过程主要包括四个环节：① 全面收集患者"三维"（即生物、心理、社会三方面）资料；② 临床判断与评价；③ 医患双方协同制定处置计划；④ 利用各种资源提供服务。收集患者的"三维"资料有封闭式问诊和开放式问诊两种问诊方式。

4. 实施人文关怀，构建良好和谐的医患关系 运用人文关怀理念，践行医学人文关怀，是提供以人为中心健康服务的保障和基本条件，而沟通则是构建良好医患关系的重要途径，掌握并熟练运用沟通技巧对全科医生来说是至关重要的。

（邓宏军）

复习思考题

1. 什么是"以人为中心的健康服务"？
2. 全科医生如何才能为居民提供"以人为中心的健康服务"？
3. 全科医生应诊中的主要任务有哪些？
4. 以人为中心的健康服务的"开放式问诊"与"封闭式问诊"有何异同？
5. 以人为中心的健康服务的能力要求包括哪些方面？
6. 叙事医学在全科医学领域应用的必要性有哪些？

7. 单选题

（1）以生物–心理–社会医学模式为指导的积极健康观认为
　　A. 健康是指没有疾病
　　B. 心理健康才算健康
　　C. 健康是身体、精神、社会和道德的完好状态
　　D. 健康应是身心两方面的健康
　　E. 健康是指自我感觉舒适

（2）在BATHE问诊方法中，B代表
　　A. 情感
　　B. 烦恼
　　C. 处理
　　D. 背景
　　E. 移情

（3）患者对医生的期望包括
　　A. 需要医生为之解除病痛
　　B. 需要医生提供其他方面的帮助
　　C. 要求与医生能够相互理解
　　D. 要求与医生有情感上的交流
　　E. 以上均是

（4）以下选项中不属于全科医生接诊中的四项主要任务的是

A. 改善患者求医、遵医行为

B. 确诊和处理现患问题

C. 对服务对象进行连续性管理

D. 提供预防性服务

E. 仅仅处理疾病

（5）"以人为中心的服务模式"的服务对象是指

A. 特殊人群

B. 患者、健康人、亚健康人

C. 重点人群

D. 危重人群

E. 慢病患者群

单选题答案：（1）C；（2）D；
（3）E；（4）E；（5）B

以家庭为单位的健康服务

学习目标

知识目标	1. 掌握家庭的定义、类型、功能及特点，家庭生命周期的定义，家庭咨询原则与主要内容，家访的适应证，家庭结构和功能评估的相应指标。 2. 熟悉家庭生活周期各期面临的主要健康相关问题、家庭对健康的影响、家庭资源、家访的程序和技巧、家庭病床常见的服务项目。 3. 了解家庭生活事件，了解家庭健康管理的内容。
能力目标	能运用所学知识进行家庭功能评估、家庭访视和家庭干预。
素质目标	在全科诊疗中，具有以家庭为单位的健康服务理念和行为。

案例分析 3-1 张某，男，66岁，退休，患高血压病13余年，服用"硝苯地平缓释片"，血压控制在130/80mmHg。近日血压升高至150～176/100～118mmHg。专科医师调节用药半个月难以控制。全科医生详细了解了患者背景并绘制家系图，发现该患者个性刚强、好面子。近半年与妻子在家里存款的使用上出现分歧，他私下拿钱去炒股亏了一些钱，成天闷闷不乐。远渡异乡7年的在攻读博士的儿子（31岁）和儿媳好不容易怀上了孩子，怀孕4个月却胎死腹中。全科医生经过安排家访，以及开展家庭功能和压力事件评估，协调使患者家人给予心理支持和安慰，并让患者短期服用抗焦虑药物（氢溴酸西酞普兰片），同时选择抗交感神经降压药（美托洛尔，50mg/d），血压控制在120/80mmHg。此外，从家系图中发现：患者的8个兄妹中有6个患高血压，其母也死于高血压脑出血，其儿子也患有早期高血压。

思考：全科医生与专科医生在处理健康问题方面的差别？

第一节 概述

家庭是个人主要的生活背景和场所，是影响个人健康的重要因素，也是维护个人健康的有效资源。以家庭为单位的照顾是全科医学的基本原则之一。将医疗保健服务引入家庭，提供完整的家庭保健服务已成为现代医学的一个新观念，是全科医学产生与发展的重要基础。家庭保健的理论与技术是全科医学的核心内容。全科医生要提供以家庭为单位的健康照顾，就必须用系统论、整体论来全面地了解家庭的基本特征以及个人健康与家庭功能之间的相互关系。全科医生除了考察家庭本身的一些特性外，还必须考察家庭的社区、社会背景及其相互之间的影响和作用，此外还更应该考察家庭中的每一个成员及其对家庭的作用。

Doberty 和 Baird（1987）描写了全科医生在不同水平上提供的家庭服务：

（1）第一种水平：在为个人提供医疗保健服务时，给予家庭最起码的关心。

（2）第二种水平：向家庭人员提供有关医疗信息和咨询，与家庭人员采取合作的态度，向他们提供充分的医疗信息与可供选择的处理方案等，听取并回答他们所关心的问题，指导家庭对患者的疾患做出适当的反应，帮助患者获得康复。上述两种水平的服务，全科医生无须使用特别的家庭服务的理论与技术。

（3）第三种水平：在充分理解疾病对家庭和家庭成员身心影响的基础上，向他们提供同情和支持。例如与家庭成员一起讨论所面临的紧张事件和家庭成员对疾患的情感反应，帮助家庭寻求和利用有效的资源，以维持家庭的正常功能。

（4）第四种水平：评价和干预——家庭咨询。全面评价家庭背景对健康和疾患的影响，评价家庭功能的状况，找出导致家庭危机的根源，与家庭一起讨论应对家庭危机的策略，帮助家庭成员改变角色行为和交往方式，扩大对资源的联系和利用，以便更有效地应对紧张事件。

（5）第五种水平：家庭治疗。把家庭看成一个完整的系统，把有严重功能障碍的家庭看成一个需要综合性治疗的"患者"，运用家庭治疗的原理和方法，提供专业性的家庭治疗服务。通常只将第三、第四种水平的家庭保健服务纳入全科医生的专业训练范围。第五种水平通常由职业家庭治疗师或受过家庭治疗训练的全科医生来完成，这时"患者"的症状是以家庭功能障碍的直接结果的形式而存在的。

全科医生应该了解家庭系统理论，掌握基本的家庭照顾技能。Epstein 等提出了全科医生应该掌握的家庭有关的基本技能：① 家庭结构与家庭功能；② 家庭沟通的方式；③ 观察家庭如何运作的技能；④ 与患者及其家庭建立与保持关系的能力；⑤ 为家庭成员的身心健康和社会功能的发展提供适宜环境的能力。

一、家庭的定义、类型、结构和功能

（一）家庭的定义

家庭的定义随着社会结构与功能的不断变化而变化。在评价中国家庭的基本特征时，必须考虑其历史与现实背景因素。

家庭作为社会活动基本单位的地位始终未变，但是至今没有一个家庭的定义能包含当代社会中存在的所有家庭形式。传统上根据家庭的结构和特征，人们将家庭定义为：在同一处居住的，靠血缘、婚姻或收养关系联系在一起的，2个或更多的人所组成的单位。随着社会结构和功能的发展变化，家庭的定义和观念也随之发生变化。1997年Murray 和Zentner提出：家庭是通过血缘、婚姻、收养关系联系在一起的，或通过相互的协定而生活在一起的两个或更多的人组成的一个社会系统，家庭成员通常共同分享义务、职责、种族繁衍、友爱及归属感。Smilkstein（1980年）将家庭定义："能提供社会支持，在其成员遭遇躯体或情感危机时，能向其寻求帮助的一些亲密者所组成的团体。"

家庭是一种极为普遍的社会现象，存在于任何民族、国家和阶层，是人们在其中生活得最长久的社会组织，是构成社会的基本单位，也是社会制度的缩影。家庭制度是家庭生活中的社会关系与活动的规范体系，它规定了家庭组成方式、家庭成员的地位、权利、义务和角色行为。家庭的本质有3个层次：社会关系、物质关系和人口的生产关系。家庭关系基本上是一种终身关系。从家庭的发展历史来看，关系健全的家庭应包含8种家庭关系：

1. 婚姻关系　传统的家庭都是由成年男女通过合法的婚姻而建立的，姻缘是联结家庭的中心纽带。

2. 血缘关系　血缘关系是最古老的家庭关系，原始社会的氏族家庭就是一种血缘家庭，家庭总是以血缘关系而延续、扩展的。

3. 亲缘关系　家庭以姻缘关系、血缘关系为基础而发展为亲缘关系，大家庭中的亲缘关系最为集中和复杂，庞大的亲缘关系也提供了丰富的家庭内部资源。养子、养女、继父、继母、干爹、干妈、岳父、岳母、公公、婆婆等都是以亲缘关系为纽带而联结的家庭关系。

4. 感情关系　婚姻、家庭必须以感情为基础，有位伟人说过"没有感情的婚姻是不道德的婚姻。"婚姻、家庭一旦失去了感情色彩，便失去了灵魂和其应有的作用。家庭是一个避风港，而只有充满温馨和爱心的家庭才能成为避风港。

5. 伙伴关系　夫妻双方既是性生活配偶，又是生活中的伴侣。家庭中的伙伴关系是以感情、爱情为基础的，因此实际上是一种爱的伙伴。

6. 经济关系　家庭经济是社会经济积累与消费的重要形式，个人消费总是以家庭为单位的，家庭是社会最基本的经济消费单位。

7. 人口生产关系　人口生产是家庭独一无二的功能，任何其他的社会团体都不能承担这一功能。

8. 社会化关系　家庭承担着培养合格的社会成员的责任，因此存在着榜样与被模仿、教育与被教育、影响与被影响的关系。实际上，社会上存在着大量关系不健全的家庭，如单身居住、单亲家庭、同居家庭、同性恋家庭等。关系不健全的家庭往往存在更多的问题，应成为全科医生重点关注的对象。

（二）家庭类型

家庭是父母子女彼此相依、共同生活的场所，成员之间在情感及身体上有共同的承诺，它比其他社会团体更重视和爱护感情关系。从家庭的成员及相互关系来看，家庭主要包括以下几种类型：

1. 核心家庭（nuclear families）　是由父母及其未婚子女包括养子女组成的家庭，包括没有子女的丁克家庭。特征是规模小、人数少、结构简单、关系单纯，便于做出决定，也便于迁移，但同时可利用的家庭内外资源也少，一旦出现危机，因得到家庭内、外的支持较少而易导致家庭解体，对医护人员依赖性较强。据统计核心家庭占我国城市家庭的80%，可以说它是现代社会中比较理想和主要的家庭类型。

2. 拓展家庭（extended family）　包括主干家庭、联合家庭、联合主干家庭。它是存在血亲、姻亲或者收养关系的两代以上的亲人所组成的家庭。

（1）主干家庭（stem family）：又称直系家庭（linear family），是父母与已婚子女组成的家庭，其家庭在垂直的上下代中有两对或两对以上夫妇，即由两对或两对以上夫妻组成、每代最多不超过一对夫妇且中间无断代的家庭。其特点是介于核心家庭与复合家庭之间。其中由父母、一对已婚子女及第三代人组成的家庭形式较多见。

（2）联合家庭（joint family）：又称复合家庭（composite family），指家庭中由任何一代含有两对或两对以上夫妻的家庭，如父母和两对已婚子女组成的家庭或兄弟姐妹结婚后不分家的家庭。联合家庭相当于由两个或两个以上核心家庭平行组成的大家庭，家庭结构较为复杂，在中国大部分地区这种家庭已经很少存在了。其特点是规模大、人数多、结构复杂、关系繁多，难以做统一的决定。但可利用的家庭内外资源较多，遇到危机时，有利于提高适应能力。家庭成员对医护人员的依赖性不强。

（3）联合主干家庭（joint linear family, joint stem family）：是由一对已婚夫妻，至少一位夫或妻的父母或者祖父母，至少一对夫或妻的已婚兄弟姊妹，及其他未婚亲属所组成。

3. 其他类型家庭　包括单亲家庭（single-parent families）、重组家庭（step families）、同居家庭、同性恋家庭、抚养家庭、隔代家庭、多个成人组成的家庭等。这些家庭虽然不具备传统的家庭形式，但却实际施行了家庭的功能，具有家庭的主要特征。当前在全世界范围内，这些家庭类型的数量有明显上升的趋势。

（三）家庭的结构

家庭结构（family structure）是指家庭内在的构成和运作机制。家庭结构充分地反映家庭成员之间的相互作用及相互关系，其主要表现在以下六个方面：家庭界限、家庭角色、权力结构、家庭气氛与生活空间、交往类型、家庭价值观。其中任何一方面受到影响，其他方面也会相应发生变化。

1. 家庭界限　家庭界限（family boundary）相当于细胞膜，是指家庭成员对外活动的共同准则。例如，中国有句俗话说"家丑不外扬"，大多数家庭都不允许其成员在外人面前谈论家庭的隐私；有客人时，夫妻避免吵架；夫妻双方必须遵守爱情和性生活专一与排他的原则等。家庭借助于家庭界限来维持它的稳定性。但是家庭要真正维持其稳定性，使家庭成员得到发展，还必须具有一定的开放性。不同的家庭之间，其界限的通透性有很大的差异。

家庭界限过分通透时，家庭过于对外开放，家庭形式十分散漫，缺乏有效的防御机制，家庭成员之间的关系十分淡薄，家庭的外部资源丰富，而家庭的内部资源不足。当家庭中某一成员患病时，大多数情况下得不到家庭的有效支持，患者常过分依赖于医生的帮助和家庭外资源的支持。

家庭的界限极其不通透时，家庭与外界隔离，缺乏正常的社会交往和信息交流，家庭成员的独立性往往被剥夺而过分依赖于权力中心，被迫参与家庭活动，家庭成员难以得到正常发展。家庭内部资源丰富，而家庭外部资源缺乏。当家庭中某一成员患病时，能得到家庭的有效支持，家庭能做出适当的反应，但患者及家庭与医生之间的合作较为困难，不易建立信任感。这种家庭在开始阶段问题较少，随着家境的变迁，子女陆续长大成人，家庭矛盾冲突会越来越多，且常伴有家庭成员的身心障碍和行为问题。

2. 家庭角色（family role） 是家庭成员在家庭中的特定身份，代表着个体在家庭中应执行的职能，反映其在家庭中的相对位置以及与其他成员之间的相互关系。每个家庭成员通常在不同的时间、空间里同时扮演着多种不同的角色，如妻子、母亲、媳妇等。角色赋予家庭成员在家庭和社会中一定的权利和责任，如传统观念中母亲的角色是照顾、教育子女，以及做家务等。随着社会文化、特定的家庭教育等因素的变化，家庭角色也在不断变化。

（1）角色学习：包括学习角色的责任、义务、权利，以及态度与情感。角色学习常因周围环境的积极反应而得以强化和巩固，也会因周围环境的消极反应而对其进行否定或修饰。角色学习是无止境的，需要不断适应角色的转变，例如，你现在的角色是"儿子"，要学习做儿子的一套行为；到了学校里，你是"学生"，必须遵守做学生的行为规范；成年结婚后，成了"妻子的丈夫、孩子的父亲"，就应该学习如何做合格的丈夫和父亲。

（2）角色期待：是指社会或家庭期望在其中扮演某个角色或占有某种地位的人能够表现出来的一组特殊行为，是社会结构与角色行为之间的桥梁。例如，社会和家庭期望一家之主的父亲这一角色，能参加工作、挣钱养家糊口、维持家庭在社会上的声誉和地位，同时要教育子女、计划家庭生活，必要时做出明智的决定。一旦个体认知并认同了某种角色期待，这种角色期待就会成为个人实现角色的内部动力。在这种情况下，角色成功的可能性更大。

（3）角色认识：是根据一个人所表现出来的行为（言语、表情、姿态）来认识他/她的地位或身份，包括对角色规范的认知、对所扮演的角色的认知和关于角色扮演是否恰当的判断。我们常常将扮演某个角色的人的言行与我们所认同的这一角色的行为规范进行比较，然后判断这个人是军人、农民、学生、教授还是其他什么身份。同时，评价这个人的言行是否合格。

（4）角色冲突：是指因角色期望的矛盾而使个体在角色扮演上左右为难的现象。可能见于以下几种情况：

1）由不同的人对一种角色产生相互矛盾的角色期待所引起，例如父亲希望儿子静心读书，少结交朋友，而母亲却希望儿子广交朋友，培养广泛的兴趣、爱好。

2）由一人同时身兼几个角色时引起的冲突，例如婆媳吵架时，作为儿子和丈夫的男人夹在中间不知所措。

3）由新、旧角色更替引起的冲突，例如父亲年老退休后，儿子成了主要的养家糊口的人，家庭的权力中心也就发生了转移。儿子要求有更多的自主权去处理内外事务，而父亲却不放心，常常过多地干涉儿子的决定。

4）由角色人格与真实人格之间的矛盾引起的冲突。例如，一位思想激进、具有反抗精神的开放女性进入一个旧式家庭做儿媳妇，家庭的传统观念与新女性的反抗精神就会引起明显的冲突。

3. 家庭权力结构（family authority structure） 是一个家庭成员影响、控制和支配其他成员的现存的和潜在的能力，它反映了谁是家庭的决策者，即谁是一家之主。家庭权力结构反映了谁是家庭的决策者以及做出决策时家庭成员之间相互作用的方式。常见的家庭权力结构有四种类型：

（1）传统权威型：权力来源于家庭所在的社会文化传统，是约定俗成的。例如在男性主导社会里，父亲通常是一家之主，父亲被视为家庭的权威人物，而不考虑他的社会地位、职业、收入、健康、能力等。

（2）工具权威型：是指权力属于负责供养家庭、掌握经济大权的人。如父亲下岗由母亲赚钱供养家庭，权力自然由父亲转移到母亲，母亲被认为是这种家庭的权威人物。

（3）分享权威型：家庭成员分享权力，共同协商决定家庭事务，是现代社会所推崇的类型。

（4）情感权威型：在家庭感情生活中起决定作用的人被视为权威人物，其他家庭成员因对他的感情而承认其权威。如中国的"妻管严"家庭即为此种类型。

家庭权力结构并非一成不变，它随家庭生活周期及社会的变迁而改变。家庭权力结构是全科医生进行家庭评估、家庭干预的重要参考资料。只有了解了家庭的决策者，与之协商，才能有效地提供建议、实施干预。

4. 家庭气氛与生活空间

（1）家庭气氛：主要指感情气氛，主要是通过家庭成员之间的交往表现出来的，如说话的语气、表情、动作、交往的频度和深度、交往的内容和形式等。家庭的感情气氛决定于家庭成员间相爱的程度、个人的表现风格、表达能力和个性，以及家庭养成的交往习惯等。

（2）生活空间：包括居住面积和空间及空间在家庭成员之间的分配。居住面积与个人健康、个人发展、家庭关系及家庭功能之间有着密切关系。正常的家庭生活需要一个合适的共同生活空间。家庭成员在家庭中是否有一块属于自己的空间领地也非常重要。

5. 家庭沟通类型　家庭成员间的交往方式是家庭成员间交换信息、沟通感情和调控行为的手段，也是维持家庭正常功能的重要途径。交往过程是通过发送者、信息和接受者这一传递轴完成的，问题可能出现于这一系统的任何一个部分，例如发送者没有清楚地表达出信息（这个信息可能是模棱两可的），或者接受者没有听清楚或没有理解这个信息或对信息产生了误解。Epstein 等描述了家庭中三种水平的交往方式：

（1）根据沟通的内容是否与情感有关，分为情感性沟通与机械性沟通：沟通内容与感情有关，则称为情感性沟通，如"我爱你"；沟通内容仅为传递信息或与居家活动有关，则称之为机械性沟通，如"该吃饭了"。

（2）根据沟通时表达信息的清晰程度，分为清晰性沟通与模糊性沟通：前者的表达是清楚、明白、坦率，如"我很想你"；后者的表达是掩饰的、模棱两可的、混淆不清的，如"你不在的时候时间过得很慢"。

（3）根据沟通时信息是否直接指向接受者，分为直接沟通与间接沟通：直接沟通必须清楚地表明所指的接受者，如"我不喜欢你"；间接沟通没有针对某个接受者，而是泛指一些人，而深层的含义是针对某个人，如"我不喜欢不把别人放在眼里的人"，又称掩饰性和替代性沟通。

6. 家庭的价值观　是家庭判断是非的标准、对事物价值所持有的态度或信念，受传统观念、社会伦理道德和法律规范以及教育水平、社会地位、经济状况等因素的影响。了解了家庭的价值观，特别是健康观，才能确认健康问题在家庭中的受重视的程度，制定出切实可行的干预计划，有效地解决健康问题。

（四）家庭的功能

家庭的功能包括对社会的作用和对家庭成员的作用两个方面，这两个方面有机地联系在一起。现代家庭的主要功能有以下几个方面：

1. 满足感情需要 家庭成员以血缘和姻缘为纽带在一起生活，通过成员之间的相互关怀和良好的沟通满足情感的需要。对于每个家庭成员，各种心理态度的形成、个性的发展、感情的表达或宣泄、品德和情操的养成、爱的培植和表现等都离不开其生长和生活的家庭。

2. 性生活调节的功能 家庭是保证合法的、被社会承认的性生活的前提。家庭在保证夫妻正常性生活的同时，又借助法律、道德和习俗的力量来限制家庭之外的各种性行为。

3. 生育的功能 从性爱的要求到两性结合组成家庭，再到生儿育女，已成为自然的家庭行为链条。生育子女、传宗接代是家庭自产生以来所特有的功能。

4. 抚养和赡养功能 抚养是指家庭成员之间的相互供养、帮助和救援，这体现了家庭成员相互间应尽的家庭责任和义务。赡养是指子女对家中长辈的供养和照顾，体现了下一代人对上一代人应尽的家庭责任和义务。

5. 经济的功能 家庭是一个自给自足的自然经济单元，也是社会最基本的消费单位。家庭必须为其成员提供充足的物质资源，如金钱、生活用品、居住空间等。只有具备充足的经济资源，才能满足家庭成员的生理需要和医疗保健、健康促进的需要。

6. 社会化功能 家庭具有把成员培养成合格的社会成员的社会化功能。每个家庭都在日常生活中向其成员传授社会生活和家庭生活的知识和技能，引导他们学习社会行为规范，树立生活目标，承担各种社会角色的权利与义务。家庭社会化是个人完成社会化过程的基础，家庭也是完成社会化任务最合适的场所。

通常，当患者出现如下表现时，医师必须考虑到家庭功能失调的问题，具体包括：婚姻或性困境，多个家庭成员出现多重异常表现，孩子出现异常行为，患者不易相处，怀孕期间或产后出现异常情况，家庭成员有药物或酒精成瘾现象，有对妻子或孩子实行家庭暴力或者性虐待的迹象，精神失常，易患疾病，不断增加的紧张或者焦虑情绪等。

二、家庭对健康的影响

家庭是个人健康和疾病发生、发展的最重要的背景，家庭与健康的关系是密切而复杂的，家庭对健康和疾病的影响是多种因素共同作用的结果。家庭可以通过遗传、环境、感情、支持、社会化等途径来影响个人的健康，个人的疾患也可以影响家庭的各方面功能。

（一）家庭对健康和疾病的影响

1. 遗传和先天的影响 许多先天性疾病是通过基因继承下来的，如血友病、地中海贫血、葡萄糖-6-磷酸脱氢酶缺乏症、白化病等。一些疾病是由母亲在怀孕期间受到各种因素的影响而产生的。母亲怀孕期间会受到家庭的影响，家庭影响因素可通过母亲的情绪——神经内分泌轴而影响胎儿的生长和发育。

2. 家庭对儿童发育及社会化的影响 家庭是人们生活得最长久，也最重要的环境，个人心身发育的最重要阶段（0～20岁）大多是在家庭内完成的。儿童躯体和行为方面的异常与家庭有密切的联系。例如，父母亲情的长期剥夺与三种精神问题有关：自杀、抑郁和社会病理人格障碍。3月龄～4岁这段时间是儿童心身发育的关键时期，父母亲对儿童的影响也最深刻，全科医生应该劝告家长尽可能避免在此期间与孩子长期分离，当分离不可避免时，就需采取一些必要的措施，尽量减少儿童心灵上的创伤。在这一时期，父母的行为对儿童人格的形成有很大的影响。

3. 家庭对疾病传播的影响　疾病在家庭中的传播多见于感染。家庭成员居住在一起，接触比较紧密，接触机会比较多，因此凡是通过接触、空气和水传播的疾病都可以在家庭成员之间传播。

4. 家庭对成年人发病率和死亡率的影响　对于成年人的大部分疾病来说，丧偶、离婚和独居者的死亡率均比结婚者高得多，鳏夫尤其如此。有严重家庭问题的男性产生心绞痛的概率比家庭问题较少的人高出3倍；在有较高焦虑水平的男性中，能得到他们妻子更多支持和爱的人产生心绞痛的危险性明显低于那些得不到的人。

5. 家庭对疾病恢复的影响　家庭的支持对各种疾病，尤其是慢性疾病和残疾的治疗和康复有很大的影响。在功能良好的家庭中，有慢性疾患的儿童比功能不良家庭中的儿童生活得更愉快，且能有更好的食欲，这对疾病的康复大有益处。家庭也常常影响慢性病患者对医嘱的顺从性，如在糖尿病患者的饮食控制中，家人的合作与监督是最关键的因素；脑卒中瘫痪患者的康复，更与家人的支持密切相关。

6. 家庭对求医行为、生活习惯和行为方式的影响　家庭成员的健康信念往往相互影响，一个家庭成员的求医行为受另一个家庭成员或整个家庭的影响。家庭的支持也常影响家庭成员求医的频度，某一家庭成员频繁就医或过分依赖于医生和护士往往表示家庭有严重的功能障碍。家庭中的成员具有相似的生活习惯和行为方式，一些不良的生活习惯和行为方式也常成为家庭成员的"通病"，明显影响家庭成员的健康。

7. 家庭环境对健康的影响　家庭环境中比较重要的因素就是拥挤程度。过分拥挤所引起的家庭成员的心身障碍远比对疾病传播的影响重要得多。过分拥挤可使家庭成员产生压抑感和沉闷感，使家庭成员之间的活动和交往无法保持适当的界限和距离，也常常使原有的矛盾激化且不易解决；另外，家庭与邻居的关系、住房的牢固程度、社区环境的卫生和治安情况等都将影响家庭成员的身心健康。

8. 家族经济状况对健康的影响　家族总体经济状况及家族角色个体经济能力直接影响健康，而且家族经济状况对健康的影响与家族成员的年龄有关，年龄越大，影响越大。家族经济状况可以影响患者的就医行为、用药及治疗的方式方法，甚至是治疗效果，因此，全科医生在接诊患者过程中，必须重视患者家族经济状况，尽量能够减轻患者的经济负担。

（二）常见的与健康有关的家庭事件

1. 家庭冲突　任何家庭都有可能发生家庭冲突。家庭应对和解决冲突的方式反映了家庭的功能状态。全科医生面对的身体症状、行为与心理问题有时正是家庭冲突的表象和线索。

2. 离婚事件　离婚可引起极大的悲伤或产生愤怒、自我否认等。而孩子是最易受离婚事件影响的成员。1/2以上的孩子会产生忧虑的情绪并可持续多年，低龄儿童易产生畏缩心理而出现生活、学习和情感问题。年龄稍大的孩子可能会直接卷入监护权之争而出现人格等方面的问题。

3. 严重疾病与伤残 严重疾病与伤残对家庭生活有着重大影响，对家庭成员来说主要是如何改变各自的行为表现与角色以应对变化，然而这种调整与变化可能会引起家人的身心疲惫和疾患。

4. 丧失亲人 丧失亲人是严重的感情创伤性事件，对身心两方面都可能造成极大影响。

5. 贫困 贫困家庭的发病率与死亡率均较高。在一些贫困地区，由于医疗设施的落后、交通不便、过分拥挤、无安全饮用水、卫生意识与卫生条件差等因素的影响，使一些疾病的发病率与死亡率明显增加。

6. 移民或家庭远距离迁移 移民或家庭远距离迁移是家庭重大事件，对家庭成员的身心都可能造成影响。随着我国改革开放及城镇化不断发展，家庭迁移变得更为普遍。

7. 失业 失业意味着失去收入和社会地位的改变及自信心的丢失，家庭收入的主要来源人的失业对个人和家庭的打击更大。

三、家庭生活周期

案例分析3-2 李某夫妇的独生儿子进入高三阶段，十几年来，该家庭的一切生活都是以儿子为中心。他们的全科医生及时提醒这对中年夫妇要尽量发展自己的社交和活动兴趣，夫妇接受了医生的建议，一年后儿子考入远方的一所大学，夫妇俩很快适应了只有夫妇二人的新生活。

思考：家庭生活阶段对健康的影响有哪些？

家庭和个体一样，有其产生、发展和消亡的过程。大多数家庭都将经历一定的生活周期，面对一些共同的、可以预测的家庭问题。这种家庭遵循社会与自然规律所经历的产生、发展与消亡的过程，称为家庭生活周期（family life cycle）。

（一）家庭生活周期

家庭生活周期通常经历恋爱、结婚、怀孕、抚养孩子、孩子成年离家、空巢、退休、独居、死亡等阶段。有学者根据家庭结构来分为新婚期、成员增加期、成员扩展期、独立期、退休与死亡期5个阶段（表3-1）。Duvall（1957）根据家庭的功能将家庭生活周期分为8个阶段：新婚期、第一个孩子出生、有学龄前儿童、有学龄儿童、有青少年、孩子离家创业、父母独处（空巢期）和退休。在一些特殊的场合，家庭并不经历生活周期的所有阶段，可在任何一个阶段开始或结束，如离婚和再婚，这种家庭往往存在更多的问题。

▼ 表3-1 家庭生活周期及重要的家庭问题

阶段	时间	定义	家庭问题
新婚	2年	人一生中第一次结婚成家，还没有孩子	性生活协调、双方互相适应及沟通、面对现实的困难、适应新的亲戚关系
第一个孩子出生	2年6个月	最大孩子介于0～30月龄	父母角色的适应、经济问题、生活节律、照顾幼儿的压力、母亲的产后恢复

阶段	时间	定义	家庭问题
有学龄前儿童	3年6个月	最大孩子介于30月龄~6岁	儿童的身心发展问题
有学龄儿童	7年	最大孩子介于6~13岁	儿童的身心发展，上学问题，性教育问题，青春期卫生
有青少年	17年	最大孩子介于13~30岁	青少年的教育与沟通（代沟问题）、社会化，青少年的性教育及与异性的交往、恋爱
孩子离家创业	8年	最大孩子离家至最小孩子离家	父母与子女的关系改为成人与成人的关系，父母感到孤独，女主人应注意发展个人社交及兴趣
父母独处（空巢期）	15年	所有孩子离家至家长退休	恢复仅夫妻两人的生活，孤寂难过，计划退休后的生活，在精神和物质上给孩子们支持，重新适应婚姻关系，与孩子的沟通问题，维持上下代的亲戚关系
退休	10~15年	退休至死亡	经济及生活的依赖性高，老年的各种疾病，衰老和面对死亡（适应丧偶的悲伤）

（二）根据家庭生活周期预测家庭问题

每一个家庭在不同的生活时期都会面临一些共同的问题，尤其是在生活周期的转折阶段，可能会出现一些适应困难或家庭问题，由于以上问题是可以预测的，因此，家庭可以事先采取预防措施或做好应对准备，以免陷入危急状态。全科医生预测家庭问题的条件是：① 掌握有关家庭动力学的知识；② 有丰富的家庭生活和家庭保健经验；③ 了解家庭生活周期及其转变；④ 了解家庭的结构和功能状态；⑤ 了解家庭的内外资源；⑥ 了解家庭的生活事件。

全科医生可以通过警告处于某一阶段或情景中的个人或家庭将遇到什么生活事件，使其了解自己即将面临而还没意识到的问题，并在应对或解决问题方面提供必要的指导，以便维护个人和家庭的健康。

（三）根据家庭生活周期提供预防性的家庭保健服务

1. 新婚时期　新婚时期的预防保健应从婚前检查开始，包括性生活知识、生育指导和遗传性疾病的咨询与教育，以及家庭与健康的关系等。婚姻问题和家庭问题是这一阶段问题的重心，但不能只考虑夫妻两方面，必须把他们原来的家庭与人际关系，甚至社会因素考虑在内，以便帮助新婚家庭平安地度过这段既甜蜜又充满危机的时期。

2. 第一个孩子出生

（1）新生儿的预防保健服务：① 预防接种；② 详细的体检：及早发现可以治疗的先天性疾病，观察其病程发展情况；③ 观察心身发育情况是否有异常或迟缓的现象；④ 营养评估：询问母亲的喂养方法，婴儿进食情况，纠正错误的营养习惯；⑤ 预防意外伤害的发生；⑥ 维护心理的正常发育：各种感官刺激是婴儿认知发展所必需的动力。

（2）母亲的预防保健：主要是产后的身体恢复与照顾、让母亲学会处理婴儿的生活与健康问题，减轻母亲的焦虑，以及婆媳关系、夫妻关系的重新适应，提醒母亲不要只注意孩子而冷落了丈夫。

3. 学龄前儿童期 防止意外伤害与感染是这个时期儿童的重点问题。以一级预防为主，保证家庭环境的安全、营养的均衡调配和良好习惯的建立。监测和促进生长发育、语言学习与智力开发是这个时期儿童的关键性工作。这一时期也是人格发展的重要阶段。因此，父母的思想、性格和行为对这个时期的儿童具有重要意义，应引导父母为儿童树立好的榜样，营造健康的家庭环境。

4. 学龄儿童期 学龄儿童开始与家庭之外的环境及个人接触，开始学习与适应社会规范、道德观念，与别人沟通，建立社会人际关系，由生硬而渐渐成熟。另外，在认知能力上进步明显，自我为中心的成分减少，对现实的知觉增加，自主能力逐渐形成，自尊心已明显形成。因此要引导学习，建立良好的健康行为，减少意外事故的发生。

5. 青少年期 青少年已具有独立思考、判断的能力，但他们的认知能力仍具有自我中心的色彩，比较执着于理想状态，难以在理想与现实中取得协调，因而容易造成与家庭或社会产生冲突的矛盾。父母的教养态度与青少年的发展和适应也有很大的关系。权威型与放纵型的父母容易教养出人格有缺陷的青少年，适权型的父母通常可培养出具有自信、自律、独立与负责人格的青少年。对此时期的青少年，全科医生除了在性知识方面提供必要的教育与咨询外，还应注意体格发育的个体差异及其产生的心理障碍。

6. 子女离家期 子女离开家庭后，家庭结构和家庭关系均发生较大变化。子女的离开可使父母产生失落、无奈、无所依靠的感觉，严重时可演变成各种心身疾病。全科医生必须让父母了解"分离"是不可避免的，要协助家庭调整生活的重心及夫妻关系，帮助处理因不良适应而产生的心理症状。

7. 空巢期 空巢期的中年人大多开始注意身体状况的变化，如体力减退、食量减少、睡眠时间与性质发生改变、视力听力减退、反应缓慢、记忆力衰退、性功能减退，女性停经等。全科医生应该为中年人提供周期性健康检查，特别注意与年龄有关的疾病，如心血管疾病、关节炎、骨质疏松、前列腺肥大等，以达到早期发现、早期诊断和早期治疗的目的。

8. 退休期 退休、祖父母的角色、疾病、依赖、失落与孤独是这一阶段的主要问题。面对各种潜在的失望时，维持自我的完整性是这一阶段的主要内容。

第二节 家庭资源与家庭危机

一、家庭资源

家庭及个人在发展过程中总会遇到各种困难及各种压力，情况严重时可能会导致家庭危机。这时就需要动员家庭所有成员在物质上和精神上予以支持，以维持家庭的基本功能。这种为维持家庭基本功能，应对紧张事件和危急状态所需要的物质和精神上的支持被称为家庭资源（family resources），可分为家庭内资源和家庭外资源。

（一）家庭内资源

1. 经济支持（financial support） 指提供必需的生活资料、支付医疗保健费用、负担社会活动费用等能力。

2. 维护支持（advocacy） 指家庭对个人的信心、名誉、地位、尊严、权利的维护与支持。

3. 医疗处理（medical management） 指家庭维护个人的健康、做出正确的医疗决定和反应、照顾患病的家庭成员的能力以及家庭成员的健康信念和自我保健能力。

4. 爱的支持（love support） 指家庭的感情气氛、家庭成员间相爱的程度、相互关怀、相互照顾、满足感情需要、提供精神慰藉的能力。

5. 信息与教育（information and education） 家庭成员相互之间存在着潜移默化的影响。家庭要为个人提供必要的信息，培养每个成员的生活与社会活动技能，最终获得个性的发展与成熟。

6. 结构支持（structural support） 家庭能够提供适当的空间领地、生活设施和角色位置，提供交往机会和实践场所，以便满足家庭每个成员发展的需要。

（二）家庭外资源

1. 社会资源（social resources） 亲朋好友、同事、领导和社会团体的关怀、支持与爱护。

2. 文化资源（cultural resources） 文化教育、文化传统和文化背景支持等。

3. 宗教资源（religious resources） 宗教信仰、良心、道德、宗教团体的支持。

4. 经济资源（economic resources） 工作、职业、经济来源、社会赞助、保险支持等。

5. 教育资源（educational resources） 社会教育制度、教育水平、教育方式和接受教育的程度等。

6. 环境资源（environmental resources） 近邻关系、社区设施、空气、水、土壤、公共设施、环境控制等。

7. 医疗资源（medical resources） 医疗卫生制度、医疗保健服务的可用性、服务水平、家庭对医疗服务的熟悉程度等。

二、家庭压力事件

家庭是提供生活资源的重要场所，同时也是绝大多数人遭受压力事件的重要来源之一。有学者调查了43个最常见的生活压力事件，要求被调查者按事件给个人和家庭形成压力感的大小和适应的难易排序。结果发现，绝大部分生活压力事件都来源于家庭内部。生活压力事件可粗略地被分为以下四类：

1. 家庭生活事件 如丧偶、离异、家庭成员的健康变化、家庭矛盾与和解、新的家庭成员的加入等。

2. 个人生活事件 包括伤病、生活环境的改变、获得荣誉或违法行为等。

3. 工作生活事件 包括退休、失业、下岗、调动或调整工作等。

4. 经济生活事件 包括经济状况的较大变化、中奖、大额贷款或还贷款等。

压力的大小通常难以测量，可通过观察重要生活事件对家庭、个人，以及健康状况发生、发展的影响来反映压力的程度。研究发现令人高兴的生活事件同样可以产生重大压力，而同样的生活事件对不同家庭和个人会产生不同的压力，另外不同的社会文化背景对生活事件的压力会有截然不同的评价和反应。

三、家庭危机

当生活压力事件作用于个人和家庭，而家庭内、外资源不足时，家庭会陷于危急状态，称为家庭危机（family crisis）。造成家庭危机的原因很多（表3-2），依照引发因素不同，可大致分为以下四类：

1. 意外事件性危机　主要由家庭外部的意外事件引发，如孩子死亡或遭绑架等，这种危机不可预见，也不常发生。

2. 家庭发展性危机　主要是家庭生活周期变化带来的，包括：① 无法避免的原因，如结婚、生子、孩子入学、退休、丧偶等；② 可避免的原因，如未成年子女的性行为、离婚、通奸等，这是可预见并常发生的。

3. 依赖性危机　主要是长期依赖于外部力量，如靠救济生活、慢性疾病患者的家庭等，这种危机经常出现，也可以预见。

4. 家庭结构性危机　主要是家庭内部结构改变引起的，如酗酒家庭、暴力家庭、通奸家庭，及反复用离婚、自杀、离家出走等应对普通压力的家庭，这种危机不可预见，反复发作。

▼ 表3-2　家庭危机的常见原因

一般情况	异常情况
家庭成员增加	
结婚、孩子出生、领养幼儿	意外怀孕
亲友搬来同住	继父、继母、继兄弟姐妹搬入
家庭成员减少	
老年家人死亡	子女离家出走
家人因病住院	家人从事危险活动（如战争）
家人按计划离家（如孩子入学、外出工作等）	夫妻离婚、分居或被抛弃
同龄伙伴搬走	家人猝死或暴力性死亡
不道德事件	
违反社会/社区/家庭的规范	酗酒、吸毒
	对配偶不忠、通奸
	被开除或入狱
地位改变	
家庭生活周期进入新阶段	代表社会地位的生活条件的改变（如汽车被盗、住宅
加薪，提、降职位	火灾、失业等）
搬家、换工作（单位）、转学	失去自由（如沦为难民、入狱）
事业的成败	失业、失学
政治及其地位的变化	突然出名或发财
退休	患严重疾病、失去工作能力，没有收入

第三节 家庭评估

案例分析3-3　　陈某，男，12岁，中学生，父母离异，跟随父亲住。父亲是残疾人，父亲及祖父、祖母居住于约20m²的一室户内，家中经济来源较差，只靠祖父的退休金和父亲的最低生活保障金生活。因为家庭的因素，陈某内心充满自卑、很少与家人交流，而且很不乐意与家人一起待在家里，因此变得更沉默寡言。他平时靠叔叔教育，较听叔叔的话。据祖母反映，陈某近两年经常彻夜不归，而且常和同学去网吧打电子游戏，学习成绩不好，经常考试不及格。其父亲试图与陈某商讨学习和生活的问题，但陈某不愿意与父亲交流。因此，其父亲十分担心儿子的状况，近来出现失眠和焦虑的症状。

思考：在全科医疗服务中，如何评估家庭功能及其对健康的影响？

家庭评估（family assessment）是家庭健康照顾的一个重要组成部分，是根据家庭相关资料，对家庭结构、功能、家庭生活周期等做出的评价，目的是了解家庭的结构和功能状况，分析家庭与个人健康之间的相互作用，掌握家庭问题的真正来源，为解决个人和家庭的健康问题提供依据。

家庭评估包括家庭结构评估和家庭功能评估两个方面，两者通常不可分割，有什么样的家庭结构就会有与之相应的家庭功能状态，家庭功能也可以反过来影响家庭的内在结构。

家庭评估有以下几种类型：① 客观评估，是指对家庭客观的环境、背景、条件、结构和功能进行了解和评价，如家族谱；② 主观评估，是指用自我报告或主观测验等方法分别了解家庭成员对家庭的主观感觉、印象、愿望和反应，如家庭关怀度指数；③ 分析评估：是利用家庭动力学原理、家庭系统理论和家庭发展的一般规律来分析家庭的结构和功能状况，推测家庭与个人健康之间的相互作用机制和家庭问题的来龙去脉；④ 工具评估，是指利用预先设计好的家庭评估工具来评价家庭结构和功能的状况。

自20世纪70年代提出"家庭功能"概念以来，国内外学者对家庭功能的测量方法进行了大量的研究。现在常用的评价表有家庭圈（family circle）、ECO-MAP图（家庭外资源的评估方法）、MCMASTER家庭评估模型、APGAR（家庭关怀度指数）问卷、FACES（家庭亲密度与适应性量表）、家庭环境量表（FES）、PRACTICE评估模型和FAD（家庭功能评定量表），其中后6种为定量评估工具。国外学者利用家庭功能评估工具，深入研究了家庭功能与儿童心理问题、成人抑郁症、慢性病和婚姻质量等的关系，而我国对家庭功能的研究仅处于起步阶段。近年来，家庭功能评估工具已被我国广泛应用，并在医疗卫生、社会经济文化等领域中发挥了重要的作用。

一、家庭基本资料

（一）家庭的环境

1. 家庭的地理位置　在居住区的位置，离学校、商店、车站、公路、医院、派出所邮电局等社区机构的距离。

2. 周围环境　工厂、空气、绿化、用水、土壤、噪声、震动、辐射等。

3. 居家条件　居住面积、空间分配、居住设施、卫生条件、安全程度、舒适程度、潜在的危害、饮用水、厕所、食物来源、厨房设施和烹调方法等。

4. 邻里关系。

5. 社区服务状况。

（二）每个家庭成员的基本情况

可列表填写，项目包括姓名、性别、年龄、家庭角色、职业、文化程度、婚姻状况、主要的健康问题等。

（三）家庭的经济状况

家庭的主要经济来源、年总收入、人均收入、年总开支、年积累数额、消费观念、经济目标。

（四）家庭生活史

主要的家庭生活事件、家庭生活周期、家庭问题、家庭成员的健康问题等。

（五）家庭的健康信念和行为

1. 生活方式、健康维护和健康促进　例如戒除吸烟、酗酒，注意食物营养、进行体育锻炼等。

2. 疾病预防　例如免疫接种、疾病筛检、预防性的口腔保健、儿童保健、妇女保健、老年保健等。

3. 确认是否有能力提供主要疾患的自我保健。

4. 知晓如何选择卫生保健的类型以及得到这种保健的经济能力。

5. 确认对健康的关心程度、是否能及时做出求医决定、家庭是否能对个人的疾患做出适当的反应、家庭照顾患者的能力如何。

6. 医疗保健服务的可用性、可及性、熟悉程度和利用程度。

二、家系图

家族谱（genealogical table）又称家系图（family genogram），是反映家庭结构、家庭健康史、家庭成员的疾病间有无遗传联系及社会资料的家族树状图谱。

家族谱一般由三代人组成，从上到下辈分降低，从左到右年龄降低，夫妻关系的一般男左女右。在符号旁注上年龄、婚姻状况、出生或死亡日期、遗传病或慢性病等资料，还可以根据需要，在家族谱上标明家庭成员的职业、文化程度、家庭的决策者、养家糊口的人、照顾患者的人、家庭中的重要事件及成员的主要健康问题等资料。

从家族谱中获得以下几个方面的资料：家庭人数、家庭的结构类型、家庭生活周期、家庭关系、居住情况、遗传病的发病情况、家庭成员的基本资料。家族谱由于变化较小，是了解家庭客观资料的最佳工具，是家庭档案的重要组成部分，一般可在5～15分钟内完成，其内容可不断积累、修改，在全科医疗中有较高的实用价值。绘制家系图所使用统一符号（图3-1），某家庭的家系图举例（图3-2）。

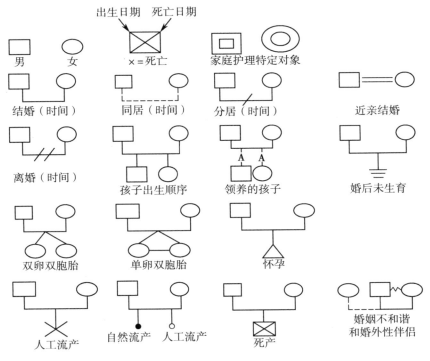

▲ 图3-1　家系图常用符号

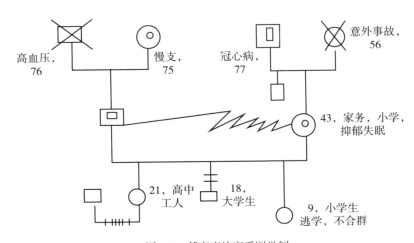

▲ 图3-2　某家庭的家系图举例

三、家庭圈

家庭圈（family cycle）是一种家庭功能评估方法，是由某一家庭成员自己画的关于家庭结构与家庭关系的图谱，主要反映一个家庭成员对家庭关系的感性认识、情感倾向、家庭成员间关系的亲密程度，以及与重要社会网络的联系。全科医生先让患者画一个大圆圈，表示患者所处的家庭，在大圆圈的适当位置上（代表患者在家庭中的地位）画一个小圈表示患者自己，然后在其周围的合适位置上画几个小圆圈或其他标志代表家庭中的其他成员，圈的大小代表家庭成员的权威性或重要性的大小，圈与圈之间的距离代表相互之间关系的亲疏程度（图3-3）。

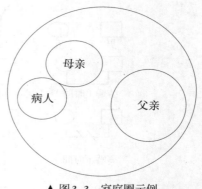

▲ 图3-3　家庭圈示例

全科医生必须向患者做出保证，家庭圈无所谓对或错。在患者画圈的时候，医生可离开房间，一般只需要10～15分钟，画完后，要求患者解释家庭圈的含义，同时，全科医生可询问一些与家庭关系有关的特殊问题，如距离与亲密度的关系、决定权、角色关系、交往方式、个人界限，以及家庭生活史的变化情况等。

通过对家庭圈的讨论，全科医生可以了解患者的情感反应和可能存在的与家庭有关的心理、社会问题。家庭圈所反映的只是患者当前对家庭关系的主观感觉，是极易变化的，尤其是在家庭生活周期的转变阶段或家庭成员发生严重疾病时。家庭圈是一种了解家庭结构与功能的简单方法，可作为拜访功能障碍家庭的出发点。

四、家庭关怀度指数（APGAR问卷）

Smilkstain（1978）根据家庭功能的特征，设计了"家庭关怀度指数"量表，问卷分两个部分：

1. 第一部分　测量个人对家庭功能的整体满意度，共5个题目，每个题目代表一项家庭功能，简称APGAR问卷：

（1）适应度（adaptation）：主要反映家庭遭遇危机时，个人和家庭利用家庭内外资源的情况如何。问题：当我遇到问题时，可以从家人处得到满意的帮助。

（2）合作度（partnership）：主要反映家庭成员间互相分担责任和做出决定的方式如何。问题：我很满意家人与我讨论各种事情以及分担问题的方式。

（3）成长度（growth）：主要反映家庭成员在身心发展与自我实现方面如何获得家庭其他成员的支持和指导。问题：当我希望从事新的活动或发展时，家人都能接受且给予支持。

（4）情感度（affection）：主要反映家庭成员间相爱的程度。问题：我很满意家人对我表达感情的方式以及对我情绪（如愤怒、悲伤、爱）的反应。

（5）亲密度（resolve）：主要反映家庭成员间共享相聚时光、金钱和空间的情况。问题：我很满意家人与我共度时光的方式。

以上5个问题有3个答案可供选择，若答"经常这样"得2分，"有时这样"得1分，"几乎或很少"得0分。将5个问题得分相加，总分7~10分表示家庭功能良好，4~6分表示家庭功能中度障碍，0~3分表示家庭功能严重障碍。另外，通过分析每个问题的得分情况，可以粗略了解家庭功能障碍的基本原因，即哪一方面的家庭功能出了问题。

2. 第二部分 了解受测者与家庭其他成员间的个别关系，分良好、较差、恶劣3种程度。

以上方法属于患者自我评价的一种类型，主要反映个别家庭成员对家庭功能的主观满意度。这种方法简便易行，可在5分钟内完成，一般用于门诊患者的家庭功能筛检。"家庭关怀度指数"可以帮助全科医生了解患者可能得到的家庭照顾或支持的程度，"关怀指数"较高表明患者能得到良好的家庭照顾或支持；若相反，患者将更依赖于医疗保健服务。应该注意的是，个人对家庭的满意度不能完全反映家庭功能的实际状况；儿童与父母对家庭的期望和满意程度明显不一致；婚姻满意度会随着家庭生活周期的转变而变化。

五、McMaster家庭评估模型

McMaster模型阐明了一个家庭维持正常功能活动的基本条件和过程。这一模型认为，每一个家庭都必须执行一些基本的任务，如将食物摆在桌子上、提供休息场所和养育子女等。要完成以上任务，家庭必须具备以下几个方面的能力（图3-4）：① 有能力解决各种各样的问题，家庭应该是解决问题的有效单位；② 要解决问题，家庭成员必须进行成功的交流，并通过分派角色任务，使大家去做他们应该做的事；③ 在解决问题的过程中，家庭成员还必须用家庭中特有的方式进行感情交流，并相互关心和照顾，而且要考虑到家庭成员个性发展的需要；④ 家庭必须有能力适当地控制其成员的行为。

以上任何一个环节出现问题，均可导致家庭出现功能障碍。McMaster模型为我们提供了家庭功能整体性评估的一种基本思路，可供全科医生评价家庭功能时作为参考体系。

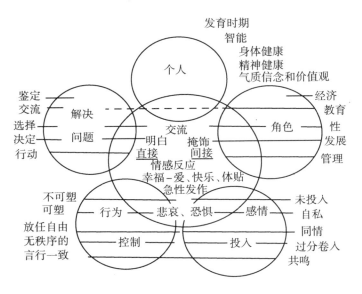

▲ 图3-4 McMaster家庭评估模型

六、家庭外资源评估（ECO-MAP图）

把家庭作为对象，调查家庭外资源有关成分的有和无、有多少，并记录各种成分与家庭的联系强度，然后进行归类汇总，可以用ECO-MAP图来表示（图3-5）。图中圈的大小表示资源的多少，不同的连线表示联系的强度。

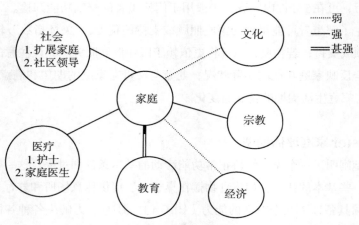

▲ 图3-5　评价家庭外资源的ECO-MAP图

七、家庭动力学评估

家庭动力学评估（family dynamics measurement），是根据家庭动力学的基本原理，对组成家庭内在结构的各个部分分别进行评价，最终找出家庭问题的根源。

1. 家庭界限评估　家庭与外界的联系怎么样、外人进入家庭的难易程度、家庭对外部资源的利用程度、对环境变化做出反应的能力等。

2. 家庭的权力结构　通常由谁来做出决定、做出决定的方式、家庭统一行动的能力、做出决定的能力、解决问题的能力、家庭成员的独立性和自由度有多大、个性发展的要求是否被考虑在内等。

3. 家庭角色　家庭角色的扮演情况、角色的适应性和弹性、角色的行为标准和认同。

4. 家庭的空间领地和感情气氛　是否有足够的空间、是否有各自的领地、睡眠安排和保密程度怎样、是否能满足个性发展的需要；家庭成员相爱的程度、表达方式、投入程度、共鸣的程度、感情满足程度等。

5. 交往方式　感情交往的方式、是否采取明白而直接的方式、感情交往是否有障碍、家庭成员的交往能力怎样。

6. 家庭资源　家庭内外资源是否充足、是否能充分利用、缺乏什么资源、缺乏的程度如何等。

7. 价值观与生活目的。

第四节 以家庭为单位的健康照顾

案例分析3-4 患者，男，62岁，患有高血压病7年，既往一直由全科医生团队的李医生追踪管理，血压控制良好。近半年来，李医生发现患者的血压控制明显不如前，随访中发现患者的精神状态也不好，外表显得很疲劳。李医生询问患者原因，他只是随便应付两句了事，不愿意过多交流。李医生感觉患者病情控制不良的原因可能与家庭有关，于是计划开展一次家庭访视。在家访过程中，李医生向患者的妻子了解得知，患者居住在另外一个街道的91岁老母亲近期因摔倒造成股骨头骨折而卧床不起，患者要每天来回照顾母亲，加上过于担忧，晚上睡眠质量差，造成血压控制不良。于是，李医生联合另外一个街道的全科医生团队对患者开展以家庭为单位的健康照顾，为其母亲建立家庭病床，并协调社工协助照顾其母亲，联合患者妻子对患者开展综合干预，经过2周的干预，患者的血压得到有效控制，精神状态得到明显改善。

思考：全科医生应如何开展以家庭为单位的健康照顾？

以家庭为单位的照顾是对个体和家庭提供健康照顾的过程，是全科医生工作的重点之一，也是区别于其他专科服务的特点之一，以家庭为单位照顾的方式主要有家庭咨询、家庭治疗、家庭访视和家庭病床等。

一、家庭咨询

（一）家庭咨询概述

处于危急状态的家庭便需要全科医生提供必要的帮助，这种帮助可能就是家庭咨询，也可能是家庭治疗。实际上，家庭咨询和家庭治疗是一个不可分割的、连续的过程。家庭咨询（family consultation）的对象是整个家庭，而不是家庭中的某个人。通常进行的家庭咨询往往针对以下内容：

1. 家庭遗传学咨询 包括遗传病在家族中发病的规律、婚姻限制、生育限制、预测家庭成员的患病可能等。

2. 婚姻咨询 夫妻之间的相互适应问题、感情发展问题、性生活问题、角色扮演问题、生育问题等。

3. 其他家庭关系问题 如婆媳关系、父子关系、母女关系、兄弟姐妹关系、继父、继母、领养子女的关系等。

4. 家庭生活问题 孩子出生、孩子离家、退休、丧偶、独居等。

5. 子女教育和父母与子女的关系问题 儿童青春期的生长发育问题、与父母的关系适应问题、角色适应与交往方式问题、独立性与依赖性的平衡问题、人生发展与父母期望问题等。

6. 患病成员的家庭照顾问题 家庭成员患病的过程和预后、家庭应做出什么反应、家庭照顾的作用和质量等。

7. 严重的家庭功能障碍 往往是家庭成员间的交往方式问题或家庭遭遇重大的生活事件。

（二）家庭咨询的作用

1. 教育 针对所有的家庭成员，内容包括家庭动力学、儿童发育、应对家庭生活中的紧张事件、处理精神或躯体疾患、与家庭讨论他们的问题、对成员的疾患做出反应等。

2. 预防 通过超前教育来预防问题的产生，超前教育可使家庭提前做好应对准备，不致到时出现家庭危机。家庭在任何一个生活周期内，都会遇到一些特殊的、需要应对的问题，全科医生完全可以预测到这些问题，因此，对家庭进行预防性的教育是具有针对性的、完全有必要的，而且往往非常有效。

3. 支持 是家庭咨询的核心功能，它与家庭咨询的另外3种功能都有关。处于危急状态的家庭最需要的帮助就是全科医生的有效支持，这种支持可以体现在多个方面、多种形式上。例如，帮助家庭预测问题并作好准备、倾听家庭成员诉说、帮助家庭成员表达感情、帮助家庭成员进行有效的交往、指导家庭组织起来克服困难等。

4. 激励或鞭策 家庭咨询的另一个重要功能就是激励家庭改变不良的行为方式或交往方式。

二、家庭访视

家庭访视（home visit），简称"家访"，是全科医生主动服务于个人和家庭的重要途径，是全科医疗独具特色的服务形式。

（一）家访的作用

通过家访，全科医生能接触到没有就诊的患者和健康的家庭成员，接触早期的健康问题或全面评价个人的健康危险因素，有利于全科医生及早诊断并提供综合性的预防保健服务；了解到客观、真实的家庭背景资料；家访可以满足一些特殊患者及其家庭对医疗保健服务的需求，方便群众，降低医疗费用；家访有利于观察患者对治疗的反应、患者执行医嘱的情况，有利于评价家庭照顾的质量，有利于指导患者在家庭中获得康复。

（二）家访的适应范围

1. 急性疾患的评价和处理 对如下急性疾患，在家访时就可以做出诊断与治疗：一过性的严重疾患，如重感冒；搬动会加重疼痛的疾患，如坐骨神经痛；生活不能自理的患者；活动有加剧病情的危险者；转诊到医院之前需要进行一些治疗的患者，如给予减轻疼痛、复苏、心源性哮喘的处理；传染病患者。

2. 出院患者的评价和继续治疗 某些刚出院的患者需要在家中进一步评价和继续治疗。全科医生通过家访可以深入评价患者的适应或恢复情况以及所遇到的问题、对医嘱的顺从性、对药物的反应情况等，以便及时调整治疗方案。

3. 慢性病患者的处理 许多慢性病患者不便出外就医，但又要定期诊治，需要家庭医生团队开展家访，如严重的类风湿性关节炎、充血性心力衰竭、多发性硬化症、脑卒中偏瘫等患者。医生的定期家访不仅有利于慢性病患者的治疗和康复，也能减轻家庭的负担。

4. 为临终患者及其家庭提供服务 临终患者在自己熟悉的家庭环境中面对死亡会显得更平静。全科医生可以在家访时为临终患者提供必要的医疗服务和临终关怀服务，还可以为处于悲伤、混乱中的家庭成员和处于危机中的整个家庭提供必要的指导、援助和保健。

5. 家庭结构和功能的评价 通过家访，全科医生能发现家庭结构和功能存在的问题，从而更轻松地发现家庭内一些深层的感情矛盾和家庭危机，为家庭干预提供有力的依据。

6. 实施家庭咨询和治疗 家庭治疗在家庭原有的环境中进行最理想。因此，家访是实施家庭治疗的最有效手段。

7. 有新生儿的家庭 新生儿的母婴访视是全科医生和社区护士开展家庭访视的常见内容之一，也是目前我国基本公共卫生服务项目的内容。新生儿家庭的母婴访视能较好地体现全科医学连续性和综合性服务的特点。

三、家庭治疗

家庭治疗（family therapy）是一种综合性的、广泛的家庭关系治疗，治疗者通过采取有效的干预措施，影响家庭动力学的各个方面，从而使家庭建立新型的相互作用方式，改善家庭关系，最终维护家庭的整体功能。了解家庭治疗的基本框架和基本原理，是开展家庭照顾的基础。

（一）家庭缓冲三角

大多数家庭关系紧张都相对集中于家庭中的一对人或两个家庭成员身上，如婆媳关系紧张、夫妻关系紧张、父子关系紧张等。而且，大多数家庭关系紧张都有一种要涉及第三者的倾向，否则，这种关系紧张就很难得以缓解。这第三者通常也是家庭中的一个成员，他的作用相当于一种缓冲剂或调和者，可暂时将家庭关系紧张的焦点从一对人身上转移到第三者身上，从而减轻紧张的程度，即形成家庭缓冲三角（family buffer triangle）。这种倾向使家庭关系紧张在家庭中形成一种三角结构，这是家庭解决自身关系问题的一种结构形式。由于家庭内的三角结构可以暂时缓解家庭关系紧张，家庭成员常不知不觉地重复利用它，并希望以此来维护家庭的正常功能。在家庭系统中形成的三角结构通常是一种无效的应对机制，关系紧张只是被暂时转移或暂时缓解而已，并不能被完全消除，其结果不利于家庭问题的彻底解决。例如，夫妻在吵架时，孩子开始摔东西或诉说腹痛，出于无奈，夫妻暂时停止争吵。儿童的心身障碍常常是夫妻痛苦关系的挽救者，这种三角结构只是暂时把夫妻的注意力从他们自身的痛苦关系上转移到有问题的孩子身上，并没有真正解决夫妻之间的关系问题。医生在诊室中接触到的很多病患都可能是家庭三角结构的第三者，有人称之为家庭关系紧张的"替罪羊"。来就诊的人往往是受家庭关系紧张影响最深的第三者，而真正的"病患"却是家庭中的另两个人或整个家庭。

（二）家庭治疗三角

家庭在遭遇关系紧张时，另一个倾向是在家庭之外寻找第三者。帮助家庭解决关系紧张的第三者往往是他们双方都比较信任的一位朋友、领导、亲戚、邻居或同事，即家庭治疗三角（triangulation of family therapy）。全科医生或家庭治疗者会主动去寻找患者背后的家庭问题。而如果医生要成为家庭紧张关系的挽救者，就必须与家庭建立一种有效的、立体的治疗三角关系，也即医生或家庭治疗者来作为家庭寻找的第三者。家庭治疗三角不同于家庭内的缓冲三角，缓冲三角是一种平面三角，三方均处于家庭内的同一个平面上，通常无法清楚地认识家庭系统内部的问题。

而家庭治疗三角是一种立体三角，治疗者或医生站在家庭平面之外，作为家庭问题的"旁观者"，对于家庭问题来说，往往是"旁观者清，当事者迷"。治疗者站在一个俯视的角度上，可以清楚地观察到家庭问题的来龙去脉，这是家庭治疗者成功地帮助家庭解决问题的重要基础，见图3-6。

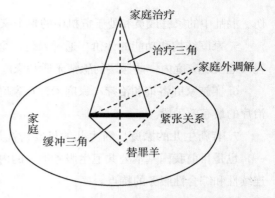

（三）家庭治疗的过程

家庭治疗是治疗者与家庭面对面交往的过程，通过交往，治疗者了解家庭的动力学过程，

▲ 图3-6　家庭缓冲三角和家庭治疗三角

评价家庭的功能状况，鉴定家庭问题的性质和原因，然后，帮助家庭制定干预计划，并与家庭合作，实施干预计划，最后评价干预的效果，及时调整干预计划和措施。家庭治疗的过程可归结为以下5个方面：观察（observation）、会谈（interview）、家庭评估（family assessment）、干预（intervention）和评价（evaluation）。家庭治疗是以上过程交替进行、逐渐达到改善家庭功能之目的的一种系统支持程序。

1. 观察　就是治疗者用心去看、去听、去感受的过程。观察有两种类型，一种是诊断性的，目的是进行家庭结构和功能评估；另一种是评价性的，即评价干预的效果。

2. 会谈　是家庭治疗的核心，它既可以是诊断性的，也可以是治疗性的，还可以是评价性的，有时会谈是为了配合观察。

3. 评估　治疗者利用一些评估工具，对家庭的结构和功能进行全面、综合评估，并对家庭问题做出临床判断。

4. 干预　是治疗者与家庭就同一个目标而进行的有效合作。

5. 评价　指对干预效果的评价。

通过观察、会谈和家庭评估，了解家庭治疗的效果。同时，还应了解家庭在转变过程中遇到的抵触和困难，并及时调整家庭治疗计划，采取更有效的干预措施。

四、家庭病床

家庭病床（family sickbed）是以家庭作为健康服务场所，对适合在家庭环境下进行检查、评估、治疗、护理和康复的某些患者，在其家庭建立的病床。家庭病床是全科医学中具有特色的卫生服务形式。家庭病床的建立能进一步满足社会卫生服务的要求，服务的内容也日益扩大。家庭病床服务的内容包括疾病普查、健康教育与咨询、预防和控制疾病发生发展等。

（一）家庭病床的分类

根据家庭病床的主要用途，分为以下三种类型：

1. 医疗型　以老年病、慢性病及中晚期肿瘤患者为主要服务对象。包括：① 诊断明确或基本明确、病情稳定的非危、重症患者；② 住院不便且需连续观察治疗的患者；③ 年老体残、行动不便、到医院连续就诊困难的患者；④ 需予以支持治疗和减轻痛苦的中晚期肿瘤患者和经住院治疗病情稳定、出院后仍需继续观察治疗的患者。

2. 康复型 心血管疾病等老年性疾病的康复期，可能或已经遗留后遗症（功能障碍或残疾），根据病情需进行以社区康复治疗为主的患者。

3. 综合服务型 以诊断明确、治疗方案单一、长期卧床、适宜家庭治疗的慢性疾病患者为主要对象。

（二）家庭病床服务的主要内容

1. 居民健康档案的建立、补充、完善和更新。

2. 社区常用适宜技术的应用 包括定期巡查、药物治疗、饮食治疗、运动治疗、心理治疗、家庭护理、输氧（含雾化）、换药、拆线、导尿（含膀胱冲洗）、灌肠（含保留灌肠）、鼻饲、物理降温、针灸、拔罐、刮痧、中药泡洗治疗、超声、心电图检查、临床检验及标本采集、医疗康复、条件允许时可开展普通输液、肌内注射治疗等（表3-3）。

▼ 表3-3 家庭病床的社区常用适宜技术服务项目分类

分类	举例
药物治疗	口服、肌内注射等
饮食治疗	糖尿病、肝病、肾病等的营养治疗
心理咨询治疗	特殊患者和居民的心理咨询和心理治疗
中医治疗	针灸、按摩、拔火罐等
家庭护理	卧床患者、精神病患者、残疾人等的护理
物理治疗	热疗、磁疗等
运动疗法	指导开展适于患者的各种体育锻炼
临床检查	心电图、超声、理化检验
自我治疗	指导患者自我护理、自我监督

3. 居民健康管理及公共卫生项目的实施 包括重点人群专案管理及随访、周期性体检、心理健康指导、营养膳食指导、疾病预防指导和健康保健知识指导等。

五、家庭健康管理

家庭健康管理最早起源于美国。自2007年起，美国健康理事会（Wellness Council of America，WELCOA）、美国国立健康管理研究与教育机构（National Institute for Health Care Management Foundation，NIHCM）等机构一直致力于家庭健康管理的研究和相关工作。家庭健康管理的宗旨就是调动个人和家庭成员的积极性，对日常行为和生活方式进行有效的控制和管理，利用有限的健康资源来达到最大的健康效果。近年来，家庭健康管理在我国也逐渐兴起。目前，我国各地在积极探索家庭医生签约式服务，推进家庭健康管理工作的开展。

家庭健康管理计划理论认为：家庭成员的健康在很大程度上是由一个家庭形成的生活方式、饮食结构决定的，家庭成员发生同一种或同一类疾病的概率较高。因此，健康管理不仅仅要关注个体，更需要关注家庭整体的健康管理。家庭健康管理作为健康管理的重要形式，有着健康管理传统的基本流程和内容，但家庭健康管理涉及每个个人及家庭生活的各方面，其内容更为广泛，主要包括以下几个方面：

1. 开展家庭防病活动 主要包括健康的饮食习惯、体重管理、清洁饮水、足够的休息、家庭卫生，家庭一级预防，如计划免疫、婚姻卫生、母乳喂养，5岁以下儿童意外伤亡的防范和精神卫生等。

2. 开展健康教育 主要包括健康生活方式的教育、生殖与性健康教育、疾病知识教育、心理健康知识教育、用药知识教育、其他健康教育等。

3. 开展家庭心理卫生活动 通过咨询、教育和影响来改变家庭成员的心理倾向，平衡心理状态，从而改善家庭成员对健康问题的认识、态度和行为。

4. 提倡健康卫生行为 包括提倡优质睡眠，保证7～8小时的规律睡眠；坚持规律早餐；减少和杜绝零食习惯；维持正常或满意的体重；坚持规律运动，进行适宜的体育锻炼；若有需求应适量饮酒，以饮低度酒及果酒为宜；不吸烟；注重牙齿健康；注重用眼卫生；保持良好的心态；定期自我监测血糖、血压等常见指标。

（周志衡）

学习小结

1. 以家庭为单位的健康服务是全科医生服务的特点之一。全科医生应该了解家庭系统理论，掌握最基本的家庭照顾技能。

2. 家庭的本质关系有社会关系、物质关系和人口的生产关系，家庭类型主要包括核心家庭、联合家庭、主干家庭和其他类型家庭，而家庭的结构主要表现在家庭界线、家庭角色、权力结构、家庭气氛与生活空间、交往类型、家庭价值观六个方面。

3. 家庭功能包括：满足感情需要、性生活调节的功能、生育的功能、抚养和赡养功能、经济的功能和社会化功能。家庭可以通过遗传、环境、感情、支持、社会化等途径来影响个人的健康，个人的疾患也可以影响家庭的各方面功能。

4. 家庭生活周期通常经历恋爱、结婚、怀孕、抚养孩子、孩子成年离家、空巢、退休、独居、死亡等阶段。

5. 家庭资源包括家庭内资源和家庭外资源，当生活压力事件作用于个人和家庭，而家庭内、外资源不足时，家庭会陷于危机。全科医生可以通过一系列评估方法评价家庭的结构和家庭功能。

6. 全科医生应该在了解患者完整背景和以家庭为单位的处理原则下为家庭提供健康照顾，以家庭为单位健康照顾的主要方式包括家庭咨询、家庭治疗、家庭访视和家庭病床等。

复习思考题

1. 简述家庭的主要类型及其各种家庭类型的优缺点。
2. 简述生活压力事件的分类。
3. 家庭功能评估的方法有哪些？
4. 简述家访的适应证。
5. 简述家庭缓冲三角和家庭治疗三角的区别与联系。

6. 单选题
（1）下列属于家庭功能的是
　　A. 满足感情需要的功能
　　B. 生殖和性需要的调节功能
　　C. 抚养和赡养的功能
　　D. 经济社会化的功能
　　E. 以上都对
（2）下列不属于核心家庭特征的是
　　A. 规模小
　　B. 人数少
　　C. 结构简单
　　D. 难以做出决定
　　E. 关系简单
（3）下列属于家庭外资源的是
　　A. 环境资源
　　B. 维护支持
　　C. 爱的支持
　　D. 信息和教育

　　E. 结构支持
（4）下列哪个角色是家庭治疗三角的家庭治疗者（第三者）
　　A. 丈夫
　　B. 全科医生
　　C. 妻子
　　D. 孩子
　　E. 岳母
（5）家庭咨询的作用是
　　A. 教育
　　B. 预防
　　C. 支持
　　D. 激励或鞭策
　　E. 以上均是

单选题答案：（1）E；（2）D；
（3）A；（4）B；（5）E

第四章

以社区为范围的健康服务

学习目标

知识目标	1. 掌握社区的定义及其要素、社区卫生服务特点和内容、社区诊断和临床诊断的区别、社区诊断步骤和方法、社区导向的基层医疗实施过程。
	2. 熟悉社区常见健康问题的种类及特征，社区诊断的概念、目的、意义与内容，社区导向的基层医疗定义和基本要素。
	3. 了解社区卫生服务方式、社区诊断常用的研究方法、全科医生在实施社区导向的基层医疗中的作用及意义。
能力目标	1. 能设计社区诊断的初步方案。
	2. 能举例社区导向的基层医疗实施过程。
素质目标	从社区的角度，建立大健康的理念。

我国的医疗卫生保健服务体系可分为基层医疗（primary care）、二级医疗（secondary care）和三级医疗（tertiary care），其中基层医疗是健康服务的第一线，主要处理常见病、多发病和未分化疾病，80%以上常见健康问题可以在基层医疗卫生机构得到解决，解决不了的健康问题可以逐级向二级、三级医疗机构转诊。有效的双向转诊制度可以减少卫生资源的浪费，提高卫生服务效率。在2016年召开的全国卫生与健康大会上，国家主席习近平指出，把人民健康放在优先发展的战略地位，要以基层为重点、以预防为主，不断完善制度、扩展服务、提高质量，让广大人民群众享有公平可及、系统连续的预防、治疗、康复、健康促进等健康服务。党的二十大报告中也有强调，要提高基层防病治病和健康管理能力。可见，基层医疗在整个医疗保健体系中具有举足轻重的作用。

第一节　概述

案例4-1　某男性，50岁，公司主管，因"间断头痛1年，再发1周"就诊于某社区卫生服务中心。患者的头痛常在紧张时发生，为整个头部束带感，每次发作持续数小时，伴有失眠、疲劳等症状，严重时需服用镇痛药物才能缓解。半年前曾多次在某三级医院就诊，查眼底提示轻度动脉硬化，脑血流图示脑供血不足，脑电图、头颅CT及其他检查均未见异常，考虑为脑供血不足，曾予口服丹参片等治疗2周，症状未见好转。1周头痛再发。既往体健，否认高血压、糖尿病、睡眠呼吸暂停综合征等疾病史。查体可见患者略有焦虑，血压、眼压，以及鼻腔、鼻窦、心、肺、神经系统等均未见异常。

全科医生通过了解其工作性质、困惑，知晓其工作压力大等情况后，进行心理疏导，与患者共同决策，而后患者选择放松、休养及调换工作，同时渐渐停用镇痛药物，半个月后头痛症状消失。

思考：这个案例带来的启示是什么？

一、社区的定义及其要素

社区（community）是社会的缩影。1881年，德国学者 F Tonnies 将社区定义为："以家庭为基础的历史共同体，是血缘共同体和地缘共同体的结合。"1978年WHO在关于基层卫生保健国际会议报告中指出："所谓社区，是以某种经济的、文化的、种族的或某种社会的凝聚力，使人们生活在一起的一种社会组织。"我国著名社会学家费孝通将社区定义为："由若干社会群体（家庭、氏族）或社会组织（机关、团体）聚集在一个地域里所形成的一个生活上相互关联的大集体。"

社区一般由下列五大要素构成：

1. **一定数量并相对固定的人群**　以一定社会关系为基础组织起来、共同生活在一起的人群是构成社区的主体，对于人口数量并无强制要求。WHO认为，一个有代表性的社区的人口为10万～30万。人口因素主要通过人口数量、结构、素质、分布、流动和迁移五个方面对社区产生影响。

2. **一定的地域**　社区存在于一定的地理空间和范围之中，是社会空间和地理空间的有机结合。一定的地域条件是社区各种活动的自然基础，包括地理位置、气候、资源和交通等。面积大小无统一标准，WHO提出的社区面积一般在5～50平方公里。

3. **生活服务设施**　生活服务设施可以满足人群的物质和精神需求，是衡量社区发展程度的重要标志，主要包括学校、医院、文化娱乐场所、商业网点、道路交通和通信等。

4. **特定的文化背景与生活方式**　社区居民由于长期生活在某一特定地域，彼此已形成一种默契、一种协调、一种认同，通常同一社区居民具有相同的生活方式和行为准则，在某一或多个方面具有共同背景（如政治、经济、文化、居住等）、共同需求（如物质生活、精神生活、社会生活等）和共同问题（如生活状况、医疗设施、教育水平、环境卫生等）。

5. **一定的生活制度和管理机构**　要维护社区正常运行，必须建立完善的管理机制，包括管理机构、管理制度、运行机制、管理办法、组织网络等。生活制度是社区居民生活和社会交往应当遵守的准则，社区管理机构是保障制度落实的组织，如街道办事处、居民委员会、公共卫生委员会和各个社会团体等，也是基层医疗卫生保健服务开展的重要组织保障。

虽然社区人群、地域大小差异较大，有关社区的界定可以大到一个国家，也可以小到一个街道，但无论如何，一般要具备以上几个基本要素的社区，才能成为一个有组织的社会实体。在我国，社区一般按照行政区域划分，如城市一般界定为街道，农村一般界定为乡（镇），不同的社区，特征性的文化背景、生活制度、管理机制等形成了人们特有的健康观念和行为模式。

二、社区常见健康问题

（一）社区常见健康问题的种类

社区常见健康问题是全科医疗服务的主要内容，包括社区中常见的疾病或疾患、心理与行为问题、家庭健康问题和社区卫生问题等，这些问题占社区全部健康问题的85%~90%。全科医生应将这些常见的健康问题尽可能解决在社区，为社区居民提供综合、连续、可及、协调的卫生保健服务，这是全科医疗区别于专科医疗的重要特征之一；同时，这样也能有效地调控患者就医流向，在一定程度上控制医疗费用的上涨。

1. 我国社区常见健康问题 不同社区由于经济发展水平、地理自然环境等因素的差异，社区常见健康问题也不尽相同，因而全科医生进入社区后，首先要了解本社区常见健康问题的种类、数量、性质、流行病学特征等，确定实用、可行的解决问题的临床策略与方法。从临床医疗角度，全科诊疗以常见病、多发病为主，诊治的症状和疾病相对集中，我国基层医疗中常见症状主要为发热、咳嗽、咽喉痛、咯血、水肿、乏力、头晕、头痛、耳鸣、失眠、鼻衄、胸痛、心悸、气促、腹痛、呕吐、腹泻、腹胀、便秘、血尿、体重增加（减轻）、认知（感觉、听力、视力）障碍、眼睛红痛、排尿异常、疼痛、白带异常、阴道异常出血、月经异常、婴儿哭闹、生长发育异常、局部肿块、皮疹等。常见疾病主要为：

（1）呼吸和耳鼻喉系统 呼吸道感染、支气管哮喘、慢性支气管炎和慢性阻塞性肺疾病、睡眠呼吸暂停低通气综合征、鼻出血、鼻（窦）炎、扁桃体炎、中耳炎、耳石症。

（2）心血管系统 高血压、冠心病、心律失常、慢性心力衰竭。

（3）消化系统 胃（肠）炎、消化性溃疡、胃食管反流、消化不良。

（4）泌尿生殖系统 泌尿系感染、泌尿系结石、前列腺增生、阴道炎症、多囊卵巢综合征、更年期综合征。

（5）神经系统 短暂性脑缺血发作、脑卒中、偏头痛、紧张性头痛。

（6）内分泌系统 糖尿病、血脂异常、高尿酸血症与痛风、甲状腺疾病、骨质疏松。

（7）肌肉骨骼系统 肌肉及软组织损伤、关节炎、颈椎病、腰肌劳损、脊柱退行性疾病。

（8）外科疾病 痔、外伤、烧（烫）伤、创伤、软组织感染、阑尾炎、胆囊炎、胆石症、下肢静脉曲张。

（9）其他 缺铁性贫血、肿瘤、睑腺炎、结膜炎、病毒性肝炎、皮肤疾病、各种心理问题、常见急性传染病、小儿惊厥、小儿佝偻病等。

2. 澳大利亚社区常见健康问题 澳大利亚"增强卫生服务和评价"项目数据（Bettering Evaluation and Care of Heath，BEACH）对澳大利亚全科医学服务进行了连续监测，2015—2016年的全科医疗监测报告显示最常见的前30位居民就诊原因（表4-1）。

3. 社区常见健康问题的基本特征

（1）处于疾病早期未分化阶段：大部分国家推行"社区首诊制"，基层卫生服务机构作为居

▼ 表4-1　澳大利亚全科医疗门诊中最常见前30位就诊原因排序（2015—2016年）

患者就诊原因	占总就诊原因构成/%	每100次就诊平均发生次数/次
1. 开药	8.8	13.5
2. 健康检查	8.1	12.3
3. 看化验结果	6.7	10.2
4. 咳嗽	4.1	6.2
5. 免疫接种/打疫苗	3.3	5.0
6. 办理手续	2.5	3.8
7. 背部不适	2.0	3.1
8. 皮疹	2.7	2.5
9. 喉部症状/不适	1.8	2.7
10. 血液检查	1.5	2.2
11. 发热	1.4	2.2
12. 抑郁	1.3	2.0
13. 腹痛	1.2	1.9
14. 上呼吸道感染	1.1	1.7
15. 头痛	1.1	1.5
16. 其他皮肤症状/不适	1.1	1.6
17. 打喷嚏/鼻塞	1.0	1.5
18. 高血压/血压高	1.0	1.5
19. 焦虑	1.0	1.5
20. 不能归类的其他转诊	0.9	1.4
21. 虚弱/疲倦	0.9	1.3
22. 膝盖症状/不适	0.9	1.4
23. 观察/健康教育/建议/饮食	0.9	1.4
24. 眼睛痛/耳朵痛	0.8	1.2
25. 糖尿病	0.8	1.2
26. 肩部症状/不适	0.8	1.2
27. 足/脚趾症状/不适	0.7	1.1
28. 腹泻	0.7	1.1
29. 睡眠紊乱	0.7	1.1
30. 肿胀	0.7	1.1
前30个就诊原因小计	59.5	—
该年度所有就诊原因累计	100.0	—

民就诊首选，有些疾病就诊时间过早，还处于早期未分化阶段，即患者还未出现典型的、特异性症状和体征，难以在临床表现和疾病之间建立明确的联系，而对于问题的处理来说，此时却是最好时机，成本最小，效果也最好；还有一类未分化疾病，是指在完成常规检查后仍无法做出诊断，但也无法完全排除某种确切疾病的诊断，与现阶段诊断和技术水平限制、疾病进展等有关，这类疾病症状持续时间可能会较长，且由于诊断的不确定性在一定程度上影响患者生活质量，对于这类患者，全科医生是最佳管理者，能够在长期性、连续性照顾中给予关怀、支持、帮助，并能及早发现诊断线索、助力诊断。

（2）健康需求多样化：社区健康问题呈现多样性，慢性病很常见，急症、一过性或自限性疾患所占比例也很高，还常常伴随大量心理和社会问题，不仅多病共存现象非常普遍，而且居民正常状态和异常状态常常交互存在，造成社区居民健康需求表现的多样化。

（3）具有变异性和隐蔽性：不同社区的健康问题有较大差异，患者及其家庭之间的差异也很大；同时，社区健康问题还具有明显的隐蔽性特点，主动前来就诊的患者只占患者总数的1/3，很多患者需要全科医生主动去发现。

（4）病因多元化：社区中出现的无论是急性传染病还是各种慢性病，其病因都是多元的，是生物、心理、社会因素综合作用的结果。全科医生在处理这些问题时，应综合考虑社区中出现的各种健康问题及其相互间的影响，充分意识到提供整体性服务的重要性。

（二）社区常见健康问题的服务需求与卫生资源利用

英国学者 Kerr White 等对英国、美国等社区居民的患病、对卫生资源利用情况的研究结果表明，在社区 1 000 名 16 岁以上人口中，有 75% 居民在 1 个月内出现过健康问题，但这些有健康问题的居民只有 1/3 利用了卫生服务；这些就医者中，有 14 人利用了专科医疗，其中 5 人由专科医生进行会诊，9 人住院，住院者中仅有 1 人被转诊到三级教学医院住院。2001 年美国 LA Green 等人重复了上述研究，得到了极其类似的结果（图 4-1），显示虽然社会经济和医疗卫生技术有了很大进步，但患者求医行为仍遵循自身的规律，并未因这些环境的变化而改变。

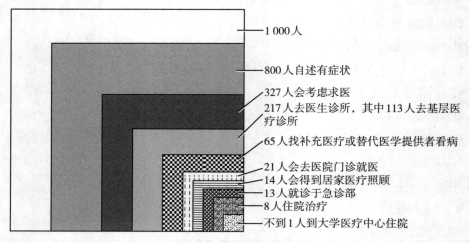

▲ 图 4-1　美国社区居民卫生保健的月度数据

可见，社区居民绝大部分的健康问题是可以利用基层医疗机构的卫生资源，由全科医生解决的。英国国民健康服务体系（NHS）报告中显示，英国基层保健用20%的资源，解决了英国80%的健康问题。但同时也需要注意，仍有一部分存在健康问题的居民未利用卫生资源。为更好促进健康，全科医生同时还需要重视未就诊居民的健康维护，分析其未就诊原因，以提高卫生资源利用率。

综上所述，全科医生要想了解社区常见健康问题的全貌，除通过门诊了解患者就医信息外，还需要对社区全体居民的健康状况和卫生需求进行调查研究，才能更有效地提供以社区为基础的健康服务。

三、社区卫生服务

（一）社区卫生服务的概念

1999年7月，卫生部等十部委《关于发展城市社区卫生服务的若干意见》中将社区卫生服务（community health service，CHS）定义为："社区卫生服务是社区建设的重要组成部分，是在政府领导、社区参与、上级卫生机构指导下，以基层卫生机构为主体，全科医师为骨干，合理使用社区资源和适宜的技术，以人的健康为中心、家庭为单位、社区为范围、需求为导向，以妇女、儿童、老年人、慢性疾病患者、残疾人等为重点，以解决社区主要卫生问题、满足基本卫生服务需求为目的，提供有效、经济、方便、综合、连续的基层卫生服务。"

（二）社区卫生服务的特点

1. **以健康为中心**　建设"健康中国"为我国的战略目标，"共建共享、全民健康"是其战略主题。研究表明，诸多因素对居民健康产生影响，而医疗服务的作用仅占8%，其他因素如生产生活环境、生活行为方式、社会文化因素、医疗保健制度等也起到重要作用，因此，卫生健康的工作重心应从"以治病为中心"向"以健康为中心"转变。社区卫生服务不仅提供医疗服务，还要帮助居民认识疾病、预防疾病，对居民进行健康指导和健康宣教，培养健康的生活方式，提高居民健康素养，还要关注社区的卫生环境、居住条件、消除不安全因素等。社区卫生服务是以社区为范围开展工作，提供以人为本、以健康为中心的服务，非常适合健康管理。

2. **以人群为对象**　社区卫生服务不仅以每名就诊患者为服务对象，同时还服务正常人群和高危人群，以维护社区内所有居民的利益和健康为出发点，是对社区全人群的健康管理。管理中不仅考虑个人因素，还要考虑居民所处的社区文化因素、社会背景、社区人群整体健康状况等，从而制定个体和整体干预计划。

3. **以家庭为单位**　家庭内每个成员之间有极其相似的行为、生活方式和居住环境，常常在健康问题上存在相同的危险因素。对于全科医生来说，家庭是提供服务的重要场所，又是可利用的有效资源，如婴儿喂养需要考虑其父母的社会文化背景，并从文化背景角度考虑如何对其父母进行母乳喂养方面的健康教育等。

4. **以社区为范围**　社区卫生服务是以社区为范围，以社区人群的健康需求为导向，充分利用社区资源为居民提供服务。以社区为基础的基层医疗卫生服务可将个体和群体的健康照顾紧密结合、相互促进。

5. 提供综合性服务　如今健康已经被赋予了新的内涵，因此，社区卫生服务必须是综合的、全方位的、多部门参与的。例如要保证儿童的健康，需要为其提供母亲的孕产期和产后保健，以及新生儿访视和儿童系统管理等一系列保健服务。

（三）社区卫生服务的内容

《中华人民共和国基本医疗卫生与健康促进法》中规定，基本医疗卫生服务是指："维护人体健康所必需、与经济社会发展水平相适应、公民可公平获得的，采用适宜药物、适宜技术、适宜设备提供的疾病预防、诊断、治疗、护理和康复等服务。"包括基本公共卫生服务和基本医疗服务，内容涉及医疗预防、保健、健康教育、疾病管理等。

1. 基本医疗　医疗服务是社区卫生服务重要工作内容，主要处理居民常见病、多发病，医疗服务中，做到防中有治，治中有防；如果遇到不易解决、解决不了的情况，启动转诊机制至上级医院，确保社区卫生服务机构的医疗服务有坚强后盾和质量保障。由于全科医疗工作地点在社区，具备可及性、综合性、连续性、协调性照顾等优势，且是以团队合作模式来开展工作，特别适合慢性病管理，在临终关怀、家庭病床中也发挥重要的主导作用。

2. 基本公共卫生服务　目前社区卫生服务机构承担的国家基本公共卫生服务项目包括：居民健康档案管理、健康教育、预防接种、0~6岁儿童健康管理、孕产妇健康管理、老年人健康管理、高血压患者健康管理、2型糖尿病患者健康管理、严重精神障碍患者管理、肺结核患者健康管理、中医药健康管理、传染病及突发公共卫生事件报告和处理、卫生监督协管服务。实施国家基本公共卫生服务项目是促进基本公共卫生服务逐步均等化的重要内容，是我国公共卫生制度建设的重要组成部分，服务项目由政府拨付专项经费，社区卫生服务机构具体实施，居民免费、自愿参与。

3. 社区预防　社区卫生服务在基本医疗同时，还需要提供预防服务，不仅针对疾病患者，还需要针对健康人群、亚健康人群、高危人群、职业人群等开展传染病、慢性病、突发事件的群体预防和个体临床预防服务。

4. 社区保健　社区保健的重点是儿童保健、妇女保健和老年保健。儿童保健包括开展新生儿保健、婴幼儿及学龄前儿童保健，协助对辖区内托幼机构的健康指导。妇幼保健包括提供婚前保健、孕前保健、孕产期保健、更年期保健，开展妇女常见病预防和筛查。老年保健包括指导老年人进行疾病预防和自我保健，进行家庭访视，提供有针对性的健康指导。从保健形式上看，对社区居民可进行保健合同制管理，开展定期健康保健管理，如建立健康档案、提供健康咨询与健康指导等。

5. 社区康复　是指对社区慢性病患者、伤残患者，以及老年患者进行医院、社区和家庭的康复工作。由医务人员在家或在康复中心帮助患者进行生活自理、步行、家务、语言、心理的训练等。康复的目标是：通过训练使患者生活能够自理，平等地享受入学和就业机会，使他们融入社会，不受歧视、孤立和隔离。

6. 健康教育与健康促进　社区医务人员在开展医疗服务同时，还需要开展或者联合学校、社区、街道等开展健康教育和健康促进活动，协助居民逐步形成有利于维护和促进健康的行为生活方式，树立和践行居民对自己健康负责、公民是自己健康第一责任人的健康管理理念。通过健康教育和健康促进，不仅能促进健康、提高生活质量，也是预防传染病、慢性病和突发事件的重要手段。

（四）社区卫生服务的方式

社区卫生服务的目的是健康管理而不是疾病诊疗，这种服务理念决定了社区卫生服务工作方式与专科医疗工作方式不完全相同。社区卫生服务不仅要在诊室工作，还要走进社区、家庭、学校等；不仅提供诊疗服务，还要提供健康指导、健康咨询等服务；不仅诊治疾病，还要协助居民建立健康的生活方式、预防疾病、促进健康等。依据地理环境、工作地点、人口特征、服务需要等选择不同的服务方式，一般采取灵活、多样的形式提供服务。主要方式包括：

1. 门急诊服务　是社区卫生服务最主要服务方式，一般包括门诊、留诊观察，以提供基本医疗服务为主；同时依靠社区卫生服务中心提供的急诊服务、院前急救，及时高效地帮助患者利用当地急救网络系统。

2. 出诊服务　是最具特色的社区卫生服务形式，多为针对社区居民行动不便、有特殊需求、病情危急等情况开展的上门诊疗、家庭护理和家庭病床服务；另一种是根据预防工作、随访工作或保健合同要求提供的主动上门服务，如产后访视等。家庭病床是针对辖区内有建床需求且符合家庭病床收治范围的患者，在其家中设立病床，由医护人员提供定期上门服务，开展查床、治疗、护理等，并在特定病历上记录服务过程的一种社区卫生服务形式。家庭病床收治对象应该是诊断明确、病情稳定、适合在家庭条件下进行检查、治疗和护理的患者，由全科医生评估同意并签订协议后方可建床。家庭访视是另一种出诊形式，通过家庭访视，社区医务人员能观察患者对治疗的反应以及执行医嘱的情况，有利于评价家庭照顾的质量，同时还能接触到没有就诊的患者和健康的家庭成员，有利于及早诊断并提供综合性预防保健服务。

3. 会诊与转诊服务　是比较常见的社区卫生服务形式，体现了社区全科医疗协调性特点。对于需要转诊的患者帮助其选择上级医院，并提供转诊服务。如果因各种原因无法转诊，全科医生可请上级医疗机构的专家来社区进行会诊。

4. 就医指导与咨询服务　为社区居民提供健康教育、健康指导、健康咨询、就医指导、预约等服务，督导居民定期筛查和体检、按时服药、规律就诊等。

5. 家庭医生签约服务　国际上全科医疗服务模式是以家庭医生签约形式来实施的，每个居民拥有自己的家庭医生，居民与家庭医生建立一对一的契约合同责任制关系。国际经验表明，只有建立稳定的医患关系，全科医疗所具有的综合性、连续性、可及性等服务优势才能真正体现出来，对提高居民健康水平具有深远意义。我国从2010年开始推行家庭医生签约服务，2016年国务院医改办等部门制定了《关于推进家庭医生签约服务的指导意见》，进一步加快推进家庭医生签约服务。一些地方探索性地创立了新型家庭医生签约模式，如厦门市由大医院专科医师、基层家庭医师和健康管理师共同组成的"三师共管"的家庭医生签约模式、上海市的"1+1+1"家庭医生签约模式（居民按照居住地为原则就近选择家庭医生进行签约，按照自身需求在全市范围内选择一家二级医院、一家三级医院进行签约）等。2022年3月15日国家卫生健康委员会等6部门出台了《关于推进家庭医生签约服务高质量发展的指导意见》，对家庭医生签约提出更多举措、更高要求。

6. 临终关怀 对生命终末期的患者提供人文关怀、减轻痛苦的医疗和精神方面的人性化照顾。

相关链接 4-1 | **医防融合**

医疗和预防是医疗卫生工作重要组成部分。长期以来，两大学科间体系割裂、缺乏密切合作，呈现分离状态。医疗卫生工作对疾病预防重视程度不够，"重医轻防"观念日渐突出，不利于居民健康的维护。近年来，"医防融合"理念再次引起重视，体现为将医疗服务与公共卫生服务相融合，医疗中体现预防理念，预防中体现医疗理念：在开展疾病诊疗的同时，提供防止疾病复发、恶化、健康风险控制等预防性服务；在提供公共卫生服务时，融入医疗服务力量，为公共卫生工作提供专业和资源支持，两者共同围绕居民的健康进行有效衔接、协同发力。

"医防融合"是实现"以治病为中心"向"以健康为中心"的重要抓手，能够有效缓解医疗保险基金压力，并为社会发展提供健康资本，助力推进健康中国建设。

相关链接 4-2 | **健康小屋**

健康小屋是政府主导，由公共卫生机构给人们提供的自助健康检测服务、普及健康知识、促进慢性病早期发现、引导群众养成自我管理健康意识的场所。是将传统的医生管理患者模式转变成医患结合、患者自助和主动参与的新的管理模式。其特点是：群众自愿参与、自主健康、自我管理。其表现形式是：医患合作、人机互动、患者自助。健康小屋必备的设备主要有身高计、体重秤、腰围尺、血压计等基本测量设备。居民在家门口就可以免费测量血压、血糖，甚至评测精神压力等健康指标，这些数据通过互联网传到医院或基层医疗卫生服务机构的信息平台后，居民也可获得专科医生以及全科医生提供的在线健康评测和健康指导等。

（五）社区首诊

很多国家实行"社区首诊制"。社区首诊是指社区居民选择一家基层医疗卫生服务机构作为就诊单位，平素任何健康问题均首先就诊该机构，因病情需要转诊的患者，由该机构及时办理转诊手续；未经该机构办理转诊、自行去上级医院就诊而产生的任何医疗费用，医疗保险基金不予支付。

双向转诊（two-way referral）是指基层医疗卫生服务机构（社区卫生服务中心/站、乡镇卫生院/村卫生所）与上级综合医院或专科医院间相互转诊的过程。全科医生处理常见病、多发病，对于一些诊断不清、病情不易控制或反复、治疗效果不佳、患者强烈要求、需要进一步检查、危急重症患者、疑难患者等，全科医生上转至上级综合医院或专科医院，诊治结束后由上级综合医院或专科医院下转回基层医疗卫生服务机构，继续由全科医生负责连续性管理。在双向转诊中，全科医生负责整个流程、承担着相应的责任和义务。

社区首诊和双向转诊制度是建立以社区为基础的正三角形型（又称金字塔型）的理想医疗保健体系的重要保障，正三角形宽大的底部是遍布于社区的基层医疗卫生服务机构，中部是二级医疗卫生服务机构，如县（区、市）级医院等，顶部是利用高技术处理疑难危重问题的区域性医疗中心。

实行基层全科医生首诊负责制有如下积极作用：① 增强基层全科医生和居民黏性、建立长久的良好关系，利于连续性、持久性管理，更容易发掘一些健康问题背后深层次的原因，如居民经济状况、家庭成员间关系，以及患者的性格特点、喜好、饮食结构等；② 发挥基层医疗卫生服务机构医疗网底作用，方便患者就医；③ 引导患者有序就医，合理分流患者，减轻上级医院就诊压力；④ 节省直接和间接医疗成本，如时间成本、交通成本、人力成本等。

通畅的双向转诊，既可以保障基层医疗卫生服务机构有坚强的后盾和保证服务质量，又可以促进卫生资源合理利用，形成层次结构分明、功能定位准确、职责明确、各司其职、相互配合、密切合作的医疗卫生服务框架体系，即常见病、多发病、慢性病稳定期、康复期的患者由基层医疗卫生机构负责，急危重症和疑难病患者由全科医生转诊到上级医院诊治。全科医生真正承担起卫生保健系统"守门人"的重要角色和责任，为社区居民健康全程保驾护航。

医联体（integrated healthcare system 或 integrated care organization），直译为"整合医疗卫生系统"或"整合医疗组织"。由于卫生系统提供的健康服务中，资源常集中在大医院，基层卫生保健机构、二级医院医疗水平较弱，为此，WHO建议将这些服务整合起来，建立医联体，在医疗部门之内和之外的不同层次和地点相互协调，使居民得到连续的健康促进、疾病预防、诊断、治疗、疾病管理、康复和安宁医疗服务。

自2015年以来，国家要求所有公立医院改革试点城市和综合医院改革试点省份都要开展分级诊疗试点，并重点做好高血压、糖尿病分级诊疗试点工作，我国大部分地区都积极进行了分级诊疗的探索实践，开展以医联体或医共体为主要形式的分级诊疗工作，截至2021年，全国共组建各种形式的医联体1.5万个，有效推动优质医疗资源下沉。2023年国家卫生健康委员会联合6部门出台《紧密型城市医疗集团建设试点工作方案》，紧密型城市医疗集团被定义为由三级公立医院或能代表辖区医疗水平的医院（含中医医院）牵头，基层医疗卫生机构（区县医院、社区卫生院等）为成员的医疗联合体，为辖区居民提供预防、治疗、康复、健康促进等一体化、连续性健康服务。医联体让分级诊疗模式真正落地，而分级诊疗模式的提出则是为了解决公立医院无序扩张所引发的"看病难、看病贵"的现实问题。

通经过不懈努力，医联体建设工作目前已取得了以下初步成效：① 患者就医流向逐步变化，2016年，全国各类医联体上转病例近千万例次，同比增长62%，下转260万余例次，同比增长117%；② 通过医联体内下派专家、技术扶持、人员培训以及设施设备支持等多种方式，使基层的硬件和软件都得到进一步改善；③ 在临床技术、医学检验、病理诊断、医学影像诊断、血液透析和消毒供应等方面，实现了医联体内部的资源共享、服务同质，提升了诊疗水平，降低了医疗费用；④ 通过完善财政、价格、医保等配套政策，医联体上下贯通的互动衔接机制初步形成，推动构建了整合型医疗服务体系。

实践证明，加强医联体建设能够为群众带来看得见、摸得着的健康福祉，也能增强医改的效果。党的二十届三中全会进一步强调"促进优质医疗资源扩容下沉和区域均衡布局，加快建设分级诊疗体系，推进紧密型医联体建设，强化基层医疗卫生服务。"

第二节　社区诊断

一、社区诊断的概念

社区诊断（community diagnosis）是社区卫生工作者综合运用社会学、人类学、流行病学等研究方法，收集社区的卫生状况、居民健康状况与需求、可利用资源等信息，发现存在的健康问题，进而确定社区需要优先解决的主要健康问题，为进一步制定社区卫生服务干预计划提供科学依据的过程。

如同临床医生诊治患者，首先要诊断正确，方能针对性开具处方，做到药到病除；同样，只有通过社区诊断，发现社区中存在的主要健康问题，确定解决健康问题的难易度和迫切性、居民需求、可利用资源等，方能排出解决问题的优先顺序及制定有效、可持续的社区卫生服务工作计划，因此，社区诊断是开展社区卫生服务的向导。临床诊断是针对个体、疾病，而社区诊断是针对社区、群体健康状况、环境等，两者在评价对象、关注点、资料收集、评价方法、结果、处理及效果评价等方面存在着明显差异（表4-2）。

▼ 表4-2　社区诊断与临床诊断的对比

对比项目	社区诊断	临床诊断
对象	社区人群与环境	个人
关注点	社区现象或事件、人群反应、健康状况	症状
资料收集	社区文献资料、现有资料、健康档案、社区调查	主诉、现病史、既往史、个人史、手术史、家族史等
评价方法	定性和定量研究、统计学分析方法、因果分析图	物理检查、实验室检查
结果	现存社区健康问题、明确现有卫生资源等，找出导致健康问题的原因	确定病名，找出病因
处理	形成初步的卫生服务需求、优先解决的主要健康问题，制定社区卫生服务计划，实施干预措施	根据疾病诊断，开具处方或提供治疗方案
效果评价	社区层面预防疾病，促进健康	个体层面治愈疾病或缓解病症

二、社区诊断的目的与意义

（一）社区诊断的目的

社区诊断为卫生政策制定、合理利用社区卫生资源提供重要依据，其目的主要包括：

1. 发现社区存在的主要健康问题 通过一定的方式和手段，在掌握大量的生命统计、健康问题、社区的家庭结构、生活周期及功能、社区居民对卫生保健的认知、态度、卫生资源、卫生服务利用等资料的基础上，找出影响社区居民的主要卫生问题，分析其影响因素。

2. 明确社区居民的卫生服务需求 在社区卫生诊断过程中，可通过对居民健康状况以及现有卫生服务利用状况的分析，了解居民的卫生服务需求，目前提供的卫生服务在数量和质量上是否满足了居民的需求，从而为拓宽医疗卫生服务的范围或调整卫生服务结构提供依据。

3. 确定社区需要优先解决的卫生问题 通过社区卫生诊断，不仅可以找到现存的社区主要卫生问题，而且可以对这些问题的影响范围和影响程度做出科学合理的评价，结合社区资源的实际情况，确定哪些卫生问题需要优先解决。

4. 为制定社区卫生服务计划提供资料 社区诊断是社区卫生工作周期中的一个重要环节。社区卫生工作是一个循序渐进、周而复始的过程，包括社区卫生诊断、社区健康计划的制定、实施、监测与监督、效果评价等。社区诊断的结果可以帮助制定社区卫生服务计划，确定应该从哪些方面着手改善卫生服务，从而推动和完善社区卫生服务工作。

（二）社区诊断的意义

社区诊断的意义在于：① 有利于政府及有关部门编制社区卫生规划、合理配置卫生资源与决策；② 有利于针对性地解决本社区主要健康问题；③ 有利于提高社区卫生服务的供给与利用能力；④ 有利于发挥社区各类相关可利用资源的综合利用效益；⑤ 有利于评价卫生工作的成效，保证社区卫生服务健康、可持续发展。

三、社区诊断的内容

（一）社区人群健康状况

社区人群健康状况主要包括社区人口学资料、疾病流行病学特征、健康行为等。

1. 社区人口学资料 包括：① 人口数量：户籍数、常住人口数、流动人口数；② 人口结构：包括年龄、性别、民族、职业、文化程度、就业人群、赡养人群构成等；③ 人口动态变化情况：出生率、死亡率、人口自然增长率等。

社区人口学资料对卫生服务指导意义在于：社区特征、人群结构等会导致居民需求、服务内容的不同，掌握社区人口学资料可以更好指导社区卫生服务机构的服务模式。例如，对于人口老龄化严重的社区，社区卫生服务工作重点在于如何防治老年疾病、提升老年人生活质量；对于文化程度较低、年轻务工人员较多的社区，应多开展性教育科普讲座和心理咨询等，同时多采取通俗易懂、群众喜闻乐见的形式开展相关活动。

2. 疾病流行病学特征 ① 居民现患疾病情况：主要指标有人群常见疾病谱、慢性病患病率、居民2周患病率、住院率与平均住院日、就诊疾病谱等；② 死亡率、死因构成比：主要指标有新生儿死亡率、婴儿死亡率、孕产妇死亡率、各年龄段死亡率、死因谱等；③ 卫生服务需求与居民满意度：居民对社区卫生服务需求与利用情况、会诊与转诊情况、居民满意度，以及社区卫生服务的及时性、可及性等；④ 其他健康问题：损伤与中毒情况、居民生活质量、心理健康状况、疾病负担等。

疾病流行病学特征对卫生服务指导意义在于：可以明确社区主要健康问题、危及生命的疾病谱、分布特征，以及居民就医行为和习惯、居民关注的健康问题、满意度等，从而指导社区卫生服务机构有针对性地开展相关工作。

3. 健康行为分析 ① 社区居民存在的健康危险因素：吸烟、饮酒、超重、缺乏运动、膳食结构不合理、工作强度高、压力大、性格特征等；② 社区居民健康素养水平，对健康知识知晓情况、态度、行为等；③ 居民的生活、工作、所处环境等对健康的影响。

健康行为分析对于卫生服务指导意义在于：可以掌握影响居民健康的危险因素，分析社区主要健康问题产生的原因，为社区采取相应干预措施奠定基础。

（二）社区环境状况

社区环境包括自然环境和人文社会环境。

1. 自然环境 包括：① 社区类型，如城市社区、农村社区、企业社区、机关社区等；② 地形、地貌、地理位置等特征；③ 自然资源情况等。

2. 人文社会环境 包括社区经济发展水平、人均收入、居住条件、营养状况、教育水平、风俗习惯、人口稳定性、家庭结构和功能、生活环境、社区治理能力等。

（三）社区资源

社区卫生服务资源不仅来源于医疗卫生机构，还来源于政府、社区其他组织和机构、社区居民参与等。社区卫生服务机构医务人员的一项重要技能是善于发掘、利用社区各种资源，借助团队力量解决社区健康问题。社区资源主要包括以下几个方面：

1. 经济资源 是指社区整体经济状况及其发展趋势、卫生经费投入占比、产业结构、公共设施、交通状况等。经济资源的丰富程度、分布状况等直接影响卫生服务的提供和利用。

2. 机构资源 包括卫生机构和非卫生机构。

（1）卫生机构：是指各级卫生行政部门、医疗机构、疾控中心、疗养院等。

（2）非卫生机构：主要指社会福利机构、慈善机构、文化教育机构、各种社区团体（如工会、协会、宗教团体）等。

对这些机构资源的开发和利用，可以更好地为社区卫生服务机构提供资源和保障、助力开展健康管理工作。

3. 人力资源 包括卫生专业技术人员，如医生、护士、药剂师、营养师、卫生保健提供者；卫生相关人员，如行政人员、社区志愿者、居委会成员等。要确保各类卫生专业技术人员数量及其与居民人口数比例适当。人力资源的数量、质量、工作效率等在社区健康管理中发挥重要作用，是社区卫生服务的基石。

4. 社区动员的潜力 是指在医疗卫生服务中，社区内可动员的人力、物力、财力、技术和信息等，包括社区意识、政府和机构等支持力度、居民参与度、各级部门和机构的关注度等，它是决定实施社区健康行动计划成功与否的关键所在。社区卫生服务工作不仅是卫生部门的职责，更是全社会的责任。社区卫生服务机构医务人员要善于开发领导层，积极争取领导的理解与支持，做好宣传和组织协调工作，动员社区各方力量广泛参与。

四、社区诊断步骤

（一）明确社区诊断目标

目标既可以是全面、综合性的，如诊断社区居民的卫生服务需求，也可以是特异性的，如高血压预防控制等，目标的确定有助于选定社区诊断的方法。

（二）确定目标社区和目标人群

目标社区可以根据地理区域或特定人群来确定，如城市的街道或机关单位等；目标人群可根据社区诊断目的和内容来界定，如社区全人群、某年龄段人群、特定人群等。

（三）收集资料

收集完整、可靠的信息资料是正确进行社区诊断的前提。社区诊断所需收集的资料类型与范围，主要依据研究目的来确定，既可以是定性资料，也可以是定量资料；既可以是人口学特征资料，也可以是特殊资料。

1. 资料类型与来源　资料类型主要有以下两种：

（1）现有资料：① 常规统计报表，如疾病统计资料、人口学资料、经济资料等；② 工作记录，如门诊日志、住院病历、健康档案、卫生监测记录等；③ 既往开展的调查，如普查资料、筛查资料、健康体检资料等。

从行政主管部门可以获得人口、经济、资源、环境等方面资料，从卫生部门可以获得医疗卫生保健方面资料（表4-3）。优点是方便、易得，缺点是资料完整性、准确性、针对性较差。

▼ 表4-3　社区诊断现有资料来源汇总表

来源渠道	内容	注意事项
疾病预防控制中心	生命统计资料 出生、死亡资料 疾病现患率 疾病监测资料	标准的统一性 死因诊断依据 资料分母的定义与范围覆盖人口面和代表性
企事业单位和学校	健康体检记录	诊断标准
科研院所	疾病现患及危险因素的调查研究结果	标准统一
政府部门	有关政策、组织、机构的文件	日期、有效期、保密性
公安局、统计局	人口学资料	标准化与可比性
交通管理局	交通事故登记资料	分类与标准

（2）社区专题调查资料：是指针对社区某一问题开展的专项调查，如社区居民健康状况、危险因素、社会经济状况等。优点是针对性强、准确性高，缺点是需要耗费大量人力、物力、财力。

2. 资料内容　根据社区诊断目的，收集相应资料，一般包括以下几方面内容：

（1）社区健康状况资料：如出生率、患病率、发病率、病残率、死亡率、死亡原因、平均期望寿命、因病休工天数、因病卧床天数等。

（2）卫生资源及其利用情况资料：如卫生费用数量及来源、医疗卫生服务机构数量与分布、卫生技术人员数量与组织结构、居民对卫生资源可及程度等。

（3）社区卫生服务利用资料：如就诊人数、急诊人数、住院人数、年住院率、平均住院天数、影响居民门诊和住院利用的因素等。

（4）居民生活方式资料：如居民营养状况、健康素养、自我保健意识与能力、运动、吸烟、饮酒、滥用药物情况等。

（5）社区背景资料：如地理位置、自然资源、风俗习惯、交通状况，以及社区内政府机构、各类民间团体、学校和幼儿园数量及分布等。

（6）社会和经济指标资料：如经济收入、就业、生活环境与条件、生活秩序、业余文化生活等。

（7）人口学资料：如社区人口数、性别、人口结构、职业特点、文化程度、重点人群和高危人群类型和数量等。

（四）确定社区需要优先解决问题的顺序

一个社区通常面临众多健康问题，而有限的卫生资源不可能在短时间内解决所有问题，因此，必须依据现有资源和能力、居民需求、面临的主要健康问题等，确定解决问题的顺序，利用有限资源最大限度地实施干预措施，以达到预期目标。

确定优先解决问题顺序时，应遵循以下几个基本原则：

1. 普遍性　需优先解决的健康问题具有共性，在社区人群中普遍存在，通常是以某种健康问题发生的频率如发病率、患病率高低来表示。

2. 严重性　该健康问题对社区居民健康状况影响较大，后果较为严重，如慢性病所致的生活自理能力丧失、生活质量下降、家庭负担过重，某些传染病所致的终身残疾、死亡率增高等。

3. 紧迫性　该健康问题已引起政府、社区居民强烈关注，国家出台相关政策要求必须在近期内得到解决的问题，如儿童脊髓灰质炎疫苗的强化免疫、新型冠状病毒疫苗免疫接种等。

4. 可干预性　该健康问题有切实可行的措施并且在现有资源和能力范围内能够解决或改善，如通过健康教育、定期测量血压等措施，改变社区居民不良生活行为习惯、定期监测血压，以达到控制血压和降低心脑血管疾病发生的目的。

5. 效益性　是指在相对固定的资源条件下，解决该健康问题能取得较好的社会效益和经济效益，即具有较高成本效益。如新生儿接种乙型肝炎疫苗可以预防乙型肝炎发生，降低乙型肝炎发病率。

（五）做出社区诊断

通过对调查后获得的信息分析总结，可以发现社区存在哪些主要健康问题，做出诊断并形成最终社区诊断报告。撰写社区诊断报告时要遵循实事求是、共性与个性相结合、重点突出、注重干预措施可行性和可操作性等原则，基本内容至少包括以下几个方面：

1. 开展社区诊断的背景　如社区一般情况简介，开展社区诊断目的与意义。

2. 社区诊断内容　包括：社区主要健康问题是什么；该问题严重程度、影响范围、涉及人群；引起该问题的主要原因和次要原因；哪些是可变因素、哪些是不可变因素；该问题对其他问题的影响，与社区优先领域、关心问题的关联度等。

3. 社区健康问题的解决措施 该问题具体解决措施和方案；涉及的资源；面临的问题和解决措施；社会动员解决该问题的可能性等。

五、社区诊断常用的研究方法

社区诊断的研究方法通常采用定性研究和定量研究相结合的方法。

（一）定性研究

社区诊断并非一定要通过大样本定量研究才能获取资料，有时社区医务人员在日常工作中通过与当地知情者进行广泛深入访谈，即可获得社区有关资料。其特点是主观性强，研究结果不能以数据来表示，但能获得深入的信息，对所研究问题具有探索性意义。常用的方法主要有：

1. 观察法 是指直接观察事物或研究对象来收集数据的方法，是收集非言语行为资料的重要手段，可分为参与性观察和非参与性观察两种。

（1）参与性观察：是指研究者参与到研究对象生活中，通过仔细观察和体验，获取研究对象的特征、态度、生活行为习惯、与健康有关的第一手资料等，研究者从社会学角度揭示所要研究问题的影响因素，探讨这些因素与其他因素间的相互关系及意义。

（2）非参与性观察：是指观察者仅以一个旁观者身份出现，只观察事件的发生情况，而不参与其中。

运用观察法搜集资料的过程中，主要应用"眼观"和"手记"，遵循全方位和求实原则。

1）优点：① 可以获得鲜活、生动的资料；② 伸缩性较大，有充裕时间与被观察者接触；③ 能发现一些现象的倾向性，有利于开展纵向研究；④ 可以发现研究对象的表述与实际情况之间的差别，最大限度地减少和控制定性研究的偏差。

2）缺点：① 观察者须掌握地方方言并要有较高的调查技巧；② 大多数观察者难以控制环境因素；③ 难以了解被观察者行为的深层次原因。

2. 深入访谈法 是指调查员事先拟定好访谈提纲，通过与研究对象面对面深入交谈了解其对某些问题的想法、感觉、行为方法等，能够较好地发掘现象背后深层次的原因，形式可以是个人访谈，也可以是集体访谈，具有较大灵活性与开放性，访谈时间以30～60分钟为宜。

3. 专题小组讨论 是指通过召集同类人员就某一研究议题进行深入讨论，目的是利用小组成员间相互启发、共同讨论的特点来发掘现象背后的原因，常用于收集基线调查资料或者评价某项目的进程和结果。小组成员数量依据访谈对象相似程度而定，一般每个小组以8～10人为宜；成员一般采取非概率抽样方法来选择，尽可能照顾到样本的代表性；成员应有共同特征或共同兴趣，年龄、性别、资历等相对集中，彼此间最好不熟悉；小组成员必须对所涉及的议题发表意见，且乐于与其他参与者交流。讨论在宽松的氛围中进行，确保参与者能够充分表达自己的想法，时间以1.0～1.5小时为宜。

4. 选题小组讨论 是一种程序化的小组讨论，目的是寻找问题，并把所发现的问题按重要程度排序。选题小组一般由6～10人组成，在主持人给出要讨论的问题后，互不交谈，每人在一张纸上列出自己认为重要的几个问题，然后由一人统一将每个人的问题写在一张大纸或黑板上，每人再从小组列出的所有项目中挑出自己认为重要的10条并排序，最后主持人收集每人的排序结果进行统计，结果代表小组的共同意见。该方法的优点是每个人都有平等表达意见的机会，且受他人的影响较小，缺点是受参与者文化水平的制约。

（二）定量研究

定量研究通常是以问卷调查形式收集有关疾病、健康、医疗服务等信息，又称为问卷调查法。其特点是标准化和精确化程度较高，逻辑推理比较严谨，可检验性强，因而更客观、更科学。常用方法有：

1. 访谈问卷法　是指调查者根据事先设计的调查表或问卷对被调查者逐一询问来收集资料的方法。

（1）优点：① 具有一定的灵活性；② 对调查对象文化程度要求不高；③ 具有较高应答率；④ 可以观察到许多非文字方面的资料；⑤ 可以控制访谈环境；⑥ 可列入较复杂的问题。

（2）缺点：① 需要耗费较多时间、人力和物力；② 容易出现访谈偏误，有时被访者对一些敏感问题不愿配合或进行不真实回答；③ 保密性差；④ 适用范围受地理因素影响，有一定局限性。

因此，该方法通常在一些样本需求较大且调查对象较为集中的调查中应用较为广泛。

2. 自填问卷法　是指调查对象按照研究者设计的问卷及填写要求，根据自己的实际情况或想法，对问卷中提出的问题逐一填写，收集有关信息资料的过程。

其特点包括：① 涉及交通和现场组织工作，在时间和费用上可能比信访法多，但比访谈法少；② 要求调查对象具有一定的阅读、理解和书写能力；③ 具有一定灵活性；④ 可控制填写问卷环境；⑤ 问卷的回收率较高，可保证样本的代表性；⑥ 可发现遗漏和回答错误的问题，并进行及时修正；⑦ 有一定匿名性，但不如信访法。该方法不适用于调查对象居住较为分散的调查。

3. 信访法　是指研究者将设计完毕的问卷邮寄给被调查者，由被调查者按照要求自己填写完后再回寄给研究者而获取有关信息资料的方法。

（1）优点：① 节省经费和时间；② 具有较好的匿名保证；③ 调查对象不受地理因素影响，适用于调查对象居住较为分散的调查；④ 可避免访谈偏误。

（2）缺点：① 缺乏灵活性；② 无法控制答卷环境；③ 回收率较低，很难保证样本的代表性；④ 问卷中无法列入一些较为复杂的问题。

4. 网络问卷法　是指调查者通过网络邀请调查对象自填问卷，属于自填问卷法在线调查的一种形式。随着网络已经成为人类生活中不可缺少的一部分，这类问卷法越来越得到广泛应用。

（1）优点：① 资料收集的范围广泛，不受地域、种族、年龄等限制；② 短时间内可以收集大量数据，具有高效性；③ 通过设置精确定位目标人群；④ 编辑功能能够根据需要随时调整问卷内容，灵活性好；⑤ 成本较低；⑥ 有自动化数据收集和分析功能。

（2）缺点：① 需要专业人士设计调查问卷；② 有时难以获得足够样本量；③ 没有网络或不擅于应用网络者无法应答；④ 质量控制较难。

第三节　社区导向的基层医疗保健

社区导向的基层医疗（community oriented primary care，COPC）是全科医生提供社区健康照顾的一种重要工作方式。早在20世纪50年代，南非和以色列就开始了COPC的尝试。20世纪70年代初，Sidney Kark和他的同事陆续报道了他们在南非和以色列的实践经验，并提出了COPC的概念。Kark等认为，社区中的健康问题与社区的生物性、文化性、社会性等特征密切相关，基层医疗保健不应仅局限于患者和疾病上，而应把服务的范围从传统的临床方面扩大到流行病和社区方面。20世纪80年代，COPC在美国兴起，目前，许多国家的基层医疗卫生机构已广泛开展和实施COPC模式。

一、COPC的定义与基本要素

（一）COPC的定义

COPC是一种将社区和个人的卫生保健结合在一起的系统性照顾策略，在基层医疗中重视社区、环境、行为等因素与个人健康的关系，把服务范围由狭小的临床治疗扩大到用流行病学和社区医学的观点来提供完整的照顾。它将以个人为单位、治疗为目的的基层医疗与以社区为范围、重视预防保健的社区医疗卫生有机地结合，进行协调性、连续性的医疗卫生保健服务。例如，对于社区糖尿病患者的防治目标是控制血糖、预防并发症的发生，在个人层面，主要措施是根据病史、体格检查、实验室检查等做出临床评价，从饮食、运动、健康宣教、药物、血糖监测上进行管理；而在社区人群层面，需要识别血糖控制较差的人群，调查其原因，并制定干预计划及改善这些人群的健康。同时，对于所有糖尿病患者每年进行相关检查，确定血糖控制、并发症发生等情况。根据COPC模式，人们期望不仅要为高危人群和患者提供医疗服务，更要预防糖尿病的进展和并发症的发生。

（二）COPC的基本要素

COPC一般包含三个基本要素：一个基层医疗单位（如街道社区卫生服务中心或乡镇卫生院）、一个社区内特定人群和一个明确的解决社区主要健康问题的实施过程。COPC是立足于社区、以预防为导向、为社区全体居民提供服务的新型基层医疗模式，其重心是社区卫生保健。

（三）COPC的基本特征

概括起来主要有以下几个基本特征：① 将社区医学的理论和方法与临床技能相结合；② 通过社区诊断确定社区健康问题及其影响因素；③ 运用社区资源实施社区健康项目干预并予以评价；④ 所开展的项目是为社区全体居民的健康负责，应同时关注就医者和未就医者；⑤ 社区参与；⑥ 保证医疗保健服务的可及性和连续性。

二、COPC的实施步骤

COPC是基层医疗实践，也是动员全社会共同参与社区人群健康保健的系统工程。COPC的实施过程包括以下五个步骤：① 明确社区、人群和基层医疗卫生单位；② 确定社区主要健康问题；③ 制定健康保健干预计划；④ 实施健康保健计划与质量控制；⑤ 对实施效果进行评价。实际上，COPC的实施就是一个不断提高社区居民健康素养的过程，循环往复，发现健康问题后，通过制定计划、实施、控制和评价不断进行解决，同时又发现新的健康问题，然后又进入新一轮的COPC实施过程（图4-2）。

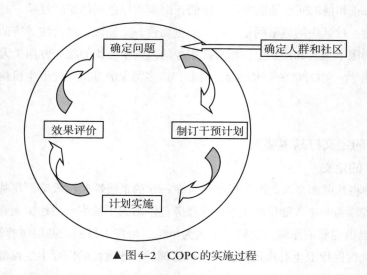

▲ 图4-2　COPC的实施过程

（一）社区导向的基层医疗实施过程

1. 明确社区和社区人群范围　实施COPC时首先要确定社区的范围，如将某个街道或乡（镇）确定为一个社区。在确定社区人群时，全科医生要考虑到整个人群，可以列出社区人群中每个成员的清单，描述他们的社会人口学特征、文化水平，以及健康相关行为（health-related behavior）等。同时，还要确定一个主要负责实施COPC的基层医疗单位，例如街道社区卫生服务中心为负责实施COPC的基层医疗单位。

2. 确定社区主要健康问题　人群一旦确定，全科医生应综合运用流行病学、卫生统计学等方法，评价社区人群的健康状况和卫生服务状况，确定主要的健康问题，然后综合考虑社区居民健康问题的严重性、普遍性、可控性、可行性及可利用资源等，确定优先解决问题的排列顺序，集中解决一个或几个问题。一般在专家指导下从事这项工作，以保证其科学性。

3. 制定社区干预计划　包括确定目标、干预目标人群、干预时间、干预措施、实施的策略和方法、质量控制等方面。

任何一个有价值的社区健康干预项目都必须有明确的目标，它是计划实施和效果评价的依据。目标通常包括总目标和具体目标，总目标是指计划的最终结果，它是宏观的、方向性的，例如，高血压社区健康干预计划中，总目标是"提高高血压达标率，减少高血压并发症，提高高血压患者生活质量"；具体目标是对总体目标进行具体化、量化的表述，采用SMART原则：具体的（special）、可测量的（measurable）、可完成的（achievable）、可信的（reliable）和有时间性的（time bound）。例如：某社区高血压患者健康干预项目实施1年后，使65%的高血压患者能有效地控制血压，80%的高血压患者能够遵医嘱服用降压药。

具体来说，干预计划必须能回答以下五个问题：谁来做以及对谁做（who）、实现什么变化（what）、在多长时间内实现这种变化（when）、在什么地点及范围内实现这种变化（where）、采取什么方式做（way），即"5W"问题。

4. 计划实施 COPC方案的实施需要注意：① 进行广泛的群众宣传，以调动全体居民的积极性，主动配合COPC的实施；② 积极争取各相关职能部门的支持；③ 在实施前建立质量监控的技术和评价方法，加强监控；④ 实施中要及时追踪检查，发现问题后及时调整实施方案。实施COPC项目的负责人应有较强的社会工作能力，一般由基层医疗单位负责人和社区管理机构的领导共同承担。

5. 计划评价 项目评价是实施COPC循环的最后一步。根据预先确定的目标，对实施项目的各项活动的适合度、效率、效果、费用等进行分析比较，判断项目中设定的目标是否达到，以及达到什么程度，为决策者提供有价值的反馈信息，以改进项目的实施。COPC项目的评价包括过程评价、效果评价和影响评价。

（1）过程评价：是指将干预项目实施情况与制定的目标和计划进行比较，检查计划执行的动态过程。它贯穿于项目的每一个阶段之中，目的是通过监测和评价各阶段活动的进展情况、干预活动的效果等进行信息反馈，对及时了解项目实施的进展、调整不符合实际的计划、确保项目的成功非常重要。

（2）效果评价：主要是判断干预措施对人群健康的影响程度，评价计划是否达到干预的目的，可用各项健康指标的改善程度来评价是否已经达到计划要求的水平，如对目标人群的知识、态度和行为改变的作用、政策的变化、居民的满意度，以及计划实施的成本效果分析，即项目执行后的直接效果。

（3）影响评价：是评价项目实施后对最终目的或结果的作用，即项目执行的长期效果，如患病率或健康状况的改变、生命质量是否改进等。评价必须针对整个人群，同时还应包括对计划实施后正面和负面的影响。

（二）COPC分级

由单纯的医疗服务发展到COPC模式，需要有一个渐进的过程，尤其需要全科医生转变观念，更新知识和服务技能。根据COPC实施的情况，一般分为5个等级，其中0级是COPC的原始阶段，4级是COPC的理想阶段，也是COPC实施的最终目标。

0级：未开展COPC，无社区的概念，不了解所在社区的健康问题，只对就医的患者提供一些非连续性的健康照顾。

1级：对所在社区的健康统计资料有所了解，但缺乏社区内群体健康问题的资料，根据医生个人的主观印象来确定健康问题的优先顺序以及解决方案。

2级：对所在社区的健康问题有进一步的了解，有间接调查得到的社区健康问题资料，具备制定计划和评价的能力。

3级：通过社区调查或建立的个人健康档案资料，已掌握所服务社区90%以上居民的个人健康状况，已针对社区内的健康问题采取措施，但缺乏有效的干预策略。

4级：对社区内每一位居民均建立个人健康档案，掌握每个人的健康问题，能采取有效的预防保健和疾病治疗措施，建立了社区内健康问题资料的收集渠道和评价系统，具备解决社区健康问题的能力和协调管理社区资源的能力。

三、全科医生在实施COPC中的作用及意义

（一）全科医生在实施COPC中的作用

社区导向的基层医疗服务是将预防医学的观念、流行病学的方法与为个人、家庭提供连续性、综合性和协调性服务的日常活动相结合，从个人服务扩大到家庭服务，又从家庭服务扩大到社区服务。通过实施COPC，全科医生主动服务于社区中所有个人和家庭，使其角色发生转变，功能也得以完善。传统的基层全科医生主要扮演治疗者的角色，面对的是个体患者，医疗实施是在诊所，而在COPC实施过程中，医生面对的是整个社区，不仅是医疗者，同时还是领导者、协调者、教育者、管理者和监督者等多种角色。COPC的实施需要团队合作和社区参与，充分体现了全科医疗的综合性和协调性服务的特点，是全科医生提供完整的社区健康照顾的重要手段。

（二）全科医生在实施COPC中的意义

1. 有利于实现居民健康保健服务一体化　通过提供以社区为导向的基层医疗服务，全科医生才能全面了解社区健康问题的性质、特点、居民就医行为等。医生在诊所或医院中所接触到的疾患或患者，仅仅是社区中所有健康问题或患者中的一小部分，大部分患者是通过各种形式的自我保健获得痊愈，没有得到全科医生的保健服务。通过COPC的实施，可以使社区居民获得全科医生医疗健康保健一体化的服务，同时在维护个人及家庭的健康方面，全科医生能够调动个人和家庭的主观能动性，使居民获得连续、全面的健康维护。

2. 有利于发挥社区资源的作用　社区是个人及家庭健康和疾患的重要背景，是全科医生服务的重要资源。只有在社区的背景下观察健康问题，才能完整、系统地了解个人及家庭健康和疾患所涉及的全部因素，在健康管理中不单要有"狭隘"的疾病观，更要全局性考虑所有因素，包括所处环境等，做到科学、客观地看待问题。

3. 有利于维护社区全体居民的健康　以社区导向的基层医疗要求全科医生同时关心就医者、未就医者以及健康者，只有这样，才能更有效地维护社区全体居民的健康。一方面，就医者不一定是有严重的健康问题，而未就医者未必问题不严重，反而其常常隐藏更多危险性或难以解决的问题。另一方面，对于维护社区健康来说，社区预防比个人疾病诊疗更有价值，容易取得单纯医疗保健服务难以达到的成效，也符合卫生经济学中的最佳效价比。

4. 有利于促进社区资源的合理利用　通过提供以社区导向的基层医疗，可以促进合理利用有限的卫生资源，并在动员社区内外医疗和非医疗资源的基础上，最大限度地满足社区居民追求高质量健康生活的需求。维护社区居民的健康不仅是医务人员的责任，也不仅是个人及其家庭的责任，是整个社区乃至整个社会的责任。社区居民、非卫生部门以及社会团体的积极参与可以弥补

卫生资源的不足，可以使维护社区健康的活动在有关政策、制度或其他行政干预的推动下成为全社区参与的群众性运动，最终获得单纯依靠医疗保健机构的努力无法取得的效果。对社区资源的利用程度是影响社区导向的基层医疗保健成败的关键。

5. 有利于控制各种疾病在社区中的流行　全科医生通过接触个别病例，可以及时地发现和预测有关疾病在社区中的流行规律和趋势，及早迅速采取有效的预防和控制措施，与疾病防控部门协作，及时阻止疾病在社区中流行。从个人及其家庭预测社区情况，又从社区预防的角度去维护个人及其家庭的健康，这是以社区为导向的基层医疗的重要特征。

学习小结

1. 社区是由若干社会群体或社会组织聚集在一个地域里所形成的一个生活上相互关联的大集体。开展以健康为中心，以人群为对象，以家庭为单位，以社区为范围的综合性社区卫生服务，可以解决80%以上的常见健康问题。

2. 社区诊断是开展社区卫生服务的向导，其基本步骤是明确社区诊断的目标、确定目标社区和目标人群、收集资料、确定社区需要优先解决问题的顺序、做出社区诊断。只有通过社区诊断，才能根据社区居民的需求，制定出有效、可持续的社区卫生服务计划。全科医生应能够结合社区的实际，学会做社区诊断。

3. 社区导向的基层医疗是一种将社区和个人的卫生保健结合在一起的系统性照顾策略，是在基层医疗中，重视社区、环境、行为等因素与个人健康的关系，把服务的范围由狭小的临床医疗扩大到从流行病学和社区的观点来提供照顾。它是全科医生提供社区健康照顾的一种重要工作方式。

4. COPC的实施过程包括明确社区以及社区人群范围、确定社区主要健康问题、制定社区干预计划、计划实施和计划评价。实际上，COPC的实施就是一个不断提高社区居民的健康素养和生活质量的过程。全科医生在实施COPC中发挥着重要的作用。

（尹朝霞）

1. 社区卫生服务中心在全科医疗服务实践中，如何将COPC模式应用于社区高血压病管理中？

2. 现在拟对某社区做个社区诊断，请设计一个实施方案。

3. 单选题

（1）社区诊断收集资料内容不包括
    A. 社区人口学资料
    B. 社区环境资料
    C. 社区卫生服务相关政策
    D. 居民生活习惯和行为
    E. 疾病流行病学特征

（2）下列不属于社区卫生服务内容的是
    A. 基本医疗
    B. 基本公共卫生服务
    C. 社区保健
    D. 陪护就诊
    E. 健康教育

（3）确定社区需要优先解决问题的顺序要遵循的原则是
    A. 花钱少
    B. 省人力
    C. 居民愿意
    D. 政府买单
    E. 紧迫性

（4）对所服务的社区，掌握了80%居民的个人健康状况，并具备评价的能力，属于COPC（　　）级
    A. 0级
    B. 1级
    C. 2级
    D. 3级
    E. 4级

（5）下列关于全科诊疗中常见健康问题特点的描述，正确的是
    A. 常为单一病种
    B. 以慢性非传染性疾病为主
    C. 一些为未分化疾病
    D. 心理疾病很少
    E. 病因单纯

单选题答案：（1）C；（2）D；
（3）E；（4）C；（5）C

以预防为导向的健康服务

05章

学习目标

知识目标	1. 掌握三级预防策略；临床预防服务的概念、原则和主要内容；健康教育计划的制定、实施和评价；健康素养的概念。 2. 熟悉全生命周期各阶段的保健重点和原则；疾病预防的策略和原则；理解提升居民自我保健意识的重要性。 3. 了解临床预防服务的意义和特点；全科医生在实施临床预防服务中的意义；社区居民健康素养培养的策略。
能力目标	1. 能在全科医学实践中能开展临床预防服务。 2. 能开展社区健康教育。
素质目标	树立防治结合的临床服务思维和理念。

第一节　概述

一、预防医学的概念

预防医学（preventive medicine）是现代医学的重要组成部分，是一门应用性学科。预防医学以个人、社区或某一确定群体为对象，目的是保护、促进和维护健康，预防疾病、失能和早亡。预防医学以环境－人群－健康为模式，针对人群中疾病发生发展规律，运用基础医学、临床医学和环境卫生科学理论、知识和技能研究社会和环境中影响健康和造成疾病的主要因素；运用流行病学和卫生统计学的原理和方法，探求病因和分析这些致病因素的作用规律，给予定量评价；并通过公共卫生措施实施干预，以达到保护健康和促进健康的目标。群体预防必须建立在个体预防的基础上，只有做好群体预防才能保证个体健康。

> **问题与思考**
>
> 随着人口老龄化、环境污染等因素，以慢性非传染性疾病为主的疾病正在严重地危害人们的健康，经验表明以治疗为主的医疗服务模式并不能有效缓解慢性非传染性疾病的蔓延趋势，而通过预防医学的手段和策略能够起到了很好的效果。
>
> 思考：以治疗为主的医疗服务模式为何不能有效缓解慢性非传染性疾病的蔓延趋势？

为了满足人民群众日益增长的卫生服务需求，我国在不同时期提出了与社会经济发展相适应的卫生健康工作方针。无论是在新中国成立初期提出的"面向工农兵、预防为主、团结中西医、卫生工作与群众运动相结合"的卫生工作方针，还是2016年8月习近平总书记在全国卫生与健康大会上提出的"以基层为重点，以改革创新为动力，预防为主，中西医并重，将健康融入所有政策，人民共建共享"的新时期卫生与健康工作方针，都包含了"预防为主"这一重要内容。预防为主不仅是我国卫生工作宝贵经验的总结与传承，也是世界卫生工作发展的潮流。坚持预防为主绝不能理解为临床治疗工作不重要，实践证明只有坚持预防为主，防治结合的健康管理服务理念，才能降低疾病的发病率和患病率，延缓病程的进展，减少不良的预后，降低疾病负担，提高人民群众的健康水平。

二、疾病的三级预防策略

由健康到疾病是一个连续变化的过程，在该过程中，个体健康危险因素不断累积、机体逐步失去代偿能力并出现病理变化和临床症状；而消除或减少健康危险因素的暴露，可避免疾病的发生或延缓疾病的进程。根据疾病发生发展的规律及健康影响因素的特点，一般将预防策略分成三级，即三级预防策略。

第一级预防（primary prevention），又称为病因预防，主要是针对疾病的危险因素或致病因子采取的预防措施，是预防疾病发生和消灭疾病的根本性措施。包括非特异性和特异性措施两大类。非特异性措施指培养和建立健康、科学和文明的行为生活方式，包括：① 合理营养和平衡膳食；② 进行适当的体育锻炼；③ 保持积极乐观的情绪和良好的社会心理状态；④ 开展个体健康教育及自我管理教育。特异性措施包括：① 婚前检查，以及妊娠期、儿童或老年等各期的卫生保健；② 计划免疫；③ 高危人群和职业人群的保护；④ 消除环境中的有害因素，如禁止吸烟；⑤ 卫生立法，如水和公共食品的安全立法等。

第二级预防（secondary prevention），又称临床前期预防，即在疾病的临床前期进行早期筛查，做到早发现、早诊断、早治疗的"三早"预防，以控制疾病的发展和恶化。早期发现疾病还包括对高危人群重点项目筛查及设立专科门诊等。实现"三早"工作的主要方法有社区宣传，提高疾病诊疗水平，建立灵敏度和特异度较高的筛检方法和可靠的疾病监测系统。对于某些有可能逆转、停止或延缓发展的疾病，"三早"预防策略显得十分重要。对于传染性疾病，除了"三早"，还需要做到疫情早报告、患者早隔离，即"五早"。

第三级预防（tertiary prevention），又称临床预防，是对已患病者采取治疗措施。机体对疾病已经失去代偿能力，将出现伤残或者死亡的结局，此时应采取有效措施防止出现并发症和伤残，促进功能恢复和心理康复；对丧失劳动力和残废者，通过康复医疗，尽可能地保护和恢复机体的功能，做到病而不残，残而不废，延长寿命和提高患者的生命质量。第三级预防的措施主要包括：① 疾病的临床规范治疗与管理；② 患者遵医行为的管理；③ 康复治疗、康复训练等；④ 假肢、矫正器、轮椅等应用；⑤ 支持性医疗和护理等。此外，并发症的抢救和处理，临终关怀等也是第三级预防的措施。

相关链接
5-1

WHO在《公共卫生的新挑战》中列举了一个形象的例子：在一条水流湍急的河面上，不时有人落水，河岸上的人便采取各种措施去救人，有人跳水去救，有人用船去救，还有人用直升机去救，但就是没有人去河流的上游看看究竟是什么原因导致人落水，随着时间的推移，救人者发现越来越多的人落水了。这个场景与目前全球面临的慢性病防控现状十分类似。慢性疾病通常由多种因素引起，病程较长，耗资巨大，其防治在短时间内难以见到明显的效果。根据慢性病的上述特点，WHO为慢性病预防与控制确定的战略目标是：建立全球性预防和控制慢性病的公共卫生方法，发展国际合作的预防活动，促进多数成员国采取行动，将慢性病的预防和控制作为卫生工作的重点领域，开展综合防治措施和多部门参与的活动计划，共同进行慢性病的预防与控制，改善人口的健康状况。从几十年慢性病防控的经验来看，应采取三级预防策略及健康促进为主导的慢性病社区综合防治策略。

三、全科医生在预防医学中的地位和作用

（一）全科医生的预防医学观念

《国务院关于建立全科医生制度的指导意见》中指出：全科医生是综合程度较高的医学人才，主要在基层承担预防保健、常见病、多发病诊疗和转诊、患者康复和慢性病管理、健康管理等一体化服务，被称为居民健康的"守门人"。近年随着慢性非传染病的进一步蔓延，越来越强调"医防融合""医防协同"的服务理念。全科医生的预防医学观念主要体现在：

1. 理解健康新观念　不仅关注躯体疾病，还需要关注心理和社会问题；不仅要关注健康人群，还要关注亚健康人群和高风险人群；采取以预防为先导的综合预防保健措施，认识和解决个人、家庭和社区的健康问题。

2. 在疾病与发病机制的认识上　应用生物–心理–社会医学模式，综合从人的自然属性和社会属性来研究疾病的病因与发病机制，利用"多因多果"的疾病因果观和防治结合的思维方法来研究健康及其影响因素。

3. 在服务对象上　针对社区所有的人群，不分性别、年龄、健康或疾病状态，以个体健康为中心、家庭为单位、社区为范围提供个体和群体相结合的预防保健服务。

4. 在服务策略上　着眼全社区，重点解决人群健康问题。通过社区诊断发现社区的健康需求和社区主要健康问题，制定综合性的预防保健计划，动员卫生和社会等资源，提供集预防、医疗、保健、健康教育、康复等为一体的综合预防服务。

（二）全科医生在预防服务中的地位

由于全科医生在社区工作的独特优势，可以将每一次诊疗服务都看作是提供预防保健的机会，在服务过程中贯彻预防为主的原则，实施以预防为导向的健康服务，满足服务对象的生理、心理和社会的多维需求。全科医生在预防服务中的优势地位主要体现在：

1. 工作场所的优势　全科医生立足于社区，与社区居民关系密切、接触也频繁，不仅提供首诊服务，还增加了社区居民机会性就医的机会，这为全科医生的预防性服务提供了机会。

2. 知识结构和技能训练的优势　全科医生所接受的教育和训练，使得他们既掌握临床知识和技能，又懂得预防保健知识和技能，为提供有针对性的预防服务打下了良好的基础；全科医生所具备的预防服务理念和技能，使他们在为患者提供治疗服务的同时，还可提供健康保健服务和康复服务等。

3. 服务时间和方式的优势　全科医生所提供的服务是贯穿人全生命周期的连续性照顾。在这个服务过程中，全科医生了解了个人、家庭和社区的背景资料，开展人的生命周期和家庭生活周期各阶段的健康危险因素的评价，制定规划性的预防服务计划，并落实和监督预防服务计划的实施和进行效果评价。

4. 资源协调的优势　全科医生在其预防服务中，不仅可以利用和协调医疗资源，为处于疾病/健康问题发生、发展不同阶段的人提供预防服务，必要时还可以协调社区和社会资源开展社区人群的公共卫生服务。

5. 医患关系的优势　全科医生由于其独特的工作方式，与个人及家庭在长期的服务过程中建立了良好的医患关系，因此全科医生可以通过这种彼此信赖的朋友式的医患关系，对个人及其家庭开展深入细致的健康教育，帮助个人、家庭改变不良的生活习惯和方式，实施全方位、立体化的预防保健服务。

（三）全科医生在预防服务中的作用

在全科医疗门诊服务中，预防性服务占了 6.3% ~ 8.4%。作为医疗保健系统及健康保险系统的"守门人"，全科医生是预防性服务的责任人，应参与预防服务的需求诊断、预防计划的制定、资源的协调、实施、监督和评价的整个过程。

1. 预防服务计划的制定者　全科医生在诊疗患者的过程中，除针对患者的需要与需求提供机会性预防之外，还应针对不同层次的个人、家庭和所服务的社区人群，制定出长期和短期的预防性服务计划，并认真贯彻执行每一项计划，同时开展过程和效果评估。

2. 健康维护的教育者　全科医生肩负着对社区、家庭和个人的三级预防任务，能够对三级预防措施进行合理的协调。如教育社区居民和就诊的患者，认识患病的原因，改变不良的生活方式，改善遵医行为；对常见病患者从生理、心理、社会三维角度展开研究、诊断、治疗，教育居民避免致病因素的危害；对慢性病患者，积极治疗、控制并发症，开展改变不良生活方式和提高生命质量的教育，建立社区防治管理与监控网络等。

3. 疾病预防的提供者　针对各种疾病的不同时期实施疾病预防并进行健康危险因素的评估、开展健康教育、引导正确的生活方式、定期预防接种、对传染病进行调查管理、参与社区卫生监督等；在与不同疾病患者进行交流的过程中，全科医生能够将患者的实际情况与有关疾病结合，提供科学的临床预防服务。

4.预防知识和信息的咨询者　全科医生的预防性服务包括对患者和健康人提出的关于生理-心理-社会问题的咨询，甚至有关疾病预防的相关法律法规和政策，以及疾病的社会预防措施及效果的信息等。

5. 效果的评价者　不论是个体预防措施还是群体预防措施，都应开展效果的评价，而全科医生正是效果的评价者。

第二节　临床预防服务

案例5-1 62岁的张先生在家里与邻居一起打牌时，突然倒在桌旁，神志不清，口角歪斜并昏迷，邻居们把他送往医院后抢救挽回了生命，但仍然留下了一侧肢体的行动障碍。据家属介绍，患者一向身体不错，5年前单位体检发现血压偏高，但一直没有坚持服药，由于没有不适，也很少监测血压。患者的哥哥前年发生过脑卒中，哥哥和妹妹都患有高血压；患者退休后生活越来越好，孩子们也很孝顺，平时经常买些烟酒来看他，家务也都是请钟点工代做，业余时间患者常玩牌到深夜，每日吸烟一包以上。患者以往的病历记录中，医生只注明了慢性浅表性胃炎，但未提及患者的吸烟史、家族史等问题，也未记录血压值。

思考：如果你是全科医生，在你的日常诊疗中，除了对于胃病的治疗，你认为还应了解患者哪些情况？

一、临床预防服务的概念、特点和意义

（一）临床预防服务的概念

临床预防服务（clinical preventive services）即临床预防，与传统的预防医学之间有着必然的、内在的和本质的联系。它们的目标一致，均以预防疾病、保持和增进人类健康为出发点。两者内容虽然相近，又相互交叉，但其侧重点和提供服务的场所均有所不同。McWhinney（1976年）指出，对于因不同原因前来就诊的患者，全科医生应主动评估危害其健康的各种因素，并加以处理，将预防性服务作为全科医生日常诊疗工作中的重要内容。因此，临床预防服务可以定义为：由医务人员在临床场所（包括社区卫生服务工作者在家庭和社区场所）对患者、健康者、无症状"患者"的健康危险因素进行评价，实施个体的预防干预措施来预防疾病和促进健康，提供融医疗、预防、保健、康复为一体的综合性卫生服务。它是在临床环境下第一级预防和第二级预防的结合。

为了做好临床预防服务，全科医生必须具有相关的知识和能力，包括：

1. 掌握相关的临床知识和技能，如一般体检、视力检查、乳房检查、妇科宫颈涂片、肛门直肠镜检查、疾病的鉴别诊断、健康危险因素的评价等。

2. 掌握基本的心理学知识和心理咨询技巧，善于利用行为科学的技巧，激励所照顾的不同对象接受医护人员的建议，采取健康的生活方式，改变不良的生活方式和求医行为。

3. 对预防性服务的作用应有深刻的认识。Wechsler等（1983年）发现，医生本身是否对预防医学有强烈的信念和兴趣，直接关系到他们能否在日常诊疗中为患者提供预防性服务。虽然大多数全科医生在他们的专业训练中加强了对预防医学的重要性的理论和实践的学习，有了深刻的认识，但即使是在美国，实际执行预防性服务的情况也并不令人满意。我国台湾地区对全科医生的一项调查表明，99.3%的全科医生认为他们有责任劝导患者接受健康的生活方式；而有60.8%的全科医生认为施行预防性服务会花费他们大量的时间，这是他们推行预防性服务的巨大阻力。

4. 具有良好的管理和协调能力，将临床预防与治疗工作相结合，成为健康促进的倡导者。

5. 在工作中既着眼于个体的预防，也要具备群体预防的观念和技术。

（二）临床预防服务的特点

临床预防需具有公共卫生的理念，但更多地使用临床医学的方法。与公共卫生相比，临床预防更强调个体化服务，而较少使用群体活动和法律手段来达到目的。与临床医学针对疾病的诊疗相比，临床预防更积极地关注疾病的预防。两者的服务对象亦不同：临床预防对有病或无病者均提供预防照顾，而临床医学一般服务已患病者。

概括来讲，临床预防具有以下特点：① 以临床医生为主体；② 临床预防服务更个体化，在患者诊疗过程中提供机会性预防（如一位49岁的女性患者，因"咳嗽、咳痰"来就诊，医生在明确诊断并做相应的处理后，还检查了她的病历，发现她近两年没有做宫颈涂片检查，就顺便做了宫颈涂片检查）；③ 防治结合；④ 所提供的预防性服务是综合性预防；⑤ 以慢性病为主的预防；⑥ 在社区中提供个体与群体相结合的预防。

（三）临床预防服务的意义

1976年，加拿大卫生福利部首先提出了临床预防，1979年正式出版了对78种疾病检测方法进行系统总结的报告。1984年，美国预防服务专家组系统总结了临床预防服务的措施及效果，提出临床预防服务方案，于1989年出版了《临床预防服务指南》，对169种预防措施进行了系统总结。《临床预防服务指南》在那之后不断更新，添加新的内容和建议。随着慢性病预防工作的深入开展，临床预防服务的重要性日益突出，在卫生服务中得到了较为广泛的应用，尤其在全科医学服务中，临床预防服务已成为其主要的工作内容之一。

临床预防服务由临床医生来提供临床预防，实现了治疗与预防一体化的医疗卫生保健服务，是当今最佳的医学服务模式。首先，临床医务人员占整个卫生队伍的大多数，人群中约有78%的人每年至少要去看医生一次，使其有机会与就医者进行面对面的交谈，如果每位医务工作者都能在医疗卫生服务过程中将预防保健与日常医疗工作有机地结合，进行个体化的健康教育和咨询，及时纠正就医者的不良生活方式，提高他们的自我保健意识和能力，可使其受益扩大。其次，临床医生与患者面对面接触过程中可以了解患者的第一手资料，所提出的建议有针对性，就医者对临床医生的建议或忠告有较大的依从性，并可通过随访进一步了解就医者的健康状况和行为改变情况。再次，许多预防服务，如宫颈脱落细胞涂片、乙状结肠镜检查、雌激素替代疗法等，只有临床医生才能开展。

二、临床预防服务的内容

临床预防服务主要针对健康人和无症状"患者"，因此，在选择具体措施时，应是医务人员能够在常规临床工作中提供的第一级预防和第二级预防服务。其服务的内容主要有：对求医者的健康咨询、筛检、免疫接种和化学预防和预防性治疗等。

1. **对求医者的健康咨询（health counselling）** 通过收集求医者的健康危险因素，对个体进行有针对性的健康教育，提高求医者自我保健意识，并与求医者共同制定改变不良健康行为的计划，督促求医者执行干预计划等，促使他们自觉地采纳有益于健康的行为，消除或减轻影响健康的危险因素。健康咨询是一种特定的干预方式，是全科医生日常医疗实践的组成部分。通过健康咨询改变就医者的不健康行为是预防疾病最有效的方式，是临床预防最重要的内容之一。根据当前疾病主要以不良行为生活方式导致的慢性非传染性疾病为主的现状，建议开展的健康咨询内容主要有：劝阻吸烟、倡导有规律的身体活动、增进健康饮食（平衡膳食、避免三餐无规律、防止偏食及节食等）、保持正常体重、预防意外伤害和事故、预防人类免疫缺陷病毒（human immunodeficiency virus，HIV）感染以及其他性传播疾病等。

健康咨询的基本方法包括：

（1）评估（assess）：在相互了解的基础上，耐心倾听，尽可能收集健康的相关信息并且进行分析和评估。

（2）劝告（advise）：提供促进健康和疾病预防等方面的知识，劝告其改变不良生活方式，以避免健康风险。

（3）达成共识（agree）：根据服务对象的兴趣和能力，与服务对象协商共同设定可行的目标。

（4）协助（assist）：在服务对象知情、自愿的情况下，帮助其制定行为改变的策略、计划或指南并监督执行。

（5）随访（follow-up）：与服务对象一起制定随访计划，评价实施效果，必要时调整执行方案，鼓励执行，坚定信心。

2. 筛检（screening） 指运用快速简便的测试、体格或实验室检查等方法，在健康人群中发现未被识别的可疑患者、健康缺陷者及高危个体的一项预防措施。筛检不是诊断试验，仅是初步检查，是一种早期把健康人和患者（疑似患者、有缺陷的人）区别开来的方法。对筛检试验阳性者，还应进一步确诊和给予必要的治疗。筛检的目的主要在于早期发现某些可疑疾病，以便进一步诊断、治疗，这属于第二级预防范畴。此外，筛检还可用于发现处于高危因素的人群，以便能早期发现危险因素，避免疾病的发生，达到第一级预防的目的。

筛检是早期发现和早期诊断的重要手段，但并不是所有的健康问题和疾病都适合筛检，筛检的原则包括：① 所筛检的疾病或缺陷是某地区目前最严重，且影响范围较广的公共卫生或健康问题；② 所筛检的疾病的自然史明确，包括从潜伏期发展到临床期的全部过程；③ 在筛检疾病的患者身上应有早期可识别的症状、体征或生理、生化、免疫等可测量的标志；④ 筛检的疾病应有有效的治疗方法；⑤ 筛检的方法须简单、灵敏度和特异度均较高，安全度也较高，且群众易接受；⑥ 筛检费用应低廉，当地也有可利用的资源。总之，重要性、可行性、成本－效益比都应是筛检要考虑的原则，并且这些原则都应有充分的证据。

筛检的方法包括：① 定期健康检查，是指通过医学手段和方法对受检者进行身体检查，了解受检者健康状况、早期发现疾病线索和健康隐患的诊疗行为，又称为预防保健性体检；② 周期性健康检查，是指运用格式化的健康筛查表，由医生根据就诊者不同年龄、性别、职业等危险因素，为个体设计健康计划，具有针对性强和个性化的优点，有利于早期发现健康问题、效率高、效果好；③ 机会性筛查，是对就诊患者实施的一种检查、测试和问卷形式的调查，目的是发现患者就诊原因以外的其他疾病或健康问题（如全科医生对咳嗽患者测量血压以筛查高血压）。

需要特别说明的是，周期性健康检查是按年龄和性别而进行的预防为导向的措施。加拿大和美国对于老年、儿童和妇女围产期保健都有相应的特殊检查内容，并且其服务内容也会随着新的证据的出现而改变。目前我国还没有统一的周期性健康检查内容，但各地区根据实际情况，提出了一些可参考的建议：

（1）青少年体检：青少年身体处于发育期，容易发生各种先天性疾病及传染性疾病、营养素缺乏、视力障碍等。青少年的体检一般由校方负责，每年学校组织1～2次健康检查。尽管青少年在升学过程中有严格的体检，但也不要忽视常规的体检。儿童青少年体检适宜项目有：① 身高、体重；② 血压、脉搏的测量；③ 视力检查；④ 乙肝、肝功能；⑤ 微量元素检测，如血铅；⑥ 先天性疾病筛查；⑦ 骨龄测定；⑧ 血脂等。

（2）成人体检：人到成年后，身体机能处于成熟期，容易受到各种压力的影响，出现各种疾病。成人易患的疾病有：传染性疾病如肺结核、病毒性肝炎、贫血、胃肠炎、结石、神经衰弱及女性妇科炎症等。

1）成年男性体检适宜项目：① 实验室检查项目，包括胸透、心电图、超声波、血脂、肝功能、乙肝三系、血常规、尿常规等；② 血压测量，35岁以上成人应每年至少测量一次；③ 牙科检查（每半年进行一次）；④ 视力及眼底检查，中年人应每年检查眼底一次；⑤ 甲胎蛋白检测，40岁后，应每年检测一次，如为患乙型肝炎者，则应半年检测一次；⑥ 前列腺检查等。

2）成年女性体检适宜项目：在成年男性体检适宜项目基础上，增加：① 妇科检查（每年一次），包括宫颈涂片、盆腔检查、乳房检查及腋下、锁骨上等部位淋巴结检查；② 皮肤癌检查，25岁以后每年一次等。

3. 免疫接种（immunization） 指将抗原或抗体注入机体，使人体获得对某些疾病的特异性抵抗力，从而保护易感人群，预防传染性疾病的发生。免疫接种是最有效的第一级预防措施，包括计划免疫和计划外免疫。免疫接种的实施必须要按照《中华人民共和国传染病防治法》《中华人民共和国急性传染病管理条例》《全国计划免疫工作条例》《计划免疫技术管理规程》《疫苗流通和预防接种管理条例》（2016年修订版）及《预防接种规范》等相关法律法规来执行。

计划免疫是根据疫情监测和人群免疫状况分析，按照规定的免疫程序，有计划地进行预防接种，以提高人群免疫水平，达到控制乃至最终消灭相应传染病的目的。原卫生部于2007年印发了《扩大国家免疫规划实施方案》，指出：在现行全国范围内使用的乙肝疫苗、卡介苗、脊灰疫苗、百白破疫苗、麻疹疫苗、白破疫苗等6种国家免疫规划疫苗基础上，以无细胞百白破代替百白破疫苗，将甲肝疫苗、流脑疫苗、乙脑疫苗、麻腮风疫苗纳入国家免疫规划，对适龄儿童进行常规接种。在重点地区对重点人群进行出血热疫苗接种；发生炭疽、钩端螺旋体病疫情或发生洪涝灾害可能导致钩端螺旋体病暴发流行时，对重点人群进行炭疽疫苗和钩体疫苗应急接种。通过接种上述疫苗，预防乙型肝炎、结核病、脊髓灰质炎、百日咳、白喉、破伤风、麻疹、甲型肝炎、流行性脑脊髓膜炎、流行性乙型脑炎、风疹、流行性腮腺炎、流行性出血热、炭疽和钩端螺旋体病等15种传染病。

国家免疫规划确定的疫苗是指政府免费向公民提供，公民应当依照政府的规定受种的疫苗，也称为第一类疫苗。

我国《扩大国家免疫规划实施方案》中明确指出了接种对象：现行的国家免疫规划疫苗按照免疫程序，所有达到应种月（年）龄的适龄儿童，均为接种对象；新纳入国家免疫规划的疫苗，其接种对象为规定实施时间起达到免疫程序规定各剂次月（年）龄的儿童；强化免疫的接种对象按照强化免疫实施方案确定；出血热疫苗接种为重点地区16~60岁的目标人群；炭疽疫苗接种对象为炭疽病例或病畜的间接接触及疫点周边的高危人群；钩体疫苗接种对象为流行地区可能接触疫水的7~60岁高危人群。

计划外免疫是指居民自愿受种的且费用自付的其他疫苗。常见的疫苗有不同的种类和作用（表5-1）。

▼ 表5-1 常见的几种计划外疫苗及预防作用

疫苗种类	预防作用	疫苗种类	预防作用
水痘疫苗	预防水痘	B型流感嗜血杆菌疫苗	预防B型流感嗜血杆菌引起的肺炎和脑膜炎
甲肝减毒或灭活疫苗	预防甲型肝炎	A群流脑疫苗	预防脑脊髓膜炎
麻腮风疫苗	预防麻疹、风疹、腮腺炎	狂犬病疫苗	预防狂犬病
流感疫苗	预防流行性感冒		

4. 化学预防（chemoprophylaxis） 指对无症状者使用药物、营养素（包括矿物质）、生物制剂或其他天然物质作为第一级预防措施，提高人群抵抗疾病的能力，防止某些疾病的发生。化学预防不仅是使用药物，还包括使用激素、维生素、无机盐、脂肪酸、氨基酸等营养素，以及生物制剂和天然动植物的提取物。化学预防是对健康人群和无症状患者进行病因预防，属第一级预防范畴，已出现症状的患者以及有既往病史的人使用上述物质治疗疾病不属于化学预防。

常用的化学预防方法主要有：对育龄或怀孕妇女和幼儿补充含铁物质，降低罹患缺铁性贫血的危险；在缺氟地区补充氟化物，降低龋齿患病率；孕期妇女补充叶酸，降低神经管缺陷婴儿出生危险；绝经后妇女使用雌激素，预防骨质疏松和心脏病；用阿司匹林预防心脏病、脑卒中等。化学预防必须在医务人员的指导下进行，使用雌激素或阿司匹林时尤其应注意其禁忌证和副作用。化学预防虽然在临床上应用较多，但对其应用的安全性和效果还有待研究和论证，社区的全科医生在选择应用时应充分考虑利弊，除了向患者解释预防作用，还应解释副作用。

5. 预防性治疗（preventive treatment） 指通过应用一些治疗的手段，预防某一疾病从一个阶段进展到更为严重阶段，或者预防从某一较轻疾病发展为另一较为严重疾病的方法。前者如早期糖尿病的血糖控制（包括饮食和身体活动等行为的干预及药物治疗）预防将来可能出现更为严重的并发症；后者如手术切除肠息肉，预防发展为大肠癌等。

三、临床预防服务的实施步骤和原则

（一）临床预防服务的实施步骤

1. 收集健康信息　收集个人健康信息是临床预防服务的第一步。健康危险因素是在机体内外环境中存在的，与疾病发生（尤其是慢性病）、发展和死亡有关的诱发因素。这类因素有很多，概括起来有环境危险因素、行为危险因素、生物遗传因素和医疗服务的危险因素。健康信息一般通过问卷调查、健康体检和筛查等获得，也可通过门诊、住院病历的查阅等获得，不论通过何种途径取得，其准确性都是首先需要保证的。临床预防服务中，一般通过门诊询问获得就医者的健康信息。

在临床预防服务过程中，由于时间的限制，通过门诊询问获得就医者的健康信息有其特殊的方式和技巧。在初次与患者接触时，有必要确定危险因素询问的主要内容，以求在与患者接触后能建立患者的危险因素档案。这些问题一般包括：吸烟、身体活动、日常饮食、性生活、乙醇和其他成瘾性药物的使用、预防伤害、口腔卫生、精神卫生及其功能状态、疾病的过去史和家族史中的危险因素、接触职业与环境的危险因素、旅游史，以及接受所推荐的筛检试验、免疫和化学预防状况等。一些重要危险因素的常见初筛问题见表5-2。

▼ 表5-2　重要危险因素的初筛问题实例

1.您吸烟吗？
2.您每天有多少时间进行身体活动？
3.最近24小时内您吃过哪些食品？
4.您的朋友中有婚外性生活的人吗？您是否有这种行为？您使用什么避孕措施？
5.您差不多每天喝酒吗？您的朋友中有使用海洛因或鸦片的人吗？您用过吗？
6.您一直遵守交通规则吗？您曾骑自行车猛拐、抢道吗？您曾经酒后驾车吗？您是否曾乘坐由酒醉司机驾驶的汽车？
7.您每天刷牙吗？或隔多久刷一次？您的牙出血过吗？您最近一次看牙医是什么时候？
8.近来您的情绪怎样？
9.医生是否曾经诊断你患有心脏病、癌症、糖尿病，或者哪种传染病？
10.您是否有心脏病、癌症或糖尿病的家族史？
11.您目前从事何种工作？过去曾从事过什么工作？
12.您到过其他地方或其他国家吗？或正准备去什么地方或国家？
13.您最近一次参加的体检是在什么时候？查了什么？
14.您最近一次接受的免疫接种是在什么时候？是哪项免疫接种？
15.您服用雌激素吗？每天服用阿司匹林吗？

在以后与患者接触时，医生应简单复习病史记录，了解哪些危险因素在以前的应诊中已经讨论过，回顾患者在减少危险因素方面成功与失败的尝试，确定本次应诊时需注意哪些危险因素。有些病史记录封面内页有危险因素"存在问题目录"或上次应诊记录的提示，这将有助于提高临床预防服务的速度。如果患者在之前已成功地改变了某项危险因素，如停止吸烟，则在本次应诊

时，医生应提供积极的强化措施，并核实该患者有无反复。然后，寻找尚未询问的其他危险因素，确定本次应诊中值得注意的危险因素。

任何诊疗接触时，医生都应遵循尊重患者以及医学访谈的基本原则。包括确定与患者讨论的议程、应用开放式问题和保持目光接触等。在应诊过程中转到讨论行为生活方式的细节时，患者常无思想准备，因此在提出危险因素问题时患者可能会被突然转变的主题弄得不知所措，甚至会感到被冒犯，以致不乐于配合回答问题。在询问时，医生应注意患者的情绪反应，患者的措辞、语调、语音、语速和非语言性交流可能表示他们的不自在、不耐烦或不愿意讨论某种生活方式问题。及时识别这些反应，并向患者指出并与其共同分担是十分重要的。

2. 健康危险度评估　健康危险度评估（health risk appraisal，HRA）是一种用于描述和评估个体的健康危险因素所导致的某一特定疾病或因为某种特定疾病而死亡可能性的方法和工具。具体的做法是，根据所收集的个体健康信息，对个人的健康状况及未来患病或死亡的危险性用数学模型进行量化评估。这种分析过程的目的在于估计特定时间发生某种疾病的可能性，而不在于做出明确的诊断。

临床预防工作中常以某种特定疾病为基础，对健康危险因素进行评价，其基本步骤包括：收集患病率资料；收集个体危险因素资料；将危险因素转换成危险分数；计算组合危险分数；计算患病风险（详细步骤见十二章实习三）。疾病危险性评价一般有两种方法：第一种是建立在单一危险因素与发病的基础上，将这些单一因素与发病率的关系以相对危险性来表示强度，得出相关因素的加权分数即为患病危险性；第二种是建立在多因素数理分析的基础上，采用统计学概率论方法得出患病危险性与危险因素之间的关系模型。前者方法简单实用，不需要大量的数据分析；后者是以数据为基础，并应用了统计学中的多元回归、神经网络方法、Cox风险模型等，提高了评价的准确性。

目前，一些机构以互联网为平台，应用计算机软件技术开发了健康风险评估信息系统。一般信息系统包括健康档案资料库的建立、收集、整理和管理。所有管理对象的资料以计算机输入，并能跨越不同的医疗卫生机构而被共享，累积患者各方面的资料并进行健康风险评估，且能进行人群水平的分析并应用专家系统技术提高评估质量和干预水平。

3. 个体化健康维护计划的制定　健康维护计划（health maintenance schedule）是指在明确个人健康危险因素分布的基础上，有针对性地制定将来一段时间内个体化的维护健康的方案，并以此来实施个性化的健康指导。与一般健康教育和健康促进不同，临床预防服务中的健康干预是个性化的，即根据个体的健康危险因素，由医护人员等进行个体指导，设定个体目标，并动态追踪管理的效果。个体化健康维护计划的制定要遵循以下几个原则：

（1）健康为导向的原则：临床预防服务的核心思想是以健康为中心，要求在制定个性化的健康维护计划时要充分考虑计划能最大限度地调动个体的主观能动性，这对健康维护计划的顺利实施意义重大。

（2）个性化的原则：个体的健康状况和健康危险因素都不一样，不同个体的生活方式、经济水平、可支配时间以及兴趣爱好等都可能是不一样的，因而健康维护计划应根据个人的实际情况而定，不能千篇一律。

（3）综合利用的原则：健康维护计划是一套围绕"健康"制定的个性化的健康促进方案，是全方位和多层次的。从健康定义看，包括生理、心理和社会适应能力三个层面的内容；从管理项目上看，包括综合体检方案、系统保健方案、健康教育处方、运动及饮食指导等内容，因此制定个性化的健康维护计划应从多个角度出发，运用综合性措施对健康进行全面管理。

（4）动态性原则：人的健康状况是不断变化的，生命的每个阶段所面对的健康危险因素也是不一样的，某些意外事件（如车祸、自然灾害等）也可能会突然降临，因此健康维护计划应该是动态的，要坚持经常对服务对象进行随访，并根据服务对象健康危险因素和健康状态的变化进行相应的调整，才能实现对个人健康进行有效的维护和管理。

健康维护计划的制定需根据危险因素的评估结果以及"患者"的性别、年龄等信息，确定具体的干预措施，包括健康咨询、健康筛检、免疫接种、化学预防和预防性治疗等。由于危险因素与健康之间常常是多因多果关系，应采取综合性的干预措施。儿童和成人在不同年龄阶段应采取不同的预防保健措施（图5-1、图5-2）。这是目前较为权威的专家组的个体预防保健的建议。医务

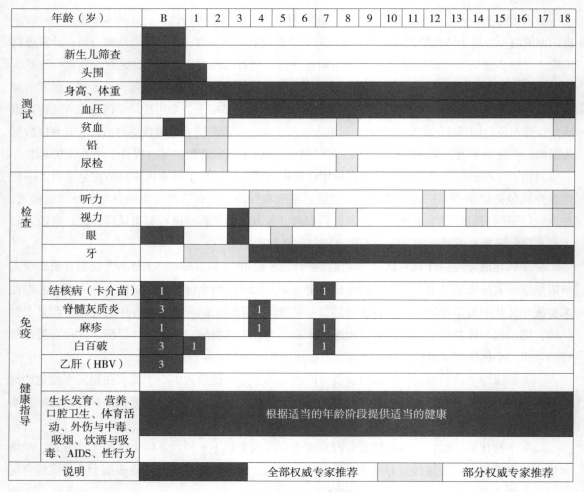

▲ 图5-1　儿童各个阶段的预防保健措施

年龄（岁）	18—	25—	30—	35—	40—	45—	50—	55—	60—	65—	70—	75—
心血管健康 — 血压	男性女性至少每2年1次											
心血管健康 — 血胆固醇	高危男性			男性				高危男性				
		高危女性				女性			高危女性			
心血管健康 — 控制体重	高胆固醇血症、有心脏病糖尿病危险的男性和女性											
心血管健康 — 糖尿病	有心脏病危险的男性和女性											
心血管健康 — 阿司匹林预防心脏病	高危男性				男性							
		高危女性							女性			
心血管健康 — 腹主动脉瘤										曾吸烟的男性		
肿瘤 — 乳腺癌					女性每1~2年1次							
肿瘤 — 宫颈癌	女性至少每3年1次											
肿瘤 — 结肠直肠癌							男性和女性					
健康危险因素 — 吸烟	男性和女性											
健康危险因素 — 肥胖	男性和女性											
健康危险因素 — 酒精滥用	男性和女性											
性健康 — 衣原体	女性		高危女性									
性健康 — 淋病	女性		高危女性									
性健康 — HIV	高危男性和女性											
性健康 — 梅毒	高危男性和女性											
骨健康 — 骨质疏松症								高危女性		女性		
其他 — 抑郁症	男性和女性											
免疫接种 — 流感	高危男性和女性									男性和女性每年一次		
免疫接种 — 肺炎										男性和女性，每年一次		
说明：	1、为了预防疾病和保持健康，最为重要的是：不要吸烟或戒烟、保持活跃的体力活动、合理膳食。 2、"高危"指的是可能对某些特定的疾病有更高的患病风险，这些危险可能来自于他的家庭史、吸烟、其他行为因素，比如缺乏运动或其他的健康情况，比如糖尿病等。											

▲ 图5-2　成人不同年龄阶段的保健措施

人员应根据这些原则性建议，结合患者的具体情况、资源的可用性和实施的可行性，选择合适的、具体的干预措施列入健康维护计划中，同时还应根据"患者"的需求等因素进行修改或增减。

在决定要采取的干预措施后，则需要确定干预实施的频率。有些干预措施实施频率已被广泛认同，如某种免疫接种，而对于健康指导（如劝告戒烟），目前并没有一个明确的频率标准。对于多数疾病的筛检，频率过高会增加费用，增加产生假阳性结果的可能性，筛检间隔时间太长将增加重要疾病漏诊的危险性。影响筛检频率的主要因素是筛检试验的灵敏度和疾病的进展速度，而不是疾病发生的危险度。危险度更多的是决定是否要做这项筛检，高危人群应得到更多特别的帮助，以保证他们能实施健康维护计划，但不需要更频繁地作筛检。

4. 个体化健康维护计划的实施

（1）建立健康流程表：为了便于健康维护计划的实施与监督，一般要求为每位"患者"制定一张健康维护流程表。流程表除了"患者"的基本信息外，主要包括三个部分内容：① 健康指导；② 疾病筛检；③ 免疫接种。每一部分都留有空白的项目，以便根据患者的具体情况确定其他需要开展的项目并做记录。在具体操作时，应根据患者的特征与需求增删项目，使流程表体现个体化。已建立的流程表可在随访过程中根据"患者"的需要进行适当修正。

（2）单个健康危险因素干预计划：在已建立的健康维护流程表的基础上，为了有效地纠正某些高危人群的行为危险因素，还需与"患者"共同制定另外一份某项健康危险因素干预行动计划，如吸烟者的戒烟计划、肥胖者的体重控制计划等。由于不良行为生活方式改变的困难性与艰巨性，纠正不良行为危险因素最好分步实施，一个成功后再纠正另一个；应从最容易纠正的开始；制定的目标不能要求太高，应在近期通过努力就可达到，使"患者"看到自己的进步，逐步树立纠正不良行为危险因素的自信心，从而能长期坚持，达到维护健康的效果。

（3）提供健康教育资料：为了提高"患者"对计划执行的依从性，应给他们提供一些有针对性的相关健康教育资料。应强调只有"患者"自己下决心主动承担起健康责任，改变不良行为生活方式，才能真正提高其健康水平和生活质量。

（4）健康维护随访：健康维护随访是指在干预计划实施后，医务人员跟踪"患者"执行计划的情况、感受和要求等，以便及时发现曾被忽视的问题。一般而言，所有"患者"在执行健康维护计划3个月后都需要进行定期随访，随访时间应根据具体情况确定。建议50岁以下健康成人，2年随访一次；50岁以上成人，每年随访一次。若出现某一健康问题，应根据该健康问题的管理要求来确定。

（二）临床预防服务的实施原则

1. 重视危险因素的收集　临床预防服务的基础是全面收集就医者的资料。应全面收集个人信息、体检和实验室检验资料，并对个人的健康危险因素进行评价，才能确定什么样的预防措施和方案是最优的。

2. 医患双方共同决策　实施临床预防服务的另一个原则是医患双方共同决策，并以相互尊重的方式来进行教育和咨询。医务人员通过教育和咨询把不利于健康的危险因素和后果的相关信息告诉就医者，并有责任保证他们为了自己的健康而做出正确的决定，但这个决定是由患者参与共同决策的，并不是医务人员迫使患者接受的。相关研究表明采用权威的方法迫使患者改变行为收效甚微，而医患共同决策模式才是最佳的决策模式。

3. 注重连续性　临床预防服务的连续性原则体现在两个方面：一是服务供需双方最好建立长期、连续的服务关系，这种关系虽然在一定程度上限制了患者就医自由的选择权利，但却有利于双方信任关系的建立和对患者个体全程的系统管理；二是健康资料收集的连续性更加有利于评估临床预防服务的效果。有了双方连续的服务关系，才能使资料的不间断收集成为可能，才能实现对个体健康维护方案不断修正和完善。

4. 以健康咨询为先导　在健康咨询、筛检、免疫、化学预防和治疗性预防等主要临床预防服务内容中，医务人员常常偏爱于健康筛检、化学预防和治疗性预防，因为这些措施和建议易为患者所接受，并有一定的经济回报。但从疾病发生、发展的过程来看，通过健康教育和咨询改变不良行为比体检或筛查可更早地预防和逆转疾病的不良进程。研究表明，通过健康咨询、教育与指导改变人们的不良行为生活方式是最有效的预防干预方式。

5. 合理选择健康筛检内容　临床预防服务需要根据个体不同性别、不同年龄和不同危险因素，制定有针对性的疾病筛检策略，而不是笼统地以一年一次的方式进行全面的健康检查。我国由于各地区的情况相差很大，尚没有统一的针对各年龄、性别的健康筛检内容标准。美国临床预防服务工作组根据循证医学原则制定的《临床预防服务指南》，可为我们选择筛检内容提供很好的参考价值。

6. 根据不同年龄阶段的特点开展针对性的临床预防服务　不同年龄阶段的个体健康问题不同，健康危险因素也有差异。在临床预防服务中，要根据各年龄段的特点和主要健康问题开展有针对性的预防工作。比如在婴幼儿时期，除了常规的免疫接种和婴幼儿保健外，意外伤害、肥胖、被动吸烟以及铅接触等问题也必须引起关注。在青少年时期，意外伤害、饮食习惯和体力活动、吸烟、未婚先孕和性传播性疾病、心理问题等是这个时期比较常见的健康问题。在中青年时期，主要健康问题往往与职业有害因素、健康有关的生活行为方式、心理问题（尤其是女性）等有关。在老年期，除了要关注健康有关的生活行为方式和心理问题外，老年的认知功能、用药问题乃至社会支持网络等都与老年人的生活质量有明显的关系。

第三节　社区健康教育与健康促进

一、健康教育

众所周知，在全球范围内，心脑血管疾病、恶性肿瘤、糖尿病等非传染性疾病对人类健康威胁最大，它们占据人类死因的前几位，这些与行为生活方式密切相关的疾病目前仍没有有效的治疗方法，但却是可以预防的。在影响人类健康的主要疾病由传染病转向慢性非传染病时，WHO曾在《健康新地平线》一书中指出"卫生工作必须由传统的以疾病为中心，转变到以人为中心，以健康为中心，以人类发展为中心上来。所以，未来的卫生工作面临的两个核心概念，即健康教育和健康促进。"

健康教育（health education）属于教育学的范畴，指在调查研究的基础上，采用健康传播和行为干预等方法，促使个人和群体掌握卫生保健知识，树立健康观念，自愿采纳有利于健康的行为和生活方式的教育活动和过程。健康教育的目的是消除和减轻健康的危险因素，预防疾病，促进健康和提高生命质量。从概念上看，健康教育是有计划、有组织、有系统、有评价的教育和社会活动，其核心是帮助人们树立健康意识，建立健康的行为和生活方式。健康教育起源于教育学，但其追求"知－信－行"的统一，知识是基础，信念是动力，行为是目标。

与卫生宣教不同，实施健康教育的前提是调查研究，基本策略是信息传播和行为干预，因此，卫生宣教仅为健康教育的策略之一。健康教育作为卫生保健的战略措施已经得到全世界的广泛认可，越来越多的证据表明健康教育在增进群体健康水平方面起到重要的作用。健康教育是一项投入少，产出高、效益大的事业，它可使人们利用有限的卫生资源产生最大的经济和效益，并具有持久性、多重性和潜效性。当然，健康教育也存在自身的局限性：从影响健康的因素看，环境因素（包括自然环境、社会环境）难以通过健康教育来改变；而且许多不良的行为和生活方式受经济条件、文化背景、社会习俗和卫生服务等影响，并与工作、居住条件、饮食习惯、环境状况、社会规范等密切相关，形成原因非常复杂，难以单纯通过健康教育达到目的，还需要家庭和社会的大力支持。

《国家基本公共卫生服务规范》（第三版）指出社区卫生服务机构的健康教育内容包括：

1. 宣传普及《中国公民健康素养——基本知识与技能（2015年版）》。配合有关部门开展公民健康素养促进行动。

2. 对青少年、妇女、老年人、残疾人、0～6岁儿童家长等人群进行健康教育。

3. 开展关于合理膳食、控制体重、适当运动、心理平衡、改善睡眠、限盐、控烟、限酒、科学就医、合理用药、戒毒等健康生活方式和可干预危险因素的健康教育。

4. 开展心脑血管、呼吸系统、内分泌系统、肿瘤、精神疾病等重点慢性非传染性疾病，以及结核病、肝炎、艾滋病等重点传染性疾病的健康教育。

5. 开展食品安全、职业卫生、放射卫生、环境卫生、饮水卫生、学校卫生和计划生育等公共卫生问题的健康教育。

6. 开展应对突发公共卫生事件应急处置、防灾减灾、家庭急救等的健康教育。

7. 宣传普及医疗卫生法律法规及相关政策。

二、健康促进

（一）健康促进的概念和内涵

健康促进（health promotion）是在健康教育的基础上发展起来的。《渥太华宪章》中指出"健康促进是促使人们提高、维护和改善他们自身健康的过程，是协调人类与环境的战略。"健康促进是个人、家庭、社会和国家一起采取措施鼓励健康的行为，能增强人们改进和处理自身健康问题的能力。其基本内容包括了个人行为改变和政府行为（社会环境）改变两个方面，并重视发挥个人、家庭、社区、社会的健康潜能。

1. 健康促进的优先领域主要涉及以下五个方面

（1）发展个人技能：通过提供健康信息，帮助人们提高做出健康选择技能的水平，使人们能够有准备地应对人生各个阶段可能出现的健康问题，并能很好地对付慢性非传染性疾病和意外伤害。家庭、社区、学校和工作单位都负有此责任。

（2）加强社区行为：健康促进的重点是社区。应充分挖掘社区资源，帮助社区人群认识自己的健康问题，并提出解决问题的办法。社区群众的参与是社区行动的核心。

（3）营造健康支持环境：包括家庭、工作和休闲地、当地社区、获取健康资源的途径、有关的政策和法规等。创建健全的、令人满意的生活和工作环境，为人们提供免受疾病威胁的保护，系统评估环境快速变化对健康的影响，以保证社会环境和自然环境都有利于健康。

（4）制定健康促进公共政策：健康促进的含义已超过了卫生保健的范畴，它把健康问题提到各个部门、各级政府和组织决策者的日程上。健康促进明确要求非卫生部门（如财政、税收等部门）实行健康促进政策，其目的就是要促进人们做出有利于健康的选择。

（5）调整医药卫生服务的方向：卫生服务的责任由个人、社会团体、卫生专业技术人员、医疗保健部门、工商机构和政府共同分担，需多部门共同努力，建立一个有助于健康的卫生保健系统。医疗卫生部门的作用必须超过仅能提供治疗服务的职责，更多地提供健康促进服务。

2.《渥太华宣言》里明确提出了三个主要策略促进健康的发展，即政策倡导、协调和赋权参与。联合国儿童基金会在以上三个策略的基础上，进一步提出"社会动员"是健康促进的核心策略。

（1）社会动员（social mobilization）：社会动员分为领导层的动员、社区、家庭与个人的动员、非政府组织的动员和专业人员的参与四个层次。

（2）倡导（advocacy）：倡导政策支持（卫生部门和非卫生部门对群众的健康需求和有利于健康的积极行动负有责任），激发群众对健康的关注，促进卫生资源的合理分配并保证健康作为政治和经济的一个组成部分，倡导卫生及相关部门努力满足群众的需求和愿望、积极提供支持环境和方便，使群众更容易做出健康选择。

（3）赋权（empowerment）：健康是基本人权，健康促进的重点在于实施健康方面的平等，缩小目前存在的资源分配和健康状况的差异，保障人人都享有卫生保健的机会与资源。应对个人赋权，给群众提供正确的观念、知识和技能，促使他们能够正确地、有效地控制那些影响自己健康的有关决策和行动的能力，解决个人和集体的健康问题，在选择健康措施时能获得稳固的支持环境（包括知识、生活技能和机会）。

（4）调解（mediation）：也可以叫协调，需要协调所有相关部门（政府、卫生和其他社会经济部门、非政府与志愿者组织、地区行政机构、企业和媒体等）的行动，各专业与社会团体及卫生人员的主要责任是协调社会不同部门共同参与卫生工作，组成强有力的联盟和社会支持系统，共同协作实现健康目标。

（二）社区健康促进设计、实施和评价

规划设计、实施和评价是健康促进中不可缺少的三个重要组成部分，是相互制约、相互联系、密切结合的整体。

1. 社区健康促进设计　健康促进规划的设计模式有很多种，但在众多的模式中，应用最为广泛的是美国著名学者劳伦斯·格林提出的PRECEDE-PROCEED模式。该模式的特点是从结果入手，用演绎的方式进行思考，即从最终的结果追溯到最初的起因，因此该模式能为健康促进规划、执行及评价提供一个连续的步骤。实际上PRECEDE-PROCEED模式可分为两个阶段：需求评估阶段和执行阶段。具体可以将这两个阶段分为以下步骤：

（1）评估社区需求：在制定健康促进规划之前，首先应考虑的问题是社区居民需要解决的问题是什么？哪些问题可以通过健康促进得到解决？应优先解决哪些问题？这需要从分析社区居民的健康状况和影响健康状况的主要因素入手。

（2）确定有效项目：选择影响范围大、群众最关心的健康问题，在众多的社会需求中确定优先项目的评价标准包括：重要性、可行性、有效性、节约性和社会效益。

（3）制定总目标与具体计划：总目标是指在执行健康促进活动后应达到的远期影响和效果，通常不要求可测量。具体目标是指为实现总目标所要达到的具体效果，应是明确的、可测量的指标。

（4）制定干预策略：首先应确定需要干预行为的影响因素。健康行为影响因素包括：

1）倾向因素（predisposing factor）：是产生某种行为的原因和动机，包括知识、信念、态度及价值观等。倾向因素可看作是"个人"的偏爱和特质，它可以使行为产生某种趋向。

2）促成因素（enabling factor）：是行为发生时使动机得以实现的因素，包括卫生保健服务、政策和法律支持、个人保健技能等。这是促使行为发生的核心因素。

3）强化因素（reinforcing factor）：是在行为之后，使行为得以巩固和加强的因素，包括奖励和惩罚等。强化因素是促使行为长期保持的基础，多指对个体行为有直接影响的人，如朋友、长辈、配偶、教师、医师等。

2. 健康促进的实施 包括以下步骤：

（1）社区开发（community development）：其内涵是在当地政府的组织领导下，提高群众参与社区工作的积极性以及发展社区成员间的相互支持；依靠自己的力量去实现项目目标，动员社区资源，规划社区行动，进一步发展与改善社区经济、社会、文化状况。社区开发的目标主要包括建立领导机构、积极动员靶人群参与、加强网络建设、部门间的协调和制定相应政策支持项目的开展。

（2）项目技术培训：培训有如下四个目标。① 提高开展项目管理、检测和评估的技能；② 改善行为危险因素和掌握死因监测的技能；③ 强化健康教育项目的基本知识；④ 提高师资队伍的培训技能。

（3）社区为基础的干预：是有效整合多个要素，最大限度地开发社区资源的过程，是促使个体行为改变的核心步骤，也是社区健康促进的前提。

（4）项目监测与质量控制：指对计划本身、执行过程的合理性和科学性进行评估，良好的质量控制和监测体系是健康教育和健康促进取得成功的保障。监测和质量控制的内容主要包括：① 合理评估健康促进规划设计者的职能；② 建立专家小组审查制度，定期对规划执行情况进行评估；③ 评估资料收集和保存的合理性；④ 加强内容审计；⑤ 广泛征集社会意见；⑥ 组织人员实地考察项目执行情况等。

3. 健康促进的评价 健康促进的评价是全面监测计划执行情况，控制实施质量，确保计划实施成功的关键性措施，也是评估计划是否成功，是否达到预期效果的重要手段。评价不是在计划实施结束后才进行，而是贯穿于计划实施的全过程。完整的评价包括四类：

（1）形成评价（formative evaluation）：是对健康促进规划进行评价的过程，是一个完善计划避免失误的过程，可以评价计划设计阶段进行目标人群选择、策略确定、方法设计等，其目的是评价规划是否符合实际情况。形成性评价的方法有：文献法、档案法、专家咨询、专题小组讨论等。

（2）过程评价：是对计划的全过程进行的评价。包括监测、评估计划执行中的各项活动是否按计划要求进行；计划实施是否取得预期效果；及时发现计划执行中的问题，进而有针对性地对计划和干预方法、策略等进行修订，使之更符合客观实际，保证计划执行的质量和目标的实现。

1）过程评价的主要内容：① 教育干预对于教育对象是否适合，并能被其所接受；② 教育干预是否按照计划方案的方法、时间、频率进行，干预的质量如何；③ 教育材料是否按计划方案要求发放至目标人群，教育覆盖率是否达到要求；④ 目标人群是否按计划要求参与健康教育活动，存在的主要问题及原因；⑤ 信息反馈系统是否健全，各项监测记录全面、完整、系统，符合质量要求；⑥ 计划实施过程有无重大环境变化和干扰因素，对计划执行的影响如何。

2）过程评价的指标：① 项目干预活动的类型、干预次数、每次持续的时间等，如发放健康教育材料的种类、批次、数量；② 健康教育材料拥有率（拥有某种健康教育材料的人数/目标人群总人数）；③ 健康教育干预活动覆盖率（接受某项干预活动的人数/目标人群总人数）；④ 目标人群参与情况（实际参加某项干预活动的人数/应参加该项干预活动的人数）。

3）过程评价的方法：① 观察法，直接观察各项健康教育活动，并进行评价；② 会议交流法，按阶段召开计划管理人员、执行人员会议，交流、讨论各方面的信息，对计划执行情况进行阶段性评价；③ 调查法，可采用批质量保证抽样法对目标人群的有关情况进行定量调查，也可使用快速评估法对计划实施情况做定性调查、评估；④ 追踪调查法，以跟踪工作日志的形式对各项活动进行调查，主要跟踪记录活动的日期、内容、目的要求、活动地点、持续时间、活动组织者、目标人群参与情况等。

（3）效果评价：是指针对干预的作用和效果进行评估。根据干预变化的时效性，可分为近期、中期和远期效果评价。近期效果评价主要是对知识、信念、态度的变化进行评估。主要指标有：卫生知识知晓率（知晓某项卫生知识人数/被调查的总人数）、卫生知识合格率［卫生知识测试（考核）达到合格标准的人数/被测试（考核）的总人数］、卫生知识平均分数（被调查者卫生知识测试总分之和/被调查测试的总人数）、健康信念形成率（形成某信念的人数/被调查者总人数）等。

中期效果评价主要是指目标人群的行为改变，评价的指标有：健康行为形成率（形成某种特点健康行为的人数/被调查的总人数）；行为改变率（在一定时期内某项行为发生定向改变的人数/观察期开始时存有该行为的人数）。

远期效果评价是对健康促进规划实施后产生的远期效应进行评价。包括目标人群的健康状况、生活质量的变化。主要评价指标有：反映健康状况的指标，如① 生理指标：包括身高、体重、血压、血红蛋白、血清胆固醇等；② 心理指标：包括人格测量指标（明尼苏达州多相人格量表）、智力测验指标（智商）、症状自评量表等；③ 疾病与死亡指标：包括发病率、患病率、死亡率、病死率、婴儿死亡率、平均期望寿命等。反映生活质量的指标，如生活质量指数、美国健康协会指数、日常活动能力量表（activities of daily living，ADL）、生活质量量表等。

（4）总结评价（summative evaluation）：是对整个规划的总结性概括，通常综合形成评价、过程评价、效果评价，以及其他相关资料。从成本–效益比、各项干预活动的完成情况等方面进行综合评估，从而得出该规划是否有必要重复、扩大或终止的结论。

三、健康素养

（一）健康素养的概念

健康素养（health literacy）于1974年首次出现在《将健康教育视为社会政策》一文中。不同学者从不同的角度对健康素养进行了定义。1995年美国《国家健康教育标准》中对健康素养的定义是"个体具有获得、解释和理解基本健康信息与服务的能力，并能够应用信息和服务来促进个体的健康"。美国国家医学图书馆的定义为"健康素养是个体获取、理解和处理基本的健康信息或服务并做出正确的与健康相关决策的能力"。美国医学会认为"健康素养是个人应健康相关环境条件的要求，与其进行社会性和信息性互动的结果，这些环境包括医疗机构、公共健康活动、健康促进行动或慢性病管理。个人通过互动形成健康技能，而这些技能能够使个人更好地与医疗卫生系统、教育系统，以及家庭、工作单位和社区中的社会和文化因素进行更好的互动"。美国《2010年健康国民》（Healthy People 2010）目标对健康素养的定义是"个体获取、处理和理解基本健康信息和服务以做出适当健康决策的能力"。WHO在综合了各种健康素养的定义以后，认为健康素养代表认知和社会技能，这种技能决定了个体具体动机和能力去获取、理解和利用信息，并通过这些途径能够促进和维持健康。

美国国家健康教育标准指出，知识和技能都是健康技能的基本内涵，其中知识包括最重要、最持久的关于获得良好健康的思想、论点和观念；技能则包括交流沟通、解释、询问时采取的各种方式。我国学者认为健康素养是指个人获取和理解健康信息，并运用这些信息维护和促进自身健康的能力。健康素养包括了三方面内容：基本知识与理念、健康生活方式与行为、基本技能。居民健康素养评价指标纳入到国家卫生事业发展规划之中，作为综合反映国家卫生事业发展的评价指标。

近年来，我国政府对提升国民健康素养开展了大量的工作，并取得了显著的成效。大量学者对健康素养的内涵与策略进行了深入的研究。2015年，由我国科技部相关专家首次提出"主动健康"的概念。主动健康是通过对人体主动施加可控刺激，增加人体微观复杂度，促进人体多样化适应，从而实现人体机能增强或慢病逆转的医学模式。主动健康素养反映居民针对健康问题开展主动学习、主动监测和主动干预的素养，是对健康素养概念的深化。

（二）健康素养的作用

WHO研究表明健康素养是预测人群健康状况较强的指标，与发病率、死亡率、健康水平、人均期望寿命、生命质量高度相关。健康素养是健康教育和健康促进改善人类健康的中间环节，是影响人们健康的一个重要因素，它可以通过影响人们对于疾病的认识、生活行为方式、预防保健服务和就医的依从性来潜移默化改变人们的健康状况。

1. 健康素养与疾病知识　健康素养水平高的人一般都拥有比较充足的健康知识和自我管理能力，这些健康素养包括：认识烟草的危害，积极参与糖尿病、高血压、哮喘、艾滋病、前列腺癌的筛查和管理，乳腺摄影检查和子宫癌的预防等。

2. 健康素养与健康行为　健康素养越低的人越容易养成消极的健康行为，例如吸烟、饮酒、滥用不合法的物质、养成静坐的生活方式。这些部分归因于他们获取健康和医疗信息的途径有限，部分可归因于理解健康和医疗信息的能力有限。

3. 健康素养与预防保健　对于疾病早期发现、早期诊断和早期治疗的重要性和方法等信息的理解和应用能力的欠缺可能导致预防保健利用率的低下，有研究也证明了健康素养水平与预防保健服务使用率呈正相关关系。

4. 健康素养与用药依从性　有研究发现影响药物依从性的7个因素中，5个与患者的健康素养有关，包括对治疗方案准确的理解、按照规定服药的信念、对疾病较少的恐慌、阅读药品包装上标签的能力和对医嘱的理解。

目前关于健康素养与健康结局关系的研究大多是横断面研究，难以说明健康素养与健康结局之间的直接因果关系，但是健康素养对健康结局的影响是公认的。

（三）我国居民健康素养的现状

原卫生部妇幼保健与社区卫生司于2007年启动了健康素养的研究工作，该工作历时1年多，共有100余名专家参与其中。原卫生部于2008年发布了《中国公民健康素养——基本知识与技能（试行）》，提出了中国公民必须掌握的66条健康素养要点，成为各级医疗卫生机构开展健康知识传播的重要依据。2012年，我国启动了连续性健康素养监测工作，截至2021年底，已经连续完成了10次监测任务。监测结果表明：

1. 我国城乡居民健康素养水平呈现稳步提升态势，从2012年的8.80%提升至2021年的25.40%，但仍存在较大提升空间。

2. 健康素养存在城乡、地区及人群间的不平衡。2021年我国城市居民健康素养水平为30.70%，农村居民为22.02%；东、中、西部地区居民健康素养水平分别为30.4%、23.83%和19.42%。

3. 2021年，我国城乡居民基本知识和理念素养水平为37.66%，健康生活方式与行为素养水平为28.05%，基本技能素养水平为24.28%。

4. 六类健康问题素养水平由高到低依次为安全与急救素养56.41%、科学观素养50.01%、健康信息素养35.93%、传染病防治素养27.60%、慢性病防治素养26.67%和基本医疗素养26.05%；其中基本医疗素养、安全与急救素养和传染病防治素养均有提升，科学健康观素养、健康信息素养和慢性病防治素养与2020年基本持平。

（四）健康素养的影响因素

研究显示文化和社会、卫生系统、教育系统是健康素养的3个主要影响因素，这些影响因素即为提升健康素养的干预靶点。在个体和群体方面，影响健康素养的因素主要包括文化水平、性别、年龄、经济状况、阅读能力等，其中文化水平是首要的影响因素。但实践证明社会文化因素、教育因素以及卫生系统与健康素养之间的相互作用并不是一个因果关系模型，影响健康素养的因素相当复杂而且多变。诚然，文化程度与健康素养的关系在很多研究中都得到了证实，较高的文化水平常常意味着更好的阅读操作能力和接触更多健康信息的机会，相较于低文化水平者更可能拥有更高的健康素养水平。例如传统健康教育材料表述只有文化程度较高者才能看懂，低文化素养的患者则常无法理解，患者教育计划的成功也在一定程度上取决于此。然而，这不能得出文化水平高者就一定具备更高的健康素养的结论。联合国儿童基金会2000年在一份报告中指出：撒哈拉沙漠以南的非洲教师中存在着高艾滋病感染率，在1999年的非洲撒哈拉沙漠南部，艾滋病夺走了至少86万小学生和老师的生命。当地教师的高死亡率清楚地表明，一般素养与健康素养并不一定会齐头并进。因此，即便是高文化水平的个体，在突然面对陌生的词汇和概念组成的复杂信息时，也经常感到难以理解，这是由于他们对于理解健康领域内某些内容的功能性素养的缺乏，而这些知识的缺乏与学历无关。又例如无论是在医疗场所，还是在公共卫生领域，许多普及性的健康相关信息都是以直观、生动的视听材料及书面的形式传递给患者和大众的，如患者手册、出院指南、知情同意书等，但其中往往会有很多专业术语，面对陌生的词汇和概念组成的复杂新词，即使有很高的文化程度，没有医学背景的人可能也难以理解。一个外科医生帮助家人参加医疗保险时也可能感到困扰，即使是大学教师有时候也可能不明白医生的处方或诊断结果，而一个会计也可能不知道应该什么时候去进行健康检查。这些情况的存在并不仅仅是看不懂文字的问题，而是对于健康领域内某些内容缺乏理解。

综上所述，健康素养水平不仅取决于健康知识的获得性，还取决于健康知识接受者特定的认知能力，以及所提供健康信息的易理解度等。此外，随着信息传播技术的发展，人们获得健康信息的途径变得通畅和多样，但健康信息本身的准确性、专业性等还缺乏科学的监管，一些看似"健康"的信息，居民获得、理解之后不但没有好处，反而损害健康。因此，健康素养在健康信息这个层面，不仅要重视获得和理解，更要进行评价和判断。只有从纷繁复杂的健康信息中去芜存菁、去伪存真，才能提高个人的基本健康素养水平。当一个人顺利获取、深入理解、准确判断了健康信息之后，可以说他就具备了健康素养的基本要求，但这并不意味他就能够应用这些健康信息，健康信息的应用也会受到多种因素的影响。

（五）提高居民健康素养的策略和措施

健康素养不仅是在个体层面上对居民的健康水平产生重要的影响，宏观上也对国家卫生体系和社会问题做出了重大的贡献。习近平总书记在2016年全国卫生与健康大会上强调"没有全民健康，就没有全面小康"，同时指出"把治病为中心转变为以人民健康为中心，建立健全健康教育体系，提升全民健康素养，推动全民健身和全民健康深度融合"。在中共中央、国务院印发的《"健康中国2030"规划纲要》中，明确将"提高全民健康素养"作为"健康中国2030"建设工作的重要举措。从全世界的经验看，健康素养从来不只是个人的问题，而是需要整个社会一起努力，尤其是需要通过改善支持性环境，促进政府、社会和民众的社会共治。

1. 将健康融入所有的政策　健康素养受经济、政治、文化、教育、卫生发展水平等因素的影响和制约，是一个社会系统工程，需要全社会的共同努力。因此，提升全社会健康素养水平绝不仅仅是卫生健康部门的工作，更是全社会的责任，全社会各部门各成员都负有健康的社会责任。各级政府和社会成员要切实推进"将健康融入所有政策"的健康教育与健康促进策略，建立和完善"政府主导、多部门协作、全社会参与"的工作机制，加大对公共卫生事业投入，提高全民受教育水平，实施全民健身计划，深入开展全民健康科技行动和全民科学素质行动。卫生健康部门要做好协调、倡导，为全社会开展健康教育与健康促进提供技术支撑。

2. 开展全民健康素养提升行动　以落实《全民健康素养提升三年行动方案（2024—2027年）》为契机，以宣传推广《中国公民健康素养—基本知识与技能》为主线，推动健康教育进社区、进家庭、进学校、进企业、进机关，引导公众自觉践行文明健康绿色环保的生活方式，让人民群众真正成为自己健康的第一责任人，更好地重视健康、维护健康、享受健康。主要目标如下：① 优质健康科普产品供给更加丰富，健康科普服务的覆盖面、触达率和有效性进一步提升；② 健康科普信息传播环境更加清朗，权威健康科普作品全方位、多渠道推送，虚假错误信息得到坚决遏制；③ 健康教育人才队伍更加壮大，医疗卫生机构和医疗卫生人员投身健康教育的专业性、主动性、创造性进一步增强；④ 动员社会各界支持参与更加广泛，社会力量和人民群众参与健康教育的机会和平台进一步拓展；⑤ 全国居民健康素养水平持续提升，2024—2027年平均每年提升2个百分点左右，中国公民中医药健康文化素养水平持续提升。

3. 创造支持性环境提升健康素养水平　健康素养是社会和个体共享的功能，是卫生系统保证健康信息和服务的可及性、准确性及可实施性的表现和结果。健康素养也是个体技能与卫生系统需求间的纽带。因此，要想提高健康素养，一方面在个体层面要增强公众本身合适的健康素养，另一方面还要提高卫生系统的"可理解性"，也就是创造支持性环境。公众健康素养的水平不但受到公众自身素质和水平的影响，也取决于医疗卫生保健机构、工作场所和商业环境是否具备友好的健康素养支持性环境。

4. 健康教育是提高健康素养的有效手段　通过系统的学校教育、社区教育、患者教育和大众媒体传播等措施，提高人们的健康常识，促使人们形成良好的生活方式。患者的主动参与将提高教育的效果，采取措施使患者、家属主动地参与决策以及教育和信息提供的过程中，比如开展个体和医护人员之间的书面的和口头的交流、网络互动、使患者获得健康档案信息等可以提高干预措施的效果；慢性病自我管理的成功经验证明患者在健康传播中有重要作用。应当充分发挥志愿者的潜在作用，这些志愿者可以是患者本人，他们经过培训可以在提高人群健康素养方面发挥重要作用。另一方面，健康素养的提高是一个终身的、渐进的过程，必须从青少年做起，形成系统的、可行的学校健康课程体系。

5. 普及现代通信技术有利于提高人群健康教育的可及性　研究表明，公众对信息的接受，不仅受到个人接受程度、判断信息能力的影响，更取决于信息本身的难易程度、表达的方式和传播技巧。我国通信技术发展迅速，移动电话、掌上电脑、卫星通信等在信息传播方面起着越来越重要的作用。通过发达的传媒技术，以视听的形式形象、生动的广泛传播，有助于提高健康教育的效果和健康知识的普及范围，例如互联网的使用、多媒体教学、短信息、微信和网络化社区的建设等。尽管这些技术在提高个体健康素养方面的有效性和可靠性尚不清楚，但是随着通信技术与健康知识的有效融合，将来一定会在提高人群健康素养方面起到重要的作用。

6. 建立健全的国民健康素养监测网络　定期开展人群健康素养监测，建立调查网络的意义在于可以动态地了解我国国民的健康素养变化，找出影响健康素养的因素，检验健康促进和健康教育措施的效果，同时可以充分利用各地的健康教育机构，降低调查成本，并有利于调查员队伍的建设和培养。

7. 提高决策者对健康素养的重视　政府应鼓励有关政府、教育部门等利益相关者将健康素养纳入其例行的工作中，切实发挥健康教育专业机构的作用，建立良好的体制和机制，切实发挥医院、基层医疗卫生服务机构、妇幼保健院、疾病预防控制中心等机构专业人员在开展健康咨询、行为指导、健康管理、健康传播和健康教育方面的作用。

学习小结

1. 三级预防策略即第一级预防（病因预防）、第二级预防（临床前期预防）和第三级预防（临床期预防），三级预防在社区人群疾病的预防中起着十分重要的作用，需与全科医疗服务紧密融合，常用的方法有：健康教育、疾病筛查、随访管理以及健康管理。

2. 临床预防服务是指医务人员在临床场所对患者、健康者和无症状患者的健康危险因素进行评价，实施个体的预防干预措施来预防疾病和促进健康。其主要方法有健康咨询、筛检、计划免疫、化学预防和治疗性预防。临床预防是临床环境下第一级预防和第二级预防的结合。

3. 全科医生的预防理念应以个性化临床预防服务为主，主动提供融基本医疗和基本公共卫生服务于一体的健康管理服务，实现医防融合。通过全科诊疗，了解辖区居民常见病、多发病流行状况，根据居民健康状况及不良行为生活方式、健康危险因素等，开展针对性的健康教育与健康需求服务，协同和指导全科医生团队实施基本公共卫生服务项目以及卫生监督协管。健康教育应向健康促进及健康素养提升转化。

4. 健康教育是有计划、有组织、有系统、有评价的教育和社会活动，其核心是帮助人们树立健康意识，建立健康行为和生活方式；健康促进是个人、家庭、社会和国家一起采取措施普及健康生活行为，增强人们改进和处理自身健康问题的能力。健康促进=健康教育+社会支持。

5. 健康素养是指个人获取和理解健康信息，并运用这些信息和促进自身健康的能力。居民健康素养与健康结局关系十分密切，多数国家已将其纳入国家卫生事业发展规划中，作为国家卫生事业发展的评价标准，我国已将健康素养作为建设"健康中国2030"的重要举措。

（唐杰）

**复习
思考题**

1. 什么是三级预防策略？

2. 临床预防服务的内容、原则是什么？怎样实施临床预防服务？

3. 健康教育、健康促进和健康素养三者的区别和联系是什么？

4. 我国居民的健康素养现状怎样？如何提升居民的健康素养？

5. 高血压的社区预防策略是什么？

6. 单选题

（1）提供临床预防服务的医务人员，不需要具备的技能是
A. 鉴别和评估个体疾病危险因素的方法和技能
B. 健康教育
C. 管理和协调能力
D. 健康促进
E. 行政职能

（2）临床预防服务的对象是
A. 健康人

B. 患者

C. 无症状的"患者"

D. 健康人和无症状的"患者"

E. 患者和无症状的"患者"

（3）临床预防服务的主要内容不包括

A. 健康咨询

B. 筛查

C. 免疫接种

D. 化学预防

E. 药物治疗

（4）临床预防的服务内容不包括

A. 免疫接种

B. 随诊随访

C. 筛检

D. 患者教育

E. 病例发现

（5）采用化学预防的对象主要是

A. 已出现症状的患者

B. 有既往病史的人

C. 正在治疗的人

D. 正在康复的人

E. 无症状的人

单选题答案：（1）E；（2）D；

（3）E；（4）E；（5）E

第六章　社区特殊人群健康管理

学习目标

知识目标	1. 掌握健康管理的概念、内容步骤；全科医疗中儿童、妇女、老年人及重症精神病患者健康管理服务内容；临终关怀的概念、内容、目的和意义。 2. 熟悉全科医生在健康管理中的作用；儿童、妇女、老年人和重症精神病患者健康管理重点；不同人群的健康管理流程；临终关怀服务的对象与特点。 3. 了解儿童、妇女、老年人生理、心理特点；健康管理原则；常见问题及干预方法；对临终关怀团队成员的要求。
能力目标	能够独立完成儿童、妇女、老年人健康管理与健康评价；能够独立完成传染病和突发公共卫生事件的登记和报告；能够为严重精神障碍患者制定健康管理计划；尝试制定临终关怀方案。
素养目标	加强全科医生对"健康中国"国家战略的深入理解及甘当群众健康守门人的使命感，建立对社区特殊人群健康管理与照护的责任感，建立对传染性疾病及突发公共卫生事件关注的责任感；认同临终关怀的意义及全科医生在临终关怀工作中的价值。

第一节　健康管理概述

　　健康管理是对个人或群体的健康危险因素进行全面评价并实施管理的过程，是建立在个人健康档案基础上的个性化服务体系，应用现代化生物医学和信息化管理技术模式，以生物-心理-社会医学模式对个体进行全面的健康评价，指导和促进人们有效维护自身的健康。健康管理就是要将科学的健康生活方式传导给健康需求者，变被动的疾病治疗为主动的健康管理。支撑健康管理的知识主体，来源于医学、公共卫生、运动学、生物统计学、健康行为和教育及健康心理学的研究。实施健康管理依赖于多层次的管理体系，如个体管理、家庭管理、社区管理、社会（国家层面）管理及全球范围的健康管理。健康管理运用的手段随着健康管理人群范围的扩大发生了很大变化，从最初针对个体的临床医学和临床预防服务到针对群体的公共卫生，后来又拓展到社会、经济、文化、政策、法律和制度的综合干预手段。健康管理作为现代新型的卫生服务模式，凭借较少的投入获得较大的健康效果，具有重大的理论意义和实践价值。党的二十大报告提出要坚持预防为主，加强重大慢性病健康管理，提高基层防病治病和健康管理能力。这为我国健康管理的发展指明了方向。

健康管理是在健康评价的基础上以健康指标为依据，以人的健康为中心，提供"全人、全程、全方位"的健康服务，通过健康咨询、健康评价、健康教育和健康干预等方式，促进人们改变不良的行为生活方式，降低危险因素，减少疾病的发生，提高生命质量。

一、基本概念

健康管理（health management）是以现代健康概念（生理、心理和社会适应能力）为核心，适应新的医学模式（生理-心理-社会医学模式），弘扬"治未病"的传统理念，应用管理学的方法，通过对个体或群体健康状况及影响健康的危险因素进行全面检测、评估和干预，实现以促进健康为目标的全人、全方位、全周期健康的服务。而健康评价（health assessment）是通过健康检查获得相关数据后，科学地评估被检个体或被检人群的综合健康状况，并提出恰当的健康改善建议。

二、目的和意义

健康管理有一套完整、周密的服务体系，其目的是使病患及未病者更好地恢复健康、拥有健康、促进健康，同时又能节约医疗费用，有效降低医疗支出。健康评估的目的是通过对观察指标的测定和评价，指导和促使人们改变其不良行为和生活方式，降低危险因素，减少疾病发生，提高生活质量，同时了解健康管理和全科医疗服务的效果。

健康管理的重要性在于通过健康咨询、健康评价、健康教育以及健康干预等方式，普遍提高全民的健康水平；通过实施个体化的健康教育和健康促进，提高人们的风险防范意识；节约医药费用，减少医疗开支；促进职业健康、减少伤残、降低慢性病的患病率以及死亡率；为政府决策提供依据。

三、健康评价的内容和健康管理步骤

健康评价是健康管理的基础，健康管理是健康评价的后续，两者相辅相成，缺一不可，像一条维护健康的"生产线"，确保人体健康、正常地"运行"。有研究通过对比日本社区健康管理经验，结合我国国情，得出我国社区健康管理的具体操作包括：① 加快完善社区健康管理考核框架；② 积极支持有关机构开展健康体检与癌症筛查工作；③ 重视慢性病的病因预防与老年人群的综合护理；④ 借助社区力量全面提高居民健康素养；⑤ 大力推进社区健康管理人才建设。全科医生通过对个体、家庭及群体的健康评价，了解其一般健康状况、健康风险因素，将其分类，进行针对性的健康管理。

（一）健康评价的内容

健康评价包括健康现状评价（health condition assessment，HCA）和健康风险评价（health risk assessment，HRA）两方面内容。

HCA是对目前健康状态的评价，包括健康存在哪些问题、健康水平处于何种等级等，主要是通过收集个人或群体健康信息，包括一般情况、目前健康状况、疾病家族史、行为生活方式、体格检查、实验室检验及检查等信息，然后综合分析这些健康信息，对个体或群体的健康状况进行针对性的评价，从而量化地评价个体或群体目前的健康水平，根据评价对象和内容的不同可以分为个体健康评价、家庭健康评价、群体健康评价、健康相关生命质量评价等几种类型。

HRA也被称为健康危害因素评价，是对未来风险的评价，即个体患病、死亡或发生各种不良事件的风险程度，主要研究人们的工作、行为生活方式中存在的各种危险因素对疾病发生、发展的影响。HRA是一个广义的概念，包括了简单的个体健康风险分级方法和复杂的群体健康风险评估模型。在健康管理学科产生及发展的过程中，涌现出了很多健康风险评估办法。传统的健康风险评估一般以死亡为结果，多用来估计死亡概率或死亡率。近年来，随着医学发展，传统的健康风险评估方法已逐步被以疾病为基础的患病危险性评估所取代。患病危险性的评估也被称为疾病预测，是估计具有一定健康特征的个人在一定时间内发生某种健康状况或疾病的可能性，可以说是慢性病健康管理的技术核心。

（二）健康管理的基本步骤

健康管理是一种前瞻性的卫生服务模式，它以较少的投入获得较大的健康效果，从而增加医疗服务的效益，提高医疗保险的覆盖面和承受力。健康管理有以下三个基本步骤（图6-1）。

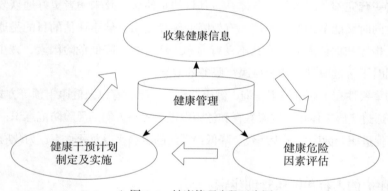

▲ 图6-1　健康管理步骤示意图

1. 收集健康信息　通过调查问卷、健康体检和周期性健康检查等方法，收集个人或人群的健康信息及其危险因素等。包括以下几个方面：① 个人一般状况，包括性别、年龄、职业等；② 疾病和生活方式，包括个人病史、家族史、膳食、吸烟、饮酒、体力活动及生活规律等情况；③ 体格检查，包括身高、体重、臀围、腰围、血压、心肺功能等；④ 临床实验室检验及检查，包括血常规、尿常规、血脂、血糖、肝功、肾功等检验，以及心电图、超声、X线等检查；⑤ 疾病治疗情况，包括药物有效性反应、药物副作用、非药物治疗效果、遵医行为等；⑥ 环境危险因素，包括自然环境和社会环境等的危险因素。

2. 健康危险因素评价

（1）健康危险因素（health risk factor）：是指能使疾病或死亡发生的可能性增加的因素，或者是能使健康不良后果发生概率增加的因素，是在机体内外环境中存在的与慢性病发生、发展及死亡有关的诱发因素。这些危险因素很多，概括起来有环境危险因素、行为危险因素、生物遗传危险因素和医疗服务危险因素。① 环境危险因素包括自然环境危险因素（如生物、物理和化学危险因素）和社会环境危险因素；② 行为危险因素是由个体选择并采用的不良生活方式带来的危险因素，这些因素与心脏病、脑血管病、肿瘤、糖尿病的患病和死亡密切相关；③ 生物遗传危险因素是随着分子生物学、遗传基因研究等医学的发展和人们对疾病认识的不断深入，发现很多种疾病的发生都与遗传因素和环境因素的共同作用密切相关；④ 医疗卫生服务中的危险因素，是指医疗卫生服务系统中存在各种不利于保护与增进健康的因素，如医疗质量低、误诊漏诊、医院交叉感染等，这些都是直接危害健康的因素。此外，医疗卫生服务系统的布局、卫生保健网络的健全程度、人力资格及服务水平、卫生资源的配置合理程度等都是可能影响健康的因素。

（2）健康危险因素评价的应用：健康危险因素评价按其应用的对象和范围，可分为个体健康评价和群体健康评价；按照健康危险因素评价的应用目的可分为健康促进和用于科学决策。

个体评价主要通过比较实际年龄、评价年龄和增长年龄三者之间的差别，了解危险因素对寿命可能影响的程度及降低危险因素后寿命可能延长的程度，有针对性地对个体进行健康教育，干预个体行为。根据实际年龄、评价年龄和增长年龄之间不同的量值，评价结果可分为4型：① 健康型，评价年龄小于实际年龄，说明个体危险因素低于平均水平，预期健康状况良好；② 自创性危险因素型，评价年龄大于实际年龄，并且评价年龄与增长年龄的差值大，说明危险因素高于平均水平；③ 难以改变的危险因素型，评价年龄大于实际年龄，但是评价年龄与增长年龄差别较小，表明个体的危险因素主要来自既往疾病史或生物遗传因素；④ 一般性危险型，评价年龄接近实际年龄，死亡水平相当于当地平均水平，个体存在的危险因素类型和水平接近于当地人群的平均水平。

群体评价是在个体评价的基础上进行的，一般可从以下几方面进行分析：① 不同人群的危险程度，根据不同人群的个体危险因素分析结果，将不同人群危险程度分为健康组、一般组和危险组三种类型，然后根据人群中三种类型人群所占的比重大小，确定不同危险人群的危险程度，将危险水平最高的人群列为重点管理对象；② 危险因素的属性，计算危险型人群中，难以改变的危险因素与自创性危险因素的比例，可以说明有多大比重危险因素能够避免，以便有针对性地进行干预提高人群的健康水平；③ 分析单项危险因素对健康的影响，计算某一单项危险因素去除后，人群增长年龄与评价年龄之差的平均数，将其列为危险强度，以该项危险因素在评价人群中所占比例作为危险频度，以危险强度 × 危险频度反映危险程度指标，来表达危险因素对健康可能造成的影响。

3. 健康计划和干预

（1）制定健康管理计划：健康干预计划的制定要根据现实的社会状况、不同人群的需求和特点，制定出有针对性的健康干预计划方案。在具体的制定过程中，必须遵循以下几点原则：

1）目标原则：干预计划制定是坚持以目标为导向，根据目标开展工作，保证计划的整体性和特殊性，确保效益最大化。

2）整体性原则：保证计划的完整性，在提高综合健康水平、提高目标人群生活质量的目标上制定健康干预计划，并且要将健康干预与我国当前卫生保健重点领域适当结合，进而服务于卫生事业的发展。

3）动态性原则：在制定健康干预计划时，要充分考虑到计划在实施过程中可能发生的变故，并做好应对准备，确保计划的顺利实施；在计划实施的过程中，根据目标人群或个体的变化情况，可对计划做出相应调整。

4）前瞻性原则：计划目标要体现一定的先进性，在制定健康干预计划时需考虑未来可能的发展趋势和要求。

5）从实际出发原则：借鉴以往的经验与教训，做周密细致的调查研究，要掌握目标人群的健康问题、认识水平、经济状况、行为及生活方式等资料，因地制宜地提出计划要求。

6）参与性原则：鼓励卫生工作者、目标个体或人群及其他相关部门积极参与干预计划的制定及确定适宜的干预活动，不断提高目标个体或人群的参与度。

（2）实施健康干预：根据健康风险评价结果，提出健康改善策略与措施，制定个体化的健康促进计划及危险因素干预处方，充分调动个人、家庭、社区和社会的积极性，帮助其实施健康计划，通过生活方式干预、膳食营养指导、心理健康干预、运动干预、健康教育与指导等个体化干预措施的综合运用来实现促进健康的目的。

（3）实施健康管理计划以及进行实施效果的评估与督导：通过面授教学、实操教学、电话指导、门诊咨询、互联网联系及指导等多种手段来实施健康管理计划，并进行随访和督导监测。定期对健康管理的效果进行评估，及时调整健康管理计划，提高健康管理的效果。

四、健康管理服务的基本内容

健康管理的服务流程由以下三个部分组成。

（一）体格检查

健康管理服务流程中的体格检查是以个人或群体的健康需求为基础，按照早期发现、早期干预的原则来选定体格检查的项目。体格检查的结果对后期的健康干预活动具有明确的指导意义。健康管理中的体格检查项目可以根据个体年龄、性别、工作特点等各方面的不同进行调整。目前一般的体格检查服务所提供的信息应该能够满足这方面的要求。

（二）健康评价

根据个人问卷信息资料及体格检查资料通过分析个人健康史、家族史、生活方式等，为服务对象提供健康评估报告，其中包括用来反映各项检查指标状况的个人健康体格检查报告、个人或群体总体健康评价报告，以及精神压力评价报告等。

（三）个人健康管理咨询

在完成以上步骤后，个人可以得到不同层次的健康咨询服务。个人可以到健康管理服务中心或基层卫生服务机构接受咨询，也可以由全科医生团队服务人员或健康管理工作者通过电话或面对面交流的方式与个人进行沟通。内容可以包括以下几个方面：解释个人健康信息和健康评价结果及其对健康的影响、制定个人健康管理计划、提供健康指导、制定随访跟踪管理计划等。

第二节　儿童健康管理

儿童健康管理（child health management）是针对儿童的健康进行全面监测、分析和评估，提供健康咨询和指导，以及对健康危险因素进行干预的全过程。主要内容包括健康（含生长发育）监测、健康评估、风险干预和健康促进，是国家基本公共卫生服务项目之一，亦是社区健康服务的重要组成部分。

一、儿童各期的管理重点

根据儿童不同时期的发育特点及常见健康问题，健康管理重点有显著不同（表6-1）。各年龄段的健康管理除了针对各期的保健重点外，与环境相关的管理工作也应贯穿于整个儿童期，主要包括：① 空气清洁、安全饮水、无烟家庭与空间等；② 安全的家庭、学校、社区与社会环境，防止虐待、疏忽、剥削及暴力；③ 预防意外伤害，如中毒、烧伤、坠伤、道路交通意外和暴力；④ 预防环境中的物理与化学危害；⑤ 预防由于性别歧视引起的健康损害等。

▼ 表6-1　儿童分期及各期管理重点

分期	定义	管理重点
胎儿期	受精卵形成到胎儿娩出	1. 预防遗传性疾病与先天性畸形 ◆ 婚前检查、遗传咨询和产前诊断 ◆ 预防孕妇感染 ◆ 避免接触放射线和化学毒物，如铅、苯、氯、汞、有机磷农药等 ◆ 避免吸烟、饮酒 ◆ 在医师指导下应用药物 2. 保证充足营养，并避免营养摄入过多导致胎儿过重 3. 给予孕妇良好的生活环境，监测胎儿健康 4. 预防传染性疾病的垂直传播 5. 孕妇定期产检，避免妊娠期合并症，预防流产、早产、异常分娩的发生 6. 加强产时健康管理 ◆ 预防滞产、产伤、感染、出血 ◆ 预防并及时处理胎儿缺氧、窒息等 7. 加强对高危新生儿的监护
新生儿期	自胎儿娩出脐带结扎时开始至28天之前	1. 出生时护理 ◆ 温暖和清洁的环境，产房室温20～22℃，湿度55% ◆ 保持呼吸道通畅 ◆ 记录Apgar评分、体温、呼吸、心率、体重和身长、外观畸形情况、肛门通畅情况 ◆ 设立新生儿观察室，观察时间6小时 ◆ 指导正确的母乳喂养方法 ◆ 母乳不足或无法母乳喂养时，指导正确的人工喂养 ◆ 与新生儿早期的感情交流 ◆ 指导正确的皮肤清洁、脐带护理等 2. 免疫接种　卡介苗和乙肝疫苗接种 3. 先天性遗传代谢病筛查（先天性甲状腺功能减退和苯丙酮尿症、蚕豆病）和听力筛查 4. 早期开始纯母乳喂养 5. 低体重和/或有并发症的新生儿的特殊护理 6. 与初级卫生保健提供者签约，进行2次新生儿家庭访视

分期	定义	管理重点
婴儿期	自出生到满1周岁前	1. 合理喂养 ◆ 纯母乳喂养至6月 ◆ 6月龄开始添加辅食 ◆ 出生数天后可补充维生素D ◆ 母乳喂养可持续至2岁 2. 预防、早期发现主要疾病并及时处理 ◆ 营养不良、微量元素缺乏、维生素缺乏、营养性贫血、肥胖 ◆ 发育异常 ◆ 视力及听力异常 ◆ 预防吐奶窒息 3. 有利于感知发育的保健 通过交流和玩耍刺激婴儿等 4. 有利于体格生长的保健 户外活动、被动体操等 5. 完成免疫接种 6. 定期体检 ◆ 6个月以下，每月体检1次 ◆ 6月龄以上，每2~3个月体检1次 ◆ 体检观察体格发育、运动发育、智力发育、情感交流情况 7. 与初级卫生保健提供者建立积极的联系
幼儿期	自满1周岁始至满3周岁前	1. 合理膳食 质优、量足和营养素均衡 2. 培养幼儿的独立生活能力和良好的生活习惯 3. 体格检查，每3~6个月1次 ◆ 筛查缺铁性贫血 ◆ 指导家长使用生长发育监测图 ◆ 眼保健、口腔保健 4. 预防、早期识别和积极处理常见病 ◆ 主要感染性疾病和驱虫 ◆ 营养性疾病 ◆ 发育迟滞及学习失能 ◆ 视觉及听觉失能 ◆ 龋齿 5. 预防意外伤害，如异物吸入、烫伤、跌伤、触电、溺水、食物中毒、误服药物、农药及鼠药中毒等 6. 重视与幼儿的语言交流，促进语言的发展；适当增加户外运动，充分发展运动能力 7. 完成免疫接种 8. 看护者须注意言行，为幼儿树立良好的榜样
学龄前期	自满3周岁始至6~7岁/入小学前	1. 合理膳食、保证营养 2. 定期体检 ◆ 每6~12个月1次 ◆ 继续使用生长发育检测图监测营养状况 ◆ 筛查缺铁性贫血 ◆ 做好眼保健、口腔保健 3. 预防早期和积极处理常见病 4. 预防意外伤害，如异物吸入、烫伤、跌伤、触电、溺水、食物中毒、误服药物、农药及鼠药等中毒 5. 注意儿童心理健康 6. 学前教育，培养思维能力、想象力、创造力，同时培养良好的学习习惯及道德品质 7. 定期预防接种

分期	定义	管理重点
学龄期	自入小学始（6~7岁）至青春期前	1. 加强营养，增强体质 ◆ 注意荤素搭配、保证优质蛋白的摄入 ◆ 多吃富含钙的食物，每天摄入牛奶400~500ml ◆ 保证每天睡眠时间至少10小时 ◆ 保证每天60分钟以上中高强度户外运动 ◆ 限制注视电子屏幕时间，每天2小时以内 2. 积极进行法制教育，学习交通规则 3. 提供健康的学习环境，培养良好的学习习惯 ◆ 注意及发现学习失能 ◆ 合理安排作息时间 ◆ 注意看书写字姿势，预防近视、斜视等 4. 促进健康生活方式，防止危险行为，如吸烟、饮酒、滥用成瘾性药物及校园霸凌等 5. 定期体检，每6~12个月1次体检 6. 预防和早期处理常见病，注意心理健康 7. 预防意外伤害和中毒 8. 完成免疫接种
青春期	年龄范围一般在10~20岁。是从儿童到成人的过渡时期。女孩的青春期开始年龄和结束年龄都比男孩早2年左右	1. 合理营养，加强体育运动，增强体质 2. 引导树立正确的人生观、价值观。提高是非辨别能力 3. 促进健康生活方式，防止危险行为，如吸烟、饮酒、滥用成瘾性药物及校园霸凌等 4. 定期体格检查，每年1~2次 5. 心理健康咨询 6. 正确的性教育：帮助正确认识性发育，防止过早发生性行为

注：HIV.人类免疫缺陷病毒；AIDS.艾滋病。

二、全科医疗中的儿童健康管理服务内容

（一）新生儿家庭访视

新生儿出院后1周内，医务人员应到新生儿家中进行新生儿家庭访视。了解出生时情况、预防接种、喂养、脐带、黄疸情况，在开展新生儿疾病筛查的地区应了解新生儿疾病筛查情况等。观察居家环境，重点询问和观察喂养、睡眠、大小便、黄疸、脐部情况、口腔发育等情况。为新生儿测量体温、记录出生时体重、身长，进行体格检查，同时建立"母子健康手册"。根据新生儿的具体情况，对家长进行喂养、发育、防病、预防伤害和口腔保健指导等。如果发现新生儿未接种卡介苗和第1针乙肝疫苗，提醒家长尽快补种。如果发现新生儿未接受新生儿疾病筛查，告知家长到具备筛查条件的医疗卫生保健机构补筛查。对于低出生体重、早产、多胎或有出生缺陷等具有高危因素的新生儿，应根据实际情况增加家庭访视次数。

（二）新生儿满月健康管理

新生儿出生后28~30天，应接种乙肝疫苗第2针，在乡镇卫生院或社区卫生服务中心进行随访。重点询问和观察新生儿的喂养、睡眠、大小便、黄疸等情况，对其进行体重、身长、头围测量，以及体格检查，对家长进行喂养、发育、防病指导。

（三）婴幼儿健康管理

满月后的随访服务均应在乡镇卫生院或社区卫生服务中心进行，偏远地区可在村卫生室进行，时间分别在3、6、8、12、18、24、30、36月龄时，共8次。有条件的地区，建议结合儿童预防接种时间增加随访次数。服务内容包括询问上次随访到本次随访期间的婴幼儿喂养、患病等情况，进行体格检查，做生长发育和心理行为发育评估，进行科学喂养（合理膳食）、生长发育、疾病预防、口腔保健等方面的健康指导。在婴幼儿6～8、18、30月龄时，分别进行1次血常规（或血红蛋白）检测；在6、12、24、36月龄时，使用行为测听法分别进行1次听力筛查。在每次进行预防接种前均要检查有无禁忌证，若无，体检结束后接受预防接种。

（四）学龄前儿童健康管理

为4～6岁儿童每年提供1次健康管理服务。散居儿童的健康管理服务应在乡镇卫生院、社区卫生服务中心进行，集居儿童可在托幼机构进行。每次服务内容包括询问上次随访到本次随访之间的膳食、患病等情况，进行体格检查和心理行为发育评估、血常规（或血红蛋白）检测和视力筛查，进行合理膳食、生长发育、疾病预防、预防伤害、口腔保健等健康指导。在每次进行预防接种前均要检查有无禁忌证，若无，体检结束后接受预防接种。

（五）学龄期及青春期儿童健康管理

为学龄期及青春期的青少年提供社会心理发育的保健指导、培养良好的学习习惯、促进健康生活方式、定期体格检查、关注儿童心理健康问题等，应在乡镇卫生院、社区卫生服务中心或校医院进行。除了学习习惯、体格发育等问题，还应关注儿童心理健康问题的管理。儿童青少年心理健康标准包括：智力正常、情绪稳定性与协调性良好、较好的社会适应性、和谐的人际关系、反应能力适度及行为协调、心理年龄符合实际年龄、心理活动自控能力、健康的个性特征、自信心、心理耐受力。乡镇卫生院、社区卫生服务中心或校医院应及时判断、评估儿童的心理行为发育是否正常，并及时把儿童转诊给儿科专家或精神病学专家；对儿童父母进行相关教育，让父母了解儿童的心理问题并提出建议；同时，参与随访和监测对儿童的心理治疗过程，帮助儿童家庭与当地的支持性服务建立联系，更好促进儿童心理健康恢复。

（六）健康问题处理

对健康管理中发现有营养不良、贫血、单纯性肥胖等情况的儿童，应当分析其原因，给出指导或转诊的建议。对心理行为发育偏离、口腔发育异常（唇腭裂、诞生牙）、龋齿、视力异常或听力异常等情况的儿童，应及时转诊并追踪随访转诊后结果。同时，医校联合对学生进行健康管理的模式可以促进儿童青少年健康筛查及管理有效、常态化进行，建议医校联合进一步解决儿童青少年健康管理顶层设计及效果评价问题；儿童青少年健康管理除社区卫生服务中心与学校管理因素外，家庭与儿童、青少年个体的参与同样重要。

《国家基本公共卫生服务规范》（第三版）规定了儿童健康管理规范服务流程（图6-2）。

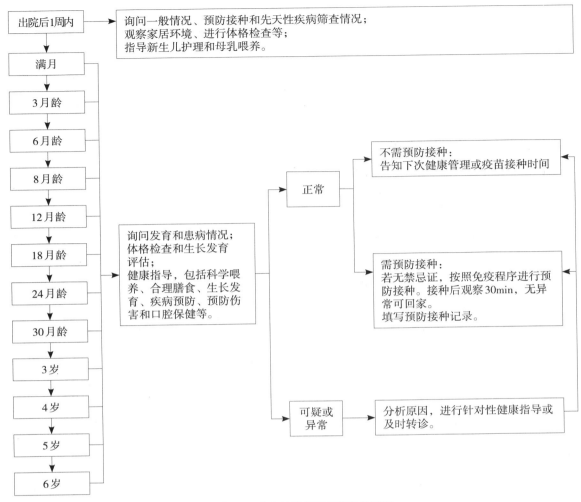

▲ 图6-2　儿童健康管理规范服务流程

第三节　妇女健康管理

妇女是基层卫生服务中的重点人群之一。妇女健康管理（women's health management）是针对妇女不同时期生理和心理特点，以维护和促进妇女健康为目的，以保障生殖健康为核心的管理。

相关链接
6-1

生殖健康

　　1994年国际社会统一了WHO提出的生殖健康的定义。生殖健康是指在生命所有阶段，生殖系统及与其功能和生殖过程有关的所有方面，处于身体、精神和社会适应的完好状态，而不仅指没有疾病或虚弱。其内涵包括：人们能够有满意而且安全的性生活，不担心传染病或意外妊娠；有生育能力；有权决定是否生育和生育时间；妇女能够安全地妊娠并生育健康的婴儿；夫妇有权知情和获取他们所选择的安全、有效、负担得起和可接受的计划生育方法；有权获得生殖保健服务。生殖健康强调服务对象的需求、参与、选择和责任，这不仅属于生物医学的范畴。生殖健康也不仅指女性生育问题，还包括男性和儿童问题。妇女健康管理是实现生殖健康的重要手段之一，生殖健康是妇女健康管理的核心。

一、妇女各生理阶段的健康管理重点

1. 青春期 针对青春期少女的健康管理重点是经期卫生指导、乳房护理、正确皮肤护理、防治痤疮、性教育、预防和正确处理妇科疾病、预防心理疾病等，要求全科医生要亲和、友善、尊重少女的隐私权。

（1）经期管理包括：① 在经期要保持心情愉快、情绪稳定，注意保暖，避免寒冷等刺激；② 注意个人卫生，避免使用阴道内卫生棉条，预防感染；③ 多饮水，避免辛辣饮食等；④ 养成记录月经周期的好习惯；⑤ 避免装卸、搬运等重体力劳动，以及高空、低温、冷水、野外作业等。

（2）性知识教育包括：① 生殖器的解剖和生理学知识、生命的形成与生育过程、青春期特征、性道德教育及安全教育等；② 避免过早性行为。若存在性行为，要做好心理辅导，加强"安全性行为"教育，避免意外妊娠，预防性传播疾病，还要给予家长支持和指导，避免不恰当的教育。

（3）心理健康包括：关注青春期叛逆心理、青春期抑郁、青春期焦虑等青少年比较常见的心理健康问题。全科医生需理解青春期少女从儿童期进入相对独立的成人期之间心态的转变，秉持精神疗法的原则和策略，借鉴家庭治疗的技术和团体治疗的形式，对存在心理健康问题的青春期少女进行临床心理治疗与行为干预。

2. 生育期 生育期主要需维护妇女生殖功能正常，保证母婴安全，降低孕产妇死亡率和围产儿死亡率。健康管理重点包括围婚期保健、围生期保健、优生优育、性保健、性病防治、女职工劳动保护和保健以及常见妇科疾病的防治等。

3. 围绝经期 围绝经期是指从卵巢功能开始衰退直至绝经后1年内的时期。妇女在40岁左右开始进入围绝经期。我国妇女平均绝经年龄为49.5岁，80%在44~54岁之间。健康管理内容主要包括建立健康档案、系统健康教育、定期健康检查、一般保健指导和药物治疗等，重点为预防和及时治疗围绝经期的常见疾病，如进行肛提肌锻炼、加强盆底组织支持力、预防子宫脱垂及压力性尿失禁；每年定期进行妇科恶性肿瘤的普查；指导其预防萎缩的生殖器感染；防治月经失调，重视绝经后阴道流血；在医生指导下，采用激素补充治疗以避免绝经综合征，综合防治骨质疏松、心血管疾病；开展性知识教育以及进行精神心理辅导，帮助其合理调整生活习惯等。加强自我保健指导，重视蛋白质、维生素及微量元素的摄入，保持心情舒畅，适量运动。

4. 绝经后期 筛查常见妇科疾病，预防低雌激素相关疾病和维护性健康。围绝经期部分保健内容在绝经后期仍适用。目前常用于绝经期健康相关生活质量评价的量表主要有标准Greene绝经期量表、简明健康调查问卷、绝经期生存质量量表及绝经期生活质量评分量表，选择合适的测评量表

对绝经期症状及健康相关生活质量进行测评，可以早期发现问题，利于及时、有针对性干预，提高绝经期女性管理质量，提供更高效的保健服务。一般60岁以后妇女机体逐渐老化进入老年期。

二、全科医疗中的妇女健康管理

（一）婚前保健

婚前保健服务是对准备结婚的男女双方，在结婚登记前所进行的婚前医学检查、婚前卫生指导和婚前卫生咨询服务，是优生的基础。目的在于保证健康的婚配，保障结婚双方和下一代的健康。婚前保健已列入《中华人民共和国母婴保健法》。

1. 婚前卫生指导　包括性保健指导、生育知识、避孕知识及计划生育指导等。性保健指导内容有性生理、性心理、性卫生和性道德等，如采用正确方法保持外阴清洁，预防感染；建立和谐性生活；严格遵守月经期、妊娠期、产褥期、哺乳期各生理时期的性生活禁忌等。同时，不能忽视性心理调适和性伦理道德教育。

2. 婚前医学检查　是对准备结婚的男女双方可能会影响结婚和生育的疾病进行医学检查。婚前医学检查的主要疾病包括：① 严重遗传性疾病，指由于遗传因素先天形成，患者全部或部分丧失自主生活能力，后代再现风险高，医学上认为不适宜生育的遗传性疾病；② 指定传染病，是指《中华人民共和国传染病防治法》中规定的艾滋病、淋病、梅毒、麻风病等；③ 有关精神病，指精神分裂症、躁狂症或抑郁型精神病以及其他重型精神病；④ 其他与婚育有关的疾病，如重要脏器疾病和生殖系统疾病等。

3. 婚前卫生咨询　对婚前医学检查中出现的异常情况或其他问题进行解答，为服务对象提供科学的信息，对可能产生的后果进行指导，并提出适当建议。

（1）"建议不宜结婚"的情况：① 双方为直系血亲、三代以内旁系血亲；② 一方或双方患有重度、极重度智力低下，不具有婚姻意识能力；③ 重型精神病，在病情发作期有攻击危害行为的。

（2）"建议暂缓结婚"的情况：① 指定传染病在传染期内；② 有关精神病在发病期内；③ 其他医学上认为应暂缓结婚的疾病。

（3）"建议不生育"的情况：发现医学上认为不宜生育的严重遗传性疾病或其他重要脏器疾病。

（4）"建议采取医学措施，尊重受检者意愿"的情况：婚检发现的可能会终身传染的传染病患者或病原体携带者。

（二）孕期健康管理

1. 孕早期健康管理　孕13周前为孕妇建立"母子健康手册"，并进行第1次产前检查。

（1）进行孕早期健康教育和指导。

（2）孕13周前由孕妇居住地的乡镇卫生院、社区卫生服务中心建立"母子健康手册"。

（3）孕妇健康状态评估：询问既往史、家族史、个人史等；观察体态、精神等，并进行一般体检、妇科检查和血常规、尿常规、血型、肝功能、肾功能、乙型肝炎检查，有条件的地区建议进行血糖、阴道分泌物、梅毒血清学试验、HIV抗体检测等实验室检查。

（4）开展孕早期生活方式、心理和营养保健指导，特别要强调避免致畸因素和疾病对胚胎的不良影响，同时告知和督促孕妇进行产前筛查和产前诊断。

（5）根据检查结果填写第1次产前检查服务记录表，对具有妊娠危险因素和可能有妊娠禁忌证或严重并发症的孕妇，及时转诊到上级医疗卫生机构，并在2周内随访转诊结果。

2. 孕中期健康管理

（1）进行孕中期（孕16～20周、21～24周各1次）健康教育和指导。

（2）孕妇健康状况评估：通过询问、观察、一般体格检查、产科检查、实验室检查对孕妇健康和胎儿的生长发育状况进行评估，识别需要做产前诊断和需要转诊的高危重点孕妇。

（3）对未发现异常的孕妇，除进行孕期的生活方式、心理、运动和营养指导外，还应告知和督促孕妇进行预防出生缺陷的产前筛查和产前诊断。

（4）对发现有异常的孕妇，要及时转至上级医疗卫生机构。出现危急征象的孕妇，要立即转上级医疗卫生机构，并在2周内随访转诊结果。

3. 孕晚期健康管理

（1）进行孕晚期（孕28～36周、37～40周各1次）健康教育和指导。

（2）开展孕产妇自我监护方法、促进自然分娩、母乳喂养，以及孕期并发症防治指导。

（3）对随访中发现的高危孕妇，应根据就诊医疗机构的建议督促其酌情增加随访次数。随访中若发现有高危情况，建议其及时转诊。

（三）产后访视

乡镇卫生院、村卫生室和社区卫生服务中心（站）在收到分娩医院转来的产妇分娩信息后，应于产妇出院后1周内到产妇家中进行产后访视，进行产褥期健康管理，加强母乳喂养和新生儿护理指导，同时进行新生儿访视。

1. 通过观察、询问和检查，了解产妇一般情况、乳房、子宫、恶露、会阴或腹部伤口等恢复情况。

2. 对产妇进行产褥期保健指导，对母乳喂养困难、产后便秘、痔疮、会阴或腹部伤口等问题进行处理。

3. 发现有产褥感染、产后出血、子宫复旧不佳、妊娠并发症未恢复者，以及产后抑郁等问题的产妇，应及时转至上级医疗卫生机构进一步检查、诊断和治疗。

4. 通过观察、询问和检查了解新生儿的基本情况。

（四）产后42天健康检查

1. 乡镇卫生院、社区卫生服务中心为正常产妇做产后健康检查，异常产妇到原分娩医疗卫生机构检查。

2. 通过询问、观察、一般体检和妇科检查，必要时进行辅助检查，对产妇恢复情况进行评估。

3. 对产妇应进行心理保健、性保健与避孕、预防生殖道感染、纯母乳喂养6个月、产妇和婴幼营养等方面的指导。

《国家基本公共卫生服务规范》（第三版）规定了孕产妇健康管理服务规范流程（图6-3）。

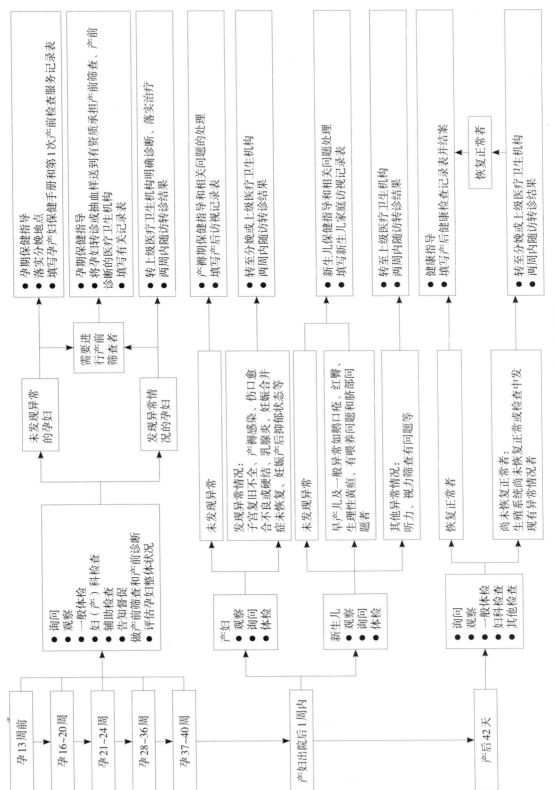

▲ 图6-3 孕产妇健康管理服务规范流程

三、妇女常见病普查普治

1. 妇科恶性肿瘤 筛查有助于做到早发现、早诊断、早治疗，提高治愈率，延长预期寿命并改善生活质量。重点筛查的恶性肿瘤为宫颈癌、子宫内膜癌、乳腺癌和卵巢癌。

根据2023年《中国子宫颈癌筛查指南》，子宫颈癌初筛的目标人群是有性生活史的适龄女性。筛查方案包括：① 筛查起始年龄是25岁；② 25～64岁者，采用HPV核酸单独检测（每5年1次）或单独细胞学检查（每3年1次）或联合筛查（每5年1次）；③ 65岁以上者，如有充分的阴性筛查记录(10年内有连续3次细胞学筛查，或者连续2次的HPV筛查或联合筛查，且最近一次筛查在5年内，筛查结果均正常)，并且无宫颈上皮内瘤变、HPV持续感染及无因HPV相关疾病治疗史等高危因素，可终止筛查；④ 65岁以上从未筛查过，或者65岁前10年无充分阴性筛查记录，或者有临床指征者，仍应进行子宫颈癌筛查；⑤ 25岁以下女性中伴有高危因素的人群，建议性生活开始后1年内进行筛查，并适当缩短筛查间隔。宫颈癌高危因素包括初次性生活过早、多个性伙伴、HIV/HPV感染、早婚多育、多次流产、吸烟、免疫功能低下和性保健知识缺乏等。

常用的筛查方法包括：人乳头状瘤病毒核酸检测和子宫颈细胞学检查。高危型HPV核酸检测是筛查结果风险评估的基础，是指南推荐的首选筛查方法。宫颈和宫颈管涂片细胞学检查，多用于大规模人群的普查，目前临床已少用；宫颈/阴道脱落细胞液基制片检查，有膜式液基薄层细胞制片技术和离心沉淀式液基薄层细胞学技术，主要用于临床就诊患者。凡30岁以上妇女在妇科门诊就诊时，均需要常规联合筛查，单独细胞学也是主要的筛查方法。

2. 生殖道感染 主要针对滴虫性阴道炎等性传播疾病。滴虫性阴道炎的预防保健重点是：加强宣传教育、培养卫生习惯、保持外阴清洁、注意性生活卫生；定期体检，建议每年检查的双方一同治疗。性传播疾病的普查普治工作比较难开展，由于主要危险因素是性生活混乱，因此重点是做好宣传教育工作，杜绝婚外性行为。

3. 乳腺疾病 乳腺检查应列为常规普查项目。检查内容包括：

（1）体格检查：观察外观、颜色是否改变，是否有凹陷、橘皮样或溃疡；触诊是否有包块；检查腋窝和锁骨上淋巴结是否肿大。

（2）乳腺X线或超声检查：《中国抗癌协会乳腺癌诊治指南与规范（2021年版）》乳腺癌筛查策略中指出：

1）一般风险女性乳腺癌筛查意见：乳腺癌一般风险女性，即除了乳腺癌高危人群以外的所有女性。20～39岁：不推荐对该年龄段人群进行乳腺筛查。40～70岁：① 适合机会性筛查和群体筛查；② 每1～2年进行1次乳腺X线检查，对致密型乳腺（乳腺X线检查提示腺体为c型或d型）推荐与超声检查联合。70岁以上：① 适合机会性筛查；② 每1～2年进行1次乳腺X线检查。

2）乳腺癌高危人群筛查意见：存在下列情况之一者，被认为是罹患乳腺癌高危人群。① 有明显的乳腺癌遗传倾向者，主要判断内容如下：一级亲属有乳腺癌或卵巢癌史；二级亲属50岁前，患乳腺癌2人及以上；二级亲属50岁前，患卵巢癌2人及以上；至少1位一级亲属携带已知 *BRCA* 1/2基因致病性遗传突变，或自身携带 *BRCA* 1/2基因致病性遗传突变。② 既往有乳腺导管或小叶不典型增生或小叶原位癌的患者。③ 既往30岁前接受过胸部放疗。④ 根据评估对象的年龄、种族、初潮年龄、初产年龄、个人乳腺疾病史、乳腺癌家族史和乳腺活检次数等多个风险因子，利用Gail模型进行罹患乳腺癌风险评估，如果受试者5年内发病风险≥1.67%，则被认为是高风险个体。

建议对乳腺癌高危人群提前进行筛查（40岁以下），筛查频率推荐每年1次，筛查手段除了乳腺X线检查外，还可采用磁共振成像（magnetic resonance imaging，MRI）等影像学手段。乳腺癌高危人群的筛查推荐策略与管理：① 推荐起始年龄更早（40岁以下）开展乳腺筛查；② 每年1次乳腺X线检查；③ 每6~12个月1次乳腺超声检查；④ 每6~12个月1次乳腺体检；⑤ 必要时联合乳腺增强MRI。

第四节　老年人健康管理

老年健康管理是全科医疗服务的重要内容，其目的是维护、促进老年人身心健康，预防、治疗老年疾病，防治疾病并发症、后遗症及伤残等。全科医生对老年人的健康管理，需掌握老年的划分、老年生理、心理、疾病特点及老年人健康保健需求、老年机体功能状态评估等。在此基础上实施全面老年健康管理。

一、老年的界定与划分

老龄化（aging）是指老年人在总人口中所占比例较大。目前世界各国对老年人年龄界限划分的标准不一。联合国采用的老龄化标准有两个：① 60岁及以上的人口占总人口10%以上，即可认为该社会已进入老龄化，我国目前采用的就是这个标准；② 65岁及以上人口占总人口的7%以上，为老龄化社会。当前发达国家采用这一标准。

根据《2022年民政事业发展统计公报》，截至2022年底，全国60周岁及以上老年人口28 004万人，占总人口的19.8%，其中65周岁及以上老年人口20 978万人，占总人口的14.9%。由于老年疾病的复杂性、老年疾病和由老年疾病致残的人数的增多、医药费用的增高、社会保障体系和家庭负担的增重，促进和照顾好这支"老年大军"的健康，已成为我国全科医生最重要的任务之一。作为全科医生应清楚人口老龄化对社会、家庭、个体健康的影响，应掌握老年疾病的预防、医疗与保健的理论与技能，以维护老年群体的健康，使老人既长寿又健康，实现健康老龄化。

二、老年期健康管理内容

（一）基层老年健康管理的重点人群

基层老年人口庞大，健康及疾病程度不同。全科医生的老年健康管理应着重关注下列人群：

1. 高龄老人　高龄老人是指80岁以上的老人。高龄老人出现共病的概率较高，易出现系统功能衰竭，对医疗保健的需求大。无论其健康维护还是疾病治疗康复均是老年健康保健管理的重要内容。

2. 独居老人 伴随社会发展家庭趋于小型化，空巢老人、由老年人自己组成的家庭将越来越多。独居老人增多使基层老年服务需求增多。

3. 丧偶老人 丧偶老人经常会有孤独感，易有较高的心理问题发生率，对老年人的健康不利，会导致原有疾病的复发。

4. 新近出院的老人 新近出院的老年人因疾病未完全恢复，身体状况差，常需要继续治疗和及时调整治疗方法。

5. 老年精神障碍者 老年人中的精神障碍者主要是痴呆，包括血管性痴呆和老年性痴呆。重度痴呆的老年人生活失去规律，常伴有营养障碍，加重原有的躯体疾病，使平均寿命缩短。

（二）老年健康维护

WHO在1992年《维多利亚宣言》提出了健康概念"四大基石"，即"合理膳食、适量运动、戒烟限酒、心理平衡"。故老年人的健康维护可遵循老年的生理、心理及疾病特点，从以下几方面进行。

1. 老年膳食管理 老年人应适当控制食物摄入。老年人的生理代谢发生变化，研究表明，限制能量的摄入可以延迟因增龄引起的细胞免疫和体液免疫衰退，减少自由基的产生，并延长预期寿命。故老年人限食很重要。一旦能量供给量大于身体的消耗量就会导致脂肪堆积，造成肥胖，给身体健康带来危害。

（1）限制脂肪：脂肪是最浓缩的能量来源，分为饱和脂肪酸、单不饱和脂肪酸和多不饱和脂肪酸。动物脂肪（除鱼油外）多为饱和脂肪酸，对老年人健康不利；植物脂肪多为多不饱和脂肪酸和单不饱和脂肪酸，对抑制动脉粥样硬化的形成有益。脂肪过多对心血管和消化器官不利，因此脂肪的摄入量要加以限制。脂肪的摄入量应占饮食总能量的15%左右。过多限制也会影响脂溶性维生素（如维生素A、D、E、K）的吸收而影响健康。中国营养学会建议各种脂肪酸的比例，饱和脂肪酸、单不饱和脂肪酸与多不饱和脂肪酸的比例为1:1:1。

（2）限制糖类中一般糖类物质摄取：糖的摄入量占饮食总能量的55%～60%。由于老年人糖耐量低、胰岛素分泌减少且对血糖的调节作用减弱，易发生血糖升高，所以老年人食入的糖类可更低些。患有糖尿病的老年人应采取糖尿病饮食。水果和蜂蜜中所含的果糖，既容易消化吸收，又不容易在体内转化成为脂肪，是非糖尿病老年人较理想的糖类食物。此外多摄入纤维素、矿物质，多吃蔬菜、水果和薯类。

2. 老年运动管理 老年期健身运动可以有效地调节身体各脏器的功能，促进新陈代谢，预防各种疾病的发生，有助于某些疾病的康复，是维护老年健康的重要手段。

（1）老年人健身运动的价值：运动健身相当于主动的康复训练，可锻炼肢体的协调运动能力，加快肢体的康复。中等强度的运动，可以使呼吸的频率加快，呼吸的深度加强，长期坚持锻炼可增加肺活量，增加有效通气量，最终达到改善呼吸功能的作用。运动也可加快胃排空，加快胃肠道血液流速，从而帮助消化，改善胃肠道功能。运动具有改善糖尿病患者胰岛素敏感性和降低胰岛素抵抗的作用，从而预防和控制高血糖。经常性的运动还可以增加肌肉和骨骼的强度及柔韧性、灵活性，减轻关节老化僵硬。防止骨质疏松。适宜的运动可使体内一些有延缓衰老作用的物质（如超氧化物歧化酶等）数量增加，有助于推迟机体各器官生理功能的衰退和老化，并可改善老年人的不良情绪，也是临床上治疗老人抑郁症、焦虑症和某些心理疾病的方法。

（2）老年健身运动形式：老年人健身形式应多种多样，要遵循个体化原则。因为老年人健康状况各不相同，对运动的耐受能力各不相同，加上每个老人有不同的家庭情况、教育背景、工作经历，有不同的兴趣爱好，所以每个人会有不同的选择。老年人不宜过多选择需要高爆发力、有高对抗性的运动及极限运动等。

（3）老年的运动原则和注意事项：常说"生命在于运动"，但也有"生命在于静止"之说，二者都是养生保健的格言，并不矛盾。老年人既需要能消耗一定能量的运动，又需要安静内修，最终达到身心协调，即老年人需掌握运动的强度，劳逸结合。适度的运动会使人心情舒畅，精神愉快；但若运动量过度，老人会出现头晕、恶心、胸部不适、疲劳、食欲下降，睡眠变差。全科医生应注意老年人的极量心率及运动靶心率。极量心率是指最大耐受心率：220-年龄（次/min）；运动靶心率是指运动时最佳心率：极量心率 ×（60% ~ 73%）（次/min）。需注意掌握老年人运动的禁忌证：如不稳定型心绞痛、心肌梗死急性期、没有控制平稳的心力衰竭、哮喘患者、伴有急性并发症的糖尿病患者、肝肾功能不全者、骨折未愈合者等。以上老人需待病情得到有效控制后再考虑运动，并需医生指导。

3. 老年人远离有害物质 据WHO报道，有害物质大致分为六大类：① 醛类、氮化物、烯烃类；② 尼古丁类；③ 胺类、氰化物和重金属；④ 苯丙芘、砷、镉、甲基肼、氨基酚、其他放射性物质；⑤ 酚类化合物和甲醛等；⑥ 一氧化碳。这些物质不同程度上分别具有损伤人体呼吸道或心血管、肝肾功能或中毒、致癌作用。老年人机体机能老化，在不良物质刺激下，较其他人群易致病且难康复。例如香烟中的有害物质（特别是其中所含的焦油），会破坏呼吸道黏膜和纤毛组织，使气道防御机制遭受破坏，吸烟者易患支气管炎及肺部感染，时间久了会引起呼吸功能的改变，甚至出现肺癌。故老年人应少吸烟，若有必要可适量饮酒，远离危险物质。

4. 老年心理健康的管理 因老年人心理健康的保健常被忽视，如上所述心理不健康会影响躯体健康。老年人心理特性：容易情绪沮丧、孤独、抑郁，易产生自卑的心理，偏瘫、残疾、智力障碍疾病发生率高，故特别需要予以心理保健指导，以增强老年人的信心，提高生活能力、抵抗疾病的能力。世界心理卫生联合会对心理健康的标准提出：① 身体、智力、情绪协调；② 适应环境，人际关系中彼此能谦让；③ 有幸福感；④ 在日常生活中，能充分发挥自己的能力，过着有效率的生活。全科医生可通过以下途径帮助老年人达到心理健康的目的。

（1）参与社会活动：以各种途径使老年人回归社会，例如参加社区组织的各种社团的志愿者服务、上老年大学、协助政府做一些管理工作等。让自己参与到社会经济、文化生活中去，建立社会关系，恢复人际交往，重新找回自身的价值，开阔眼界，达到促进身体健康、心理保健的目的。同时，社会也需关爱老年人，他们是社会财富的一部分，他们人生阅历丰富，有令人敬佩的专业知识和社会经验，应该充分加以利用。

（2）调节好情绪：人的情绪可以通过大脑影响心理、躯体健康，良好的情绪可以让人体各系统机能处于最佳状态，相反，不良情绪可以引发疾病，对健康造成危害。老年人应该调整好心态，调整自身的消极情绪，积极面对生活，面对疾病和衰老，努力创造自身的价值。

（3）和谐的家庭关系：老年人有更多的时间与家人相处。老人在家庭中的地位及与家庭成员之间的关系等都可以影响到老人的心理状态。老人应该做好自我情绪的控制，同时家庭也应给予老人心理上的支持，尊敬老人，维护老人的家庭地位。同时应维护和谐的夫妻关系及代际关系，促进老年人的心理健康。

（三）疾病医疗与康复

由于中国经济发展迅速，老龄人口剧增，老年慢性病患者数量也迅猛增长。60岁以上老年人高血压、糖尿病患者比例达50%以上，且随着老年人年龄增长、数量增多，这些慢性病数量暴涨，这使得我国各地不同程度存在老年人"就医难"的现象，再加上老年人所患疾病多为终身性多重疾病，需连续性、终身性医疗，因而老年人对医疗的需求巨大；另一方面，随着高龄老年人数量不断增多，残疾率也在增高，对康复的需求也很大。能满足社区老年人医疗康复需求的专业医疗人员目前还很缺乏，故老年人疾病医疗与康复是基层医疗卫生服务机构老年健康管理的重要任务。具体内容参照本书相关章节。

综上所述，老年人的健康管理不仅需管理其躯体疾患，还包括心理、道德、社会适应方面的健康管理，需要从多方面促进老年人的健康。

（四）基层老年健康管理服务内容

根据2017年《国家基本公共卫生服务规范（第三版）》要求，基层每年为老年人提供1次健康管理服务，服务内容包括生活方式和健康状况评估、体格检查、辅助检查和健康指导。

1. 生活方式和健康状况评估　通过问诊或老年人健康状态自我评价，了解其基本健康状况、体育锻炼、饮食、吸烟、饮酒等情况和所患慢性疾病的症状、既往所患疾病控制及进展情况、治疗及目前用药效果、反应，以及生活自理能力等情况。

2. 体格检查　包括生命体征：体温、脉搏、呼吸、血压、身高、体重、腰围等；皮肤、浅表淋巴结、心脏、肺部及腹部等常规体格检查，并对口腔、视力、听力和运动功能等进行粗测判断。

3. 辅助检查　包括血常规、尿常规、肝功能（血清丙氨酸转氨酶、血清天冬氨酸转氨酶和总胆红素）、肾功能（血清肌酐和血尿素氮）、空腹血糖、餐后2小时血糖，血脂分析全项和心电图、心脏超声等检测。

4. 健康指导　告知评价结果并进行相应健康指导。

（1）对发现已确诊的原发性高血压和2型糖尿病等患者同时开展相应的慢性病患者健康管理。

（2）对患有其他疾病的（非高血压或糖尿病），应及时治疗或转诊。

（3）对发现有异常的老年人建议定期复查或向上级医疗机构转诊。

（4）进行健康生活方式以及疫苗接种、骨质疏松预防、防跌倒措施、意外伤害预防和自救、认知和情感等健康指导。

（5）告知或预约下一次健康管理服务的时间。

（五）老年机体功能状态健康程度的评估

老年机能状态的评估是老年健康管理的重要环节。由于老年患者常常不能主动陈述症状，又常伴有失智或照顾者的不注意等，其症状常被忽略而延迟治疗。所谓评估是指从多维角度包括躯体、自理能力、精神、社会心理等多方面测量老年人健康功能水平的一种健康测量方法，目的是全面了解老年人的身体、心理、技能状态及生活质量，从而选择适当的健康管理模式等。具体评估方法是根据他们所患疾病的症状、体征、辅助检查及功能性的检测（如各种量表）进行量化评估。

1. **评估内容**　对所有老年人都应该进行评估，全科医生可在社区内、家庭进行评估。

（1）躯体状况：基本的日常生活能力评估，反映老年人独立生活的能力，是维持社会活动的基础；老年人的营养状况、跌倒、疼痛和排尿等情况，也是从了解老年人整体状况的角度评估。

（2）精神状况：评估老年人精神状况、抑郁等。

（3）社会状况：评估老年人个体、家庭、社会支持和心理应对情况。

（4）经济状况：评估收入能否满足老年人的个人需要、是否需要另外的物质支持等。

（5）环境：通过对个人、社区安全、维持独立生活的能力等来评估。

2. **评估方法**　有效、可靠的评价量表是老年患者评估的关键。国外已经建立了多种关于老年患者评估的量表，其中最主要的量表有：日常活动能力量表（ADL）、综合评价和转介评估量表（the comprehensive assessment and referral evaluation，CARE）、老年多水平评价问卷（philadelphia geriatric centre multilevel assessment instrument，PGCMAI）等。其中ADL是最常用的评价量表（表6-2）。

▼ 表6-2　日常活动能力量表（ADL）

分类	独立完成	有些困难	需要帮助	无法完成	不知道不适用
PADL（躯体ADL）					
A：吃饭	1	2	3	4	9
B：穿衣服、脱衣服	1	2	3	4	9
C：梳头、刷牙等	1	2	3	4	9
D：洗澡	1	2	3	4	9
E：定时去厕所	1	2	3	4	9
F：到离家附近的地方去（步行范围）	1	2	3	4	9
G：在平坦的室内走	1	2	3	4	9
H：上下楼梯	1	2	3	4	9
I：上下床，坐下或站起	1	2	3	4	9
J：独自在家	1	2	3	4	9
IADL（工具性ADL）					
K：自己搭公共汽车	1	2	3	4	9
L：自己生火做饭	1	2	3	4	9
M：做家务	1	2	3	4	9

分类	独立完成	有些困难	需要帮助	无法完成	不知道不适用
N：吃药	1	2	3	4	9
O：洗衣服	1	2	3	4	9
P：逛街、购物	1	2	3	4	9
Q：打电话	1	2	3	4	9
R：处理自己的钱财	1	2	3	4	9
S：提水煮饭、准备洗澡	1	2	3	4	9
T：剪趾甲	1	2	3	4	9

不知道/不适用得分：　　　　　　　　　　ADL总分：

根据实际情况对上表中20项活动内容，做出最适合老人活动能力的评定，圈出相应的数字。请注明具体影响老人生活能力的具体原因。

3. 老年健康程度的评估　　评价老年人群的健康状况需依据躯体上、精神上，以及社会功能上的完好状态等多方面因素。WHO制定了健康十项标准，内容如下：① 充沛的精力，能从容不迫地担负日常生活和繁重的工作，而且不感到过分紧张和疲劳；② 处世乐观，态度积极，乐于承担责任，事无大小，不挑剔；③ 善于休息，睡眠好；④ 应变能力强，能适应外界环境的变化；⑤ 能够抵抗一般性感冒和传染病；⑥ 体重适当，身体匀称，站立时头、肩、臂位置协调；⑦ 眼睛明亮，反应敏捷，眼和眼睑无发炎；⑧ 牙齿清洁，无龋齿，不疼痛，牙龈颜色正常，无出血现象；⑨ 头发有光泽，无头屑；⑩ 肌肉丰满，皮肤富有弹性。

三、老年长期医疗照顾

高龄及失智、失能、卧床老人的长期照顾是老年健康管理的一项重要内容。这些老人的家庭照料和医疗护理是家庭、社会的一大难题，同时这也是老年人生命健康的第一需要。而且随着人口老龄化程度加剧，这种特殊需要将会越来越突出。基层医疗卫生服务机构或医养融合机构对于需长期照顾的老年人应注意如下几方面内容。

（一）跌倒

跌倒（fall）是老年人常见的、最严重的家庭伤害。80岁以上的老年人跌倒的发生率高达50%，并随着年龄而增长。跌倒是老年人就医、生活质量降低甚至死亡的一个重要原因，也是导致老年人意外伤害的最主要的原因。对跌倒的恐惧造成部分老年人自我限制活动，其结果导致部分躯体功能和活动能力逐渐丧失，生活能力明显下降。跌倒的原因常见于慢性疾病、步态平衡紊乱、衰弱、眩晕、意识模糊、血压调节失常、直立性低血压、脑血流供应不足等；环境因素包括搬运重物、跨越障碍、地板过于光滑、灯光照明欠佳、鞋不合脚等。跌倒的预防管理需注意如下几方面：

1. 加强健康安全知识教育，增强老年人的安全意识。

2. 老年人居室内光线充足；地面干燥、平坦、没有障碍物；走廊、浴室、卫生间设有扶手；选用防滑地板。

3. 衣着合适，选用舒适方便行走的鞋。

4. 加强体育锻炼和适当运动，如太极拳对平衡训练效果最为明显。

5. 合理药物指导，观察药物反应。

6. 积极治疗相关疾病，如高血压、冠心病、直立性低血压等。掌握发病规律，及时做好预防措施。

（二）睡眠

睡眠（sleep）是人类生命活动的一种生理现象，人体每日需要睡眠的时间随着年龄的增长逐渐减少。老年人新陈代谢减慢及体力活动减少，所需睡眠时间也相对较少。正常的睡眠应以精神和体力的恢复为标准，如果睡后疲劳消失，头脑清醒，精力充沛，无论时间的长短都属于正常睡眠。但有一些老年人由于大脑皮层的抑制过程减弱和兴奋过程增强而出现易入睡，但极易醒，醒后不易再睡，即称为失眠（insomnia）。

引起失眠的原因：① 心理因素，老年人的失眠多由心理压力（如丧偶、被迫退休、参加社会活动少等）、心理疾病（焦虑症、抑郁症等）引起，其次是各种原因引起的睡前过度兴奋，如观看刺激性的文娱活动及影视节目等，使大脑兴奋性增高；② 环境因素，睡眠环境的改变，如换房间、床铺，或者过于寒冷、炎热、有噪声等；③ 疾病因素，躯体疾病不适导致失眠常见有高血压、糖尿病、心律失常、骨关节疾病、慢性阻塞性肺疾病、夜尿增多等。失眠的管理需注意如下因素：

1. 减轻或消除影响因素。

2. 养成规律的作息习惯。

3. 保持良好的睡前卫生习惯。如温水洗脚，可促进全身的血液循环，使足部血管缓慢扩张，血流增加，从而减少供给头部的血流，使大脑皮层的兴奋性降低。

4. 保持睡眠环境安静，调节卧室的光线，使其尽量暗淡。

5. 晚餐避免吃得过饱，睡前不饮浓茶、咖啡。

6. 睡前不看刺激性的电视节目、书、报纸等。

7. 倾听老人诉说，及时解决老人顾虑，调整老人情绪，使之保持轻松、愉快的心情。

8. 必要时在医师的指导下服用安眠药。

（三）压疮

1. 压疮（pressure sore）原因　老年人皮肤最容易出现压疮，尤其易发生在长期卧床和长期坐轮椅的老人。压疮是身体局部组织长期受压，血液循环障碍，局部组织持续缺血、缺氧，营养缺乏，致使皮肤失去正常功能，进而引起的组织破损和坏死。其原因有如下几方面：

（1）压力因素：当持续性的垂直压力超过毛细血管压（正常为 $16 \sim 32$ mmHg），组织会发生缺血、溃烂坏死。压疮不仅可由垂直压力引起，而且也可由摩擦力和剪切力引起。局部组织的持续性垂直压力是引起压疮的最重要原因。

（2）老年人皮肤松弛、干燥，缺乏弹性，皮肤易损性增加。

（3）皮肤受潮湿或排泄物的刺激，若皮肤经常受到汗液、尿液及各种渗出引流液的刺激，表皮角质层的保护能力下降，皮肤组织易破溃而继发感染。

（4）全身出现营养障碍时，营养摄入不足，皮下脂肪减少，肌肉萎缩。一旦受压，骨隆突处皮肤要承受外界的压力和骨隆突本身对皮肤的挤压力，受压处缺乏肌肉和脂肪组织的保护，容易引起血液循环障碍，出现压疮。

（5）体温升高时组织细胞对氧的需要增加，加之身体局部组织受压，使已有的组织缺氧更加严重。因此，伴有高热的严重感染老年人发生压疮的概率会升高。

（6）矫形器械使用不当时，容易使肢体血液循环受阻，而导致压疮发生。

2. 高龄老人，失智、失能老人，卧床老人压疮的预防及管理很重要，绝大多数压疮是能够预防的，科学精心的护理可将压疮的发生率降低到最低程度。需注意如下因素：

（1）消除诱发因素：避免局部组织长期受压，定时翻身，间歇性解除局部组织承受的压力，保护骨隆突处和支持身体空隙处，正确使用石膏、绷带及夹板固定。

（2）保护患者皮肤清洁：防止擦伤皮肤。

（3）促进皮肤血液循环：对长期卧床的患者，应每日主动或被动地进行全范围关节运动练习，以维持关节的活动性和肌肉张力，促进肢体的血液循环，减少压疮发生。

（4）增进全身营养：合理的膳食可改善患者营养状况、促进创面愈合。

（5）健康教育：使患者及家属有效地参与或独立自主地采取预防压疮的措施。

相关链接 6-2 | **国内外多种模式的老年长期照顾**

世界上许多国家都面临人口老龄化问题，有很多维护老年人健康的照顾模式。美国的不同级别的养老院，日本的社区居家养老、老年大学等，都能维护促进老年健康。我国台湾地区的"长照机构"也值得借鉴，所谓"长照"就是长期照护的意思。"护理之家"是台湾地区最常见的长照机构，这种护理之家收纳一些失去日常生活能力的老人，以照护为主。此类机构大多数由护士为主要执业者，一般聘请1~2名全科医生，主要内容是老年人日常生活的护理、生命与健康的维护、疾病的基本治疗。由于老年人生理功能退化、多种疾病并存，很多老年人常因偏瘫、压疮、骨折等导致生活不能自理，同时他们的家庭无力照顾，这种医疗卫生服务机构减轻了家庭的负担，也提高了高龄老年人的生活质量，延长了寿命。

由于基层医疗卫生服务机构的全科医生肩负老年人健康维护及管理的重任，故开展多种模式的、由全科医生团队主导的老年长期健康管理照顾是促进老年健康的好方法。基于中国的老龄化现状及科学技术的发展，以及移动医疗和远程医疗技术的不断普及，互联网医院、线上＋线下合作等健康管理模式逐渐成为我国发展趋势，而开发基于家庭成员的远程管理模式，即老年人"互联网＋"家庭护理管理模式，可以最大限度避开老年人对互联网技术使用的局限性，有助于提升老年人健康管理的覆盖面和效率，可作为社区老年人远程护理管理的工具。

（晏平）

第五节　传染性疾病的健康管理

传染性疾病（infectious disease）是指由病原微生物，如朊粒（prion）、病毒（virus）、衣原体（chlamydia）、立克次体（rickettsia）、支原体（mycoplasma）、细菌（bacteria）、真菌（fungus）、螺旋体（spirochete）和寄生虫（parasite），如原虫（protozoa）、蠕虫（helminth）、医学昆虫（medical insect）感染人体后产生的有传染性、在一定条件下可造成流行的疾病。传染性疾病流行过程的发生需要三个基本条件，包括传染源、传播途径和易感人群。

目前社区公共卫生服务除传染病管理外还包括突发公共卫生事件报告。突发公共卫生事件是指突然发生，造成或者可能造成社会公众健康严重损害的重大传染病疫情、群体性不明原因疾病、重大食物和职业中毒，以及其他严重影响公众健康的事件。

一、传染性疾病健康管理的基本原则

1. 控制和管理传染源　对传染病的传染源，需要做到早发现、早管理。如果是呼吸道传染病，需要早发现、早隔离。

2. 切断传播途径　发现传染源后，需要及时控制传染源，同时尽早对疫源地和传染源污染的环境以及使用过的物品等进行彻底消毒，避免传染给更多健康人。

3. 保护易感人群　最关键的是接种疫苗。如果没有疫苗，需要让易感人群做好个人防护，避免接触传染患者或者被患者污染的环境，以及使用过的物品等。例如，若出现呼吸道传染病，易感人群需要做到少出门，出门戴口罩，与人接触应保持距离等。

二、传染性疾病管理的服务内容

1. 传染病疫情和突发公共卫生事件风险管理　在疾病预防控制机构和其他专业机构指导下，乡镇卫生院、村卫生室和社区卫生服务中心（站）协助开展传染病疫情和突发公共卫生事件风险排查，收集和提供风险信息，参与风险评估和应急预案制/修订。

2. 传染病和突发公共卫生事件的发现、登记　乡镇卫生院、村卫生室和社区卫生服务中心（站）应规范填写分诊记录、门诊日志、入/出院登记本、X线检查和实验室检测结果登记本，或者由电子病历、电子健康档案自动生成规范的分诊记录、门诊日志、入/出院登记、检测检验和放射登记。首诊医生在诊疗过程中发现传染病患者及疑似患者后，按要求填写《中华人民共和国传染病报告卡》或通过电子病历、电子健康档案自动选择符合交换文档标准的电子传染病报告卡；如发现或怀疑为突发公共卫生事件，要按要求填写"突发公共卫生事件相关信息报告卡"。

3. 传染病和突发公共卫生事件相关信息报告

（1）报告程序与方式：具备网络直报条件的机构，在规定时间内进行传染病和/或突发公共卫生事件相关信息的网络直报；不具备网络直报条件的，按相关要求通过电话、传真等方式进行报告，同时向辖区县级疾病预防控制机构报送"传染病报告卡"和/或"突发公共卫生事件相关信息报告卡"。

（2）报告时限：发现甲类传染病和乙类传染病中的肺炭疽、传染性非典型肺炎（严重急性呼吸综合征）、埃博拉出血热、人感染禽流感、寨卡病毒病、黄热病、拉沙热、裂谷热、西尼罗病毒等新发输入传染患者和疑似患者，或发现其他传染病、不明原因疾病暴发和突发公共卫生事件相关信息时，应按有关要求于2小时内报告。发现其他乙、丙类传染病患者、疑似患者和规定报告的传染病病原携带者，应于24小时内报告。

（3）订正报告和补报：发现报告错误，或报告病例转归或诊断情况发生变化时，应及时对《传染病报告卡》和/或《突发公共卫生事件相关信息报告卡》等进行订正；对漏报的传染病病例和突发公共卫生事件，应及时进行补报。

4. 传染病和突发公共卫生事件的处理

（1）患者医疗救治和管理：按照有关规范要求，对传染病患者、疑似患者采取隔离、医学观察等措施，对突发公共卫生事件伤者进行急救，及时转诊，书写医学记录及其他有关资料并妥善保管，尤其是要按规定做好个人防护和感染控制，严防疫情传播。

（2）传染病密切接触者和健康危害暴露人员的管理：协助开展传染病接触者或其他健康危害暴露人员的追踪、查找，对集中或居家医学观察者提供必要的基本医疗和预防服务。

（3）流行病学调查：协助对本辖区患者、疑似患者和突发公共卫生事件开展流行病学调查，收集和提供患者、密切接触者、其他健康危害暴露人员的相关信息。

（4）疫点疫区处理：做好医疗机构内现场控制、消毒隔离、个人防护、医疗垃圾和污水的处理工作。协助对被污染的场所进行卫生处理，开展杀虫、灭鼠等工作。

（5）应急接种和预防性服药。协助开展应急接种、预防性服药、应急药品和防护用品分发等工作，并提供指导。

（6）宣传教育：根据辖区传染病和突发公共卫生事件的性质和特点，开展相关知识技能和法律法规的宣传教育。

5. 协助上级专业防治机构做好结核病和艾滋病患者的宣传、指导服务，以及非住院患者的治疗管理工作，相关技术要求参照有关规定。

三、传染性疾病管理的服务流程

1. 乡镇卫生院、村卫生室和社区卫生服务中心（站）应按照《中华人民共和国传染病防治法》《突发公共卫生事件应急条例》《国家突发公共卫生事件应急预案》等法律法规要求，建立健全传染病和突发公共卫生事件报告管理制度，协助开展传染病和突发公共卫生事件的报告和处置。

2. 乡镇卫生院、村卫生室和社区卫生服务中心（站）要配备专（兼）职人员负责传染病疫情及突发公共卫生报告管理工作，定期对工作人员进行相关知识和技能的培训。

3. 乡镇卫生院、村卫生室和社区卫生服务中心（站）要做好相关服务记录，《传染病报告卡》和《突发公共卫生事件相关信息报告卡》应至少保留3年。

我国制定了传染性疾病管理流程图（图6-4）。

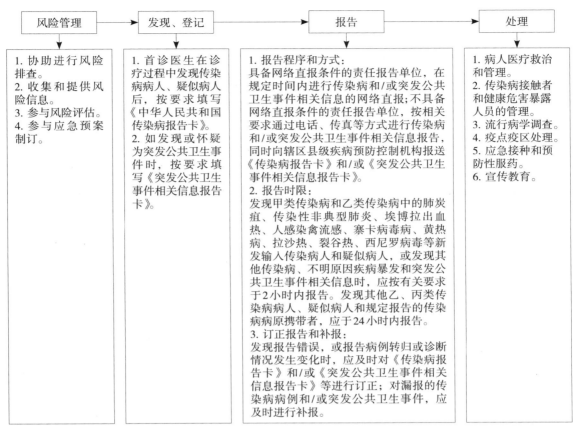

```
┌──────────┐      ┌──────────┐      ┌──────────┐      ┌──────────┐
│  风险管理  │ ───> │ 发现、登记 │ ───> │   报告    │ ───> │   处理    │
└──────────┘      └──────────┘      └──────────┘      └──────────┘
```

1. 协助进行风险排查。 2. 收集和提供风险信息。 3. 参与风险评估。 4. 参与应急预案制订。	1. 首诊医生在诊疗过程中发现传染病病人、疑似病人后，按要求填写《中华人民共和国传染病报告卡》。 2. 如发现或怀疑为突发公共卫生事件时，按要求填写《突发公共卫生事件相关信息报告卡》。	1. 报告程序和方式： 具备网络直报条件的责任报告单位，在规定时间内进行传染病和/或突发公共卫生事件相关信息的网络直报；不具备网络直报条件的责任报告单位，按相关要求通过电话、传真等方式进行传染病和/或突发公共卫生事件相关信息报告，同时向辖区县级疾病预防控制机构报送《传染病报告卡》和/或《突发公共卫生事件相关信息报告卡》。 2. 报告时限： 发现甲类传染病和乙类传染病中的肺炭疽、传染性非典型肺炎、埃博拉出血热、人感染禽流感、寨卡病毒病、黄热病、拉沙热、裂谷热、西尼罗病毒等新发输入传染病人和疑似病人，或发现其他传染病、不明原因疾病暴发和突发公共卫生事件相关信息时，应按有关要求于2小时内报告。发现其他乙、丙类传染病病人、疑似病人和规定报告的传染病病原携带者，应于24小时内报告。 3. 订正报告和补报： 发现报告错误，或报告病例转归或诊断情况发生变化时，应及时对《传染病报告卡》和/或《突发公共卫生事件相关信息报告卡》等进行订正；对漏报的传染病病例和/或突发公共卫生事件，应及时进行补报。	1. 病人医疗救治和管理。 2. 传染病接触者和健康危害暴露人员的管理。 3. 流行病学调查。 4. 疫点疫区处理。 5. 应急接种和预防性服药。 6. 宣传教育。

▲ 图6-4　传染性疾病管理流程图

第六节　严重精神障碍患者健康管理

精神障碍是一类具有诊断意义的精神方面的问题，特征为认知、情绪、行为等方面的改变，可伴有痛苦体验和/或功能损害。这些认知、情绪、行为改变使得患者感到痛苦，功能受损或增加患者死亡、残疾等危险性。其中，严重精神障碍是指临床表现有幻觉、妄想、严重思维障碍、行为紊乱等精神症状，且患者社会生活能力严重受损的一组精神疾病，主要包括精神分裂症、分裂情感性障碍、偏执性精神病、双相情感障碍、癫痫所致精神障碍、精神发育迟滞伴精神障碍等。

一、严重精神障碍患者健康管理的基本原则

1. 早发现早报告　严重精神障碍患者情绪不稳定，疾病不发作时与普通人无异。基层医疗卫生服务机构全科医生诊疗服务过程中要有主动识别意识，当发现就诊对象有疑似精神或心理障碍，或精神障碍患者出现病情不稳定时，应给予咨询指导，及时报告和转诊转介。

2. 无缝对接管理的原则　严重精神障碍患者出院后，责任单位应将患者的出院信息通知患者

所在地基层医疗卫生服务机构。基层医疗卫生服务机构应当为患者建立健康档案，按照精神卫生法及国家基本公共卫生服务规范要求，对患者进行定期随访、指导患者服药和开展康复训练，实现严重精神病患者管理的无缝对接。

3. 以人为本　为保护患者隐私，各部门和人员应严格保管严重精神障碍患者信息，除法律规定的情形外，不得向其他机构和个人透露，为精神障碍患者提供一个关爱、宽容、宽松的社会支持环境。

4. 多部门协调联动　各级卫生行政部门在完善省、地市、县三级部门协调工作机制的基础上，要主动协调综治、公安、民政、人社、残联、协会等机构（组织），应积极联合社区综治网格员、辖区派出所民警、社区精神病防治人员、民政干事、患者家属等，共同推动严重精神障碍患者全程化、精细化管理。

二、严重精神障碍患者健康管理的服务内容

1. 患者信息管理　在将严重精神障碍患者纳入管理时，需由家属提供或直接转自原承担治疗任务的专业医疗卫生机构的疾病诊疗相关信息，同时为患者进行一次全面评估，为其建立居民健康档案，并按照要求填写严重精神障碍患者个人信息补充表。

2. 随访评估　对应管理的严重精神障碍患者每年至少随访4次，每次随访应对患者进行危险性评估；检查患者的精神状况，包括感觉、知觉、思维、情感和意志行为、自知力等；询问和评估患者的躯体疾病、社会功能情况、用药情况及各项实验室检查结果等。其中，危险性评估分为6级。

0级：无符合以下1～5级中的任何行为。

1级：口头威胁，喊叫，但没有打砸行为。

2级：打砸行为，局限在家里，针对财物，能被劝说制止。

3级：明显打砸行为，不分场合，针对财物，不能接受劝说而停止。

4级：持续的打砸行为，不分场合，针对财物或人，不能接受劝说而停止（包括自伤、自杀）。

5级：持械针对人的任何暴力行为，或者纵火、爆炸等行为，无论在家里还是公共场合。

3. 分类干预　根据患者的危险性评估分级、社会功能状况、精神症状评估、自知力判断，以及患者是否存在药物不良反应或躯体疾病情况对患者进行分类干预。

（1）病情不稳定患者：若危险性为3～5级或精神症状明显、自知力缺乏、有严重药物不良反应或严重躯体疾病，对症处理后立即转诊到上级医院。必要时报告当地公安部门，2周内了解其治疗情况。对于未能住院或转诊的患者，联系精神专科医师进行相应处置，并在居委会相关人员、民警的共同协助下，2周内随访。

（2）病情基本稳定患者：若危险性为1～2级，或精神症状、自知力、社会功能状况至少有一方面较差，首先应判断是病情波动或药物疗效不佳，还是伴有药物不良反应或躯体症状恶化，分别采取在规定剂量范围内调整现用药物剂量和查找原因对症治疗的措施，2周时随访；若处理

后病情趋于稳定者，可维持目前治疗方案，3个月时随访；对于仍未达到稳定者，应请精神专科医师进行技术指导，1个月时随访。

（3）病情稳定患者：若危险性为0级，且精神症状基本消失，自知力基本恢复，社会功能处于一般或良好，无严重药物不良反应，躯体疾病稳定，无其他异常，继续执行上级医院制定的治疗方案，3个月时随访。

（4）每次随访时应根据患者病情的控制情况，对患者及其家属进行有针对性的健康教育和生活技能训练等方面的康复指导，对家属提供心理支持和帮助。

4.健康体检　在患者病情许可的情况下，征得监护人和/或患者本人同意后，每年进行1次健康检查，可与随访相结合。内容包括一般体格检查、血压、体重、血常规（含白细胞分类）、转氨酶、血糖、心电图等。

三、严重精神障碍患者健康管理的服务流程

我国制定了严重精神障碍患者健康管理服务流程（图6-5）。

第七节　临终关怀

一、临终关怀的概念

临终关怀（hospice/palliative care）是指以终末期患者和家属为中心，以多学科协作模式进行实践，为患者提供身体、心理、精神等方面的照料和人文关怀等服务，控制患者的痛苦和不适症状，提高生命质量，帮助患者舒适、安详、有尊严地离世，最终达到逝者安详，生者安宁，观者安顺的目的。简单而言，它是帮助患者"优死"和其家属"好生"，使患者死得无憾、家属活得无虑的一种医疗卫生服务。人类对死亡充满了恐惧，尤其是非正常的死亡。临终关怀以综合、个性化、居家式的服务及提高生命质量为宗旨，提供身心一体的照顾，使临终患者安然度过最后的时光。目的是通过缓解性的照料，疼痛控制和症状处理来给予濒临死亡者生理上、情感上、精神上的全面照护和抚慰，使他们平稳、舒适、安详、有尊严地走完生命最后的旅程。

临终关怀是有组织的医疗卫生保健服务项目，是涉及多个领域的交叉学科。现代临终关怀服务起始于1967年，由英国的修女兼医师桑德斯于伦敦创办的第一所现代化临终关怀医院——圣·克里斯托弗临终关怀院，此后传遍欧美。然而，在桑德斯创立宁养院之前，临终关怀的理念在西方便已有数百年的历史。纵观西方临终关怀的发展历程，其主要经历了三个阶段：① 早期具有慈善性质的"济贫院"阶段；② 随着现代临终关怀学的确立，进入临终关怀机构的初创与发展阶段；③ 临终关怀和国家医疗卫生体系的接轨以及整合阶段。目前英国已有273所临终关怀机构，美国有2 000多所临终关怀机构和组织。20世纪90年代，临终关怀发展到亚洲，1988年，天津医学院首创国内第一家临终关怀医疗机构，目前全国各地已有多家此类医疗机构成立。当前，面对我国社会的老龄化，社区医院也已承担临终关怀服务的功能。

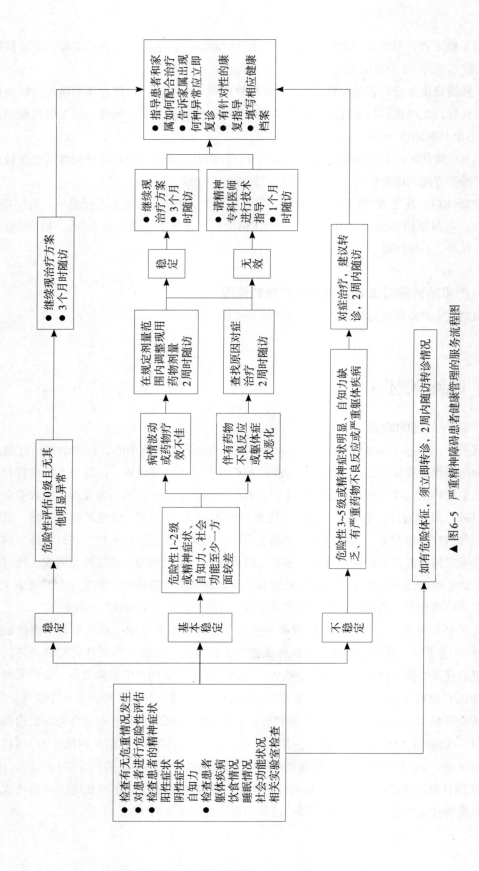

▲图6-5 严重精神障碍患者健康管理的服务流程图

二、临终关怀服务的内容与特点

（一）临终关怀对象

临终关怀的对象通常是现有医疗技术无法治愈，病情不可逆转，生命只有几个月甚至更短的患者。

（二）临终关怀内容与特点

1. **满足患者要求** 现有医疗技术对临终患者已经没有逆转的作用，医院的程序化、技术化给他们更多的感觉可能是冰冷和绝望，很多临终患者清楚那些技术挽救不了自己的生命。他们需要的是有他人可以帮助自己与自己共同面对死亡。

2. **临终前心灵的抚慰** 是临终患者最大的需求，而提供这样的需求需要工作人员的同情心，需有经验和技巧，或许抚摸和倾听比药物更有效。

3. **给予丧亲者关怀** 临终关怀不仅在于帮助患者舒适、安宁地走到终点，还要关注处在特殊情绪中的家属，他们既有照料患者的劳累，又有即将失去亲人的心理压力。患者安然离世，身体心灵都得以"解脱"，而家属却会久久地留在悲痛的情绪里。帮助丧亲者最有效的办法是和他们保持真诚的关系，倾听他们的诉说，由衷地宽慰、帮助他们走过悲伤的日子，克服消极的情绪，开始新的生活。

4. **提供整体照护** 不以治疗疾病为主，而是帮助支持患者、控制患者的症状、减轻患者的痛苦、对患者进行全面的照护。

5. **人道主义关怀理念** 以延长患者的生存时间为主，以提高临终患者临终阶段的生存质量为宗旨。尽可能地使患者处于舒适的状态。给予患者心理上的支持，使患者正视现实、摆脱死亡的恐惧，使患者在有限的时光内，安详、舒适地度过人生的最后时光。

6. **家庭式温暖** 临终关怀医院或病房充满了家庭式的温暖、关怀与爱抚。这是既为患者提供服务，又为患者的家庭提供有关服务。除了多方面满足患者的需要外，又注重对临终者亲友的关怀、帮助与安慰，使他们及时从悲哀与痛苦中解脱出来。

7. **连续性全天候服务** 临终关怀病房实行24小时的全天候服务，无论何时，出现何种情况，只要患者需要，医护人员都应为患者提供服务。让患者体会到不间断的温暖。

学习小结

1. 健康管理是以现代健康概念为核心，适应新的医学模式（生物-心理-社会医学模式），弘扬了"治未病"的传统理念，应用管理学的方法，通过对个体或群体健康状况及影响健康的危险因素进行全面检测、评估和干预，实现以促进健康为目标的全人、全方位、全周期健康服务过程。

2. 健康管理是一种前瞻性的卫生服务模式，它以较少的投入获得较大的健康效果，从而增加医疗卫生服务的效益，提高医疗保险的覆盖面和承受力。健康管理包括收集健康信息、健康危险因素评价和健康干预计划制定及实施三个基本步骤。健康管理的服务流程包括体格检查、健康评估和个人健康管理咨询。

3. 全科医疗中特殊人群（包括儿童、妇女、老年人和重症精神病患者）的健康管理是社区预防服务的重心，要针对不同人群的生理和心理特点及健康问题，制定相适应的健康管理计划，实施全面、合理、有效的健康干预措施。

4. 传染病管理主要服务内容包括风险管理，发现、登记、信息报告、处理、协助上级专业防治机构宣传、指导服务、管理工作。

5. 严重精神障碍主要包括精神分裂症、分裂情感性障碍、偏执性精神病、双相情感障碍、癫痫所致精神障碍、精神发育迟滞伴精神障碍。严重精神障碍患者健康管理的服务内容主要包括患者健康体检、信息管理、随访评估、分类干预。

6. 临终关怀是指以终末期患者和家属为中心，以多学科协作模式进行实践，为患者提供身体、心理、精神等方面的照料和人文关怀等服务，控制患者的痛苦和不适症状，提高生命质量，帮助患者舒适、安详、有尊严地离世，最终达到逝者安详，生者安宁，观者安顺的目的。

（赵茜）

复习思考题

1. 健康管理的内容及意义是什么？
2. 简述健康管理的基本步骤。
3. 不同时期的儿童健康管理的重点有哪些？
4. 妇女不同时期的生理特点及健康管理重点？
5. 什么是精神疾病和重性精神疾病？

重性精神疾病包括哪些种类？
6. 如何对管理的严重精神障碍患者进行危险性评估，危险性评估怎样分级？
7. 对不同危险性分级的严重精神障碍患者分别应进行怎样的服务干预？
8. 简述"临终关怀"服务是全科医学人性化医疗照顾的体现？

9. 单选题

（1）构成传染病流行的三个必要条件是
  A. 传染源、传播途径、易感人群
  B. 病原体、社会因素、自然因素
  C. 病原体的数量、致病力、特异性定位
  D. 病原体、人体和病原体所处环境
  E. 屏障作用、吞噬作用、体液作用

（2）临终关怀的意义不包括
  A. 缓解人口老龄化给我国带来的社会压力
  B. 提高临终者的生存质量，维护生命尊严
  C. 安抚家属子女、解决临终患者家属照料困难
  D. 观念转变，真正体现人道主义精神
  E. 优化医疗资源的利用

（3）健康管理的步骤不包括

  A. 收集健康信息

  B. 健康危险因素评价

  C. 健康干预计划制定

  D. 健康干预计划实施

  E. 个人健康管理咨询

（4）胎儿期管理重点包括

  A. 预防遗传性疾病与先天性发育不全

  B. 保证充足营养，并避免营养摄入过多导致胎儿过重

  C. 预防妊娠期合并症及传染性疾病的垂直传播

  D. 产时健康管理

  E. 以上都是

（5）妇女生育期的生理健康管理重点不包括

  A. 预防低雌激素相关疾病和维护性健康

  B. 围婚保健

  C. 围生保健

  D. 计划生育

  E. 常见妇科疾病的防治

  单选题答案：（1）A；（2）A；

    （3）E；（4）E；（5）A

第七章

全科诊疗思维及服务模式

学习目标

知识目标	1. 掌握莫塔的安全诊断策略、全科医生的临床推理与判断程序、全科医生实践中实验结果解读，选择常用适宜检查项目的原则，循证医学在全科医疗中的实践方法。 2. 熟悉全科医生处理社区常见健康问题的特点、全科医疗中的疾病管理内涵。 3. 了解检查项目参考值及其范围的建立方法。
能力目标	1. 能从患者主诉和症状出发进行疾病的诊断与鉴别诊断。 2. 能选择常用适宜检查并正确解读检查结果。 3. 能以问题为导向进行临床处理及健康档案记录。 4. 能运用全科医疗中的临床诊断思维原则、结合流行病学方法和循证医学指导全科医疗实践。
素养目标	1. 培养以患者为中心的整体服务和系统管理思维、建立临床思维应具备的相关素质和能力。 2. 加强循证医学在全科医疗中的实践能力，提升全科医生的职业素养和专业水平。

　　随着临床医学的快速发展，大量高新技术和设备被引入临床实践，为医生提供了先进的诊疗手段。尽管辅助检查的仪器设备越来越先进，但国内外的许多报道显示，临床误诊率并没有明显下降，提示我们应该加强对医生临床思维的严格训练。作为全科医生，更应强化临床基本功的训练，认真收集和分析患者的病历资料，根据病史、症状和相应的物理检查结果有针对性地选择应该实施的辅助检查项目；同时，还要运用流行病学基础知识评价试验诊断，根据检查指标的灵敏度、特异度、似然比及预测值等选择适宜的检查项目，对检查结果给予正确的判断与解释，有计划地开展针对性的健康教育与干预。

第一节 全科诊疗思维的特征

临床医疗工作是一种高度复杂和高风险的脑力劳动，一个正确的诊断或治疗方案的确立除了要求我们掌握诊疗疾病的基本理论、基本技能和临床经验外，还必须具备正确的临床思维方法和能力。按照国家医药卫生体制改革要求，全科医生应成为社区首诊医生，对其能力的要求是：能够为居民提供综合性服务，能诊治80%以上常见症状、常见疾病、常见问题，同时应具有识别或排除少见但可能威胁患者生命的疾病（问题）的能力，以及及时正确处置和转诊的能力。

对于缺少大医院先进设备和辅助检查手段的基层卫生服务机构的全科医生来说，诊疗水平更取决于临床思维。全科医生主要依据患者主诉、症状、体征来识别和诊断疾病，其临床推理（clinical reasoning）的能力和根据症状进行疾病鉴别诊断（differential diagnosis）的能力就更加重要。针对服务对象的情况实施主动的疾病筛检，掌握适宜的筛检流程、方法、工具和技术，是实施早期发现疾病的关键所在。

全科诊疗思维体现的特征主要表现在：

1. 以患者为中心（patient-centered）的系统思维、以问题为导向（problem-oriented）、以证据为基础（evidence-based）的临床思维。

2. 体现生物–心理–社会医学模式，按照系统思维方式全面、综合、整体地认识患者的健康问题。

3. 遵循辩证思维、逻辑思维的基本认识规律。

4. 运用流行病学和循证医学的思维方法评价与决策临床问题。

5. 基于全科医疗实践，坚持科学的批判性思维（critical thinking），不断学习，在服务中坚持持续质量改进（continuous quality improvement，CQI），努力提升自己的执业能力。

第二节 以问题为导向的全科诊疗模式

在基层卫生保健服务中，大部分健康问题尚处于早期未分化阶段（undifferentiated stage），绝大多数患者都是以症状（问题）而不是以疾病就诊，并且绝大多数的症状都是由自限性疾病引起（或一过性的），往往无须也不可能做出病理和病因学诊断，只有一部分问题经随后的检查被确定为疾病。因此，培养全科医生要开展"以问题为导向"（problem-oriented/based）的诊疗思维，加强对常见健康问题的识别与处理能力，以主诉、症状、体征和健康问题为切入点来进行思考。全科医生在临床工作中，为了能够做出正确的诊断，必须掌握各种疾病的诱因、流行病学、自然过程和不同的临床表现等方面的知识，"以问题为导向"的诊疗思维有助于全科医生将有限的精力应用于收集与患者健康需要密切相关的资料和信息中，才能够更好地提高全科医疗服务的目标性、针对性、有效性。

一、从患者主诉症状和体征出发的诊断与鉴别诊断

从患者主诉症状和体征入手进行疾病诊断的思维方法是最常用的诊断思维方法，称为"印象诊断"，印象诊断最符合临床认知的基本规律和实际情况。诸如对疼痛诊断的"十步分析法"：从诱因、起病、部位、性质、程度、缓解方式、持续时间、病程、放射部位、伴随症状等，逐步进行诊断分析。常用的临床诊断分类包括：① 病因学诊断；② 病理解剖学诊断；③ 病理生理学诊断；④ 综合诊断；⑤ 临时诊断，如发热待查、慢性咳嗽待查等。

基于症状和体征识别疾病，首先要进行相应的定位诊断和定性诊断，进而建立疾病假设，再通过实验室检查和辅助检查进行进一步的鉴别诊断。

（一）按疾病的解剖特征对疾病进行定位诊断

临床上每种症状都可能涉及多个器官系统，应结合定性鉴别将疾病按器官系统进行定位。如基层医疗中常见的咳嗽，不单纯涉及呼吸系统疾病，据统计有 1 400 余种疾病或健康问题可以引发咳嗽，咳嗽涉及的器官系统疾病列举如下：

1. 呼吸系统　上呼吸道感染、支气管炎、肺炎、咽炎、肺癌、哮喘、支气管扩张、胸膜炎、鼻窦炎、鼻炎、支气管异物、气胸、肺梗死、鼻后滴流综合征等。

2. 消化系统　胃食管反流等。

3. 心血管系统　充血性心力衰竭、肺心病、先天性心脏病等。

4. 中枢神经系统　脑卒中等。

5. 血液系统　霍奇金病等。

6. 传染性疾病　肺结核、百日咳、白喉、麻疹等。

7. 过敏性疾病　螨虫过敏、花粉过敏等引起的变应性咳嗽。

8. 药物副反应　血管转换酶抑制剂，如卡托普利、依那普利、贝那普利、培哚普利等。

9. 环境污染　烟草烟雾、变应原、甲醛、空气污染、粉尘、二氧化硫等。

10. 心理性咳嗽等。

就慢性咳嗽而言（病程≥8周），其原因有很多，既可能有呼吸系统的慢性支气管炎、咳嗽变异性哮喘、鼻后滴流综合征、嗜酸性粒细胞性支气管炎等疾病，亦可能有胃食管反流和充血性心力衰竭等非呼吸系统疾病，仔细询问病史和体格检查对病因诊断具有重要作用，能缩小慢性咳嗽的诊断范围，特别要结合年龄、吸烟史及其他危险因素综合考虑。应注意咳嗽的性质、音调、节律、诱发或加重因素、体位影响、伴随症状等，了解咳痰数量、颜色、气味及性状对诊断具有重要价值。如痰量较多、咳脓痰者应首先考虑呼吸系统疾病，查体闻及呼气相哮鸣音提示哮喘，如闻及吸气性哮鸣音，要警惕中心型肺癌或支气管结核。发现伴有呼吸困难、咯血、体重减轻等危险信号时，应及时转诊到上一级医疗机构进一步检查确诊。

（二）按疾病的病理性质分组进行定性诊断

在鉴别诊断时为避免漏诊，一种简单易行的方法是采用VINDICATE鉴别诊断法——即按照病理学的分类方法将全部疾病定性分为9大类，进行鉴别时以成组疾病纳入或排除来思考问题，首先要识别患者患的是哪类性质的疾病。

VINDICATE 是按下列 9 组疾病名称的英文首字母拼写而成：

1. 循环、血管疾病（vascular disease）。

2. 炎症（inflammatory disease）。

3. 新生物、肿瘤（neoplasm）。

4. 退行性变（degenerative/deficiency）。

5. 中毒（intoxication）。

6. 先天性疾病（congenital disease）。

7. 自身免疫疾病（autoimmune disease）。

8. 创伤（trauma）。

9. 内分泌代谢性疾病（endocrine disease）。

现以乳房肿块为例，按此分组提出疾病假设再进行鉴别诊断（表 7-1）。

▼ 表7-1　乳腺肿块的鉴别诊断比较表

症状与体征	乳腺癌	脓肿	囊肿	纤维腺瘤	小叶增生
周期性	无	无	可能	无	有
双侧	可能	无	可能	可能	有
疼痛	可能	有	可能	无	可能
乳头溢液	可能	可能	无	无	可能
高度活动度	可能	无	有	有	无

注：需采用细针穿刺活检、乳腺超声、乳腺钼靶扫描等检查进一步鉴别。

（三）基于网络数据库的从症状到诊断的辅助方法

基层卫生服务机构受工作条件的限制，没有高级影像学检查和众多的实验室检查，如何提高全科医生的疾病识别能力，如何快速有效地进行疾病的鉴别诊断，是需要我们解决和思考的。通过 3～5 个关键词（症状、体征、辅助检查结果等），从互联网搜索引擎或网络数据库进行疾病检索识别不失为一种可以借鉴的方法。学术网络搜索引擎在信息化时代可能成为日常临床诊疗重要的辅助工具，尤其是对罕见病或自己不认知的疾病的识别和鉴别帮助更大。然而，上述基于网络搜索引擎和数据库进行辅助诊断的研究也有其不足之处，突出的问题是所选择的 3～5 个关键词不能有意识地从定位、定性和特异临床表现上进行组合，故识别疾病的能力有限。

三联征诊断法（diagnostic triad）一定程度上可弥补其不足，三联征诊断法是一种简单易行的辅助诊断工具，在澳大利亚等国全科医生培训中得到广泛应用。"诊断三联征"由三个关键的症状、体征或简单的可在基层开展的辅助检查结果组成，这三种指征对疾病要有识别能力，能够分别通过定位、定性对疾病加以确认。如脑膜炎三联征，发热、头痛、颈强直（抵抗），正确诊断符合度可高达 65.22%，在这个三联征中，发热从定性角度提示可能为感染性疾病；头痛具有定位的功效；在头痛的提示下才会行颈部检查从而发现颈强直，此为特异指征。能够找出特异的或典型的具有疾病识别功能的代表症状、体征是非常有意义的，应努力捕捉之。例如，"急腹症三联征"：压痛、反跳痛、肌紧张。"颅内高压三联征"：头痛、呕吐、视神经盘水肿。"急性胆管炎Charcot三联征"：腹痛、寒战发热、黄疸。"溶血三联征"：贫血、黄疸、脾大。"主动脉瓣狭窄三联征"：心绞痛、呼吸困难、一过性黑矇等。"梅尼埃三联征"：头晕、呕吐、耳鸣等。特异性临床表现应有助于"纳入"而非"除外"，即存在时将有助于识别某病，但不存在时并不能否定此病的存在，这在实际应用中要尤为注意。

二、从疾病入手的诊疗思维与疾病管理内涵

（一）从疾病入手的诊疗思维

当疾病发展到已经很明显且具有充分的特异性诊断依据时，可考虑使用此类方法，包括：程序诊断法、排除诊断法、目录诊断法、经验诊断法、接近诊断法等，其中程序诊断法是最常用的从疾病入手的诊断思维方法，程序诊断法又称正面诊断法，是临床确诊过程中基础的、完整的、规范的思维方法，是对疾病深度、广度较完整的定位。这种思维程序包括：

1. **寻找诊断依据**　获得包括易患因素、起病形式、症状、体征、辅助检查5个方面相应结果的支持，其中易患因素指容易导致某种疾病的先天和/或后天的致病因素或环境，源于临床流行病学调查资料，是早期诊断疾病的线索，如家族史、年龄、季节等。最终回答"是不是某种疾病"的问题。

2. **鉴别诊断**　是建立诊断时必然要经历的步骤，无论诊断依据多么充分都应考虑"有没有可能是其他病"的问题，因此在对正面诊断进行相应检查时，也要为排除其他诊断而完善相关检查。

3. **疾病分类与分型**　明确疾病诊断后还应进一步明确其分类和分型，属于急性还是慢性、原发性还是继发性，特别是肿瘤还要进行病理分型与分级。有些疾病还要进行病因学分类，如脑膜炎，应明确是细菌性、病毒性还是真菌性。如果是细菌性脑膜炎，还要力争鉴别出是奈瑟菌、流感嗜血杆菌、金黄色葡萄球菌还是结核菌等，以便给予相应的处理方案。虽然上述细菌学上的准确分类分型在社区是无法做到的，但全科医生也要对各种病原菌的特性有所了解。

4. **疾病程度及危险分层**　如原发性高血压分为1级（轻度）、2级（中度）、3级（重度）；按照有无靶器官损害及伴随疾病分为低危、中危、高危及极高危。心功能不全按照美国纽约心脏病协会（New York Heart Association，NYHA）分级标准分为：心功能Ⅰ级、心功能Ⅱ级（心力衰竭Ⅰ度）、心功能Ⅲ级（心力衰竭Ⅱ度）、心功能Ⅳ级（心力衰竭Ⅲ度）。要评价患者属于哪一级哪一层，然后针对不同的分级和分层给予相应的治疗策略。

5. **有无并发症**　如糖尿病患者是否合并肾病、视网膜病变、微血管病变及周围神经病变等；高血压病患者是否合并心、脑、肾等靶器官损害。判断有无并发症对治疗策略的选择及临床预后的评价具有重要意义。

6. **有无伴随疾病**　要进一步调查和判断患者是否同时伴随其他疾病，特别是老年人常多病

共存且相互影响，甚至相互掩盖，如冠心病合并青光眼、急性胆囊炎合并冠心病等。诊断结果一般要尽量写明病因诊断、病理解剖学诊断、病理生理诊断、疾病分型与分期、并发症及伴随疾病等。例如：原发性高血压3级（重度），极高危组，并发腔隙性脑梗死，伴发糖尿病；2型糖尿病，并发糖尿病肾病，伴发高胆固醇血症、冠心病；风湿性心脏病，二尖瓣狭窄（重度），伴发心律失常（心房颤动）、心脏扩大、心功能Ⅲ级（心力衰竭Ⅱ度）等。有的不能明确诊断时则使用临时诊断（临床印象），如发热待查、腹痛待查等。

（二）全科医疗中的疾病管理内涵

在全科医疗服务中，对于疾病的诊治和管理在许多方面不同于专科医疗。作为责任医师，全科医生要体现以患者为中心的综合、连续、协调与可及的个性化照顾要求。因此，在疾病管理方面有许多内容有别于专科医疗，尤其在以下方面：

1. 疾病预防策略、高危人群服务内容。

2. 疾病及其并发症的早期筛检与专科医疗坐等患者的模式不同，全科医生强调通过主动筛检及早发现患者。

3. 提出转诊指征　基层卫生服务机构与上级医院间进行双向转诊是基层卫生服务机构的重要服务内容，全科医生依据适度转诊指征进行合理转诊十分重要。

4. 慢性病管理　提出疾病管理的原则、控制目标、管理方法、随访要求、长期连续性管理安排、临床危险事件的防范措施、预防疾病复发的措施、预后和健康结局的评价；非药物疗法的综合干预手段，社区合理用药管理；心理问题的评测与解决等。

5. 康复管理　针对一些可致残的疾病，提出康复要求。

6. 护理管理　必要时根据某病种的需要提出具体的护理要求。

7. 中医中药及其他替代医学服务　鉴于国家有关文件的要求，作为中国的特色与重要的医疗资源，社区卫生服务要能够为患者有效地提供该服务，对某些适用中医药治疗的疾病应具体阐述其防治内容。

8. 患者管理　明确患者自我管理的原则、患者教育的要点，提出需要教会患者相应的疾病管理技能的有关要求。

三、以问题为导向的临床处理原则

全科医生在实施以问题为导向的诊疗思维过程中，应注意掌握以下原则：

1. **准确把握成因**　应尽可能准确掌握问题之所在，从生物、心理、社会等多维角度，微观和宏观等多层次角度，综合分析患者的问题，才能准确把握各种问题的成因，并采取适宜的干预策略。

2. **善于去伪求真**　在疾病处理过程中应遵循全面性、联系性和系统性的原则。由于疾病本身的复杂性，疾病的表现形式多种多样，同一症状可以源自多种疾病，同一疾病也可呈现多种症状，有的疾病可以表现为典型症状，有的疾病却以非典型症状甚至假象出现。因此，全科医生必须以全面、系统和联系的观点来分析、诊断和处理疾病问题。例如：有的心肌梗死患者发作时，并无胸痛、胸闷、发热、心悸等症状，而是以腹痛、牙痛、左上肢痛等为主要症状，如果全科医生对各种疾病所表现出的真相、假象缺乏全面的了解，只从疾病的局部表象来看待问题，缺乏全面、系统、联系的观点，则很容易被患者所表现出来的腹痛、肢痛等假象迷惑，从而丧失对患者进行抢救的宝贵时机。

3. 把握治疗时机　全科医生应辩证地看待症状治疗与病因治疗的关系，妥善处理好治标和治本的关系。当某些疾病引发的症状危及患者的生命或给其带来巨大痛苦，或对病因不清、对病因无有效治疗方法时，治标无疑具有重要意义。但在日常生活中，有些患者往往在症状缓解后就放弃了治疗，结果导致疾病迁延不愈，甚至错过了最佳的治疗时机，这就要求全科医生要对疾病的根本性问题给予解决，根除病因。

4. 动态观察病情　很多疾病和健康问题由于不典型，缺乏足够证据，因此在就诊初期往往很难定性。要通过对问题演变过程的动态观察、跟踪和随访来实现对疾病问题的进一步明确诊断，并利用时间进行试验性治疗和追踪观察，不断收集证据来修改、调整最初的诊断和处理，最大限度地减少误诊的发生。

5. 以人为中心　在以问题为导向的诊疗过程中，还要体现以人为中心的原则，不仅仅要求尊重患者的知情权和隐私权，还应允许患者在一定程度上参与诊断与治疗的决策，具体包括：

（1）充分了解患者就医的目的和期望，了解他们对疾病或健康问题的感受和担忧，了解他们对自己存在问题的解释模式，即他们自己对问题的看法及需求等。

（2）详细说明医师对这些问题的看法，拟采取的处理方法、目标和可能的结果，通过详细的解释和知情同意，使患者更好地参与和配合疾病的诊疗。

（3）在针对疾病进行治疗的同时，还应对导致问题产生的各种健康危险因素进行干预，包括为患者提供健康教育、实施心理指导、帮助他们采取多种措施纠正不健康行为和生活方式、指导他们实施自我健康保健等。

第三节　全科医生临床推理与诊断

临床诊断思维（diagnostic reasoning）是临床诊断过程中的科学、辩证思维，是一种最基本的临床实践活动，是临床医生必备的一种能力。临床诊断思维方法是指临床医生认识和诊断疾患等临床实践过程中采用的推理方法和逻辑思维过程。全科医生与所有的临床专科医生一样，最基本的任务就是识别患者的疾患。但社区全科医生比专科医生涉及的范围更广泛，工作独立程度更强，缺乏上级医生的及时指导及专科会诊，且缺少高科技辅助诊疗手段。这意味着全科医生需要更多地强调病史采集、体格检查、物理诊断、社区筛检适宜技术，强调临床思维与判断能力的培养，并在其中渗透生物-心理-社会医学方法。

一、临床基本推理模式

诊断推理一般包括以下几种模式：模型辨认、穷极推理和假设-演绎方法，在临床实践中常综合使用这些方法。

1. 模型识别（heuristic reasoning/pattern recognition） 这是对于已知疾病的诊断标准、图像或模型相符合的患者问题的即刻辨认。这种诊断仅靠观察患者即可辨认，但只限于典型患者（如典型的突眼性甲状腺功能亢进），而毕竟临床实践中接触的典型患者并不多见，因此其应用是有限的。一旦做出诊断，便很难再去考虑其他可能性。

2. 穷极推理法（exhaustive reasoning）或归纳法（inductive method） 这种方法可能意味着不管患者主诉如何，医生都需要极其详细地询问病史并进行完整查体、常规实验室检查，对所有生理资料进行细致的、一成不变的系统回顾，然后搜集所有的阳性发现进行归纳推理，得出可能的诊断，在得出最后结论前不提出任何假设。这种方法多应用于医学生的临床教学，它可以协助训练学生采集患者资料的能力，但因其效率低并往往流于形式，在日常临床诊疗中应用较少。

3. 流程图临床推理（algorithmic clinical reasoning） 利用尽可能客观的、权威的、准确的循证数据在诊疗流程图的各个环节进行临床决策，这种流程图常见于临床实践指南中，对于指导医生正确思维、完整而有序推理帮助很大，是近年来大力发展的临床诊疗工具。

4. 假设-演绎方法（hypothetical-deductive approach） 该方法包括两个步骤：

第一步：假说。根据病史、体检及流行病学资料，通过经验类比，形成猜想/假说，进一步补充病史并制定实验检查计划。

第二步：求证。实施实验检查计划并根据检查结果，通过演绎对假说逐一鉴别、确认或排除，最后得出可能的诊断。医生运用假说引导病史采集和体检，使之能够深入、有目的地进行，以便在短时间内得到结果。

假说-演绎方法是最常用的有效方法。

二、全科医疗中临床诊断策略

临床诊断策略（diagnostic strategy）是在一定原则指导下综合运用临床推理和诊断思维程序做出临床诊断的一系列方案集合。由于全科医生在基层常遇到一些患者出现不适的症状，在很多情况下不能用某种确切的疾病来解释。因此，同样重视科学和人文精神的全科医生与侧重于生物医学的专科医生的临床诊断策略是有差异的。在临床诊断过程中，全科医生常常不是等待完善了所有检查，或应用程序诊断法确诊疾病后再进行治疗，这似乎与专科医学的临床策略背道而驰的。然而，对于处理一过性的、自限性、无法用疾病解释的症状，全科医学的临床策略可能是更有效的。全科医学与专科医学在临床策略上的差异很少是由学科本身的特征所决定的，而是诊疗环境不同带来的结果。

相关链接 7-1 | 约翰·莫塔教授，1966年毕业于Monash大学，1986年担任*Australian Family Physician*杂志主编，1988年获得医学博士学位，1993年被Monash大学聘为教授。1995年，鉴于他在医学教育、研究和著作方面的卓越贡献，被授予澳大利亚勋章，2005年被《澳大利亚医生》评选为最有影响的医生。

他的著作《莫塔全科医学》由著名的美国麦格劳-希尔教育有限公司（McGraw-Hill）出版发行，被奉为澳大利亚乃至全球全科医生职业医师考试的"圣经"，莫塔安全诊断策略被广泛用于指导全科医生的诊断和治疗服务，他的分析多是从"患者是否告诉了我什么"出发，阐述了在家庭和社区背景下完整地观察和治疗患者的思想。他将"复杂问题简单化"的实用原则发挥到了极致。

（一）全科医疗中的临床诊断思维原则

包括以下九个方面：

1. 以人为中心的原则 全科医生在临床实践过程中的关注点始终是服务对象，是作为一个整体的人，而不仅仅是疾病或健康问题。全科医生的关注点是发热的年轻人、有膝关节疼痛的搬运工人、腿部骨折的运动员或得了感冒、卒中后半身不遂的老人，而不是发热、艾滋病、骨折等疾病问题。以人为中心的临床诊疗模式是以生物-心理-社会医学模式以及全人照顾理念为指导，在临床诊断过程中，了解患者所想，与患者多沟通，共同对诊断方法进行筛选、确定和实施。而且，对健康问题的认识和诊断在多数情况下是基于长期积累的对人的了解。

2. 假设有病的原则 全科医生在接诊时，无论遇见因何种原因就诊的患者，都应该首先建立一个该患者可能患有某种疾病，甚至是急性、严重疾病的可能，如快速识别胸骨中部压榨性疼痛症状是不是由心绞痛或心肌梗死引起、头痛伴颈强直是不是由脑膜炎引起等，以避免误诊、漏诊急危重症，规避医疗风险。全科医生经常要做的是排除诊断，而不是确定诊断，同时强调具备快速识别急危重症的能力，掌握一些危及生命疾病的特异性、典型症状或体征，决策是否需要抢救治疗、紧急处理及立即转诊。

3. 假设是常见病的原则 全科医生的服务对象是相对固定的人群，是以社区为范围的，全科医生应掌握社区疾病谱及患病率情况。根据该社区的疾病概率，首先考虑常见病多发病。

4. 假定是器质性疾病的原则 尽管基层全科医生比医院专科医师更有机会接触更多的功能性疾病，但对于健康问题的诊断和鉴别诊断来讲，应该首先建立一个可能是器质性疾病的诊断假设。社区通常不具备完善功能性疾病诊断依据的条件，需要全科医生运用协调性、综合性照顾的原则和方法，慎重诊断。

5. 重要疾病优先检查的原则 日常临床诊疗中的重要疾病是指一些危及生命的、恶性的和急性需要立即处理的疾病，如恶性肿瘤、脑卒中、冠心病、心律失常、严重的感染，以及儿科、外科与妇科急症等。判断某一症状可能是哪种疾病时，一般先列出疾病列表，按照可能发生概率的大小进行排序，同时要考虑先行检查重要疾病，尽可能地不漏诊，减少医疗风险，避免医疗纠纷。

6. 一元和多元有机结合的原则 患者就诊的症状常常不是一个，而是多个症状。对于涉及多个器官系统的症状群，可能是典型的，但临床上也常见不典型的症状群，尤其在基层，同病异症或同症异病的情况比较常见，需要用一元论或多元论来解释。专科医疗通常采用一元论优先的原则，而在基层，建议按照"3s规则"先从个别问题推理，遵循一元和多元有机结合的原则。所谓"3s规则"是指对于问题列表中的每个临床问题最少有3个解释的临床思维习惯。

7. **可能优于肯定的原则** 著名家庭医学学者Crombie DL和McWhinney IR曾指出，诊断未必是临床推理的最终结局。在基层全科医疗中，特别是对于首次就诊的患者，全科医生对疾病的临床诊断并不总是先于临床治疗，有时候需要先根据初步诊断制定处理方案，这本身就是一种临床诊断策略。确诊疾病和治疗疾病所需要的临床信息往往有质的区别，通常做出治疗决策仅需要较少的临床信息。而且，给予试验性治疗后，如果患者症状缓解，病情好转，可以支持某种疾病的诊断，反之，能排除该种疾病或支持其他疾病的诊断，重构诊断列表。

8. **从整体观念出发的原则** 从整体观念出发是指以生物－心理－社会医学模式为指导，合理运用系统整体论的方法，实行全人照顾的理念，指导临床诊疗工作。

9. **基于循证诊断的原则** 思维定式是一种预先形成的、概念性的和标准的处理临床问题的方式，其形成于院校教育毕业前后的早期临床训练过程，并在之后的长期临床实践中，通过临床经验的积累、专家的指导、与同行的交流等在持续的职业发展中不断地被优化。将循证医学的理论和方法运用到临床诊断过程中被认为是一种科学、定量的临床推理和诊断思维方法，循证诊断（evidence-based diagnosis）可以帮助我们定量地分析疾病发生的可能性，选择诊断性试验并解释检查结果，有助于提高诊断质量和效率。尽管目前其在基层医疗中的应用还有很多局限性，但将现有最佳证据、临床经验与患者的需求和意愿有机结合以提供最佳的临床决策是全科医生应始终坚持和追求的重要原则之一。

（二）莫塔安全诊断策略

全科医生作为居民健康的"守门人"需要处理不典型、非特异的症状或症状群，早期识别严重的、危及生命的疾病并及时转诊，保障医疗安全和质量，规避医疗风险。为此，澳大利亚著名全科医学专家约翰·莫塔根据其多年的临床经验和理论研究结果，提出了一种适合全科医生、被普遍采用的、简单的安全诊断策略，多用于初步诊断常见病，尽快识别急性、严重的、危及生命的疾病，分析并判断是否可能有导致某种症状、综合征、体征的容易被忽略或遗漏的疾病，可供我们学习和借鉴。莫塔安全诊断策略的基本诊断思维包括以下5个自问自答的问题：

1. **具有这种症状和体征的常见疾病有哪些** 首先列出引起某种症状的常见疾病有哪些，然后搜集分析临床资料，提出诊断假设。这与假定有病以及假定是常见病的原则一致。常见病的列出主要依据全科医生的医学知识、临床经验、研究证据、患者资料，以及社区患病率等流行学资料的了解。

2. **有没有重要的、不能被忽略的疾病** 该原则与假定是器质性疾病以及重要疾病优先检查的原则相一致，主要依靠医生的临床经验和判断。在临床上，医生应注重总结、积累来自自己和他人的临床经验，结合患者的实际情况，并不一定都是"三联征"，也可以是"四联征"或"五联征"，以帮助快速评估，任何时候都是"可能"优于"肯定"，避免危及生命的、重要的疾病漏诊和误诊。

3. **有没有容易被遗漏和忽略的疾病** 重点针对不会危及生命的、轻症的疾病，也包括重大疾病的危险因素。这些健康问题、不适症状和疾病同样困扰患者，同样不能漏诊或忽视，如围绝经期综合征等。

4. 患者是否患有潜在且常有许多共同特征的疾病 针对存在多个症状，且常常不典型，少有阳性体征的情况，患者可能患有重要疾病，也可能是轻症的小病、容易被忽略的潜在疾病。临床上需要考虑用一元论或多元论来解释主要的、可能的疾病是什么，还有没有其他的原因等。约翰·莫塔医生在《莫塔全科医学》中介绍了7种主要的潜在疾病，可供借鉴：① 抑郁症；② 糖尿病；③ 药物滥用；④ 贫血；⑤ 甲状腺和其他内分泌疾病；⑥ 脊柱疾病；⑦ 尿道感染。

5. 患者是不是还有什么话没有说 患者可能有意或无意隐瞒或忽视一些症状，这种情况常可能与精神心理问题、性功能障碍、药物滥用问题、家庭与工作背景因素等相关。与患者建立良好的、长期的、稳固的医患关系，了解患者，从整体观念出发的思维原则的合理运用等均有助于患者的表达，为临床诊断提供有益的线索。

三、全科医生临床推理与判断程序

全科医生与所有医生一样，最基本的任务就是识别并处理患者的疾患，其临床思维的基本推理与判断程序如下。

（一）完整的临床资料收集

1. 病史、查体和实验室检查在诊断中的作用 病史采集既是一门技术更是一门艺术。详细地询问病史并进行完整的记录是全科医生与专科医生明显的区别之一。许多情况下仅靠临床病史即可做出初步诊断，必要时辅以社区可实施的基本的实验室检查或影像学检查。

2. 全科医生对心理、社会资料的采集 如患者对疾患的期望、感受以及与该疾患相伴随的恐惧等，这有利于扩大诊断思维，有时甚至与生理资料同等重要。尽可能用一句话精练概括已发现的患者主要临床问题/主诉及要点信息，如患者问题发生的部位？发病情况（急性还是慢性）？发生频率？病程？既往问题还是新发问题？病情严重程度？若为疼痛，疼痛的性质、剧烈程度、有无放射？伴随症状？患者对自身患病的认知情况？是否有与就诊问题关联的行为问题（如吸烟酗酒）？描述患者主诉时可选取具有疾病识别作用的定位、定性和特征性意义的症状、体征，构成诊断三联征或四联征来概括其临床表现。

案例7-1　赵先生，76岁，近2个月腰部持续性钝痛，夜间加剧。询问病史，患者除患有轻度骨关节病外，身体一直良好，无外伤及扭伤史，疼痛部位在腰骶部，严重时向两侧臀部放射，躯体运动或活动时加剧，近来自觉全身不适、疲倦、乏力、尿频、排尿困难。体格检查发现腰椎活动受限，其余未发现其他阳性体征。根据赵先生的情况，可将患者的主诉归纳如下"76岁男性患者，既往健康，腰痛伴尿频、排尿困难2个月"。

思考：下一步如何推测患者可能患有哪些疾病呢？

（二）运用临床推理全面构建诊断假设列表

运用临床推理方法（如模型辨认、归纳法等）识别可能的疾病，参照莫塔教授提出的安全诊断策略，从患病概率、不可忽视的严重问题、易漏诊、易误诊和其他隐含问题五方面形成诊断假设。构建诊断假设列表时，可根据患者的病史和症状特点采用以下方法：

1. 按照解剖层次构架 如引起胸痛的假设,可从外向内推测,胸壁问题(肋软骨炎、带状疱疹)、胸膜炎、肺部(气胸、肺炎、肺梗死、肺癌等)、心脏(冠心病、心肌炎、瓣膜病)、食管(食管裂孔疝、反流性食管炎)等。

2. 按照器官系统构架 全身性疾病可采用该方法,如乏力的疾病假设可能有:内分泌系统(甲状腺功能减退、糖尿病等)、血液系统(贫血、再生障碍性贫血)、心血管系统(充血性心力衰竭)、精神心理(抑郁症、焦虑症)、胃肠道(肠易激综合征)等。

3. 按照病理、病理生理、病因学方法构架。

4. 按照便于记忆的方法构架。

5. 综合以上方法构架。

案例分析　赵先生患的是腰痛,按解剖部位构建诊断假设,从外向内依次包括:

皮肤:带状疱疹。皮下软组织:蜂窝织炎。神经肌肉:腰肌劳损。骨骼:腰椎间盘突出、腰椎肿瘤等。

按病理生理构建诊断假设:炎症、肿瘤、神经变性、机械性损伤等。

脊柱的原发肿瘤并不常见,主要由前列腺癌、肺癌、乳腺癌转移而来,其他少见的为骨骼系统多发性骨髓瘤、淋巴瘤及骨肉瘤。

思考:下一步如何对这些疾病进行鉴别诊断,如何安排各自优先顺序?

(三)排定诊断假设的优先鉴别诊断顺序

按照严重程度和可治疗性将上一步形成的诊断假设大致可分为四级:优先考虑的假设、替代假设、一般假设、可除外的假设。有时候某疾病发生概率虽然不高但却是严重而又可治疗的,其排列顺序应该提前,如对一个腹痛的患者,尽管阑尾炎的发生概率低于胃肠炎,但考虑到其严重性、急迫性与手术可治疗性,应将其排在首位,没有医生愿意在阑尾炎问题上误诊。此外心肌梗死对于中老年胸痛患者、肺栓塞对于急性气促的成人、脑膜炎对于婴幼儿、宫外孕对于下腹痛的育龄妇女等,都是虽少见但却不可遗漏的需要紧急处理的疾病诊断假设,应优先考虑并排除(表7-2)。

▼ 表7-2 诊断假设排列优先顺序

诊断假设	描述假设	诊断试验的选择	治疗的选定
优先考虑的假设或"工作诊断"	能够全面解释患者问题的首选假设	选择能够确认该病的诊断试验,强调选取高特异度和高LR^+的试验	开始这种疾病的初始治疗(除非特殊情况)
替代的假设	可能性无上一假设大,但是严重的不允许漏诊或可治疗的疾病应予以积极排查	选择能够排除某些疾病的诊断试验,强调选取高灵敏度和LR^-远小于1的试验	如果具体情况存在,考虑开始治疗这些疾病中的1个或多个
其他假设	不严重的可治疗的疾病,尚未在排除之列	排除上述2项诊断假设后才着手这些疾病的诊断试验	暂不安排对这些疾病的初始治疗
可除外的假设	致病原因不存在	不必进一步检测	无治疗必要

注:LR^+.阳性似然比;LR^-.阴性似然比。

分析赵先生的症状和体征，结合尿频、排尿困难症状，脊柱的恶性病变是不能忽略的首要诊断假设，不除外前列腺恶性肿瘤导致骨转移，腰椎间盘突出是流行病学上概率最高的诊断，应成为替代假设。如果前两个假设经诊断试验证实不存在时，腰肌劳损可成为其他假设，然后进行验证，而腰部皮肤病变（如带状疱疹）是病毒感染造成的，患者不存在此情况，故可加以排除。

（四）继续向患者提问来检验各种诊断假设

使用与诊断假说清单有关的开放性问题进一步询问以搜集资料，针对各种假设的性质来检查患者的症状，直到发现哪些症状集中在一个假设上为止，这样可以进一步缩小视野，用一些特定的、直接的问题来确认或者否定假设，这些问题对诊断假设具有很强的鉴别力。例如，如果医生怀疑患者的胸痛是由心肌缺血引起，他就要询问其症状是否与用力有关，如果怀疑胸痛是由食管裂孔疝引起，就要询问症状是否与进食或体位有关，同时还需注意不要过早地用特定的直接问题集中到某一个假设上，而应由宽到窄逐渐收拢，最后再确认诊断，这样可以避免漏诊。

（五）根据病史与问诊所获得的信息有针对性地查体或实验室检查

根据病史与问诊所获得的信息有针对性地进行查体，进而对依据症状、体征和病史所提出的假说逐一确认和排查，为此需要相应的、必要的实验室检查和辅助检查项目加以验证。

根据赵先生的诊断假设，应进一步做的物理检查是肛门指诊前列腺检查，检查发现前列腺增大，硬度增加，为排除不可忽视的诊断（前列腺癌）需转诊专科医院进一步检查，包括化学检查前列腺特异性抗原、影像学（X线、同位素扫描）检查，以及穿刺活检。通过针对性的特异性检查发现：该患者前列腺肿大并有不规则硬性结节；血前列腺特异性抗原 >100ng/dl；骨扫描腰椎放射性物质浓聚。由此可初步诊断赵先生患的是前列腺癌骨转移。

（六）检验新的诊断假设

有时排除一些假设，却得不到足够的关键性资料来确认初始假设，这时需要再把视野放大，把另一些假设考虑进去，重新进行新的诊断假设的检验，直到确认一个或几个诊断为止。

（七）进行诊断性处理来验证

根据初步诊断可以考虑开始进行初始治疗，安排临床处理的思维程序一般分为三阶段：

1. 处理（治疗）方案的扩展阶段，要考虑到尽可能全的各种备选方案。

2. 不适合方案的排除阶段。

3. 最佳处理方案的认定阶段。

通过治疗和随访患者可以获得更多资料，据此证实建立处理计划的初步诊断是否正确，如果仍未证实，则再开始修改诊断假设并验证之。

四、用流行病学方法和循证医学指导全科医疗实践

（一）依据临床循证指南进行规范管理

临床指南按照制定的方法可分为两大类：

1. 基于专家共识的临床指南（consensus-based guideline） 由来自不同学科领域的一组专家及其他相关人员根据他们的临床经验和主观判断，就具体的医疗问题进行开放式的充分讨论，达成共识后拟定出指南的指导意见，但其有效性和可靠性有待斟酌。

2. 循证指南（evidence-based guideline） 是在广泛收集临床证据的基础上，按循证医学的方法制定的，科学性很强，已成为指南发展的主流，现在的高标准临床指南均为循证临床指南，循证指南在制定过程中也需要多次征求专家的意见以取得共识。

（二）病情及其处理优先级的判断

1. 首先要识别或排除可能威胁患者生命的问题 在临床实践中，首先要及时识别或排除虽少见但却可能会威胁患者生命的问题，这是全科医生充当首诊医师时必须具备的基本功。

2. 诊断鉴别分类和危险问题标识法 常用的方法有诊断鉴别分类和危险问题标识法等，在此基础上再结合使用一般鉴别诊断方法。

（1）诊断鉴别分类（diagnostic triage）在接诊患者时一定要在得出正确的诊断假设之前，根据病史和查体的结果判断患者症状的轻重缓急，随机进行相应的处理。首先必须认真地根据症状的性质、发作过程、方式等区分这些症状是否由紧急的疾病引起的，是器质性（结构性）的还是功能性的；然后分辨是急性还是慢性，是重症还是轻症，并在进行疾病鉴别时注意易漏诊和误诊的问题和疾病，特别要判断是否是危、急、重症患者。

（2）危险问题标识法（red-flag approach）是在疾病鉴别诊断时，根据一定的症状、主诉、病史和其他临床线索判断患者有无重要的危险问题的一种很有效的成本-效果方法（表7-3）。

▼ 表7-3 危险问题标识腰痛患者患有进行性或危及生命的疾病

诊断疾病的"red flags"（红旗征）临床表现	
源自腹部、腹膜后、排尿障碍、发热、恶心/呕吐、胸痛、腹部包块、局部触痛、骨盆结构的牵涉痛	
骨折	有外伤史、骨质疏松症、长期使用糖皮质激素，年龄>70岁
脊柱肿瘤（多为转移癌）	有癌症史、无法解释的体重减轻、卧床休息疼痛不缓解或一直少活动、年龄>50岁
感染（骨髓炎、脓肿）	发热、新近有感染史、卧床休息疼痛不缓解或持续活动减少、免疫抑制、年龄>50岁
强直性脊椎炎或相关的关节炎	长时间休息而疼痛不减轻，有夜间痛、晨僵状态，活动后疼痛可减轻，青年男性多
马尾综合征	急性发作的尿潴留或大便失禁；鞍区（会阴部）麻痹；全面进行性下肢远端肌无力

（三）疾病严重程度评价

1. 杜克大学/世界家庭医生组织疾病严重程度评价表 根据美国杜克大学（Duke University Severity of illness，DUSOI）研制的适合基层医疗服务中使用的疾病严重评价量表（表7-4）得到世界家庭医生组织（WONCA）的认可和推广，已列入基层医疗国际分类（international classification

of primary care，ICPC）使用的工具中。疾病严重程度分为五级：不严重（编码为0），对应的量表合计分数为0分；轻度（编码为1），对应的合计分数为1~4分；中度（编码为2），5~8分；较重（编码为3），9~12分；重度（编码为4），13~16分。

▼ 表7-4　Duke/WONCA疾病严重评价量表（DUSOI/WONCA）

评价维度	赋值				
1. 症状（上周） 2. 并发症（上周）	无	可能	轻度	中度	重度
	0	1	2	3	4
	0	1	2	3	4
3. 预后（若未来6个月无治疗）	失能或残疾程度				已危及生命
	无	轻度	中度	重度	4
	0	1	2	3	
4. 可治疗度	是否需要治疗		若需要治疗，其后的预期反应		
	否	可能	好	可疑	差
	0	1	2	3	4

2. 早期预警评分（表7-5）　是国际广泛使用的评价患者病情严重程度的评分表，特别是对于住院患者或家庭病床的患者，单项指标分值达到2，或总分≥4时转诊；总分达到2分时需要每小时观测一次病情的变化。

▼ 表7-5　早期预警分值评价表

	3分	2分	1分	0分	1分	2分	3分
体温/℃	—	<35	35.0~35.9	36.0~37.4	37.5~38.4	≥38.5	—
心率/（次·min⁻¹）	<40	—	40~90	50~99	100~114	115~129	≥130
收缩压/mmHg	<70	70~79	80~99	100~179	—	≥180	
呼吸/（次·min⁻¹）	—	<10		10~19	20~29	30~39	≥40
意识*	—		—	清醒	意识模糊	对声音有反应	对声音无反应
血氧饱和度/%	<85	85~89	90~94	≥95	—	—	—
尿量/（L·d⁻¹）	无	<0.5	透析	0.5~3	>3	—	—

注：本表数值依据为国外患者的数据，仅供参考。*此条目亦可使用格拉斯哥昏迷评分量表进行评分。

（四）管理临床重要问题和不确诊问题时的原则

1. 重要的问题先办（first things first），已明确或怀疑有危险的问题，自己又无法保证能给予最好处理的患者要及时转诊。

2. 对于留下来继续观察和治疗的患者

（1）让同事和患者均知道此问题。

（2）告知患者及家属疾病下一步可能的发展结果。

（3）为了进一步确定诊断，要连续观察患者的病情变化。

（4）一定注意不可漏掉重要的检查项目或拖延宝贵的时间，防止患者的健康甚至生命受到损害或威胁。

3. 尽量注意患者的病情和体征变化，尽量减少临床诊断过程中过分依赖各种诊断试验和检查项目，减少可能导致误诊。

（裴冬梅）

第四节　适宜检查的选择

全科医生是社区卫生服务的主力军，但可借助的高科技手段甚少，在一定程度上影响到对某些疾病的诊疗。而且全科医生与专科医生存在服务理念、知识结构、服务范围与方式上的不同，也导致对健康与疾病的理解乃至处理措施等方面存在着明显不同。科学、合理地选择辅助检查，是全科临床思维的重要组成部分。如何选择合适的检查项目，如何评价检查结果，是广大全科医生的一项重要的基本功，也是考量医德、医术的重要指标。

在临床诊疗实践中，一纸化验报告单上能否获取有关健康或疾病的准确信息？某项检查结果不在正常参考范围之内肯定是患了有关疾病？某项检查结果在正常参考范围之内是否意味着未患相关疾病？医生开列的实验室检查项目是否越多就越有助于对疾病的诊断？先进的大型检查仪器是否优先选择？这些都是在临床实践中全科医生面临和需解决的实际问题。国家卫生健康委员会等部门印发的《关于进一步规范医疗行为促进合理医疗检查的指导意见》（国卫医发〔2020〕29号）、《不合理医疗检查专项治理行动工作方案》（国卫办医函〔2021〕175号），对全科医生合理选择适宜检查具有指导意义。正确地认识、合理地选择、恰当地评价辅助检查，能使临床医生在更短的时间、更大的范围、更深的层次上获得关于疾病的更精细客观资料，为疾病的诊断提供依据。

因此，如何选择常用适宜检查以及解读检查结果是全科医生进行有效医疗服务的关键所在。

一、检查项目的参考值及其范围的建立

（一）参考值建立的原则与方法

某一试验参考值的建立，是指在某一地区的健康居民中，通过总体抽样进行调查检测，将结果经统计学处理求出均值（$\overline{X}$）和标准差（S）。习惯上将X定为参考值，将（$\overline{X} \pm 2S$）定为参考范围，参考范围一般以95%可信限为界。关于参考值范围上限和下限的选用，应根据专业知识来确定。

（二）参考值的恒定性与波动性

一般认为，临床检查结果的准确性受三个因素的制约：医生的临床选择、实验分析过程质量控制、检查结果的评估与解释。影响结果准确性的其他因素还应包括：受检人群的年龄、性别、饮食、生活习惯、职业等，参考值样本的大小，仪器本身的灵敏性等。

（三）检查结果的相对性

大多数辅助检查结果的临床意义是相对的而不是绝对的。检查结果会出现5类情况：① 结果共享，特异性降低；② 个体差异，缺乏针对性；③ 结论矛盾，一致性降低；④ 干扰因素多，准确性降低；⑤ 范围重叠，区分度降低。

（四）检测方法的局限性

检测方法的局限性在于：取材受制性、数据间断性、标本局部性、方法特异性。如果在临床诊疗工作中过分依赖实验室检查结果或超常规地应用包括实验室诊断在内的各种辅助检查手段，非但不能降低误诊率，还会加重患者的精神和经济负担，也不利于建立科学的临床思维。全科医生在基层医疗卫生服务实践中，应认真反思专科医疗模式的弊病，在生物–心理–社会医学模式的基础上秉持整体医学观，科学选择检查项目，正确认识辅助检查结果与疾病的关系，是建立科学的临床思维的重要前提。

二、适宜检查的选择原则

适宜检查选择的标准是：先常规再特殊，先简单再复杂，先无创再有创，无害优先，高精尖的检查不能代替某些传统的检查。辅助检查应建立在详细的病史询问和体格检查的初步诊断基础上，从诊治的需要出发，有的放矢，合理使用资源。选择辅助检查项目时需遵循以下4个原则：

1. 针对性　有针对性地进行辅助检查选择，也是循证医学的精髓。选择针对患者不同疾病阶段的最佳检查项目是临床诊疗的关键。辅助检查的选择取决于所怀疑疾病的病理生理变化。

2. 有效性　辅助检查具有时效性和局限性。临床实践中，不存在100%的灵敏度和特异度的辅助检查，即需要兼顾辅助检查的假阴性和假阳性可能。疾病初筛诊断，多选择特异度高的辅助检查；而在疾病确诊时期，多选择灵敏度高的辅助检查。全科医生需充分了解辅助检查原理，熟悉其优缺点，了解其灵敏度、特异度，并严格掌握其适应证和禁忌证。同时根据需要按层次来选择辅助检查。

3. 经济性　遵循卫生经济学原则，合理利用资源，禁忌过度检查。在安排辅助检查时除了要讲究程序化、互补性，避免重叠检查，还要征询患者的意见，了解患者的经济状况，核算其效价比值。

4. 及时性　在某些急症情况下，特定检查项目的选择可为疾病的诊断和治疗提供重要信息，尤其是在急性心肌梗死、感染中毒性休克和感染性疾病的诊断方面，更应注意检查的时效性，做到及时、迅速和可行并重。

三、检查结果解读

（一）检查结果的作用

目前常用的各种辅助检查手段，是临床确诊或提出诊断假设的科学依据之一，其临床参考、应用价值可表现在以下几个方面。

1. 提供观察病变的量化指标 把握病变程度，对病变进行定性或定量分析，预测疾病的转归趋势或预后。

2. 鉴别诊断 如胆红素的定性、定量检测用于鉴别溶血性黄疸、阻塞性黄疸和肝细胞性黄疸；乳酸脱氢酶同工酶活性检测用于鉴别心肌病变与肝脏病变；酪蛋白激酶同工酶活性检测用于心肌病变与骨骼肌病变的鉴别；尿糖与血糖水平的检测用于鉴别糖尿病和肾性糖尿等。

3. 了解病情进展 某些实验室检查结果可用于了解病情的进展变化，从而据此修改或重新制定新的治疗或干预方案，如慢性肾功能衰竭者可从检查结果中发现病情变化情况，肾小球滤过率下降、血肌酐升高、尿素氮升高、贫血加重、代谢性酸中毒、血钾升高、血钙降低等提示疾病恶化，也可以通过超声从影像学上评价肾脏的形态改变。

4. 某些药物的疗效观察 临床上通常定期对某些慢性病患者做实验室检查，观察某些药物的疗效，根据患者的实际情况增减药物剂量或更换其他药物，如降血糖药物、降血脂药物、降血尿酸药物等。

5. 用于早诊断、早预防、早治疗 某些检查项目用于健康体检，用于对肝脏疾病、糖尿病、动脉粥样硬化等多种疾病的早期诊断筛查，如甲胎蛋白、HBV表面抗原、血糖与尿糖、血脂、丙氨酸转氨酶与天冬氨酸转氨酶、乳酸脱氢酶、心电图、X线检查、超声检查等，从而可更好地做到早预防、早治疗。《健康体检基本项目专家共识（2022）》指出，体检项目含基本体检项目和专项体检项目。基本体检项目包含健康体检自测问卷、体格检查、实验室检查和辅助检查。体格检查包括身高、体质量、腰围、臀围、血压等；实验室检查包括血、尿、便常规，肝肾功能，血脂，血糖等；辅助检查包括心电图、X线检查、超声检查等。专项体检项目主要以我国高发慢病筛查为主，结合对应风险评估工具进行人群风险分层，更有针对性地推荐适宜技术和适宜筛查频率。2022年《中国儿童健康体检专家共识》也建议对儿童基本情况检查、生长发育评估、健康风险及疾病筛查等指标开展周期性检查。

6. 提高适宜检查项目的针对性、选择性和应用价值 许多新技术或方法的检测结果约30%有结论性意见，而大多数检查结果是非结论性的，均存在一定的假阳性和假阴性。因此，一个患者应做哪些检查，全科医生要根据对临床资料初步分析后才能做出决定。在开检查申请单时要有针对性、选择性，尽量多考虑一些常规检查项目，在筛选的基础上，再进行合理组合提高临床应用价值。

（二）如何解读辅助检查

全科医生在解读检查报告时，要充分了解阳性结果或阴性结果对临床诊断的意义、作用或价值，检查结果与预计的不一致也不能不了了之，还要进一步寻求原因，把握整体性原则，正确认识每一项适宜检查的意义，同时对其适应证和局限性也要有充分了解，更好地体现以患者为中心的服务宗旨。辅助检查所得的材料，不论再怎么丰富，也只是感性认识，若要完全地反映疾病的本质和内在规律，就必须经过去粗取精、去伪存真、由此及彼、由表及里的思考。

全科医生在评估辅助检查结果时，应注意：① 重视同一张检查结果各指标之间的相关性；② 考察不同检查结果之间的相关性；③ 结合临床实际情况；④ 正确处理普遍性和特殊性的关系；⑤ 运用否定之否定的认识规律；⑥ 运用整体观念和动态观点。

总之，在临床诊断中，全科医生要对辅助检查正确认识、合理利用、恰当评价，才能实现辅助检查的价值。

第五节　循证医学在全科医疗中的应用

循证医学作为新的医学实践模式已被普遍应用，循证医学方法是寻找和评估证据，督促新的最优干预措施进入医学实践，提高卫生服务的质量和效率。全科医学与循证医学有着"以患者为中心"和"以证据为基础"的共同特点，是相互促进、相互依赖的关系。全科医生应学会运用全科医学基本理论知识和最佳科学研究证据为居民提供优质的全科医疗服务。

一、循证医学与全科医疗

循证医学（evidence-based medicine）是20世纪90年代兴起的一门新兴学科，循证医学慎重、准确、明智地应用当前所能获得的最佳研究证据来确定患者的治疗措施，其实质是将最优的研究证据与临床医生的技能和患者的期望三者有机地结合起来，付诸临床治疗、预防、诊断、预后等医学实践的实用性科学。

相比传统医学，循证医学有其独特的医学实践要素和优势。循证医学遵循四项原则：① 必须是基于问题导向的研究，先寻找实际问题，后将问题具体化为可以回答的科学问题；② 必须是遵循证据的决策，强调医疗决策应尽量以客观研究结果为依据；③ 必须关注实践的结果，以事实为证据，对未解决的问题持续探索；④ 必须进行后效评价，得到的结果要追求成本效果。这种强调以证据为基础的决策与实践，适应患者、社会发展和基本医疗保险的需要，在临床诊疗活动中将发挥重要的作用。

相比专科医生，全科医生所要面对的临床问题更加多样化。众多临床问题的解决需要全科医生具有全面的临床常见问题的识别与处理能力，全科医疗与循证医学的有机结合已成为必然趋势。全科医疗"以患者为中心，以问题为导向"的诊疗模式需要循证医学来决策和实践，循证医学以"证据为基础"服务于患者的理念符合全科医疗宗旨，循证全科医疗实践必将越来越受到重视。

近年来，以循证为基础开展全科医疗是促进全科医学发展的新趋势。具有世界权威性的全科医学教材的编写也多以循证方法为基础展开全科医疗实践，如美国的《家庭医学基础》（Philip D. Sloane 著）、英国的《以证据为基础的家庭医学》（Walter W. Rosser 著）以及中国香港的《以问题为导向的家庭医学》（Keith Kwok Wai Chan 著）等。全科医生对循证决策的认知水平和维持度在不断提升。将循证医学方法运用到全科医疗实践中可引导全科医生根据所提出的疾病/健康问题查询当前可获得的最佳研究证据，结合患者的具体情况和专业知识应用证据，从而不断改进和提高全科医疗服务质量。

循证全科医学倡导全科医生利用科学证据作为全科医疗决策依据的过程，有利于全科医学的学科发展、全科医学专业价值的呈现、全科医生知识技能的提高。全科医疗循证实践是循证医学方法在全科医疗实践中的运用与升华。

二、循证全科医疗的实践步骤

在医疗实践活动中，临床医生常采取三种模式运用证据：一是"拷贝"模式，完全遵照有威望专家的意见做决定，有主观片面之嫌疑；二是"运用"模式，检索严格评价过的证据资源（如证据总结）用于决策，可节约大量时间，但完整性可能不足；三是"实施"模式，完全遵照上述步骤实施循证实践，虽内容相对全面，但时间花费较大。

在循证全科医疗实践中，多采用的是"运用"模式，使用其他人的循证摘要和循证指南或方案，解决基本健康问题。循证全科医学是全科医生决策的一种程序或工作方法，是指导全科医疗实践的一种工作观念或理念。我国循证全科医疗实践"运用"模式见图7-1。

循证全科医疗的实践步骤有五步，分别是：

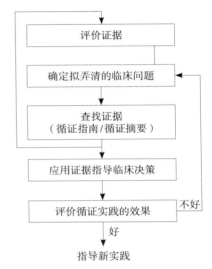

▲ 图7-1　我国循证全科医疗实践的模式

1. 明确全科医疗实践中需要解决的临床问题　在循证全科医疗实践中，首先需提出具体的问题，在问题引导下寻找证据。能否发现并提出亟待解决并构建良好的问题，是临床循证实践的关键。同样，循证全科医疗实践"运用"模式的关键，也是构建PICO格式的临床问题。

国际上通常采用PICO格式构建一个具体的临床问题，并通过检索获取用于支持临床决策的最新证据文献。PICO格式包括4个基本部分（表7-6）。

▼ 表7-6　PICO格式

PICO	问题内容
患者或健康问题（patients/problem）	与诊断治疗有关的患者特征（年龄、性别、地域、种族、环境、职业）等待解决的健康问题（现患疾病及其他有临床意义的症状等）
干预措施或暴露因素（intervention/exposure）	暴露的危险因素 诊断性试验方法 预防与治疗方法
比较干预或暴露措施（comparison/control）	对照组的干预措施、治疗药物、诊断方法 可能是空白对照
临床结局（outcome）	希望达到的治疗目标及效果（如病死率、治愈率等）

注：构建PICO问题的目的就是将问题聚焦，易于寻找关键词，便于进行精确检索。

全科医学涉及的内容中，常见病多于少见病及罕见病，健康问题多于疾病，整体重于局部。正是由于全科医学的这些特点，循证全科医疗实践中，构建临床问题时就必须包括：对象（P：某种疾病、症状或患者）、需要比较的措施（I）及结局（O），这样查找出来的证据，才能对全科医生做出临床决策有所帮助。

2. 检索和收集与问题有关的证据资料 当面临一个临床问题且不确定是否有当前最佳解决方法时，全科医生选择的最佳临床研究证据应具有以下特征：医生在基层医疗实践中需解决的临床问题；采用以患者主观感受及生存质量为评价指标；有可能改变既往医学知识及临床实践中过时或错误的方式和方法。

全科医生应清楚从何处寻找证据，寻找何种证据。全科医生在获取最佳证据资源时，应根据"4S"模型，从证据系统（system）、证据摘要（synopses）、系统评价（syntheses）和原始研究（studies）逐级检索。证据来源包括书籍、期刊等纸质版和在线文献数据库等网络版两种形式。与纸质版的信息资源相比，网络信息便于检索、获取容易、更新及时，备受现代循证实践者的推崇。因此，信息化是循证工作的必备条件。但是，纸质版信息资源也不能被完全放弃。

全科医生的循证临床实践不同于做循证医学研究，主要是查证用证，因此不需要全面系统地查找所有的文献。在循证全科医学实践中，美国的家庭医学教授 David Slawson 和 Allen Shaughnessy 就证据类型，率先提出了以患者为导向的证据（patient oriented evidence that matters，POEM）的定义，以区别既往的以疾病为导向的证据（disease oriented evidence，DOE）。相比 DOE 主要针对中间指标（如实验室结果或其他评价反应的指标）改变，POEM 主要针对与患者相关的重要结局（如发病率、病死率或生活质量）的改变，更加符合全科医学以患者为中心的医疗服务理念。

POEM 证据有以下纳入标准：① 证据满足基层医生在日常医疗实践面临解决健康问题时的需求；② 证据所需测定的临床结局对于基层医生及其服务对象具有重要意义，其中包括发病率、致残率、治愈率和死亡率等评价指标；③ 证据明显提高基层医生的医疗实践水平。

举例说明："虽然甲胎蛋白检测可发现早期原发性肝癌，但至今尚未能有证据证实甲胎蛋白筛查可降低患者死亡率（表7-7）。"

▼ 表7-7 POEM 与 DOE 的循证结果比较

干预措施	POEM	DOE	评注
甲胎蛋白筛检	目前缺乏证据证实甲胎蛋白筛检能够降低肝癌死亡率	用甲胎蛋白筛检可发现早期原发性肝癌	尽管 DOE 的证据可信，但尚不能得到 POEM 确认

按照以患者为中心的全科医疗服务模式的要求，患者的利益高于一切，故全科医生要采用 POEM 的循证医学要求，当 POEM 和 DOE 不一致时，要以 POEM 为准则。

3. 评价证据的真实性和实用性 在循证临床实践中，应采用临床流行病学、循证医学等科学的原则和方法，严格评价所收集证据的质量，其结果是否真实、合理、适用。循证医学最鲜明的特点是对证据质量进行分级，并在此基础上做出推荐。

不同的数据库采用不同的证据分级方法。应用于卫生保健领域的分级方法主要有两种：一种是英国牛津大学循证医学研究中心提出的五级分级法，以系统评价/Meta分析作为最高级别证据；另一种是目前最新兴的、接受度最广的，由包括WHO和Cochrane协作网在内的60多个国际组织、协会采纳的GRADE（grading，分级；recommendations，建议；assessment，评估；development，开发；evaluation，评价）证据质量和推荐强度分级系统ABCD四级分级法。它对证据质量和推荐强度做出了明确定义，证据质量指疗效评估的正确度，推荐强度指遵守推荐意见利大于弊的确信度，其中"利"包括降低发病率和病死率、提高生活质量，降低医疗负担和减少资源消耗，"弊"包括增高发病率和病死率、降低生活质量或增加资源消耗。另外，针对全科医疗实践，美国家庭医师学会（AAFP）还建立了简单的ABC三级分级法：

A级：随机对照试验（randomized controlled trial，RCT）/Meta分析。以患者为导向的高质量RCT研究与采用综合检索策略的高质量Meta分析（定量系统评价）。

B级：其他证据。为设计完善的非随机临床试验，检索策略正确、论证强度高的定性系统评价。

C级：共识/专家意见。以疾病为中心的研究，包括共识观点或专家意见。

这一分级方法在美国家庭医师全科医疗实践中具有指导意义。对综述或原始研究进行准确提炼形成的POEM摘要可为临床实践提供恰当的信息，帮助全科医生把有限的时间集中在有效使用证据（带推荐等级）方面。

全科医学相关循证指南对患者健康结果的影响评价，要比其他专科对某器官或疾病干预效果的评价更为复杂。鉴于全科医疗的病种多样化、多病共存、综合干预、多重用药、中西并举的特点，全科医学循证实践尽量采用慢性病管理模型和老年医学综合评价系统，优于采用单个病种指南评价的方法。

4. 应用证据指导临床实践　现实中的患者与证据中患者的性别、年龄、临床生物学特征、发病年龄、疾病严重程度、并发症、医嘱配合情况、文化水平、社会交往等多方面存在差异。此外，对所获得的最佳证据，必须结合临床实际情况、病情程度、患者意愿和价值取向等实际情况，进行综合考虑和评估。使用经过严格评价合格的最佳证据，共同做出临床决策以指导临床实践。

在全科医疗实践中，经常遇到多种疾病或健康问题并存的患者。如面对一位冠心病的老年患者，在决定采用指南推荐的最佳方法来帮助患者降低远期病死率的同时，发现患者同时存在其他健康问题——糖尿病、慢性胃炎、慢性肾功能不全、慢性阻塞性肺疾病、吸烟、饮酒等。若想要成功地改善这些问题，简单的指南推荐意见显然是不适用的，需要多方面的考量才能平衡所有问题。全科医生需要与患者进行商讨后决定需要优先处理的问题，达到证据与患者意愿的完美结合。在患者同意的前提下，将当前最佳证据应用到患者的治疗中。

5. 后效评价，完善循证依据　后效评价的目的在于总结循证医学实践经验、不断改进医疗方案。在医疗实践中，全科医生应将循证应用前自己在临床工作中常用的处理方法及其效果与循证应用后的效果和效益等进行对比分析与评价，包括在循证实践中的过程评价和结果评价。若过程评价良好，说明该全科医生已掌握循证方法，有利于循证医学的继续学习；若结果良好，证实该循证措施确实可以指导临床实践，有利于医疗质量的提高。反之，应具体分析原因，找出问题，加强循证学习，针对问题进行新的循证研究和实践。全科医生参与循证指南的开发、实施和评价，是全科循证医学的发展方向。

总之，循证全科实践的特点是要早发现、有效控制和消除危害健康的危险因素，并改善患者的预后和提高其生存质量。循证医学俱乐部是适应全科医生自主学习和持续执业发展的方式。全科医生应该是循证医学的主人（owner），而不只是使用者（user）。不仅要把循证与经验相提并论，更要把全科经验、服务背景、患者偏好等融入循证指南，使之成为循证指南中有机的和不可或缺的部分。

循证全科医学实践需要全科医生具备较高的职业素养和专业水平，熟悉和检索学科相关的文献数据库，尽量获取高质量临床证据，加强医患交流，结合个人经验和患者意愿去发现和解决患者的健康问题，促进循证医学实践、以提高全科医疗学术水平。

学习小结

1. 临床诊疗水平主要取决于临床思维，全科医生主要依据患者主诉、症状、体征来识别和诊断疾病，注意学习全科诊疗思维体现的特征。

2. 全科医生要开展"以问题为导向"的诊疗，加强对常见健康问题的识别与处理能力，加强以主诉、症状、体征和健康问题为切入点来进行思考的训练，提升从疾病入手的诊疗思维与疾病管理的能力，掌握"以问题为导向"的临床问题处理原则。

3. 全科临床医生的诊断推理模式包括模型辨认、穷极推理和假设–演绎方法。首先选择合适的诊断策略，然后进行推理与判断程序，最后用流行病学方法和循证医学指导全科医疗实践。

4. 全科医生选择适宜检查的标准是：先常规再特殊，先简单再复杂，先无创再有创，无害优先，高精尖的检查不能代替某些传统的检查。选择检查的原则是：针对性、有效性、经济性、及时性。全科医生对辅助检查正确认识、合理利用、恰当评价，才能实现辅助检查的价值。

5. 循证全科医疗实践采用的是"运用"模式，通过明确问题、找出证据、评价证据、指导实践、后效评价，实现循证医学与全科医疗的共同获益。

（邓玮）

**复习
思考题**

1. 全科诊疗的思维特征与专科诊疗思维有哪些不同？
2. 如何根据患者的主诉症状和体征用"以问题为导向"的思维进行诊断与鉴别诊断？
3. 如何使用网络数据库帮助全科医生进行从症状到诊断的辅助？关键点在哪？
4. 从疾病入手的诊疗思维程序是怎样进行的？
5. 如何在临床实践中综合使用几种临床基本推理模式？
6. 请结合案例，选取临床工作中的案例，进行全科医生临床推理与判断程序进行诊断。
7. 全科医生选择适宜检查的标准和原则是什么？
8. 简述循证全科医疗的实践步骤。

9. 单选题

（1）作为一名社区的全科医生，要求具备一定的全科医学临床思维，其体现的基本原则为
　　A. 以患者为中心的系统思维
　　B. 体现生物–心理–社会医学模式
　　C. 遵循辩证思维的基本认识规律
　　D. 坚持科学的批判性思维
　　E. 以上都对

（2）下列不属于全科医生处理社区常见问题特点的是
　　A. 处理的大部分健康问题都已明确诊断
　　B. 处理的健康问题的病因及影响因素具有复杂性的特点
　　C. 处理的健康问题的结局具有多样性的特点
　　D. 处理的健康问题多以慢性病为主
　　E. 处理的健康问题具有多样性的特点

（3）脑膜炎的三联征是
　　A. 发热 + 寒战 + 低血压
　　B. 发热 + 颈强直 + 头痛
　　C. 发热 + 流涎 + 喘鸣
　　D. 头痛 + 恶心 + 神志改变
　　E. 乏力 + 肌肉无力 + 绞痛

（4）当全科医生接诊一个以咳嗽为主诉的患者时，按莫塔安全诊断策略需要考虑的问题包括
　　A. 咳嗽是否与精神心理问题有关
　　B. 首先要注意是否为肺癌的重要疾病
　　C. 还要注意是否为胃食管反流等易遗漏的疾病
　　D. 引起咳嗽的常见疾病有哪些
　　E. 以上都是

（5）在全科医生临床推理过程中，关于排定诊断假设的优先鉴别诊断顺序说法正确的是
　　A. 初步形成的诊断假设大致可分为五个级别，分别为最可能的假设、优先考虑的假设、替代假设、一般假设、可除外的假设
　　B. 对于发病率低的疾病，其排列顺序应该靠后
　　C. 优先考虑的假设是指发病率最高能解释该问题的首先假设
　　D. 心肌梗死对于中老年胸痛患者是虽少见但却不可遗漏的，需要紧急处理的疾病诊断假设，应优先考虑并排除
　　E. 以上都对

（6）全科医生临床推理与判断的程序不包括
　　A. 收集详细的临床资料
　　B. 运用临床推理全面构建诊断假设
　　C. 继续排定诊断假设的优先鉴别诊断顺序
　　D. 继续向患者提问来检验各种诊断假设

E.首先完善实验室检查以建议诊断假设

（7）以人为中心的健康照顾意味着

A.既重视患者的主观医疗服务需求，又关注客观需求

B.与患者建立间断的医患关系

C.为患者部分家庭成员提供健康咨询

D.主要为患者提供方便周到的居家照顾

E.教育每个患者，使他们掌握自己所患疾病的特征

（8）全科医生要建立全科医疗临床思维，应具备的相关素质和能力包括

A.具备唯心主义的哲学思想

B.培养对临床决策的一种批评性思维

C.具有对患者高度负责的道德修养

D.要培养一定的套用模式的习惯性思维

E.以上都不对

（9）全科医生对健康问题进行最初的分类是为了

A.早期治疗

B.弄清问题的线索和性质

C.及时转诊

D.与患者交代病情

E.预防并发症

（10）全科医生为患者选择相应的实验室检查项目时，应该遵循的标准不包括

A.患者提出就可实行

B.要符合成本－效益原则

C.实验室检查的结果对诊断有有效的帮助

D.实验室检查的效益大于其危险性

E.实验室检查的结果将对治疗有有效的帮助

单选题答案：（1）E；（2）A；（3）B；（4）E；（5）D；（6）E；（7）A；（8）C；（9）B；（10）A

第八章

全科医疗中常见健康问题的临床诊断与处理

第一节 全科医疗中常见症状的诊断、鉴别诊断与处理

学习目标

知识目标	1. 掌握发热急症的基层处理原则；根据咳嗽的症状特点进行初步诊断及鉴别诊断；常见原发性头痛的症状特点；致命性胸痛的首诊识别；腹痛的常见病因；乏力的基层处理原则。 2. 熟悉社区常见症状的临床特点。 3. 了解常见症状的首诊处理措施及转诊原则。
能力目标	1. 能举例说明致命性胸痛的病因。 2. 能说明社区常见症状的诊断和鉴别诊断思维。
素质目标	1. 培养强烈的人文情感，关爱患者，尊重患者。 2. 培养出色的管理能力，能够为患者个体及家庭提供全方位负责的健康管理。 3. 培养热爱忠诚社区卫生服务事业的精神。

全科医生接诊的患者多处于疾病的早期未分化阶段，多数没有明确诊断，症状迥异，需予以正确识别、诊断、处理或转诊，以免延误病情。全科医生应掌握基层常见症状的诊断、鉴别诊断和处理原则。其中发热、咳嗽、胸痛、头痛、腹痛、乏力等是基层较常见的症状。本节以这些症状为重点，介绍其症状特点，基层初步诊断、鉴别诊断及处理原则。

一、发热

发热（fever）是指机体在致热原的作用下或各种原因引起体温调节中枢的功能障碍，使体温升高超出正常范围。正常体温受体温调节中枢调控，产热及散热过程呈动态平衡，体温保持在相对恒定的范围，受机体内外因素的影响而波动，范围不超过1℃。口腔温度正常值为36.3～37.2℃，腋窝温度正常值为36～37℃，直肠温度正常值为36.5～37.7℃。当口腔温度高于

37.3℃，或一日体温变动超过1.2℃，即为发热。以口腔温度为标准，临床按热度的高低分为：低热37.3~38℃，中等度热38.1~39.0℃，高热39.1~41.0℃，超高热41℃以上。

（一）发热的临床症状特点

发热的热型及伴随症状是其重要的临床特点，全科医生应掌握这些特点，做好初步诊断、评估及处理。

1. 热型 发热患者在不同时间测得的体温数值分别记录在体温单上，将各体温数值点连接起来形成体温曲线，该曲线的不同形态被称为热型。典型的热型对判断病因有一定的意义，常见的热型有以下几种：

（1）稽留热：体温恒定维持在39~40℃或以上，达数日或数周，24小时内体温波动范围不超过1℃。

（2）弛张热：体温在39℃以上，24小时内波动范围超过2℃，但都超过正常水平。

（3）间歇热：体温骤升达高峰后持续数小时，又迅速降至正常水平，无热期可持续1日至数日，高热期与无热期反复交替出现。

（4）波状热：体温逐渐上升达39℃或以上，数日后又逐渐下降至正常水平，持续数日后又逐渐升高，如此反复多次，可连续达数月。

（5）回归热：体温急剧上升至39℃或以上，持续数日后又骤然下降至正常水平。高热期与无热期各持续若干日后规律性交替一次。

（6）不规则热：体温曲线无一定规律，呈不规则波动。

2. 伴随症状 发热患者常因所患疾病不同而可能伴有下列症状：寒战、结膜充血、单纯疱疹、淋巴结肿大、肝脾肿大、皮肤黏膜出血、皮疹、意识障碍等。

（二）发热的基层初步诊断及鉴别诊断

全科医生对发热的诊断及鉴别诊断重点是识别发热的症状特点及热型，评估发热病因，及时诊断、处理或转诊。

1. 热型诊断

（1）表现为稽留热的患者常见于大叶性肺炎、斑疹伤寒及伤寒的高热期。此类患者感染多较重，基层诊断治疗条件不足，需及时转诊。

（2）表现为弛张热的患者常见于重症感染，如败血症、重症肺结核、化脓性炎症、风湿热等。基层遇此类患者需及时转诊。

（3）表现为间歇热的患者常见于疟疾、急性肾盂肾炎、淋巴瘤等。

（4）表现为波状热的患者常见于布鲁氏菌病。

（5）表现为回归热的患者常见于霍奇金淋巴瘤。

（6）表现为不规则热的患者可见于结核病、风湿热、支气管肺炎、渗出性胸膜炎等。这一热型基层较常见，对于诊断明确、治疗原则明确者，可在基层继续治疗。

2. 病因诊断

引起发热的病因很多，临床上分为感染性与非感染性两类，以感染性发热多见。

（1）感染性发热（infective fever）：各种病原体引起的感染，如细菌、病毒、支原体、立克次体、螺旋体、真菌、寄生虫等。基层医疗常见的感染性发热病原体多为细菌或病毒感染，可通过血常规等检查基本明确。其他病原体感染，如支原体、立克次体、螺旋体、真菌、寄生虫感染等，目前基层检测、诊断条件不足，如有疑似病例可尽快转诊明确诊断。

（2）非感染性发热（non-infective fever）：是指由无菌性坏死物质的吸收、抗原抗体反应、内分泌代谢性疾病、皮肤散热减少、体温调节中枢功能失常、自主神经功能紊乱等引起的发热。例如：手术后组织损伤、内出血、大血肿、大面积烧伤、风湿热、结缔组织病、甲状腺功能亢进、中枢性发热、体温调节障碍所致的长期低热等。这些类型的发热经上级医院明确诊断后，全科医生可予以继续治疗。

3. 伴随症状　全科医生应注意结合患者发热时的伴随症状对发热进行诊断及鉴别诊断。

（1）伴寒战：多见于较重的感染，如败血症、大叶性肺炎、急性肾盂肾炎、急性胆囊炎、疟疾、钩端螺旋体病等。

（2）伴结膜充血、单纯疱疹等症状：常见于流行性出血热、斑疹伤寒、病毒感染、流行性感冒等。这类疾病有不同程度的传染性，全科医生应予以早期隔离处理，尽快转诊。

（3）伴淋巴结肿大、肝脾肿大：常见于传染性单核细胞增多症、风疹、淋巴结结核、白血病、淋巴瘤、病毒性肝炎及胆道感染等。

（4）伴皮肤黏膜出血：可见于重症感染、急性传染病及某些白血病，如流行性出血热等。全科医生应及时隔离，尽快转诊。

（5）伴关节肿痛、皮疹：可见于风湿热、结缔组织病、痛风、麻疹、风疹等。

（6）伴意识障碍：常见于流行性脑脊髓膜炎、流行性乙型脑炎、重症感染等。

4. 基层常见引起发热的疾病

（1）感染性疾病：上呼吸道感染、急性胃肠炎、急性尿路感染等，多有受凉、劳累、进食不洁食物等诱因，起病急，伴畏寒、寒战、肌肉酸痛等表现，可根据临床症状特点、体格检查、相关辅助检查明确，并排除需转诊的疾病。

（2）非感染性疾病：多有相关慢性疾病史，或手术损伤、烧伤等病史，如结核、慢性肝病、甲状腺功能亢进等。可表现为长期低热，伴烦躁失眠、易激动、心悸、乏力、怕热、多汗、消瘦、食欲亢进等高代谢症状。

（3）某些血液肿瘤疾病：常伴有发热，体重下降、食欲缺乏，抗菌药物控制发热无效等。

（4）风湿性疾病：表现为长期中低度发热，伴有关节肿痛、抗感染治疗无效等特点，如成人斯蒂尔病、皮肌炎、类风湿性关节炎等。非感染性疾病一般需要转诊诊断及处理。

（三）发热的基层处理原则

1. 辅助检查　针对发热患者所做的检查一般有：血常规、血生化、尿常规、便常规、胸部X线片、腹部超声等。根据这些检查结果基本可以对发热性质进行初步评估及判断，若发热仍不能控制、原因不明确，可转诊至上级医院行相关检查、明确诊断。

2. 病因治疗　发热的处理原则为病因治疗，基层所见到的发热多数为感染性发热，如为传染病，需早期隔离并转诊；如为一般感染，抗感染治疗是控制发热的重要措施之一，但是发热病因没有明确前，应避免盲目使用抗生素，需结合病史、症状、体征及相关辅助检查明确后，方可应用抗生素。

3. 对症治疗 低热及中等度热一般不需退热处理，可嘱患者注意休息、多饮水，避免劳累；对高热患者要做退热处理，可选用物理和药物降温，同时注意补液、维持水和电解质平衡、补充蛋白质、能量和维生素。

4. 发热急症的基层处理原则 高热、寒战、小儿惊厥等，是基层可能遇见的发热急症，需及时处理，以免延误治疗。处理原则如下：

（1）高热的基层处理

1）物理降温，以35%～45%的乙醇溶液擦浴或温水擦浴。注意：伴有寒战的患者不能物理降温，物理降温时需去除掉过多的衣服，尽量暴露皮肤，沿大血管走行分布处擦浴。

2）药物退热：常用的药物有对乙酰氨基酚（非甾体抗炎药），是较安全的退热药，口服，6～12岁儿童，每次0.5片（每片0.5g），12岁以上儿童及成人每次1片（每片0.5g）；若持续发热或疼痛，可间隔4～6小时重复用药一次。

（2）高热伴寒战的基层处理：寒战是高热的先兆，大多发生在急性发热性疾病之前。有时患者仅有全身发冷感，而无战栗，称为发冷。有些患者全身发冷、起鸡皮疙瘩和颤抖，即肌肉不自主活动，此称为恶寒战栗，简称寒战。寒战时，应进行保温，尤其是四肢等末梢部位，给予服用温热水。

（3）小儿高热惊厥的处理：小儿高热惊厥是指小儿在呼吸道感染或其他感染性疾病早期，体温升高≥39℃时发生的惊厥，需排除颅内感染及其他导致惊厥的器质性或代谢性疾病。主要表现为突然发生的全身或局部肌群的强直性或阵挛性抽搐，双眼球凝视、斜视、发直或上翻，伴意识丧失。小儿高热惊厥的处理原则：① 控制惊厥，首选地西泮0.3～0.5mg/kg，缓慢静脉推注（最大剂量≤10mg，婴幼儿≤2mg），控制惊厥后用苯巴比妥钠或其他药物以巩固和维持疗效，地西泮有抑制呼吸、心跳及降低血压的副作用，故应准备心肺复苏措施；② 降温；③ 积极控制病因；④ 预防惊厥复发。

5. 发热的转诊指征

（1）传染性发热疾病。

（2）长期不明原因发热或高热不退，表现为稽留热、弛张热等高热者，或表现为间歇热、波状热等长期发热热型者。

（3）感染性发热抗感染治疗后效果不理想，出现新的症状或患者生命体征不稳定者。

（4）病情危重伴神志不清、休克、黄疸、呼吸异常、肾脏等器官功能不全或衰竭者，伴多器官功能损害者。

（5）考虑非感染性发热，如风湿性疾病、血液病、恶性肿瘤等，需转往上级医院作进一步诊断和治疗者。

二、咳嗽与咳痰

咳嗽（cough）是机体的一种反射性防御反应与动作，目的是清除呼吸道内分泌物及气道内异物。痰（expectoration）是气管、支气管的分泌物或肺泡内的渗出液，通过咳嗽的动作将其排出的行为被称为咳痰。

（一）咳嗽、咳痰的临床症状特点

全科医生遇到的咳嗽类型很多，干咳即咳嗽无痰或痰量极少；湿咳即咳嗽伴有咳痰者。按咳嗽时间与规律可分为突发性咳嗽、发作性咳嗽、长期慢性咳嗽及夜间咳嗽。按咳嗽音色可分为咳嗽伴声音嘶哑、鸡鸣样咳嗽、金属音咳嗽、咳嗽声音低微或无力。

咳痰按痰的性质分为黏液性痰、浆液性痰、血性痰、大量脓痰、恶臭痰、铁锈色痰、黄色或翠绿色痰、白色黏稠且牵拉成丝难以咳出痰、粉红色泡沫痰等。

这些咳嗽咳痰的症状特点可以辅助全科医生对相关疾病进行诊断及评估。

（二）咳嗽、咳痰的基层诊断及鉴别诊断

1. 根据咳嗽的病程进行初步诊断及鉴别诊断

（1）急性咳嗽：急性咳嗽时间一般 <3 周，常伴有流涕、打喷嚏、鼻塞及咽部不适感，发热或不发热。基层常见于感冒、急性气管 - 支气管炎。病因多为病毒或细菌感染。其他病原体或冷空气、粉尘及刺激性气体也可引起急性咳嗽。

（2）亚急性咳嗽：亚急性咳嗽持续时间为 3 ~ 8 周。最常见的原因是感染后咳嗽，表现为呼吸道感染急性期过后，咳嗽迁延不愈，其中以感冒引起的咳嗽最常见。感染后咳嗽的特点是刺激性干咳或咳少量白色黏液痰，多能自行缓解，胸部 X 线检查无异常。亚急性咳嗽的其他原因还包括上气道咳嗽综合征、咳嗽变异性哮喘等。基层控制不理想者应尽快转入上级医院。

（3）慢性咳嗽：慢性咳嗽持续时间 >8 周。其原因较多，根据胸部 X 线检查结果临床常分为两类：一类为 X 线胸片有病变者，如肺炎、肺结核、支气管肺癌等。另一类为 X 线胸片无明显异常，以咳嗽为主要或唯一症状者，即不明原因慢性咳嗽；这类慢性咳嗽的常见病因包括咳嗽变异性哮喘、上气道咳嗽综合征、嗜酸性粒细胞性支气管炎和胃食管反流性咳嗽，这些疾病占呼吸内科门诊慢性咳嗽病因的 70% ~ 95%。以上慢性咳嗽需转诊诊断明确后在基层进一步处理。

2. 根据咳嗽的症状和特点进行初步诊断及鉴别诊断　可根据咳嗽症状的特点进行初步诊断评估：① 干咳常见于咽喉炎、急性支气管炎、支气管肿瘤或异物、胸膜疾病等；湿咳多为慢性支气管炎、支气管扩张、肺脓肿等；② 突发性咳嗽可能为吸入刺激性气体或异物，或见于慢性病引起的淋巴结或肿瘤压迫气管或支气管分叉处所引起；③ 发作性咳嗽可能为百日咳、支气管哮喘等；④ 长期慢性咳嗽多为慢性支气管炎、支气管扩张、肺脓肿及肺结核等；⑤ 夜间咳嗽可能为肺结核和左心衰竭患者；⑥ 咳嗽伴声音嘶哑者，可能合并声带的炎症，或者患肿瘤压迫喉返神经等；⑦ 鸡鸣样咳嗽，可见于百日咳、会厌及喉部疾患；⑧ 黏液性痰见于支气管哮喘、慢性支气管炎、肺结核等；⑨ 出现浆液性痰应注意急性肺水肿的可能性；⑩ 脓性痰多为细菌性下呼吸道感染；⑪ 大量脓痰见于支气管扩张、肺脓肿和支气管胸膜瘘；⑫ 恶臭痰提示有厌氧菌感染；⑬ 铁锈色痰是肺炎球菌肺炎的特征性表现；⑭ 黄色或翠绿色痰常为铜绿假单胞菌感染；⑮ 真菌

感染可见白色黏稠且牵拉成丝难以咳出的痰；⑯ 肺水肿者常咳粉红色泡沫痰。

3. 根据咳嗽的伴随症状进行初步诊断及鉴别诊断 ① 伴发热，多见于急性上、下呼吸道感染；② 伴胸痛，可见于肺炎、胸膜炎、支气管肺癌、自发性气胸等；③ 伴呼吸困难，见于支气管哮喘、慢性阻塞性肺疾病、大量胸腔积液、喉水肿、肺水肿及气管或支气管异物等；④ 伴咯血，常见于支气管扩张、肺结核、支气管肺癌、二尖瓣狭窄等；⑤ 伴大量脓痰，常见于支气管扩张、肺脓肿；⑥ 伴有哮鸣音，多见于支气管哮喘、慢性喘息性支气管炎、心源性哮喘等。

4. 引起咳嗽的常见疾病 引起咳嗽的常见疾病有以下几类：

（1）呼吸道疾病，呼吸道感染是引起咳嗽、咳痰最常见的原因。咽喉炎、气管支气管炎、支气管扩张、支气管哮喘、各种生物或理化因素等对肺部刺激、肺部肿瘤均可引起咳嗽和咳痰。

（2）胸膜疾病，如胸膜炎、自发性气胸等。

（3）心血管疾病，左心衰竭引起肺淤血或肺水肿、血栓或其他栓子脱落所致肺栓塞均可引起咳嗽。

（4）中枢神经因素，皮肤受冷刺激、三叉神经分布的鼻黏膜及舌咽神经支配的咽喉部黏膜受刺激时可反射性引起咳嗽。脑炎、脑膜炎也可出现咳嗽。

（5）其他因素，如服用血管紧张素转化酶抑制剂后干咳、胃食管反流所致咳嗽、习惯性及心理性咳嗽等。

（三）咳嗽、咳痰的基层处理原则

1. 辅助检查 针对疑因感染诱发的咳嗽，血常规检查可判断是否为细菌感染，痰检查和痰培养可判断病原型，X线胸片作为慢性咳嗽的常用检查。

2. 对症治疗 咳嗽，如普通感冒及急性气管–支气管炎的治疗以对症治疗为主。抗感染及对症治疗无效者可考虑转诊治疗。慢性咳嗽病因复杂，基层卫生服务机构条件有限，可予转诊至上级医院继续治疗。

3. 转诊原则

（1）病因无法明确或治疗效果差的严重咳嗽。

（2）引起咳嗽的基础疾病病情加重，需转诊上级医院进一步治疗。

（3）慢性咳嗽考虑为咳嗽变异性哮喘、鼻后滴流综合征、嗜酸性粒细胞性支气管炎、胃食管反流性咳嗽、肺肿瘤和肺结核等，需进一步检查及专科治疗。

三、头痛

头痛（headache）指眉弓、耳郭上部、枕外隆突连线以上部位的疼痛。

（一）头痛的临床症状特点

全科医生可能遇见各种各样的头痛：如急剧头痛、慢性头痛、持续头痛、长期头痛、反复发作的头痛、进行性头痛等。发生部位可为单侧头痛、双侧头痛，也可表现为前额、枕部、局部、弥散头痛。头痛性质可有放射性痛、搏动性痛、电击样痛、刺痛样痛、刀剁样痛、重压感、紧箍感等。其发作时间可出现在清晨、上午、夜间等。可伴随发热、呕吐、眩晕、精神症状、神经系统症状等。

（二）头痛的基层初步诊断及鉴别诊断

1. 根据头痛症状特点及伴随症状初步诊断及鉴别诊断　头痛起病急伴发热者，多为感染性疾病所致。急剧持续的头痛，并伴意识障碍，注意颅内血管性疾病。长期反复发作头痛或搏动性头痛，多为血管性头痛（如偏头痛），全科医生需注意排除相关疾病，如高血压等。高血压引起头痛多在额部或整个头部。慢性进行性头痛，程度为轻度或中度并伴有颅内压增高的症状，清晨时加剧提示可能存在颅内占位性病变。三叉神经痛、偏头痛的疼痛最为剧烈，多呈电击样痛或刺痛。鼻窦炎的头痛常发生于清晨或上午。

头痛伴剧烈呕吐提示颅内压增高，多为器质性病变，应尽快转诊。头痛伴眩晕者常见于椎基底动脉供血不足、小脑肿瘤等。慢性头痛突然加剧并有意识障碍者应注意脑疝。头痛伴视力障碍者可见于青光眼或脑肿瘤。头痛伴脑膜刺激征者提示有蛛网膜下腔出血、脑膜炎等；头痛伴癫痫发作见于脑内寄生虫病、脑血管畸形、脑肿瘤等。

2. 引起头痛的常见疾病　引起头痛的病因很多，临床上按照有无基础病变分为原发性头痛和继发性头痛。

（1）原发性头痛：是指排除了源于某种疾病因素的头痛，如偏头痛、紧张性头痛和丛集性头痛等（表8-1）。

▼ 表8-1　原发性头痛症状特点

特征	偏头痛	紧张性头痛	丛集性头痛
时间	头痛持续4～72小时	不定	头痛持续15～180分钟，发作频率隔日1次到8次/d
头痛性质	至少有下列中的2项：① 单侧性；② 搏动性；③ 中或重度疼痛；④ 走路、爬楼等日常体力活动会加重头痛或头痛时避免此类活动	至少有下列中的2项：① 双侧性；② 压迫/紧缩（非搏动）性；③ 轻或中度疼痛；④ 不因走路、爬楼等日常体力活动而加重	单侧眶部、眶上和/或颞部；重度或极重度疼痛
伴随症状	至少符合下列中的1项：① 恶心和/或呕吐；② 畏光和畏声	符合下列中的2项：① 无恶心或呕吐（可有食欲缺乏）；② 无畏光或畏声，或仅有其中之一	至少有下列中的1项：① 同侧结膜充血和/或流泪；② 同侧鼻塞和/或流涕；③ 同侧眼睑水肿；④ 同侧额面部出汗；⑤ 同侧瞳孔缩小和/或眼睑下垂；⑥ 躁动或感觉不安

（2）继发性头痛：引起继发性头痛的器质性疾病有其客观的阳性体征或表现，头痛症状与疾病存在因果关系。

1）颅内感染性疾病：如化脓性脑膜炎、结核性脑膜炎、病毒性脑膜炎等，这类疾病头痛常伴有发热及疾病的相关症状，如恶心、呕吐等。

2）高血压病及高脂血症：高血压病及高脂血症是基层患病率高、最常引起头痛的疾病。很多患者因头痛就诊时发现高血压和/或高脂血症。全科医生遇到头痛应常规查血压及血脂，尽早诊断。

3）脑血管病变：蛛网膜下腔出血常表现为急剧头痛，持续不减，脑膜刺激征（＋）；脑出血、脑栓塞多急性起病，伴有意识障碍和定位体征。

4）头部其他器官疾病引起的头痛：鼻部疾病引起的头痛多发生在晨起，午后减轻，常伴有鼻塞、脓血涕、局部压痛等症状，如鼻炎、鼻窦炎等。中耳炎、牙周炎、急性咽炎、扁桃体炎引起的头痛，多是由病变部位放射引起的疼痛，呈持续进展性。同时也伴随病变部位的不适症状，如外耳道疼痛、咽痛、牙痛等。

（三）头痛的基层处理原则

1. 避免或消除诱因　如受寒、劳累、咖啡、浓茶、酒、睡眠不足、情绪因素及药物等。

2. 对症治疗　严重头痛时可选用阿司匹林、对乙酰氨基酚、罗通定等药物；血管性头痛可给予减轻血管扩张药，如麦角碱类药物、钙通道阻滞剂等，也可采用生物反馈疗法。除药物治疗外，也可指导患者进行规律的有氧运动、按摩、针灸等方法缓解头痛。

3. 病因治疗　积极治疗原发疾病。可疑颅脑外伤、颅内占位性病变、严重脑血管病变及脑血管畸形者，应积极转诊治疗；青光眼、鼻窦炎、中耳炎等患者也应转至专科进行治疗。

4. 转诊原则

（1）原发性头痛发作频繁或进行性加重者。

（2）头痛剧烈诊断不明确，疑为颅内肿瘤、脑血管病变、颅内感染者。

（3）头痛伴视力、听力下降、合并神经系统症状体征者，如出现意识障碍、精神行为异常等。

四、胸痛

胸痛（chest pain）主要由胸部疾病所致，少数可由其他疾病引起。全科医生要熟知胸痛的诊断流程，快速准确识别致命性胸痛，及时处理。胸痛是由各种化学、物理因素及刺激因子刺激胸部的感觉神经纤维产生痛觉冲动，传至大脑皮层的痛觉中枢引起。

（一）胸痛的临床症状特点

胸痛的发病年龄可从青少年至老年不等。发病的部位可见于前胸、侧胸、胸背部、胸骨后、剑突下等。胸痛的性质常见有刀割样、烧灼样、刺痛、绞榨样、隐痛、钝痛、撕裂样、剧痛等。胸痛时间可呈阵发性或持续性。可因劳累、进食、精神紧张、失眠、咳嗽、用力呼吸等因素加剧。

（二）胸痛的基层初步诊断及鉴别诊断

1. 根据胸痛症状特点及伴随症状进行初步诊断及鉴别诊断

（1）根据胸痛症状特点初步诊断及鉴别诊断

1）青壮年发生胸痛应多注意胸膜炎、自发性气胸、心肌炎，应注意追问相关病史。

2）中老年需注意心绞痛、心肌梗死和肺癌。心绞痛及心肌梗死的疼痛多在心前区、胸骨后及剑突下，可向左肩及左臂内侧放射，也可放射于左颈或面颊部。全科医生面对这类患者，无论轻重都需要先排除心脏疾病。完善心电图及动态观察心电图变化，追踪心肌坏死标记物的演变，直至排除心绞痛、心肌梗死等。

3）胸壁疾病所致的胸痛常固定在病变部位，局部有压痛。

4）带状疱疹所致胸痛为沿一侧肋间神经分布呈刀割样或灼热样剧烈疼痛。

5）肋软骨炎引起胸痛常在第一、二肋软骨处有压痛。

6）胸膜炎所致疼痛多在侧胸部。

7）食管及纵隔病变引起的胸痛常见于胸骨后，食管炎呈烧灼痛，常在进食时发作或加剧，服用抑酸剂和促动力药物可减轻或消失。

8）肝胆疾病所致胸痛多在右下胸，可放射至右肩部。

9）肺尖部肺癌引起疼痛多以肩部、腋下为主，向上肢内侧放射。肋间神经痛为阵发性刺痛或灼痛。

10）气胸为撕裂样疼痛。

11）肺梗死一般为突然发生剧痛或绞痛，伴呼吸困难与发绀，与心绞痛症状易混淆。

12）胸膜炎及心包炎的胸痛可因咳嗽、用力呼吸而加剧。

（2）根据胸痛伴随症状初步诊断及鉴别诊断

1）胸痛伴有咳嗽、咳痰、发热常见于气管、支气管和肺部疾病。

2）胸痛伴呼吸困难者，可能为大叶性肺炎、自发性气胸、渗出性胸膜炎、肺栓塞。

3）胸痛伴咯血主要见于肺栓塞、支气管肺癌。

4）胸痛伴苍白、大汗、血压下降或休克者多见于心肌梗死、夹层动脉瘤、肺栓塞。

5）胸痛伴吞咽困难提示食管疾病。

（3）致命性胸痛的首诊识别：常见致命性胸痛如下。

1）不稳定型心绞痛：因劳力、情绪激动、受寒或饱食诱发，胸痛呈压榨性或窒息性，位于中下段胸骨后，发作时间在1~5分钟或15分钟以内。心电图和血清心肌坏死标记物有或没有改变。

2）急性心肌梗死：胸痛部位和性质同不稳定型心绞痛，但程度更剧烈，发作时间长达数小时或1~2日。心电图有特征性和动态性改变，血清心肌坏死标记物升高。

3）主动脉夹层：常发生于高血压患者，突发前胸或胸背部持续性、撕裂样或刀割样剧痛，可放射到肩背、胸、腹部以及下肢。心电图和心肌坏死标记物无特异性改变。临床易与心绞痛、急性心肌梗死、急性肺栓塞、急腹症等混淆。

4）肺栓塞：典型症状为呼吸困难、胸痛、咯血三联征，但仅约20%患者出现典型的症状，最常见的症状为不明原因的呼吸困难及气促。该病易与心绞痛、心肌梗死混淆，心电图及血清心肌坏死标记物、血浆D-二聚体、血气分析、胸部CT等检查可帮助鉴别。

5）自发性气胸：起病急骤，突发胸痛，伴有呼吸困难，多为单侧胸痛，患侧呼吸音减弱或消失。结合心电图、胸部X线、胸部CT可诊断及鉴别。

2. 胸痛的常见疾病　全科医生应了解引起胸痛常见疾病，有助于对胸痛症状的早期诊断。常见疾病包括：

（1）胸壁疾病：如皮下蜂窝织炎、带状疱疹、肋间神经炎、肋软骨炎、胸部外伤等。这些疾病在基层均常见到，全科医生可据上所述特点加以识别及诊断。

（2）心血管疾病：如心绞痛、心肌梗死、心肌病、急性心包炎、主动脉夹层、肺栓塞等。这类疾病引起的胸痛都是急症，需立即评估、初步诊断、及时处理。

（3）呼吸系统疾病：如胸膜炎、胸膜肿瘤、气胸、支气管炎、肺癌等。

（4）纵隔疾病：如纵隔气肿、纵隔肿瘤等。

（5）消化系统疾病：如胃食管反流、胰腺炎、胆囊炎、消化道溃疡等。这些疾病在基层可转诊至上级医院明确诊断后，转回社区基层继续治疗。

（三）胸痛的基层处理原则

1. 非致命性胸痛处理原则　应根据具体病因进行针对性治疗，如胸壁病变可外用或口服消炎止痛药；消化系统疾病给予质子泵抑制剂、保护胃黏膜药物或促动力药；感染性疾病给予抗感染治疗等。

2. 致命性胸痛基层处理原则　疑似心肌梗死、不稳定型心绞痛的处理原则：

（1）患者立即卧床休息，稳定患者及家属情绪，可应用小剂量的镇静剂。

（2）发现可疑病例：立即与上级医院联系进行转诊，并汇报病情，确定基层的初步诊断与评估。上级医院也应指导、协助基层做好相关处理。基层医院如条件有限，全科医生应在患者出现胸痛1小时内，采取安全措施快速转诊到上级医院。

（3）可予硝酸甘油0.5mg，舌下含服（注意若收缩压低于90mmHg，需慎用或请示上级医院后使用）。

（4）立即予阿司匹林片100mg，氯吡格雷片75mg，口服。或在专科医生指导下，对基本明确诊断的病例给予阿司匹林300mg，嚼服。

（5）监测生命体征，做好心肺复苏等抢救准备及转诊准备。

3. 转诊原则

（1）可疑不稳定型心绞痛、心肌梗死、主动脉夹层、肺栓塞等疾病引起的胸痛，在基层初步处理后及时联系上级医院转诊治疗。

（2）可疑肺炎、气胸、癌症、溃疡并穿孔等严重器质性疾病，以及诊断不明确的胸痛患者，需转诊到上级医院进一步诊断治疗。

五、腹痛

腹痛（abdominal pain）多数由腹腔脏器疾病引起，也可由腹腔外或全身性疾病引起。腹痛情况多样，病因复杂，全科医生必须了解患者病史、进行全面体格检查和必要的辅助检查，综合分析，才能做出明确诊断。

（一）腹痛的临床症状特点

腹痛的部位常为病变所在。中上腹疼痛考虑胃、十二指肠、胰腺疾病；右上腹疼痛考虑肝、胆疾病；右下腹疼痛考虑阑尾、回盲部位病变；左下腹疼痛考虑结肠、直肠病变；下腹部耻骨上疼痛考虑膀胱、妇科疾病；脐周疼痛考虑小肠病变；弥漫性腹痛常见于急性食物中毒、急性胃肠炎或腹膜炎。

腹痛按不同的发生机制，可分为内脏性腹痛、躯体性腹痛和牵涉痛，腹痛的性质与病变所在脏器及病变的性质有关。腹痛的诱发、加剧或缓解因素与饮食、体位等有关。

（二）腹痛的基层初步诊断及鉴别诊断

1. 根据腹痛症状特点及伴随症状进行初步诊断及鉴别诊断

（1）根据腹痛症状特点初步诊断及鉴别诊断

1）幼儿发生腹痛主要考虑先天畸形、肠套叠、蛔虫病、肠系膜淋巴结炎等。其中肠套叠于出生后6~9个月最常发生，主要表现为患儿面色苍白、剧烈腹部绞痛伴呕吐；肠系膜淋巴结炎在儿童中较为普遍，表现为发热、腹痛、恶心呕吐，全科医生应注意其与急性阑尾炎的鉴别，必要时可行超声或CT检查明确诊断；应对幼儿腹痛时，全科医生要及时给予安慰、解释和支持关怀，尽可能避免不必要的辅助检查。

2）青壮年腹痛主要考虑急性阑尾炎、胰腺炎、消化性溃疡。急性阑尾炎一般无诱因，早期疼痛在脐周或上腹部，后期转移至右下腹麦氏点，常有恶心、呕吐，为内脏性疼痛，当炎症进一步发展波及腹膜壁层，则出现躯体性腹痛；急性胰腺炎患者通常在进食高脂饮食或过度饮酒后发病，表现为持续性剧烈上腹疼痛；消化性溃疡腹痛表现为反复周期性发作，十二指肠溃疡常发生在两餐之间、餐前或夜间痛，进食或服用抗酸剂后缓解，胃溃疡疼痛常在餐后1小时内出现，消化性溃疡穿孔可引起急腹症，该病属于外科急症，应立即转诊手术。

3）急性胆囊炎的患者常同时有胆结石，通常在饱食或高脂肪饮食后发病。

4）育龄期妇女出现腹痛应考虑异位妊娠或先兆流产，需及时行超声检查，确诊后及时转诊治疗。

5）老年既往有胃溃疡、胃炎病史者，出现持续性上腹部疼痛，要考虑胃癌的可能性。

（2）根据腹痛伴随症状初步诊断及鉴别诊断：腹痛伴发热、寒战，提示存在炎症，如急性胆道感染、胆囊炎、肝囊肿等；伴黄疸可能为肝胆胰疾病；伴腹泻见于肠道炎症、溃疡、肿物或肠功能紊乱；伴呕吐、腹胀、排气停止，见于肠梗阻；伴反酸、嗳气，可能为消化性溃疡；伴休克、贫血者，可能为腹腔脏器破裂；伴血尿可能为泌尿系结石。

2. 腹痛的常见疾病　临床上一般将腹痛按起病缓急、病程长短分为急性腹痛与慢性腹痛。

（1）急性腹痛：① 腹腔器官急性炎症，急性胃炎、急性肠炎、急性胰腺炎、急性出血坏死性肠炎、急性胆囊炎、急性阑尾炎等；② 空腔脏器阻塞或扩张，肠梗阻、肠套叠、胆道结石、胆道蛔虫症、泌尿系统结石等；③ 脏器扭转或破裂，肠扭转、绞窄性肠梗阻、胃肠穿孔、肠系膜或大网膜扭转、卵巢囊肿蒂扭转、肝破裂、脾破裂、异位妊娠破裂等；④ 腹膜炎症，多由胃肠穿孔引起，少部分为自发性腹膜炎；⑤ 腹腔内血管阻塞，缺血性肠病、腹主动脉瘤及门静脉血栓形成等；⑥ 腹壁疾病，腹壁挫伤、脓肿及腹壁皮肤带状疱疹；⑦ 胸腔疾病所致的腹部牵涉痛，大叶性肺炎、肺梗死、心绞痛、心肌梗死、急性心包炎、胸膜炎、食管裂孔疝、胸椎结核；⑧ 全身性疾病所致的腹痛，腹型过敏性紫癜、糖尿病酮症酸中毒、尿毒症、中毒、血卟啉病等。

（2）慢性腹痛：① 腹腔脏器慢性炎症，慢性胃炎、十二指肠炎、慢性胆囊炎及胆道感染、慢性胰腺炎、结核性腹膜炎、溃疡性结肠炎、克罗恩病等；② 消化道运动障碍，功能性消化不良、肠易激综合征、胆道运动功能障碍等；③ 胃、十二指肠溃疡；④ 腹腔脏器扭转或梗阻，慢性胃扭转、肠扭转、十二指肠壅积症、慢性肠梗阻；⑤ 脏器包膜的牵张，实质性器官因病变肿胀，导致包膜张力增加而发生的腹痛，如肝淤血、肝炎、肝脓肿、肝癌等；⑥ 中毒与代谢障碍，铅中毒、尿毒症等；⑦ 肿瘤压迫及浸润，以恶性肿瘤居多，与肿瘤不断生长、压迫和侵犯感觉神经有关。

（三）腹痛的基层处理原则

1. 病因治疗　首先需要明确腹痛的病因，尤其是急性腹痛。不要遗漏或忽视引起急腹症的严重疾病，如异位妊娠破裂、血管破裂、肠系膜动脉闭塞、溃疡穿孔、绞窄性肠梗阻等。针对病因采取相应的治疗措施。在诊断不明确前尽可能不使用解痉、止痛剂，避免掩盖病情，诊断明确后可以使用；如患者出现休克、水电解质紊乱等，应给予对症处理；对诊断明确的晚期癌症患者，可视病情使用麻醉药物缓解疼痛；对慢性功能性腹痛患者，全科医生应做好患者及家属的心理建设。

2. 转诊原则

（1）腹痛原因不明确，尤其是急性腹痛，应及时转诊明确诊治，避免误诊、漏诊。

（2）需要外科手术治疗的腹痛患者。

（3）腹痛伴休克、水电解质紊乱等患者，在基层给予对症处理、维持生命体征平稳的同时，积极联系转诊。

（4）功能性腹痛伴情绪障碍的患者、基层治疗效果不佳者，应联系专科诊治。

六、乏力

乏力（fatigue）是一种非特异性的症状，表现为疲倦、能力下降、精神萎靡等，主要是患者的自我感受，可以是部分疾病的早期症状和预警信号。对全科医生来说，快速根据该症状做出诊断具有挑战性。

（一）乏力的临床症状特点

引起乏力最常见的因素有心理困扰、睡眠障碍和生活压力。全科医生面对乏力的患者，要关注其睡眠模式、体重波动、慢性躯体疾病、营养状态、精神心理活动、工作经历、饮食习惯等。

（二）乏力的基层初步诊断及鉴别诊断

1. 根据乏力症状特点及伴随症状进行初步诊断及鉴别诊断

（1）根据乏力症状特点初步诊断及鉴别诊断：乏力有可能是严重躯体疾病的首要表现，也有可能是高压生活方式的非特征性表现。全科医生需要对其症状进行系统分析。生理性疲劳和过度体力活动均可造成乏力，诊断病理性或器质性疾病引起的乏力前，首先需要排除心理因素。儿童乏力常见于生理因素，如运动过度、睡眠不足、饮食不当等，肥胖儿童更容易乏力，青少年抑郁症特征性的表现也是乏力。对于不明原因、持续或反复发作性疲劳6个月以上，伴有生活能力水平下降，未发现其他疾病者，全科医生需要考虑慢性疲劳综合征的可能性。

（2）根据乏力伴随症状初步诊断及鉴别诊断：乏力伴明显的情绪障碍，考虑非器质性精神因素；伴食欲减退、恶心呕吐、黄疸、肝功能异常，考虑肝炎、肝硬化；伴心悸、呼吸困难、下肢水肿，考虑慢性心力衰竭；伴畏寒、皮肤干冷、黏液性水肿，可能是甲状腺功能减退；眼外肌、延髓肌、呼吸肌无力，晨轻暮重，考虑重症肌无力；伴发热、贫血、肝脾肿大、淋巴结肿大，考虑血液系统疾病，如白血病；伴夜尿增多、贫血、腰痛，考虑慢性肾功能不全；伴发热、流涕、咳嗽等，考虑感染性疾病。

2. 乏力的常见疾病

（1）精神疾病：如焦虑状态、抑郁症等。

（2）肝脏疾病：如各种肝炎、肝硬化等。

（3）心脏疾病：如充血性心力衰竭等。

（4）内分泌系统疾病：如甲状腺功能减退、肾上腺皮质功能不全等。

（5）神经系统疾病：如重症肌无力、多发性肌炎等。

（6）肾脏疾病：如慢性肾功能不全等。

（7）血液系统疾病：如白血病、贫血等。

（8）肿瘤疾病：各种恶性肿瘤。

（9）感染性疾病：如肺炎、感冒等

（10）电解质紊乱：如低钠血症、低钾血症等。

（11）其他因素：睡眠障碍、生活习惯改变、原因不明的乏力，如慢性疲劳综合征。

（三）乏力的基层处理原则

1. 对症治疗　多种系统器官功能异常均可引起乏力，全科医生应详细询问病史，掌握乏力发生的缓急、时间和进展，既往疾病情况，伴随症状，生活习惯等，寻找病因，给予对症支持治疗和心理疏导，必要时转诊进行专科诊治。

2. 转诊原则

（1）病情复杂，诊断不明确者。

（2）治疗效果不满意者。

（3）出现重要脏器功能减退者。

（4）需要专科医生处理的情况。

学习小结

1. 基层常见症状很多，其中发热、咳嗽、胸痛、头痛、腹痛等症状可出现在许多种类疾病中，是最常见的症状。全科医生应掌握其症状特点，做好基层初步诊断、鉴别诊断及处理。

2. 高热、寒战、小儿惊厥等，是基层可能遇见的发热急症，需及时处理，以免延误治疗。全科医生需熟练掌握致命性胸痛分型、急性腹痛的常见疾病及基层初步处理方案。

3. 全科医生是居民常见健康问题的首诊医生，对基层常见症状的诊断与处理是全科医疗的首要工作内容之一。

（郭敏）

1. 发热有几种热型？发热的常见病因有哪些？

2. 基层如何根据咳嗽的病程进行诊治？

3. 引起头痛的常见疾病有哪些？

4. 致命性胸痛的基层初步处理原则有哪些？

5. 急性腹痛常见疾病有哪些？

6. 单选题

（1）基层医生遇到发热伴皮肤黏膜出血者，应警惕

    A. 急性胆囊炎

    B. 重症感染、急性传染病及某些白血病

    C. 上呼吸道感染

    D. 急性胃肠炎

    E. 急性尿路感染

（2）刺激性咳嗽不常见于

    A. 喉癌

    B. 肺脓肿

    C. 支气管异物

    D. 二尖瓣狭窄

    E. 咽喉炎

（3）沿一侧肋间神经分布，呈刀割样或灼热样剧烈胸痛，最可能的病因是

    A. 肋软骨炎

    B. 食管及纵隔病变引起的胸痛

    C. 带状疱疹

    D. 肺尖部肺癌

    E. 心绞痛

（4）患者，男性，55岁。主诉"突发剧烈胸痛2小时，胸痛呈撕裂样，伴肩背部放射痛"。既往有高血压病史10年，未规律治疗，血压最高180/115mmHg。其最可能的病因是

    A. 不稳定型心绞痛

    B. 心肌梗死

    C. 主动脉夹层

    D. 肺栓塞

    E. 自发性气胸

（5）患者，男性，19岁。主诉"进食油腻食物后右上腹疼痛，向右肩放射"。其最可能的病因是

    A. 胆囊炎

    B. 急性胃炎

    C. 急性胰腺炎

    D. 胃溃疡

    E. 急性阑尾炎

单选题答案：（1）B；（2）B；（3）C；（4）C；（5）A

第二节 常见慢性病的基层诊断及全科医学处理

学习目标

知识目标	1. 掌握基层常见慢性病的全科医学处理原则；2型糖尿病（T₂DM）的基层转诊诊断标准；高血压的第一级预防、第二级预防、第三级预防措施；慢性阻塞性肺疾病（COPD）的诊断与鉴别诊断。 2. 熟悉常见慢性病的基层诊断原则；T₂DM的个体化控制指标；高血压高危人群筛查；COPD的转诊原则。 3. 了解慢性病的流行现况；T₂DM的"五驾马车"方案；高血压的并发症；COPD的基层社区管理。
能力目标	1. 能识别及处理常见基层慢性疾病。 2. 能对慢性病患者进行健康教育，举例说明危险因素的控制方法。
素质目标	1. 针对慢性病长期照顾特点，培养强烈的人文情感。 2. 树立慢性病患者全周期全过程的管理理念。 3. 紧跟知识更新，培养主动继续学习能力。

近年来，伴随社会的发展、人口老龄化的加剧，老年慢性病的患病率逐年上升，这类疾病常伴发多系统、多器官损害，易导致眼、肾、神经、心脏等组织器官的功能损伤及衰竭，给患者及家庭、社会带来巨大负担。老年慢性病具有起病隐蔽、病程长、终身为患、多器官受累等特点，其医疗卫生需求与全科医学的连续性、可及性、综合性、主动性、协调性等医疗卫生服务特性相吻合。故基层全科医疗对慢性病控制具有十分重要的作用。本节主要阐述基层常见慢性病的诊断、鉴别诊断及全科医学处理原则，并以基层常见慢性病T₂DM、高血压、COPD为例详述慢性病的基层诊断及全科医学处理方法与策略。

一、常见慢性病的基层诊断及全科医学处理原则

（一）常见慢性病的流行现况

高血压病、T₂DM、冠心病、慢性支气管炎、慢性阻塞性肺气肿、各种肿瘤、骨质疏松、老年痴呆、老年多脏器功能紊乱、长期卧床、伤残等是基层常见的慢性病。这类疾病具有患病率高、控制率低、病程长，危害性大等特点，是现阶段影响人类健康的主要疾病。伴随经济和社会发展，人们生活水平提高，行为生活方式的改变，人口老年化加剧，越来越多的人患上了高血压、冠心病、脑卒中等慢性病。2020年中国居民营养与慢性病状况调查显示，我国18岁及以上居民高血压患病率27.5%，糖尿病患病率11.9%，40岁及以上居民COPD患病率为13.6%，与2015年发布结果相比均有所上升。居民癌症发病率为293.9/10万，仍呈上升趋势。因慢性病导致的死

亡占总死亡的 88.5%，其中心脑血管病、癌症和慢性呼吸系统疾病为主要死亡原因，占总死亡的 80.7%，防控工作仍面临巨大的挑战。2012～2015 年我国大规模的成人高血压普查结果显示，18 岁以上人群高血压知晓率、治疗率、控制率分别为 51.6%、45.8%、16.8%。糖尿病的患病人数不仅快速增长，更为严重的是我国约有 60% 的糖尿病患者未被诊断，只有 35% 的患者进行了相应治疗，而已接受治疗者，糖尿病的控制状况也很不理想。目前中国已成为全球糖尿病患病人数和死亡人数最多的国家。

综上所述，慢性病的大规模流行的背景下，依赖专科医疗生物医学模式已呈现出治疗与控制的局限性，而以全科医生为主体的基层医疗已成为慢性病控制的主要力量。

（二）常见慢性病的基层诊断原则

1. 社区筛查的方法

（1）周期性健康检查：周期性健康检查是运用预先设定好的、格式化的、有目的的健康筛查表格，有针对性地对社区居民进行早期慢性病筛查。也是促进慢性病早期诊断的有效途径。全科医生需注意的是，周期性健康检查不是健康体检，它比体检更有针对性。例如：若着眼于 2 型糖尿病（type 2 diabetes mellitus，T_2DM）的早期诊断，应以 T_2DM 的第一级预防、病因预防为重点内容进行筛查，以早期发现人群的 T_2DM 危险因素为目的。由于目前对糖尿病病因认识的深化，T_2DM 患病出现低龄化趋势，故周期性健康检查可有针对性地将年龄段范围扩大到中青年及儿童。实施好周期性健康检查可有效找出慢性病的高危人群、慢性病前期患者及慢性病患者。

（2）社区机会性就诊筛查：机会性就诊筛查也是筛查慢性病患者的好方法。全科医生应针对社区机会性就诊的 35 岁以上居民常规进行慢性病筛查检测，以排除慢性病的高危人群及前期患者。如 T_2DM 的筛查，应常规对 35 岁以上居民进行社区机会性筛查，包括：空腹血糖、餐后 2 小时血糖和随机血糖。甚至要进行早期胰岛素、C 肽水平的检查，筛查最早期的糖尿病前期患者。

（3）慢性病筛查问卷：慢性病筛查问卷也是社区全科医生进行慢性病早期诊断的重要环节。可定期进行调查或家庭访视调查，主要包括一般社会人口学、家庭资料和危险因素等条目，可由被筛查对象填写，或者社区医务工作者访谈获得信息。这种方法的成本相对较低，操作方便，对被调查者无创，因此应用较广泛。问卷筛查可设置筛查慢性病的高危因素、不良生活方式，来排除慢性病高危人群等。

2. 慢性病的基层诊断原则

（1）慢性病的基层诊断标准：慢性病的基层诊断标准均应与每个慢性病的国际、国内诊断标准同步。全科医生应该熟练掌握常见慢性病的诊断标准及针对基层的各种慢性病诊断原则。

（2）慢性病的基层早诊断、早治疗、早干预：早诊断、早治疗、早干预是防治慢性病的第二级预防核心内容。实现早诊断、早治疗、早干预的关键是及早筛查出慢性病高危人群，进行连续性的服务，密切监控其症状变化，另一方面对全体人群进行慢性病第一级预防干预、健康教育，完善与促进基层慢性病的早诊断、早治疗、早干预。

（3）慢性病并发症的基层诊断原则：慢性病为多器官、多系统受累疾病，基层医生需从患病的自始至终均关注并发症状。可依据各相关慢性病并发症特点、体征、辅助检查予以早期发现并发症并及时诊断。并发症诊断重在早期识别，定期检查排除，如T_2DM并发症糖尿病足、皮肤感染等，一旦发生可疑症状应及时完善相关辅助检查。目前基层诊断条件不够完备，可做相对简单的检查排除，例如：尿蛋白、心脏彩超、动态心电图、眼底检测等。应综合病情予以慢性病并发症初步影像诊断及评估。若要明确诊断，需转诊到上级医院进行，并制定相关针对性的治疗与防治方案后，返回基层再继续予以相关治疗管理。

（4）慢性病的基层鉴别诊断原则：基层全科医疗为个体、家庭等提供基本医疗、卫生保健服务。负责健康时期、疾病早期及经专科诊疗后尚未治愈的各种病患的长期健康照顾。因此基层医疗主要针对慢性病进行初步诊断、基本诊断。涉及可疑、不确定的慢性病诊断及分型，需鉴别诊断者，应转诊到上级医院的专科医疗处理。专科医疗具有专业的高科技诊疗资源及手段，可针对基层尚不能解决的部分疑难、复杂、急危重症患者进行诊断。如基层医疗对高血压病的诊断方面，基层医生需掌握血压诊断标准，明确高血压病的诊断；对于是否原发、继发高血压，以及排除内分泌源性高血压、排除肾源性高血压等鉴别诊断，需转入上级医院进行。冠心病也是基层常见慢性病，基层医生在首诊时常遇到"胸闷""心悸""头晕""气促"等症状，由于基层医疗卫生服务机构的辅助检查条件较差，大多不能完善冠心病的分型及相关鉴别，基层医生需做到对病情的基本诊断评估、基本处理，以及疑难重症的识别，同时须及时安全进行转诊。

（5）慢性病的基层双向转诊原则：双向转诊是为慢性病患者提供覆盖疾病发展各个阶段的"无缝式"医疗服务。在整个慢性病诊疗过程中，可根据诊疗需要多次予以双向转诊，执行连续性医疗服务，直至达到最佳医疗目的。国务院在2017年《中国防治慢性病中长期规划》中指出：要推进慢性病高血压、糖尿病、心脑血管疾病、肿瘤、慢性呼吸系统疾病等患者的分级诊疗，形成基层首诊、双向转诊、上下联动、急慢分治的合理就医秩序，健全治疗-康复-长期护理服务链。基层全科医疗是此服务链的核心与枢纽。首诊解决慢性病的基本诊断、评估、治疗等健康问题，转诊解决有专科医疗需要的患者的问题，如诊断不明确、病情控制不达标、基层治疗中出现新情况、出现新问题等情况的患者。专科诊疗后病情稳定的慢性病的长期医疗照顾仍转回基层由全科医生团队继续实施健康管理。

（三）常见慢性病的基层全科医学处理原则

常见慢性病的基层全科医学处理原则是以全科医学理论与技能进行管理控制，达到延缓或遏制慢性病发生、发展的目的。

1. 运用全科医学技术管理防控慢性病　全科医学是对个人、家庭和社区提供一体化基本医疗及健康照护服务的一门学科，该学科所具有的持续性、可及性、综合性、个体化、协调性等服务特点与技能，使其在慢性病的早期发现、处理及预防慢性病和维持健康方面具有明显优势。能够在百姓身边、社区场所提供服务。运用个体-群体相结合的方法，给予个体慢性病服务的同时，充分利用家庭资源，进行以家庭为单位的慢性病管理服务。并能协调利用社区内外资源，进行以社区为单位的慢性病整体照顾，如健康教育、生活方式干预、慢性病的双向转诊、"无缝式"医疗管理服务等。这些全科医学特性与原则，使全科医生能够在基层对慢性病进行全过程、全方位、负责式的管理，适合慢性病长期病程、终身患病等疾病治疗特点及其对医疗服务的需求。所以慢性病的防控需要依赖全科医疗。

2. 开展以预防为导向的慢性病控制　以预防为导向的健康照顾是全科医学的重要原则之一。也是全科医学模式管理慢性病的主要内容。全科医疗根据慢性病不同阶段可能存在的不同危险因素和健康问题可提供第一、二、三级预防。

第一级预防：是指人在健康时、由健康向慢性病转化过程中，以及疾病发生早期，就主动提供健康照顾、目的是防止疾病的发生。其服务对象包括健康人群、高危人群。

第二级预防：是指对慢性病的早诊断、早干预、早治疗，防止并发症。

第三级预防：目标是控制慢性病的进展，降低致残率和病死率，改善患者的生存质量。

在第一、二、三级预防中，均强调"水没来先叠坝"，即重视预防，以预防为导向。无论哪一级预防，健康教育是核心。《中国防治慢性病中长期规划（2017—2025年）》指出：开展慢性病社区健康教育，要加强健康知识和行为方式教育，实现预防工作的关口前移。对社区高血压、T_2DM 等慢性病，全科医生需在慢性病的各阶段实行早教育、早诊断、早干预。

3. 利用家庭及社区资源进行慢性病防控　基层慢性病防控可采用"以家庭为单位的健康照顾"及"以社区为单位的健康照顾"的方法。

"以家庭为单位的健康照顾"是全科医学的重要价值观。在家庭生活周期的不同时段，为慢性病患者提供主动、连续、综合的健康照顾。包括家庭访视、处理家庭危机，实施家庭评估及家庭治疗等。在慢性病的发生、发展、转归中作用重大，对慢性病患者的心理健康、饮食指导、运动帮助、药物依从等方面影响很大。全科医生可采取建立家庭基本资料、家系图、进行家庭功能评估等，了解家庭的健康情况及对慢性病患者的影响情况等，探索家庭健康保健的规律。

"以社区为单位的健康照顾"是利用社区整体资源、社会整体影响，关注慢性病，辅助治疗慢性病，这是全科医学对慢性病的群体医疗。包括以社区卫生服务为中心的社区诊断的实施，社区慢性病患病率、知晓率、控制率等的规律调查及监控、整体干预。另外还包括政府参与的社区卫生服务的监督、监管、评价、考核，促进全方位的基层慢性病管理工作的开展。

二、常见慢性病——T_2DM 的基层诊断及全科医学处理

T_2DM 是由遗传和环境因素等复合病因引起的临床综合征，主要是由于胰岛素抵抗和/或胰岛素分泌缺陷引起的以慢性高血糖为主要表现的一类糖尿病。以往曾称为"非胰岛素依赖型糖尿病"，多见于40岁以上的中、老年人。在糖尿病患者中 T_2DM 最多见，占所有糖尿病患者的90%～95%。其病因包括：遗传因素与环境因素、胰岛素抵抗、β 细胞功能缺陷、胰岛 α 细胞功能异常和胰高血糖素样肽-1分泌缺陷等。

T_2DM 的基层诊断主要包括 T_2DM 高危人群筛查、T_2DM 的诊断及鉴别诊断、T_2DM 并发症和转诊诊断。

（一）T_2DM 高危人群筛查

T_2DM 高危人群是指目前血糖正常或不正常，尚未达到 T_2DM 标准，但患 T_2DM 风险较大的人群，T_2DM 患病风险随其所具有的危险因素的增多而增高。故基层医生应早期发现 T_2DM 高危

人群并做出相关诊断，以利于进行早期有效干预。

成人筛查诊断标准见《中国2型糖尿病防治指南》（2020年版）（以下简称"指南"），成年高危人群包括：① 有糖尿病前期史；② 年龄≥40岁；③ 体重指数（body mass index，BMI）≥24kg/m² 和/或中心型肥胖（男性腰围≥90cm，女性腰围≥85cm）；④ 一级亲属有糖尿病史；⑤ 缺乏体力活动者；⑥ 有巨大儿分娩史或有妊娠期糖尿病病史的女性；⑦ 有多囊卵巢综合征病史的女性；⑧ 有黑棘皮病者；⑨ 有高血压史，或正在接受降压治疗者；⑩ 高密度脂蛋白胆固醇<0.90 mmol/L 和/或甘油三酯>2.22 mmol/L 或正在接受调脂药治疗者；⑪ 有动脉粥样硬化性心血管疾病史；⑫ 有类固醇类药物使用史者；⑬ 长期接受抗精神病药物或抗抑郁药物治疗；⑭ 中国糖尿病风险评分（表8-2）总分≥25分。

▼ 表8-2 中国糖尿病风险评分表

评分指标	分值	评分指标	分值
年龄/岁		体重指数/（kg/㎡）	
20～24	0	<22.0	0
25～34	4	22.0～23.9	1
35～39	8	24.0～29.9	3
40～44	11	≥30.0	5
45～49	12	腰围/cm	
50～54	13	男<75.0，女<70.0	0
55～59	15	男75.0～79.9，女70.0～74.9	3
60～64	16	男80.0～84.9，女75.0～79.9	5
65～74	18	男85.0～89.9，女80.0～84.9	7
收缩压/mmHg		男90.0～94.9，女85～89.9	8
<110	0	男≥95.0，女≥90.0	10
110～119	1	糖尿病家族史（父母、同胞、子女）	
120～129	3	无	0
130～139	6	有	6
140～149	7	性别	
150～159	8	女	
≥160	10	男	2

注：1mmHg=0.133kPa。

（二）T$_2$DM的基层诊断及鉴别诊断

1. T$_2$DM诊断标准　基层全科医生对T$_2$DM的诊断，应与国际、国内的诊断标准同步。目前我国采用国际上通用的WHO糖尿病专家委员会（1999）提出的高血糖状态的分类标准（表8-3）。我国《国家基层糖尿病防治管理指南（2022）》提出糖尿病的诊断标准（表8-4）。

▼ 表8-3　高血糖状态分类（WHO 1999年标准）

糖代谢分类	静脉血浆葡萄糖 /（mmol/L）	
	空腹	OGTT 2小时
IFG	6.1 ~ < 7.0	<7.8
IGT	<7.0	7.8 ~ <11.1
糖尿病	≥7.0	≥ 11.1

注：WHO（world health organization），世界卫生组织；OGTT（oral glucose tolerance test），口服葡萄糖耐量试验；IFG（impaired fasting glucose），空腹血糖受损；IGT（impaired glucose tolerance），糖耐量减低；IFG和IGT统称为糖调节受损，也称糖尿病前期。

▼ 表8-4　糖尿病诊断标准

诊断标准	静脉血浆葡萄糖或 HbA1c 水平
典型糖尿病症状	
加上随机血糖	≥11.1mmol/L
或加上空腹血糖	≥7.0mmol/L
或加上OGTT 2小时血糖	≥11.1mmol/L
或加上HbA1c	≥6.5%
无糖尿病典型症状者，须改日复查确认	

注：典型糖尿病症状包括烦渴多饮、多尿、多食、不明原因体重下降；随机血糖指不考虑上次用餐时间，一天中任意时间的血糖，不能用来诊断空腹血糖受损或糖耐量减低，随机血糖≥11.1mmol/L 适用于协助诊断具有典型糖尿病症状的患者；空腹状态指至少 8 小时没有进食；OGTT 为口服葡萄糖耐量试验；HbA1c 为糖化血红蛋白 A1c，推荐在采用标准化检测方法且有严格质量控制（美国国家糖化血红蛋白标准化计划、中国糖化血红蛋白一致性研究计划）的医疗机构检测，可以将 HbA1c ≥ 6.5% 作为糖尿病的补充诊断标准；急性感染、创伤或其他应激情况下可出现暂时性血糖升高，不能以此时的血糖值诊断糖尿病，须在应激消除后复查，再确定糖代谢状态。

血糖达到糖尿病标准，并具有中年或成年起病、慢性病程、临床症状不明显、有超重史、较少酮症或酮症酸中毒历史，C肽、胰岛素水平早期增高，具有以上特点可以诊断T$_2$DM。

2. T$_2$DM基层鉴别诊断　全科医生需要了解T$_2$DM与T$_1$DM的鉴别。由于两者缺乏明确的生化或遗传学标志，主要根据临床特点和发展过程，从发病年龄、起病急缓、症状轻重、体重、是否有酮症酸中毒倾向进行鉴别，需结合胰岛 β 细胞自身抗体和 β 细胞功能检查结果而进行临床综合分析判断（表8-5）。

项目	2型糖尿病	1型糖尿病
起病方式	缓慢而隐匿	多急剧，少数缓慢
起病时体重	多超重或肥胖	多正常或消瘦
三多一少症状	不典型或无症状	常典型
酮症或酮症酸中毒	倾向小	倾向大
C肽释放试验	峰值延迟或不足	低下或缺乏
自身免疫标记[①]	阴性	阳性支持，阴性不能排除
治疗	生活方式、口服或注射类降糖药	依赖外源性胰岛素
相关的自身免疫病	并存概率低	并存概率高

注：①包括谷氨酸脱羧酶抗体（glutamate decarboxylase antibody，GADA）、胰岛细胞抗体（islet cell antibody，ICA）、人胰岛细胞抗原2抗体（islet cell antigen 2 antibody，IA-2A）、锌转运8抗体（Zinctransporter 8 antibody，ZnT8A）等。

3. 血糖检测方式及临床应用　血糖检测方式主要包括静脉血浆血糖测定、毛细血管血糖测定、HbA1c测定、糖化白蛋白（glycated albumin，GA）测定（表8-6）。

▼ 表8-6　血糖检测方式及临床应用

检测方式	临床应用
静脉血浆血糖	诊断糖尿病的依据
空腹血糖	
糖负荷后血糖	
随机血糖	
毛细血管血糖	可快速检测血糖，为临床诊断及治疗提供参考，是自我血糖监测的主要手段
糖化血红蛋白（HbA1c）	反映既往2~3个月血糖控制状况，临床决定是否需要调整治疗的重要依据，也可以作为糖尿病诊断的依据之一
糖化白蛋白	反映检测前2~3周的平均血糖，评价患者短期糖代谢控制情况

（三）T$_2$DM并发症的基层诊断原则

T$_2$DM是以血糖升高为主的多器官多系统受累疾病，很多患者首次就诊就已经出现了并发症症状。如发现血糖高同时发现尿蛋白、足趾端麻木、视力减退、皮肤感染、尿路感染等。故基层医生需从患病的自始至终均应警惕糖尿病的并发症状。可依据T$_2$DM并发症特点、体征、辅助检查予以早期发现诊断。基层对并发症诊断重在早期识别，目前社区基层多不具备诊断条件，可做相对简单的检查排除如尿蛋白测定、心脏彩超、动态心电图、眼底等检测等。综合病情予以T$_2$DM并发症初步诊断及评估。明确诊断方面建议转诊到上级医院，并在制定相关针对性的治疗防治方案后，社区基层再继续予以相关处理。

（四）T$_2$DM基层转诊诊断原则

根据《2型糖尿病基层诊疗指南（实践版·2019）》，基层全科医生处理T$_2$DM相关患者，有下列情况者应予以转诊处理。

（1）诊断困难和特殊患者：① 初次发现血糖异常，临床分型不明确者；② 儿童和青少年（年龄<18岁）糖尿病患者；③ 妊娠和哺乳期妇女血糖异常者。

（2）治疗困难：① 原因不明或经基层医生处理后仍反复发生低血糖者；② 血糖、血压、血脂长期不达标者；③ 血糖波动较大，基层处理困难者；④ 出现严重降糖药物不良反应难以处理者。

（3）严重并发症。① 急性并发症：严重低血糖或高血糖伴或不伴有意识障碍。② 慢性并发症：视网膜病变、肾病、神经病变糖尿病足或周围血管病变等的筛查、治疗方案的制定和疗效评估在基层处理有困难者。③ 慢性并发症导致严重靶器官损害需要紧急救治者：急性心脑血管病、糖尿病肾病导致的肾功能不全或大量蛋白尿、糖尿病视网膜病变导致的严重视力下降、糖尿病周围血管病导致的间歇性跛行和缺血性疼痛等。④ 糖尿病足出现急性加重：出现皮肤颜色的急剧变化；局部疼痛加剧并有红肿等炎症表现；新发生的溃疡；原有的浅表溃疡恶化并累及软组织和骨组织；播散性的蜂窝组织炎、全身感染征象；骨髓炎等。

上述严重并发症的第①③④类情况需紧急转诊，第①类情况转诊前应建立静脉通道，给予静脉滴注生理盐水补液治疗。

（4）其他：全科医生判断有需上级医院处理的情况或疾病。

（五）T_2DM的基层全科医学处理

T_2DM的基层全科医学处理，是以全科医学理论与技能进行管理控制T_2DM。达到延缓或控制T_2DM发生、发展的目的。包括运用持续性、可及性、综合性、个体化、协调性等医疗服务特点与技能，使其在T_2DM的早期发现及处理，预防慢性病和维持健康方面发挥巨大作用。实施对T_2DM的全过程、全方位、负责式的管理。具体方法措施如下：

1. T_2DM第一级预防管理措施

（1）健康教育：基层医疗应进行有计划、有目的、有评价系统的T_2DM社区健康教育活动，这是重要的基础管理措施，是决定T_2DM管理成败的关键。其目标是实现由T_2DM知识到态度和行为的转变。T_2DM健康教育是针对发病原因、临床表现、药物治疗、饮食疗法、运动疗法、急慢性并发症、危害及预防等系统知识，进行宣教。使患者充分认识糖尿病并掌握糖尿病的自我管理能力。其糖尿病教育的方式可以是大课堂式、小组式或个体化的，长期和随时随地进行，并应尽可能地标准化和结构化，为患者提供优质和连续的教育。根据2020年我国糖尿病防治指南要求，任何为患者提供的教育项目都最好获得认证并定期进行项目的评估和审计，以确保T_2DM教育的质量。

（2）社区筛查：社区筛查是发现T_2DM未就诊患者的重要途径。可主动发现可疑患者，对人群实施病因学预防和疾病早期防治，以预防和控制T_2DM。具体筛查方法及内容参照本节"一、常见慢性病的基层诊断及全科医学处理原则"中社区筛查的方法。2020年糖尿病防治指南建议高危人群的发现主要依靠机会性筛查（如在健康体检中或在进行其他疾病的诊疗时）。

糖尿病筛查的年龄和频率：对于成人的糖尿病高危人群，不论年龄大小，宜及早开始进行糖尿病筛查，对于除年龄外无其他糖尿病危险因素的人群，宜在年龄≥40岁时开始筛查。对于儿童和青少年的糖尿病高危人群，宜从10岁开始，但青春期提前的个体则推荐从青春期开始。首次筛查结果正常者，宜每3年至少重复筛查一次。

2. T₂DM第二级预防管理措施　第二级预防目的是早干预、早诊断、早治疗，预防并发症。T₂DM第二级预防关键是关注T₂DM高危人群，进行连续性的服务，密切监控其血糖情况，方能实现尽早诊断，同时预防和延迟糖耐量异常向T₂DM转变，降低T₂DM患病率，避免或减少并发症的发生。

关于T₂DM干预治疗，基层全科医生也应遵守国际糖尿病联盟提出的糖尿病综合管理五个要点，即"五驾马车"方案，包括：糖尿病教育、医学营养治疗、运动治疗、血糖监测和药物治疗。

（1）糖尿病教育：内容同第一级预防。

（2）医学营养治疗：饮食干预治疗是糖尿病基础管理措施，也是社区全科医生需重点关注的一个内容。饮食营养好，患者预后好，并发症少，生命质量高。社区全科医生必须学会医学饮食控制原则及计算方法。

1）计算总能量：方法与步骤如下（通用简易公式）。根据年龄和身高用简易公式计算理想体重。

$$理想体重（kg）=身高（cm）-105$$

2）计算每日所需总能量：根据理想体重和工作性质，成人休息状态下每日每千克理想体重给予能量25~30kcal，轻体力劳动者30~35kcal，中度体力劳动者35~40kcal，重体力劳动者40kcal以上。儿童、孕妇、乳母、营养不良及伴有消耗性疾病者应酌情增加，肥胖者酌减，使体重逐渐恢复至理想体重。

3）营养物质含量分配：膳食中碳水化合物所提供的能量应占饮食总能量的50%~60%。不同种类碳水化合物引起血糖增高的速度和程度有很大不同，可用食物血糖生成指数（glycemic index，GI）计算。低GI食物有利于血糖及控制体重。社区医务人员进行健康教育时可参见食物血糖生成指数表进行计算和衡量（表8-7）。GI是指进食恒量的食物（含50g碳水化合物）后，2~3小时内的血糖曲线下面积相比空腹时的增幅除以进食50g葡萄糖后的相应增幅。GI≤55%为低GI食物，55%~70%为中GI食物，GI≥70%为高GI食物。

▼ 表8-7　不同食物的血糖生成指数（GI）

血糖生成指数/%	食物
90~100	葡萄糖、麦芽糖
80~90	面条、华夫饼干、马铃薯（鲜薯泥）、白糖、大米、馒头、面包、烙饼
70~79	小米、谷类早餐、扁豆（鲜）、南瓜、玉米片、胡萝卜、马铃薯（鲜）、酸奶酪、西瓜、蜂蜜、油条
60~69	荞麦面馒头、糯米（糙）、麦片、甜菜根、葡萄干、菠萝、黄豆挂面、蔗糖、玉米粉、熟土豆、大麦粉
50~59	猕猴桃、芒果、香蕉、荞麦、意大利面条、甜玉米、豌豆、山药、甘薯（生）
40~49	红薯、豌豆（干燥）、柑橘、橙汁、乳糖、葡萄、可乐、酸奶、饼干、巧克力
30~39	扁豆、苹果、冰激凌、梨、藕粉
20~29	降糖奶粉、绿豆、果糖、豆腐、四季豆、樱桃、李子、柚子、桃子、牛奶
10~19	大豆、花生、低脂奶粉、土豆粉条

4）饮食营养治疗注意事项：肾功能正常的糖尿病个体，推荐蛋白质的摄入量占供能比的10%～15%，成人每日每千克理想体重0.8～1.2g；孕妇、乳母、营养不良或伴消耗性疾病者增至每日每千克理想体重1.5～2.0g；伴有糖尿病肾病的患者每日蛋白摄入量约每日每千克理想体重0.8g；蛋白质应至少有1/3来自动物蛋白质，以保证必需氨基酸的供给；膳食中由脂肪提供的能量不超过总能量的30%，其中饱和脂肪酸不应超过总能量的7%；食物中胆固醇摄入量应<300mg/d。富含食用纤维的食品可延缓食物吸收，降低餐后血糖高峰，有利于改善糖、脂代谢紊乱。推荐膳食纤维每日摄入量至少达14g/d。每日摄入食盐应限制在6g以下，戒烟限酒。

5）食物能量合理分配：确定每日饮食总能量和糖类、蛋白质、脂肪的组成，按每克碳水化合物、蛋白质产热4kcal，每克脂肪产热9kcal，每克酒精产热7kcal进行能量换算、制定食谱，每日三餐可按1/5、2/5、2/5或1/3、1/3、1/3比例配制。

6）基层医务人员应掌握常见食物基本能量，为患者、家属进行饮食指导提供依据。可查阅常见食物能量生成换算情况（表8-8）。

▼ 表8-8　谷类薯类食物互换表（能量相当于50g米、面的食物）

食物名称	重量/g	食物名称	重量/g
稻米或面粉	50	烙饼	70
面条（挂面）	50	烧饼	60
面条（切面）	60	油条	45
米饭	籼米150，粳米110	面包	55
米粥	375	饼干	40
馒头	80	鲜玉米	350
花卷	80	红薯、白薯（生）	190

（3）运动治疗：运动治疗在糖尿病的管理中占重要地位，尤其对肥胖的T$_2$DM患者，运动可增加胰岛素敏感性，有助于控制血糖和体重。根据年龄、性别、体力、病情、有无并发症以及既往运动情况等，在医师指导下开展有规律的合适运动，循序渐进，并长期坚持。运动量大或激烈运动时应建议患者调整食物及药物，以免发生低血糖。需注意的是体育锻炼宜在餐后进行，血糖在14～16mmol/L或以上、有明显的低血糖症或者血糖波动较大，以及有糖尿病急性并发症和严重心、脑、眼、肾等慢性并发症者，暂不适宜运动。

（4）T$_2$DM基层病情监测：社区应对高危人群、糖尿病患者，甚至是全体人群实施不同程度的定期血糖监测，以及其他心血管疾病危险因素和并发症监测。血糖监测基本指标包括空腹血糖、餐后血糖和糖化血红蛋白。建议患者应用便携式血糖仪进行自我血糖监测。糖化血红蛋白可用于评价长期血糖控制情况，也是临床指导调整治疗方案的重要依据之一。T$_2$DM患者初诊时都应常规检查血糖，开始治疗时每周检测3次以上，血糖达标后每月也应至少监测2次。也可用糖化白蛋白评价近2～3周的血糖控制情况。

（5）T₂DM基层药物治疗原则：T₂DM高危人群主要是生活方式干预、健康教育等治疗，或者针对其伴随症状予以药物治疗。

3. T₂DM第三级预防管理措施 T₂DM第三级预防的目的是减少致残率和死亡率，提高糖尿病患者的生活质量，对T₂DM患者进行综合治疗。其中血糖控制达标是关键。严格控制血糖可以降低T₂DM患者病死率和致残率。因此基层医生应制定T₂DM的个体化控制目标，进行综合管理。关于T₂DM的个体化控制指标，基层医生应灵活应对每个社区糖尿病个体，评估其血糖控制的风险、获益、可行性和社会因素等，为患者制定合理的个体化的空腹血糖、餐后血糖、糖化血红蛋白等相关控制目标（表8-9）。

▼ 表8-9 中国2型糖尿病综合控制目标（2020年版）

指标	目标值
毛细血管血糖/（mmol·L⁻¹）	
空腹	4.4～7.0
非空腹	<10.0
糖化血红蛋白/%	<7.0
血压/mmHg	<130/80
总胆固醇/（mmol·L⁻¹）	<4.5
高密度脂蛋白胆固醇/（mmol·L⁻¹）	
男性	>1.0
女性	>1.3
甘油三酯/（mmol·L⁻¹）	<1.7
低密度脂蛋白胆固醇/（mmol·L⁻¹）	
未合并动脉粥样硬化性心血管疾病	<2.6
合并动脉粥样硬化性心血管疾病	<1.8
体重指数/（kg·m⁻²）	<24.0

注：1mmHg=0.133kPa。

4. 以家庭、以社区为单位的T₂DM社区管理

（1）开展个体-群体相结合的社区防治策略：T₂DM社区管理不仅针对个体，要个体-家庭-社区一体化控制（to integrate individual & community health care），这也是全科医疗服务的特色。主要措施包括开展全体人群政策，做好远期预防。为所有居民建立个体健康档案、家庭健康档案、社区健康档案。进行全体人群的T₂DM防治策略。

1）建立全体居民个体健康档案：目的是进行全方位的筛查，早期发现患者。掌握本社区

T_2DM的基本情况和健康现状，开展全人群干预策略。根据逐步记载的所有健康问题进行干预。分年龄段进行档案建立。依据记载的T_2DM患者的病情变化，可作为依据解决患者的诊断、治疗、并发症防治问题，也为基层整体防治T_2DM提供依据，并可根据T_2DM个体健康档案记载来统计基层T_2DM病因特点、危险因素、疾病控制情况等。

2）建立T_2DM家庭健康档案：家庭在T_2DM的发生、发展、转归中的作用重大，对T_2DM患者心理健康、饮食指导、运动帮助、药物依从性方面影响很大。主要内容有家庭的基本资料、家系图、家庭功能评估等，可从中了解家庭的健康情况及对T_2DM患者的影响情况，如家庭的饮食习惯、遗传倾向、生活方式特点等。应充分利用家庭资源为控制T_2DM服务。

患者的家庭治疗对病情的控制具有十分重要的作用。无论是血糖理想水平的维持，还是并发症的控制，以及健康情绪的保持，家庭治疗都有无可替代的医疗作用。

3）建立T_2DM社区健康档案：社区的档案是以社区为基础的、协调性的医疗保健服务的必备工具。通过它可以了解社区T_2DM发病状况，确定社区T_2DM主要健康问题，制定卫生保健计划。主要内容有：社区全体居民T_2DM基本资料，以及整体的、逐年的患病率、知晓率档案等，也包括对整个社区T_2DM卫生服务状况、T_2DM患者健康管理情况的分析等。社区应开展以降低T_2DM患病率、增加T_2DM知晓率、控制率、治疗率为目标的个体－家庭－社区一体化控制，具体方法为不断推进健康教育、社区筛查、生活方式干预、重点人群防治、全体人群政策等。

（2）对T_2DM基层管理进行绩效评估：社区防治计划的评估就是对干预措施的效果进行评价，只有不断评估改进，干预效果才能越来越好。

所需信息和评估指标如下：① 基线资料包括人口数和分布，干预前后危险因素水平，政策环境情况，干预实施的有利和不利因素；② 进行各种活动的记录，包括活动的名称、时间、地点、参加人数和结果等；③ 疾病和行为监测资料；④ 患者管理前后随访资料。

常用评价指标：干预活动参与率和覆盖率；干预执行的次数、范围和质量；人群对糖尿病防治的知识、态度和行为改变率；糖尿病患者的随访管理率、治疗率、服药率和控制率；疾病发病和死亡监测结果；危险因素（主要是血脂、吸烟情况、体重和运动等）监测结果；患者医疗费用的增减等。

三、常见慢性病——高血压的基层诊断及全科医学处理

高血压（hypertension）是指未使用降压药物的情况下，非同日3次测量诊室血压≥140mmHg，或连续5～7d测量家庭血压≥135/85mmHg；或24h动态血压≥130/80mmHg，白天血压≥135/85mmHg，夜间血压≥120/70mmHg。患者既往有高血压史，目前正在使用降压药物，血压虽低于140/90mmHg，仍应诊断为高血压。高血压是最常见的心血管疾病之一，也是多种心、脑、肾、血管疾病的重要病因和危险因素，长期高血压可影响心、脑、肾、血管功能，最终导致脏器功能衰竭，并伴有全身代谢改变。

高血压的基层诊断主要包括高血压的分级、高危人群筛查、高血压诊断及鉴别诊断、高血压并发症和转诊指标。

（一）高血压的分级

根据血压升高水平，高血压分为三级：

1级高血压：收缩压140～159mmHg和/或舒张压90～99mmHg。

2级高血压：收缩压160～179mmHg和/或舒张压100～109mmHg。

3级高血压：收缩压≥180mmHg和/或舒张压≥110mmHg。

当收缩压和舒张压分属于不同级别时，以较高的分级为准。

（二）高血压高危人群筛查

健康成人每2年至少测量1次血压，最好每年测量1次。易患人群一般要求每半年测量1次血压。高血压易患人群包括：① 血压高值者，即收缩压130～139mmHg和/或舒张压85～89mmHg；② 超重（BMI 24.0～27.9kg/m²）或肥胖者（BMI 28kg/m²），或者腹型肥胖者（腰围：男≥90cm，女≥85cm）；③ 有高血压家族史者（一、二级亲属）；④ 长期高盐膳食者；⑤ 长期过量饮酒者（每日饮白酒≥100ml）；⑥ 年龄≥55岁者。

高血压的检出是提高人群高血压知晓率、治疗率和控制率（"三率"）的第一步。高血压通常无自觉症状，但可以使患者发生心、脑、肾等器官损害，导致脑卒中或心肌梗死事件，甚至死亡。只有检出高血压，早期预防与治疗，才能保护心、脑、肾靶器官，降低心血管事件的发生。

（三）高血压诊断及鉴别诊断

1. 高血压的诊断（表8-10）

（1）主要依据诊室测量的血压值。

（2）推荐使用经过准确性验证的臂式电子血压计。

（3）患者于安静休息状态下，取坐位测量上臂肱动脉部位血压。

（4）在未使用降压药物的情况下，非同日测量3次血压值收缩压均≥140mmHg和/或舒张压均≥90mmHg可诊断高血压。

（5）患者既往有高血压病史，正在使用降压药物，血压正常也诊断为高血压。

高血压患者的诊断和治疗不能只根据血压水平，需对患者进行心血管综合风险的评估并分层。高血压患者的心血管综合风险分层，有利于确定启动降压治疗的时机，优化降压治疗方案，确立更合适的血压控制目标和进行患者的综合管理。血压升高患者的心血管风险水平分层及影响高血压患者心血管预后的危险因素见表8-11、表8-12。

▼ 表8-10　基于诊室血压、家庭血压和动态血压的高血压诊断标准

血压类型	测量方式	收缩压/舒张压/mmHg
诊室血压	非同日3次规范化测量诊室血压，3次测量的全部血压值	≥140 和/或 ≥90
家庭血压	连续5～7天规范化测量家庭血压，所有测量血压读数的平均值	≥135 和/或 ≥85
	24小时平均值	≥130 和/或 ≥80
动态血压	白天（或清醒状态）的平均值	≥135 和/或 ≥85
	夜晚（或睡眠状态）的平均值	≥120 和/或 ≥70

▼ 表8-11　心血管风险水平分层

心血管危险因素和疾病史	收缩压 130～139mmHg 和/或舒张压 85～89mmHg	收缩压 140～159mmHg 和/或舒张压 90～99mmHg	收缩压 160～179mmHg 和/或舒张压 100～109mmHg	收缩压 ≥180mmHg 和/或舒张压 ≥110mmHg
无	低危	低危	中危	高危
1～2个其他危险因素	低危	中危	中-高危	很高危
≥3个其他危险因素，靶器官损害，CKD3期，或无并发症的糖尿病	中-高危	高危	很高危	很高危
临床并发症，CKD≥4期，或有并发症的糖尿病	高-很高危	很高危	很高危	很高危

注：CKD为慢性肾脏病。

▼ 表8-12　影响高压患者心血管预后的重要因素

项目	内容
危险因素	• 高血压（1～3级） • 男性>55岁；女性>65岁 • 吸烟或被动吸烟 • 糖耐量受损（2小时血糖7.8～11.0mmol/L）和/或空腹血糖异常（6.1～6.9mmol/L） • 血脂异常（总胆固醇≥5.2mmol/L或LDL-C≥3.4mmol/L或HDL-C<1.0mmol/L） • 早发心血管疾病家族史（一级亲属发病年龄<50岁） • 腹型肥胖（腰围：男性≥90cm，女性≥85cm）或肥胖（体重指数≥28kg/m²） • 高同型半胱氨酸血症 • 高尿酸血症（血尿酸：男性≥420μmol/L，女性≥360μmol/L） • 心率增快（静息心率>80次/min）
靶器官损害	• 左心室肥厚：心电图Sokolow-Lyon电压>3.8mV或Cornell乘积>244mV×ms；或超声心动图LVMI男≥109g/m²，女≥105g/m² • 颈动脉超声IMT≥0.9mm或动脉粥样斑块 • cfPWV≥10m/s或baPWV≥18m/s • ABI<0.9 • eGFR 30～59ml/（min·1.73m²）或血清肌酐轻度升高（男性115～133μmol/L，女性107～124μmol/L） • 微量白蛋白尿：尿白蛋白与肌酐比值30～300mg/g或白蛋白排泄率30～300mg/24h
临床并发症与合并症	• 脑血管病：脑出血，缺血性脑卒中，短暂性脑缺血发作 • 心脏疾病：心肌梗死史，心绞痛，冠状动脉血运重建，慢性心力衰竭，房颤 • 肾脏疾病：糖尿病肾病，肾功能受损，包括eGFR<30mL/（min·1.73m²）、血肌酐升高（男性≥133μmol/L，女性≥124μmol/L）、蛋白尿（≥300mg/24h） • 外周动脉疾病 • 视网膜病变：眼底出血或渗出，视乳头水肿 • 糖尿病

注：LDL-C为低密度脂蛋白胆固醇；HDL-C为高密度脂蛋白胆固醇；LVMI为左心室质量指数；IMT为内膜中层厚度；cfPWV为颈-股动脉脉搏波传导速度；baPWV为肱-踝动脉脉搏波传导速度；ABI为踝/臂血压指数；eGFR为估算的肾小球滤过率。

2.《家庭血压监测中国专家共识》的建议

（1）在高血压的诊治和管理中，除了诊室血压、动态血压测量外，建议患者进行家庭血压监测。

（2）建议选择经过临床验证的上臂式全自动电子血压计进行家庭血压监测。

（3）监测频率与时间的选择　对于初诊或血压控制不佳患者，建议就诊前连续测量5～7日，每日早、晚各测量2～3个读数，间隔1分钟，取平均值。对于血压控制良好患者，建议每周测量1日。

（4）高血压的管理者应积极推动家庭血压监测，包括高血压患者和目前血压正常者。

3. 高血压的鉴别诊断　高血压分为原发性高血压和继发性高血压。原发性高血压是以血压升高为主要临床表现，伴或不伴多种心血管危险因素的综合征，通常简称为高血压。值得注意的是，5%～10%的高血压患者可能为继发性高血压。继发性高血压常见的病因见表8-8。以下几种情况应警惕继发性高血压的可能，应及时将患者转至上级医院进一步检查确诊：① 高血压发病年龄＜30岁；② 重度高血压（3级高血压）；③ 降压效果差，血压不易控制；④ 血尿、蛋白尿或有肾病病史；⑤ 夜间睡眠时打鼾并出现呼吸暂停；⑥ 血压升高伴肢体肌无力或麻痹，常呈周期性发作，或伴自发性低血钾；⑦ 阵发性高血压，发作时伴头痛、心悸、皮肤苍白及多汗等；⑧ 下肢血压明显低于上肢，双侧上肢血压相差20mmHg以上，股动脉等搏动减弱或不能触及；⑨ 长期口服避孕药。具体见表8-13。

▼ 表8-13　继发性高血压的主要疾病及其典型临床表现

主要疾病	典型临床表现
肾实质性高血压	高血压 伴明显蛋白尿、血尿和贫血
肾血管性高血压	血压升高进展迅速、突然加重 上腹部和背部肋脊角处可闻及血管杂音
原发性醛固酮增多症	多数情况下血压为轻中度增高 可有肌无力、周期性瘫痪、烦渴、多尿等
嗜铬细胞瘤	阵发性血压升高 伴心动过速、头痛、出汗、面色苍白
皮质醇增多症	高血压 向心性肥胖、满月脸、水牛背、皮肤紫纹、毛发增多等
主动脉狭窄	上臂血压增高，下肢血压不高或降低 肩胛区、胸骨旁、腋部可有动脉搏动和杂音 腹部听诊可有血管杂音

4. 高血压应做的实验室检查和辅助检查项目

（1）基本项目：血生化检查（包括钾离子、空腹血糖、总胆固醇、甘油三酯、低密度脂蛋白胆固醇、高密度脂蛋白胆固醇、肌酐和尿酸）；全血细胞计数、血红蛋白和血细胞比容；尿液分析（包括尿蛋白、尿糖和尿沉渣镜检）；心电图。

（2）推荐项目：24小时动态心电图、超声心动图、餐后2小时血糖、血同型半胱氨酸、尿白蛋白定量（糖尿病患者必查项目）、尿蛋白定量（用于尿常规检查蛋白阳性者）、眼底检查、胸部X线检查、脉搏波传导速度，以及踝臂血压指数等。

（3）选择项目：对怀疑为继发性高血压的患者，根据需要可以分别选择以下检查项目：血浆肾素活性、血和尿醛固酮、血和尿皮质醇、血游离甲氧基肾上腺素及甲氧基去甲肾上腺素、血和尿儿茶酚胺、动脉造影、肾和肾上腺超声、CT或MRI、睡眠呼吸监测等。对有合并症的高血压患者，进行相应的脑功能、心能和肾功能检查。

（四）高血压并发症

高血压主要危及的靶器官是心、脑、肾。高血压常与其他心脑血管疾病危险因素并存共同导致心、脑、肾等重要脏器的结构和功能异常。由于这些疾病原因复杂，因而临床上很少做出高血压并发症的诊断，治疗上按照并存临床疾患进行处理，目的是了解高血压的病情进展，确认是否需要转诊治疗。

1. 心脏　导致左心室肥厚及扩张、心力衰竭；促使冠状动脉粥样硬化，引起心绞痛，甚至心肌梗死。

2. 脑　可引起短暂性脑缺血、脑出血、脑梗死及高血压脑病。

3. 肾脏　引起肾小球动脉硬化，肾单位萎缩，最终致肾衰竭；引起肾动脉粥样硬化，进一步加重高血压。

（五）高血压转诊原则

1. 社区初诊高血压转出条件　包括：① 合并严重的临床情况或靶器官损害，需进一步评估治疗；② 怀疑继发性高血压患者；③ 妊娠和哺乳期妇女；④ 高血压急症及亚急症。

2. 社区随诊高血压转出条件　包括：① 难治性高血压；② 随访过程中出现新的严重临床疾患或原有疾病加重；③ 患者服降压药后出现不能解释或难以处理的不良反应；④ 高血压伴发多重危险因素或靶器官损害而处理困难者。

3. 下列严重情况建议急救车转诊　① 意识丧失或模糊；② 血压≥180/110mmHg伴剧烈头痛、呕吐，或突发言语障碍和/或肢体瘫痪；③ 血压显著升高伴持续性胸背部剧烈疼痛；④ 血压升高伴下肢水肿、呼吸困难，或不能平卧；⑤ 胸闷、胸痛持续至少10分钟，伴大汗，心电图示至少两个导联ST段抬高，应以最快速度转诊，确诊为急性ST段抬高型心肌梗死后，考虑溶栓或行急诊冠状动脉介入治疗；⑥ 其他影响生命体征的严重情况，如意识淡漠伴血压过低或测不出、心率过慢或过快，突发全身严重过敏反应等。

（六）高血压的基层全科医学处理

高血压的基层全科医学处理，是指以全科医学理论进行管理控制、综合干预，最大程度地降低心、脑血管并发症和死亡的总体危险。研究表明，如果整个人群的舒张压降低6~8mmHg，冠心病的发病率可降低25%，脑卒中的发病率可降低50%。早期发现、早期诊断、早期治疗高血压是预防心脑血管疾病的一个重要手段。

1. 第一级预防　第一级预防是针对有引起高血压的危险因素，但尚未发生高血压的人群采取有效的预防措施，以减少发病率。具体方法如下：

（1）改进膳食结构：改进膳食结构的方法主要有以下几种。

1）限制食盐过多摄入：我国人群每人每日平均摄入食盐的量远远超过WHO建议的每人每日摄入食盐6g以下的标准。长期摄入食盐量较高的地区可以分步逐渐减少，使人们能够逐渐适应。

2）增加膳食中钾盐摄入：我国居民的膳食中普遍低钾，增加钾的摄入量需要多食蔬菜和水果，全国营养学会建议每人每月摄入蔬菜12kg，水果1kg，这将有助于预防高血压。

3）增加钙摄入量：与每日摄入300mg钙的人相比，每日摄入钙1 300mg的人患高血压的危险降低12%，在40岁以下的人群中患高血压的危险降低24%。牛奶、豆类食品中含钙量较高，新鲜蔬菜中芹菜、油菜、萝卜、黑木耳等含钙量也较高。

4）增加优质蛋白质的摄入量：多食鱼、瘦肉、牛奶、蛋类、豆类等含有优质蛋白的食物。脂肪的摄入应控制在总能量的20%以下。

（2）防止肥胖：肥胖是导致血压升高的重要因素，控制及减轻体重是预防高血压的有效措施。防止肥胖至少应包括两方面内容：一是防止从膳食中摄入过多的能量；二是加强运动。一般不提倡使用抑制食欲的药物。

（3）戒烟限酒：全科医生应对患者的烟瘾程度进行评估，制定行之有效的戒烟措施，让已成瘾的吸烟者从保护生命的认识高度去努力戒烟。少量饮酒对高血压发病一般没有影响，但大量饮酒肯定会促使血压上升。酗酒已被公认是高血压的危险因素之一。

（4）坚持运动锻炼：经常进行适当运动可以预防和控制高血压，为取得良好的运动效果，应正确选择运动的方式、强度、时间和频率。

1）根据年龄、自身状况及爱好选择适宜的运动项目（如快走、慢跑、骑自行车、游泳、健身操等），但不宜选择剧烈的运动项目，以不出现疲劳和明显的不适为度。

2）每日至少活动一次，每次活动30分钟，每周至少活动5日，活动后心率数≤170（次/min）–年龄（岁）。

（5）加强预防教育：在高血压防治过程中，要提醒人们适劳逸、和情感、节嗜好、慎起居，使之处于正常的心理环境，矫正不良心态。目前对高血压的治疗尚无彻底治愈的特效药物，但高血压是可以有效控制的，关键是要注意按时服药，症状消失后也不要随便停药。

2. 第二级预防 即早期发现、早期治疗高血压，防止并发症的发生。

（1）高血压的筛检对象：高血压的高危人群是高血压的筛检对象，参照本节"（二）高血压高危人群筛查"。

（2）高血压的筛检频率：对血压正常的人，建议定期测量血压。年龄在20～29岁者，每2年测量1次；30岁以上人群和高危人群每年至少测量1次血压，且每次无论以什么原因，就诊时都必须测血压，发现血压升高（收缩压>130mmHg或舒张压>85mmHg）应在不同日重新测量3次，以进一步确诊，舒张压升高达85mmHg以上时，应半年测1次血压。轻度高血压（血压≥140/90mmHg），先进行为期4周的观察后，如血压<140/90mmHg，则每3个月测1次血压，共1年；如收缩压≥140mmHg和/或舒张压≥90mmHg，先用非药物治疗，3个月后复查并监测血压。

中度高血压（血压≥160/100mmHg）者，每月测1次血压；重度高血压（血压≥180/10mmHg）者，需立即或1周内采用药物治疗。

（3）高血压的早期治疗：早期治疗高血压病，可降低高血压并发症的危险因素。如果非药物方法不能控制血压，就应及时就医，在医生指导下合理用药。任何一种药物都应从最低剂量开始，以降低药物不良反应。尽量不要一开始就用最大剂量或多种药物同时合用，以免血压降得过快、过低。多采用联合用药，目的是增加降压效果，减少大剂量用药引起的不良反应。适时换药，如果一个药物的药效反应很差，增加到中等剂量时尚无效果，或是耐受性差，应及时换用其他药物。尽可能使用控释剂、缓释剂等长效药物，优点是可以提高患者治疗的依从性，将血压的波动减少到最低程度，尽可能保护靶器官，减少发生心血管事件的危险性。

3. 第三级预防　全科医生在高血压的第三级预防中，主要负责病情稳定期患者的长期随访和管理，对危重患者，应积极进行会诊和转诊，使患者得到及时有效的治疗；对伴有并发症的患者，应根据患者的情况组建照顾团队，提供适时的监测、会诊和转诊服务。

（七）高血压的基层社区管理

1. 全科医生每次随访高血压患者均应评估以下内容　① 血压水平；② 是否存在需要紧急处理和转诊的危急情况；③ 是否有药物副作用。

2. 首次社区随访还需要完成以下任务　① 补充健康档案，完成全科医疗基层门诊接诊记录；② 确定基层管理级别和管理内容；③ 与患者及家属协商，确定管理方案，包括管理目标、随访的方式和干预措施等。

3. 基层随访中，全科医生的重点问诊内容包括　询问患者症状，特别注意是否有危急情况、新发症状和用药情况等；对不需紧急转诊的患者，询问其疾病情况和生活方式，包括心脑血管疾病、糖尿病、吸烟、饮酒、运动、摄盐情况等。重点体格检查内容包括：① 测量血压、心率、体重、腰围，计算BMI；② 包括心脏听诊、血管杂音在内的重点查体；③ 必要时行神经系统检查。然后，根据诊查结果和随访管理计划确定基层门诊实验室检查和辅助检查项目，填写高血压患者管理随访表（表8-14）。

▼ 表8-14　高血压基层管理方案

内容	目标	措施
一、管理级别	三级管理	强化管理
二、重点监测指标		
1. 血压	BP<140/90mmHg	生活方式干预为主 必要时辅以药物治疗 家庭血压监测
2. 血糖	空腹血糖<6mmol/L OGTT 2小时血糖<8mmol/L	生活方式干预为主 每3个月监测1次
3. 血脂	LDL<3.0mmol/L TC<2.6mmol/L TG<1.7mmol/L	生活方式干预为主 必要时辅以药物治疗 2个月后复查

内容	目标	措施
三、非药物治疗		
1. 减少钠盐摄入	每日食盐量逐渐降至<6g	戒掉餐中吃咸菜习惯，尽量少在外就餐，逐渐适应低盐饮食习惯
2. 体育锻炼	每周3次及以上中等强度体育锻炼，每次30分钟	晚餐后快走
3. 合理膳食	低盐低脂平衡膳食	糖尿病饮食
4. 戒烟	彻底戒烟，避免被动吸烟	1年内，逐渐达到彻底戒烟的目标
5. 限制饮酒	不饮酒	继续保持不饮酒良好习惯
6. 控制体重	BMI<24kg/m² WC<90cm	非药物治疗、半年复查
7. 心理平衡	缓解中度抑郁状态，保持心理平衡	预约下一次随访时间，重点讨论导致抑郁状态的原因和干预措施
四、药物治疗		
	控制血压 调节血脂	选用适当降压药，口服 选用适当降脂药，睡前口服
五、预约下一次随访时间	监控血压	两周后

注：OGTT.口服葡萄糖耐量试验；LDL.低密度脂蛋白；TC.血脂；TG.甘油三酯 BMI.体重指数；WC.腰围。

四、常见慢性病——COPD的基层诊断及全科医学处理

慢性阻塞性肺疾病（COPD）简称"慢阻肺"，是一种以持续气流受限为特征的可以预防和治疗的常见疾病，其气流受限多呈进行性发展，与气道和肺组织对烟草、烟雾等有害气体或有害颗粒的慢性炎症反应增强有关。急性加重与合并症会对个体患者整体疾病的严重程度产生影响。慢性气流受限由小气道疾病（阻塞性支气管炎）和肺实质破坏（肺气肿）共同引起，二者在不同患者中所占比重不同。

COPD的基层诊断主要包括COPD的分期、高危人群筛查、COPD诊断及鉴别诊断、COPD并发症和转诊指标。

（一）COPD的分期

COPD分为稳定期和急性加重期。COPD的稳定期主要指患者的咳嗽、咳痰和气短等症状稳定或症状轻微的状态。COPD急性加重期是COPD一种急性的起病过程，患者呼吸道症状超过日常变异范围的持续恶化，并需改变药物治疗方案。在这一过程中，患者常有短期内咳嗽、咳痰、气短和/或喘息加重，痰量增多，为脓性或者黏液脓性痰，可伴有发热等炎症明显加重的表现。

（二）COPD 高危人群筛查

有危险因素暴露史：

1. 年龄≥35岁。

2. 吸烟或长期接触"二手烟"污染。

3. 患有某些特定疾病，如支气管哮喘、过敏性鼻炎、慢性支气管炎、肺气肿。

4. 直系亲属中有 COPD 家族史。

5. 居住在空气污染严重地区，尤其是二氧化硫等有害气体污染的地区。

6. 长期从事接触粉尘、有毒有害化学气体、重金属颗粒等工作。

7. 在婴幼儿时期反复患下呼吸道感染。

8. 居住在气候寒冷、潮湿地区，以及使用燃煤、木柴取暖。

9. 维生素 A 缺乏或者胎儿时期肺发育不良。

10. 营养状况较差，BMI 较低。

（三）COPD 诊断标准和鉴别诊断

COPD 的诊断应根据临床表现、危险因素接触史及辅助检查等资料综合分析确定。任何有呼吸困难、慢性咳嗽或咳痰，以及有暴露于危险因素病史的患者，临床上需要考虑 COPD 的诊断。

1. 临床表现　常见症状为慢性咳嗽、伴或不伴咳痰。可有气促或呼吸困难，早期仅于剧烈活动时出现，后逐渐加重。晚期常有体重下降、食欲减退、精神抑郁和/或焦虑等，合并感染时可咳脓痰。后期出现低氧血症和/或高碳酸血症，可并发慢性肺源性心脏病和右心衰竭。COPD 的早期体征可不明显，随着疾病进展，可出现呼吸浅快、缩唇呼吸、桶状胸、球结膜水肿、口唇发绀、双下肢水肿等体征。

2. 危险因素接触史　长期吸烟或"二手烟"接触史，长期从事接触粉尘、有毒有害化学气体、重金属颗粒等工作，居住在空气污染严重或气候寒冷、潮湿地区，以及使用燃煤、木柴取暖等。

3. 辅助检查

（1）肺功能检查：吸入支气管扩张剂后的第1秒用力呼气容积（forced expiratory volume in one second，FEV_1）占用力肺活量（forced vital capacity，FVC）百分比（FEV_1/FVC）<70%，可以确定为持续存在气流受限。

（2）胸部 X 线检查：早期可无明显变化，随着病程进展可能出现肺气肿的特征。

4. 鉴别诊断　COPD 主要表现为慢性咳嗽、咳痰、气短或者呼吸困难，部分患者，特别是在重度或急性加重期可出现喘息和胸闷。COPD 常与以下慢性病进行鉴别，见表8-15。

诊断	鉴别诊断要点
COPD	中年发病；症状缓慢进展；长期吸烟史；活动后气促；大部分为不可逆性气流受限
支气管哮喘	早年发病（通常在儿童期）；每日症状变化快；夜间和清晨症状明显；也可有过敏史、鼻炎和/或湿疹；哮喘家族史；气流受限大部分可逆
充血性心力衰竭	听诊肺基底部可闻及细啰音；胸部X线片示心脏扩大、肺水肿；肺功能测定示限制性通气障碍（而非气流受限）
支气管扩张	大量脓痰；常伴有细菌感染；粗湿啰音、杵状指；胸部X线片或CT示支气管扩张、管壁增厚
结核病	所有年龄均可发病；胸部X线片示肺浸润性病灶或结节状阴影；微生物检查可确诊；流行地区高发
闭塞性细支气管炎	发病年龄较轻且不吸烟；可能有类风湿关节炎病史或烟雾接触史、CT在呼气相显示低密度影
弥漫性泛细支气管炎	大多数为男性非吸烟者；几乎所有患者均有慢性鼻窦炎；胸部X线片和HRCT显示弥漫性小叶中央结节影和过度充气征

注：COPD.慢性阻塞性肺疾病；HRCT.高分辨率CT。

（四）COPD的常见并发症

COPD常与其他疾病并存，称为并发症，会对COPD的预后产生重大影响，常见的并发症见表8-16。

▼ 表8-16　COPD的常见并发症

诊断	特点
肺动脉高压	COPD患者出现严重的气流受限时可发生肺动脉高压，常伴有慢性低氧血症，主要病理生理为慢性肺泡性低氧
气胸	COPD患者并发气胸时常有严重的呼吸困难和急性呼吸衰竭的表现。COPD患者如果突然发生呼吸困难，应该考虑气胸的可能性
肺炎	肺炎在COPD患者中的发病率高于正常人群，COPD患者存在下呼吸道气流受限和细菌寄殖，这是合并肺炎的重要危险因素
肺癌	在COPD患者中很常见。有研究表明，在轻度COPD患者中，肺癌是最常见的死亡原因

注：COPD.慢性阻塞性肺疾病。

（五）COPD转诊原则

当患者出现以下情况，建议向综合医院呼吸专科转诊：

1. 紧急转诊　当出现下列情况时，属高危患者，应尽快直接转诊至具有诊治能力的上级医院或三级医院，以争取抢救时间：① COPD患者出现严重呼吸困难；② 意识状态改变，包括意识模糊、昏睡、昏迷；③ 持续性低氧血症（$PaO_2 < 40mmHg$）或进行性加重；④ 需要有创机械通气或住院治疗；⑤ 血流动力学不稳定、需要使用升压药等情况。

2. 普通转诊

（1）因确诊或随访需求或条件所限，需要做肺功能等检查。

（2）经过规范化治疗症状控制不理想，仍有频繁急性加重。

（3）为评价COPD合并症或并发症，需要做进一步检查或治疗。

（六）COPD的基层全科医学处理

"以预防为导向"是全科医生的预防保健职责。全科医生应了解常见COPD危险因素，针对疾病发生、发展或恶化的不同阶段分别采取病因预防、三早预防和临床预防三种预防措施，通常称之为COPD的三级预防。

1. COPD的第一级预防 也称为病因预防，是在疾病尚未发生时针对致病因素（或危险因素）采取措施，也是预防疾病和消灭疾病的根本措施。全科医生在社区工作与居民密切接触的过程中，应对社区的环境、患者家庭的生活习惯、不良行为及患者个人体质等进行调查了解，通过健康教育、指导患者自我保健，预防疾病的发生。如通过戒烟宣传、减少危险因素的接触及相关疫苗的预防接种，以防止COPD的发生。大量临床研究证实吸烟危害很大，但其危害需长时间才能显现，COPD患者多是经过几十年的吸烟过程才表现出来，所以患者往往对戒烟不重视。全科医生应积极向患者及家属宣传戒烟，取得患者和家庭的理解与配合，督促患者戒烟。此外，应向患者介绍并在社区推广戒烟的方法，如咀嚼戒烟口香糖、服用伐尼克兰、尼古丁替代疗法、中医针灸、耳穴法等。

2. COPD的第二级预防 也称"三早"预防，即早发现、早诊断、早治疗。是防止或减缓疾病发展而采取的措施。这一阶段的预防可以通过普查、筛检、定期健康检查实现，是在疾病初期采取的预防措施。进行肺功能的检查，可以帮助判断患者是否存在气流受限，可以协助诊断COPD。一旦确立诊断，全科医生应向患者及家属说明检查结果，确定治疗方法，根据情况进行治疗或转专科治疗。

3. COPD的第三级预防 也称临床预防。目的是防止伤残和促进功能恢复，提高生存质量，延长寿命，降低病死率。主要包括是否戒烟、季节变换或天气变时是否注意保暖，以及是否进行家庭氧疗、药物治疗及腹式呼吸、缩唇呼吸等康复治疗；同事应为患者定期复查肺功能，评估病情发展情况。通过随访和复查，帮助患者寻找急性加重原因，督促改掉不良习惯，指导药物的调整及康复治疗，帮助患者减缓肺功能的下降，提高工作和生活质量。

（七）COPD的基层社区管理

1. 分级管理 一旦确诊COPD，即纳入COPD患者分级管理，全科医生要对社区内的COPD患者开展长期随访和复查，积累数据，建立健康档案，以提供长期、综合的医疗服务。定期对COPD患者进行随访与评估，建议对重度以上COPD（FEV_1占预计值百分比 <50%）患者每6个月检查1次，对轻度/中度COPD（FEV_1占预计值百分比 ≥50%）患者每年检查1次。检查内容应包括以下方面：

（1）吸烟状况（一有机会就提供戒烟疗法）。

（2）肺功能（FEV_1占预计值百分比）是否下降。

（3）吸入剂使用方法：多达90%的患者存在吸入技术不正确的问题，在采用定量定压式气雾器时尤其常见。因此，需要在每次随访时检查患者的吸入剂使用技术，并在必要时更正。在使用定量定压式气雾器时使用储雾罐会显著提高药物在肺部的沉积量。

（4）患者了解其疾病以及自我管理的能力。

（5）急性加重频率：每年≥2次为频繁加重，考虑专科医生转诊。

（6）运动耐量：改良呼吸困难分级（modified medical research council，mMRC）3级或以上，应转诊进行肺疾病康复。

（7）BMI：过高或过低，或随时间变化，为不良预后指标，考虑饮食干预。

（8）血氧饱和度：如果吸入空气血氧饱和度<92%，转诊专科医生进行血氧评估。

（9）疾病的心理影响：采用量表工具量化焦虑或抑郁程度，并提供治疗。

（10）并发症：出现肺源性心脏病等并发症，为不良预后指标，应转诊专科医生。

2. 急性期和慢性迁延期 COPD在急性期和慢性迁延期，以控制感染、祛痰、镇咳为主，伴发喘息时追加解痉平喘的治疗，应向患者讲解药物的治疗作用、用药时间、注意事项，以及有可能出现的不良反应，以便及早发现，及时处理。教育患者抗菌药物是治疗COPD细菌感染急性加重的重要措施，但在COPD稳定期不需要应用抗菌药物，指导患者避免盲目应用，教会其识别COPD的急性期和稳定期，以利于患者一旦出现症状能及时就医。吸入支气管扩张药可直接达到作用部位，剂量小、起效快、全身不良作用小。虽然COPD的气流阻塞大多是不可逆的，但大多数病例吸入支气管扩张药后FEV_1增加，所以应教会患者有效吸入药物的方法和使用时机的选择。应指导患者在出现咳嗽、咳痰时不要盲目使用镇咳药，更不要应用强力镇咳药，因其可诱发痰液潴留，加重病原微生物感染和增加气道阻力，明确应在医生指导下应用温和镇咳药物。

学习小结

1. 老年慢性病具有病程长、终身为患、起病隐袭、多器官受累等特点，与基层全科医生的连续性、可及性、综合性、主动性、协调性等医疗服务特性相吻合。故基层全科医疗是慢性病控制的主要力量。

2. 基层医疗是公众有健康需求时的首诊承担者。全科医生有机会对慢性病患病前的特殊群体进行早期的预防。鉴别筛查出慢性病的可疑患者或可疑未来患者，予以早期干预，延缓慢性病的发生，防止慢性病的进展，从而降低患病率。

3. T_2DM、高血压、COPD均是基层常见的慢性病，全科医生应通过T_2DM、高血压、COPD

防治知识宣传教育、提倡健康的生活方式、重点人群筛查来预防疾病的发生；通过定期健康检查、随访复查来防止或减缓疾病发展；通过对症治疗和康复治疗，防止伤残和促进功能恢复，提高生存质量，延长寿命，降低病死率。

（庞昶）

复习
思考题

1. 基层常见慢性病全科医学处理原则有哪些？

2. 糖尿病"五驾马车"方案的内容有哪些？

3. 高血压高危人群筛查对象有哪些？

4. 高血压的第一级预防、第二级预防、第三级预防分别是什么？

5. COPD 鉴别诊断疾病有哪些？

6. COPD 常见并发症有哪些？

7. 单选题

（1）需转诊的糖尿病患者是

    A. 长期接受抗抑郁药物治疗者，血糖高于正常标准

    B. 血糖高，恶心、烦躁、心悸

    C. 血糖控制2次随访不能达标的患者

    D. 应用激素时伴有血糖增高

    E. 以上均是

（2）不属于2型糖尿病患者需控制的指标是

    A. 血压

    B. 血脂

    C. 糖化血红蛋白

    D. 肺功能

    E. 体重指数

（3）不符合高血压患者社区转出标准的是

    A. 合并严重的临床情况或有靶器官损害需进一步评估治疗

    B. 怀疑继发性高血压患者

    C. 妊娠和哺乳期妇女

    D. 高血压急症及亚急症

    E. 合并左心室肥厚的稳定高血压患者

（4）下列不属于高血压第一级预防措施的是

    A. 减少钠盐摄入

    B. 不吸烟

    C. 群控制体重

    D. 低钾饮食

    E. 不过量饮酒

（5）下列关于COPD症状描述不正确的是

    A. 起病缓慢，病程较长

    B. 咯血

    C. 有咳嗽、咳痰等慢性支气管炎的症状

    D. 早期可有活动后气短

    E. 稍活动即呼吸困难，提示有重度肺气肿

单选题答案：（1）E；（2）D；（3）E；（4）D；（5）D

第三节　基层急危重症的处理

学习目标

知识目标
1. 掌握基层急危重症的识别、分类与处理原则；现场急救处理常用方法；转诊指征与运送方法。
2. 熟悉药物过敏反应；低血糖症状；运送的注意事项。
3. 了解海姆利克手法急救；急性中毒的早期识别与救治。

能力目标
1. 独立完成基层常见意外事件的现场处置。
2. 制定本单位急危重症处置的预案。
3. 把急危重症处置新进展应用于实际案例。

素质目标
1. 坚持"时间就是生命"的急救原则。
2. 养成不断跟踪学习急危重处理新进展的习惯。
3. 关注急危重症患者社区康复的心理问题。

　　高热、中毒、抽搐、晕厥、创伤、淹溺、触电、烧伤等是社区常见的意外事件。全科医生具有贴近社区的特点，相较于专业急救人员，常首先到达现场，是急救医疗体系（emergency medical service system，EMSS）重要的起始环节，是"生存链"的第一链。全科医生熟练掌握社区常见急危重症诊断与处理原则，可有效提高院外患者救治成功率。

一、分类

（一）创伤

　　创伤是青壮年人群的首位死亡原因，在所有人群中是第5位死亡原因。创伤后死亡有3个高峰：第1高峰在伤后数秒至数分钟，约占50%，称现场死亡，具有死亡率高、快速死亡的特点，医疗干预很困难；第2高峰在伤后数小时内，约占30%，称早期死亡，这个高峰是医疗干预的黄金时期，也是全科医生发挥重要作用的时期，早期合理干预可以显著降低死亡概率，"黄金时间"内给予正确处理可使死亡概率下降10%；第3高峰在创伤24小时后，常在伤后1～4周内，占10%～20%，称后期死亡，为院内急救的主要救治范畴。

　　在各类创伤中，单纯的软组织损伤、四肢骨折或关节脱位的伤情比较简单明确，可仅表现为局部轻至剧烈的疼痛、皮肤或黏膜破坏、因出血及皮下淤血而迅速出现的血肿等；而交通伤、工业伤、农业伤及战争伤，大多为多发性创伤。多发性创伤常简称"多发伤"，是指在同一致伤因子作用下，引起身体2处或以上解剖部位或脏器的创伤，其中至少有一处损伤可危及生命。多发性创伤具有伤情严重、致死率高的特点，应注意评估头、胸、腹部损伤，观察神智与瞳孔。胸腹损伤的患者往往合并失血性休克与张力性气胸，是多发性创伤早期死亡的重要原因。

（二）意外伤害

1. 溺水 溺水（drowning）是指人淹没或沉浸于液体介质中，液体介质和液体介质中的污泥、杂草等堵塞呼吸道或因反射性喉、气管、支气管痉挛引起通气障碍而窒息，导致机体缺氧和二氧化碳潴留。淹溺是青少年意外伤害致死的首位原因。

溺入淡水者，低渗淡水经肺泡、肺毛细血管进入血液循环，引起血液稀释、血容量增加和溶血、血钾增高，可出现心力衰竭，高钾血症是早期猝死的主要原因；溺入海水者，高渗海水进入肺内，使大量体液渗入肺间质及肺泡，引起急性肺水肿，血钾浓度一般变化不大，可出现呼吸衰竭。不论吸入淡水或海水均可因肺泡表面活性物质的破坏而出现肺不张、肺水肿、低血氧、呼吸和/或代谢性酸中毒。

2. 烧伤 烧伤（burn）是一种由物理或化学因素，如热力、化学、电流及放射线等引起的常见的外伤性疾病。

在发展中国家，烧伤是常见的损伤。烧伤按致伤原因可分为4类：热伤、电烧伤、化学烧伤和放射烧伤。其中热伤最常见，就是习惯上所称的"烫伤"，是指由于沸液（沸水、沸油）、蒸气等所引起的组织损伤。烧伤者的创面常可被细菌感染，导致脓毒症休克，危及生命。

3. 电击伤 电击伤（electrical injuries）常见于因接触一定量的电流或被闪电（雷电）与电弧击中，造成全身和局部损伤或功能障碍，严重者可导致死亡。

闪电、接触裸露的家用电线、某些带电体或意外事故中折断的电线等均可引起电击伤。电击伤有电流进口（电源点）及出口（接地点），人体接触电源处为进口，踩地处为出口。受触电时间长短、电压强度、电压性质等的差异，对人体组织产生不同程度的损伤。

4. 急性中毒 有毒化学物质进入人体，在起效部位积累到中毒量而产生损害称为中毒（poisoning）；有毒化学物质的毒性较大或大量毒物短时间进入人体，使机体受损，迅速引起临床表现甚至危及生命，称为急性中毒（acute poisoning），患者会出现呕吐、嗜睡、昏迷、发绀、呼吸困难等症状，诊断急性中毒需明确毒物的化学名称、中毒途径、程度及并发症。按毒物性质，中毒可简单地分为化学品中毒与生物品中毒两大类，前者包括强酸、强碱、硫化氢、一氧化碳、有机磷杀虫剂、安眠药、乙醇及重金属中毒等；后者包括食物中毒和动物咬伤（如毒蛇、毒虫、黄蜂等）中毒。

5. 异物吸入 异物吸入（foreign body aspiration）多见于儿童，是小儿心搏骤停的常见原因之一。异物吸入可出现吸气性呼吸困难、发绀，甚至呼吸衰竭和心搏骤停。复苏的重要环节是紧急排除异物，重新开放气道通畅。

6. 跌伤 各年龄层次的人都可以发生跌伤（falling injury），其中65岁以上老年人占跌伤所致死亡的60%。跌伤的危险因素包括：① 地板不平或滑、光线不足等环境因素；② 骨质疏松、虚弱等抵御伤害的能力下降；③ 慢性病的影响，如心、脑血管病、糖尿病、贫血、颈椎病、中耳病变等使身体的平衡性差。此外，药物的影响，如降压药、降糖药、胰岛素、抗抑郁药等均可引起跌倒，长期服用镇静催眠药也会增加老年人跌伤的危险。

（三）急性未分化疾患

1. 心搏骤停　心搏骤停（cardiac arrest，CA）是指由不同原因引起的心脏射血功能突然停止，表现为意识丧失、动脉搏动消失、呼吸停止或点头样呼吸。根据地点分为院外和院内心搏骤停，其心电图改变包括心室颤动、无脉性室性心动过速、无脉性心电活动（pulseless electrical activity，PEA）和心室静止四种。心搏骤停可因多个系统的疾病引起，其中冠心病最常见，须重点关注的可逆性病因有张力性气胸、心脏压塞、中毒、肺栓塞、冠心病、低血容量、低氧血症、酸中毒、高血钾或低血钾、低温。心脏性猝死（sudden cardiac death，SCD）指未能预料的突发心脏急性症状，发病1小时内由心脏原因导致的自然死亡。美国每年发生心脏性猝死超过30万人；我国流行病学调查资料显示每年至少54万人发生心脏性猝死。男性较女性多见。多数心脏性猝死患者有器质性心脏病，80%左右由冠心病及其并发症引起，5%～15%由各种心肌病引起。早期识别启动应急反应系统、即时高质量心肺复苏、快速除颤、高级心肺复苏、心搏骤停自主循环恢复后治疗、康复是院外心搏骤停患者生存的关键环节。

2. 急性腹痛（acute abdominal pain）　是社区全科医生经常遇到的症状之一。起病急、变化快、病因繁复，易误诊、漏诊。急性腹痛最常见的病因包括急性胃肠炎、急性胆囊炎、急性胰腺炎、急性阑尾炎、胃或十二指肠穿孔，肾、输尿管结石等，育龄女性要警惕宫外孕等妇科急腹症，老年患者出现上腹部疼痛，需注意排除急性冠脉综合征。

3. 急性消化道出血　基层医疗卫生服务机构常能遇见因呕血和/或黑便就诊的患者，急性消化道出血属于临床常见的急重症，多见于胃、十二指肠溃疡或贲门撕裂患者，具有起病急、进展快、病情危重、出血量大等特点，如果处理不及时将危及患者的生命。出血量在5～70ml可以出现大便潜血试验阳性或黑粪；胃内储血量250～300ml，可出现呕血；出血量在500ml以上者，称为大量出血。消化道出血可出现血流动力学改变，甚至出现休克，需积极抗休克治疗。

4. 晕厥（syncope）　由多种因素引起的脑部缺血、缺氧的一过性意识丧失，伴有肢体肌张力消失，以致不能维持正常姿势，称为晕厥。此时各种反射仍然存在，典型晕厥发作意识丧失持续时间一般不超过20秒，少数可持续几分钟，是社区常见的急症之一。大多数晕厥发作前有前驱症状，表现为恶心、胸闷、头晕、面色苍白、出冷汗，此过程仅为数秒至1～2分钟，此时如患者立即平卧，片刻即能缓解。晕厥的诊断主要是病因诊断，社区医生应通过病史、体格检查（包括直立位血压测量）和心电图检查对晕厥患者进行初步评估，做出倾向性诊断。

5. 中暑　中暑（heat stroke）是指在高温和热辐射的长时间作用下，机体体温调节障碍，引起水、电解质代谢紊乱及神经系统和心血管功能障碍为主要表现的热损伤性疾病。按病情轻重可分为先兆中暑、轻症中暑和重症中暑。重症中暑根据发病机制和临床表现的不同又可分为热射病、热痉挛和热衰竭。有时气温虽未达到高温，但由于湿度较高和通风不良，亦可发生中暑。

（四）其他

1. 药物过敏反应（anaphylactic drug reaction）　又称药物反应（drug reaction），以药疹或药物性皮炎最为常见，可合并恶心、呕吐、腹泻等临床症状，重症患者可突发过敏性休克，如少数患者在应用青霉素等药物或注射血清等异体蛋白后即刻至半小时内，出现面色苍白、呼吸困难、血压下降、意识不清等，严重者可致死亡。

2. 低血糖症　对于非糖尿病患者，血糖<2.8mmol/L；接受药物治疗的糖尿病患者，血糖≤3.9mmol/L，即属低血糖症（hypoglycemia）。其临床表现与血糖水平及血糖下降速度有关，可表现为如心悸、冷汗、饥饿感等，严重者可出现神智改变、认知障碍、抽搐和昏迷。老年人发生低血糖时，临床症状常不典型，需要注意鉴别，床旁快速血糖检测可明确诊断。

3. 动物咬伤和蜇伤　多数动物咬伤是人类熟悉的动物（宠物）所致，蜇伤常见为节肢动物蜇伤。人体被毒蛇、毒虫和黄蜂等有毒动物咬伤或蜇伤后，毒液可引起中毒。轻者伤口周围疼痛、肿胀和变色，重者可导致内出血和心脏、肺、肾等器官衰竭，造成死亡。社区早期清创和使用拮抗剂（如蛇毒血清）可明显减轻中毒症状。

二、基层急危重症的处理原则

（一）原则

1. 如发生地震、火灾等自然灾害，全科医生应协同专业救护人员进行现场急救。

2. 对轻度外伤者，全科医生可判断伤情予以处理后，让患者返回家中随访。随访期间如伤情有变化，即应转诊。

3. 对严重创伤者，经现场初步急救处理后及时转诊。

4. 对意外受伤者，除现场处理后转诊外，还需通报当地公安部门。

5. 对有自杀倾向的抑郁症患者，除请心理医生治疗外，还要叮嘱家属严密看护，安抚好患者，避免意外事件发生。对已发生自杀行为者，除对患者就地施救外，还应及时报告急救中心和公安部门。

6. 对于一般的急病类或慢性病急性发作者，全科医生应在条件许可的范围内先做一些简单检查及对症处理。如症状不缓解或病情反复者，应及时转诊。

（二）识别与处理

1. 心搏骤停　当患者突然出现意识丧失、大动脉搏动消失、呼吸停止，可以判断为心搏骤停，应立即进行心外按压和人工通气，呼叫其他医务人员协助并取得除颤器，根据情况予以除颤，给予肾上腺素等药物，同时分析可能引起心搏骤停的原因。

2. 重度哮喘　支气管哮喘的主要诊断依据：① 反复发作喘息、气急、伴或不伴胸闷或咳嗽，多与接触变应原、冷空气、物理化学性刺激、上呼吸道感染、运动等有关；② 发作时双肺可闻及散在或弥漫性的哮鸣音，吸气时相延长；③ 症状可自行或在药物治疗后缓解；④ 除外其他疾病所引起的喘息、气急、胸闷或咳嗽。

对于有支气管哮喘病史的患者，要密切注意并发现病情恶化或加重的早期迹象，防止哮喘性死亡事件发生。高危患者包括：既往发作后有气管插管史者；近1年来因哮喘发作而急诊就诊或住院者；每个月需定量吸入沙丁胺醇（或等效药物）气雾剂2支以上者；目前正使用或最近停用口服激素者；目前未使用吸入激素者；有心理问题，包括使用镇静剂者；对治疗依从性差者；有食物过敏史者。基层全科医生为这些患者建立健康档案时，以及患者就诊或定期复查取药时，要对此高度重视，一定要做到详细问诊，及时发现早期危险信号。

一旦发现哮喘急性加重：① 要立即给予吸氧，可经鼻导管或面罩吸氧，使血氧饱和度维持在92%~95%；② 吸入速效 β_2 受体激动剂，如沙丁胺醇、特布他林等；③ 全身激素，如甲泼尼龙80~160mg/d或氢化可的松400~1 000mg/d，分次使用，同时做好转院准备。

3. 休克　休克是由多种原因引起的全身性和局部性的组织低灌注，导致细胞缺氧、功能损伤和多器官功能障碍，是一种多因素综合征。休克主要表现为低血压（收缩压<90mmHg或脉压<30mmHg），原有高血压者收缩压较基础水平下降30%以上，表情淡漠、烦躁不安或躁动、反应迟钝、皮肤湿冷或大汗、面色苍白、尿量减少或无尿、呼吸加快、脉搏微弱、心动过速等，应当引起注意的是长期服用 β 受体阻滞剂的患者心率可无明显增加，感染者可表现为发热或体温正常，但肢端湿冷。

当发现患者有上述休克表现时，除心源性休克外，补液都是最基本的治疗方法。最好建立两条静脉通路或是一条较粗的静脉通路，补液时一般先给晶体液，建议使用平衡晶体液而不是生理盐水，通常在充分补充晶体液后再考虑给予胶体液，如白蛋白等。如果是判断是过敏性休克，应立即给予肾上腺素0.3~0.5mg（1:1 000）肌内注射，并根据病情酌情在5~15分钟后重复用药，同时给予液体复苏和激素治疗。休克是严重的急危重症疾病，全科医生识别并初步处理后需积极向上转诊患者。

4. 意识障碍　意识障碍是指人体对周围环境及自身状态的识别和察觉能力出现障碍，多由于高级神经中枢功能活动（意识、感觉、运动）受损伤引起，严重的意识障碍表现为昏迷。对意识障碍的患者首先要注意生命体征，如意识状态、呼吸、血压、脉搏等；保持昏迷体位，避免呕吐物所致误吸；采取紧急措施清除气道分泌物或异物，保持呼吸道通畅永远是第一优先的处置方式，必要时给予吸氧和气管插管，进行有效的通气；建立静脉通路，维持循环稳定；再迅速分析病因，进行有针对性的病因治疗，如有颅压增高症状者给予利尿剂或甘露醇。

既往史和发病的急缓、外伤史、酗酒史、用药史等对病因诊断具有重要的价值。例如，突然昏迷应考虑脑出血、脑栓塞或高血压脑病；昏迷前有剧烈头痛、呕吐者考虑脑出血、蛛网膜下腔出血；有糖尿病史者考虑是否为低血糖或糖尿病高渗状态；结合用药史和平素精神状态注意是否有安眠药中毒。

5. 呼吸困难　呼吸困难是指者自觉空气不足、呼吸费力或气急、胸闷等，临床表现为呼吸频率、深度和节律的改变，严重者有端坐呼吸和发绀。呼吸困难病因很多，一般分为肺源性呼吸困难、心源性呼吸困难、中毒性呼吸困难和神经精神性呼吸困难。在呼吸困难的诊断中，突然发作者多见于自发性气胸、肺水肿、支气管哮喘、急性心肌梗死和肺栓塞等；夜间阵发性呼吸困难以急性心力衰竭多见；呼吸困难合并胸痛、晕厥、咯血、呕血者多提示病情危重。另外要注意是否存在其他不稳定状况，如低血压、意识障碍、低氧血症或不稳定性心律失常。

对急性呼吸困难需尽早处理。当发现患者呼吸频率>24次/min或<8次/min时，要立即给予吸氧，保持呼吸道通畅，开放气道，清除气道内分泌物或异物，必要时给予气管插管，打开静脉通道，有气管痉挛者给予 β_2 受体激动剂。病因治疗是解决呼吸困难的根本方法，考虑急性肺水肿

者给予利尿剂、硝酸酯类等药物。

6. 急性腹痛　急性腹痛具有起病急、变化快、病情重的特点，如果得不到及时诊断和处理，会产生严重后果。一般按病变的性质分为：炎症性、穿孔性、出血性、梗阻性、缺血性和创伤性。炎性腹痛常见于急性阑尾炎、急性胆囊炎、急性胰腺炎、急性坏死性肠炎、急性盆腔炎等；穿孔性腹痛常见于胃十二指肠溃疡穿孔；梗阻性腹痛常见于肝内外胆管结石、胆绞痛、胆道蛔虫症、肠梗阻、肠套叠、嵌顿性疝、肾输尿管结石；出血性腹痛常见于腹主动脉瘤破裂、异位妊娠破裂、肝癌破裂出血等；缺血性腹痛主要有肠系膜动脉栓塞症、缺血性肠病、卵巢囊肿蒂扭转等。腹痛的识别主要根据腹痛的性质、疼痛程度、腹痛部位，以及是否有转移性疼痛或放射痛；腹痛的部位多与相应的脏器有关，急性腹痛伴有失血性或脓毒症休克、伴有急性腹膜炎者多提示病情危重。

对于急性腹痛的患者，尤其是伴有休克或腹膜炎表现的患者，要立即监测生命体征，纠正休克。注意慎用镇痛药，应用镇痛药应密切观察病情。

三、现场急救

（一）急救原则

1. "时间就是生命"　全科医生在现场抢救时应强调"时间就是生命"的观念。通过患者的症状搜寻和认识致命性问题，发现或预测可能出现的危象，采取紧急措施挽救和维持生命；而不应首先去明确疾病的诊断，寻找支持诊断的依据，然后再施以治疗。

2. 判断分级伤情　在火灾、交通事故、地震、空难、暴风雨、泥石流、化学事故等大的自然灾害或人为事故时，往往因伤员太多而救护力量不足。全科医生应与急救人员合作，接诊创伤患者后，应根据患者的受伤史、局部症状及全身反应迅速做出初步诊断。首先，判断有无危及生命的紧急情况（呼吸道是否畅通、有无循环功能不足、大出血及休克）；其次，不要因局部伤情而忽视对身体其他部位的检查。为了不遗漏重要伤情，检查时可以"CRASH PLAN"作为指导：心脏（cardiac），呼吸（respiratory），腹部（abdomen），脊髓（spinal），头颅（head），骨盆（pelvis），四肢（limb），动脉（arteries），神经（nerves），数分钟内对呼吸、循环、消化、泌尿、脑、脊髓以及四肢骨骼等各系统进行必要的检查，随后按各部位伤情的轻、重、缓、急，安排抢救顺序。

一般根据伤情可分4类：① 绿色为生命体征正常，轻度损伤，能步行；② 黄色为中度损伤；③ 红色为重度损伤，收缩压 <8kPa（60mmHg），心率 >120次/min，有呼吸困难及意识不清；④ 黑色为遇难死亡伤员。应分别将黑、红、黄、绿4种不同的标记挂在伤员的胸前或绑在手腕上。对轻度损伤者给予就地处理后，可留在基层医疗卫生机构或家中继续观察及随访；对中、重度伤者必须进行初步的现场急救，如心肺复苏、止血、骨折的固定等，再尽快送往附近的专科或综合性医院治疗。

3. 按需脱离现场　现场急救的主要目的是除去威胁受伤者生命安全的因素，然后再采用其他抢救措施。因此，全科医生应与其他救护人员通力合作，帮助伤员迅速离开现场。如火灾的受伤者，可以就地打滚，用身体压灭火苗或用棉被、毯子、大衣等覆盖以隔绝空气灭火。在对电击伤者急救时，必须利用现场不导电的物件，挑开引起触电的线路，或者关闭开关及拉下电器设备插头，使伤员脱离电源。而对于一氧化碳中毒者，应尽快使患者脱离现场，保持呼吸道通畅，让其呼吸新鲜空气等。

（二）关键步骤

现场急救的关键内容包括生命体征的维持、保持呼吸道通畅、包扎止血、骨折固定等。全科医生在现场应：

1. 简要、重点询问病史　向伤者及事故目击者询问受伤时间、受力方式、撞击部位、有无昏迷等病史。

2. 迅速判断有无威胁生命的征象　全科医生抵达现场后应先做快速、全面的检查，及时评估伤者神志、瞳孔、呼吸、心跳、血压及出血情况。优先处理下述3种凶险情况：呼吸道阻塞、出血和休克。对心搏骤停者，应立即施以心肺复苏；对于昏迷者，保持其呼吸道通畅的同时观察和记录神志、瞳孔、呼吸、脉搏和血压的变化。

3. 保持气道通畅，防止窒息　及时清除口咽异物，吸净气管、支气管中的血液和分泌物。昏迷患者可用口咽通气管，必要时可气管插管，予以辅助通气。

4. 外出血的处理　立即予以包扎、止血，如为面色苍白、皮肤湿冷、脉搏微弱、血压偏低的低血容量性休克，应迅速建立两条静脉通路，快速输入平衡晶体液1 000 ~ 2 000ml。

5. 骨折的处理　四肢长骨骨折可用小夹板、树枝及木棍、板等固定。固定的范围要超过骨折的上、下关节，以减轻搬运过程中的疼痛及周围软组织、血管、神经的进一步损伤。如社区的条件许可，开放性骨折应尽早清创，以免伤口再污染，增加继发急性骨髓炎的可能。

（三）**常用方法**

1. 心肺复苏　院外心搏骤停患者复苏能否成功，很大程度依赖所在社区的全科医生、目击旁人的急救能力和社区急救设备的配置。全科医生和非专业救护人员必须识别出心搏骤停、进行呼救、开始心肺复苏并给予除颤。

综合2020年美国心脏学会、2021年欧洲复苏委员会、2022年国际复苏联合会关于心肺复苏建议，实施成人心肺复苏的关键问题和重大变更包括下列内容：

（1）记忆：强化流程图和视觉辅助工具，为基础生命支持（basic life support，BLS）和高级生命支持（advanced life support，ACLS）复苏场景提供易于记忆的指导。

主要流程图和视觉辅助工具更新包括：① 院内和院外心搏骤停生存链添加第六个环节，即康复环节；② 更新通用成人心搏骤停流程图，强调早期肾上腺素给药对不可电击心律患者的作用；③ 针对非专业施救者和经过培训的施救者新增两个阿片类药物相关紧急情况流程图；④ 更新心搏骤停自主循环恢复后治疗流程图，强调需要预防高氧血症、低氧血症及低血压；⑤ 新增示意图用于提供神经预测指导和相关信息；⑥ 新增孕妇心搏骤停流程图。

（2）启动：再次强调非专业施救者尽早启动心肺复苏的重要性。再次强调调度人员须快速识别可能的心搏骤停，并立即向呼叫者提供心肺复苏指导（即调度员指导下的心肺复苏）

（3）步骤：再次确定了单一施救者的施救顺序，即单一施救者应先开始胸外按压再进行人工呼吸（CAB而非ABC），以减少首次按压的时间延迟。单一施救者开始心肺复苏时应进行30次胸外按压后做2次人工呼吸。

（4）质量：继续强调了高质量心肺复苏，包括成人胸外按压速率是100～120次/min；幅度是至少5cm，但不超过6cm；保证每次按压后胸廓完全回弹，避免在按压间隙倚靠在患者胸部；尽可能减少按压中断，保证按压占比（chest compression fraction, CCF）大于60%，最好大于80%；避免过度通气。建议利用实时视听反馈作为保持心肺复苏质量的方法。在ACLS复苏期间持续测量动脉血压和呼气末二氧化碳可能有利于提高心肺复苏质量。

（5）除颤：强调规范和个体化，不建议常规使用双重连续除颤。

（6）药物：再次确认有关肾上腺素给药的问题，重点强调对非除颤节律心搏骤停患者应尽早给予肾上腺素。确认静脉通路是复苏期间给药的首选路径，如果不能建立静脉通路，也可采用骨内通路。

（7）复苏后治疗：自主循环恢复后的患者救治需要重点强调氧合情况、血压控制、经皮冠状动脉介入评估、目标体温管理以及多模式神经预测。

（8）康复：心搏骤停患者出院后需经过较长恢复期，应定期评估其生理、认知和社会心理需求并给予相应支持。

（9）复苏者：针对每例心肺复苏患者，应组织非专业施救者、EMSS急救人员和医院医护人员等所有参与急救人员进行分析总结，可能有益于呵护参与者的身心健康

（10）特殊人群：孕妇心搏骤停抢救以孕产妇复苏为重点，必要时准备及早实行紧急剖宫产，以挽救婴儿生命并提高母体复苏成功率。

2. 海姆利克手法（Heimlich maneuver） 此方法适用于气道被堵后已失去咳嗽能力的患者，其施救的原理是靠腹肌收缩造成胸腔内压力变化，从而产生气流冲击气道而带出异物。具体方法如下：① 站在患者的背后，将其拦腰抱住；② 双手抱拳，右拳的拇指侧顶在患者的上腹部正中线上；③ 快速向后、向上冲击腹部，直至异物随气流冲击而被带出，冲击要迅速有力，可反复进行；④ 成功后要确认异物咳出，若异物仍在口腔内则须及时清除。对于意识完全丧失的昏迷患者，不适合用该法急救，而应先设法人工通气，再择机取出异物。若气道梗阻较轻，能维持通气功能，则不用此法，而应及时到就近医院诊治。另外需要注意的是，患者进餐时发生哽咽有时并非因为气道受阻，而是食物嵌顿在食管内，此时应仔细观察呼吸情况，不能贸然施行该手法，因用力施压于腹部，可增加食管内压，甚至造成食管破裂等严重并发症。

四、转诊和院前运送

因现场急救技术、设备和药品等条件有限，全科医生在现场对伤病员进行初步处理及建立有效的呼吸与循环后，应将部分患者转运到就近的医疗单位或专科医院，使患者获得进一步的检查及治疗。

（一）转诊指征

1. 在地震、火灾、车祸等事故中，应按伤情分批转运。

2. 因溺水、重度电击伤及因其他原因引起心搏骤停者，在现场经心肺复苏，生命体征平稳后，宜及时转诊。

3. 休克、意识障碍、呼吸困难、严重的心脑血管病、大出血和重度烧、烫伤者。

4. 多发性创伤及骨折者。

5. 各种中毒者，经处理后症状好转，但仍需转院明确毒物的性质。其中，中、重度一氧化碳中毒者，应送往专科医院进行高压氧治疗。

6. 被毒蛇、毒虫咬伤者，遵循脱离、识蛇、解压、镇定、制动、包扎、禁忌、呼救、止痛等现场处理后，紧急转送至综合性医院进一步治疗。

7. 对眼、气管、支气管异物，处理困难者须立即转入专科医院治疗。

8. 原因不明的晕厥、癫痫、咯血、呕血、便血等，经全科医生治疗后，症状缓解或消失，仍应转诊以明确诊断。

9. 高热疑为重症感染、烈性传染病者，在给予降温的同时，应积极组织转院。

10. 腹痛原因不明、症状未缓解者，随访过程中腹痛程度发生变化、病情有反复者。

11. 其他经全科医生判断需要转诊的情况。

（二）重危患者的运送方法

全科医生对重危患者进行现场急救后，应根据伤情不同而合理地送入最近、适合的医疗机构，以便进一步检查及治疗。对某些急症，如急性心肌梗死、多发性创伤、气管异物等，应送入有处理经验的专科医疗中心，使患者获得更好的诊治。因此，全科医生应对所在省、市、地区综合性或专科医院的专业特点、医疗设施、医疗水平有比较详细的了解，以便在运送伤病员到医院前与接诊人员联系，让伤员到达后能得到及时、有效的治疗。迅速、安全地运送伤员是成功的院前急救的重要环节，而错误的搬运方法可能造成附加损伤。运送的注意事项包括：

1. 途中既要快速，又要平稳安全，避免颠簸。一般伤者的头部应与车辆行驶的方向相反以保持脑部供血。

2. 伤病员的体位和担架应固定良好，以免紧急刹车时加重病情。

3. 伤病员在车内的体位要根据病情放置，如平卧位、坐位等。

4. 腹腔内脏脱出的伤员，应保持仰卧位，屈曲下肢，腹部保温。

5. 骨盆损伤的伤员，应仰卧于硬板担架上，双膝略弯曲，其下加垫。

6. 疑有脊柱骨折的伤员，应由4人同侧托住伤员的头、肩背、腰臀部及下肢，平放于硬板上。

7. 疑有颈椎骨折及脱位，搬运患者时，应由一人扶持、固定头颈部，保持颈椎和胸椎线一致，切勿过屈、过伸或旋转。伤者应躺在硬板担架上，颈部两侧各放置一沙袋，使颈椎在运送过程中处于较固定的状态。

8. 如果伤者有以下危险因素，应怀疑其可能合并脊髓损伤：① 年龄在65岁以上；② 车祸中的司机、乘客、行人，包括摩托车或自行车撞击；③ 从超出身高的地方坠落；④ 四肢麻木；⑤ 颈部或后背疼痛或压痛；⑥ 躯干及上肢的感觉消失或肌肉无力；⑦ 不完全清醒或极兴奋；⑧ 其他的疼痛性损伤，尤其头部和颈部。转运时，要用手固定患者的头部限制颈椎的运动，使头、颈及脊椎的运动减到最少。

9. 昏迷、呕吐患者应取头低位且偏向一侧，防止呕吐物吸入呼吸道引起窒息。

10. 鼻腔异物者，应保持低头姿势，以免异物掉入气管中。

11. 如果患者有休克表现，将患者置于仰卧位，腿部抬高30°～45°。如果移动或改变体位导致患者不适，则不要抬高腿部。

对于重危患者，全科医生最好护送患者到医院。转运患者前，全科医生应向家属说明转诊的目的及途中可能发生的情况，还应与转诊医院急诊室电话联系，使患者到达后即能得到诊断和治疗。随车还应备足途中所需氧气、抢救药品及器械。转运途中，应注意观察血压、脉搏、呼吸等重要生命体征，并继续给予吸氧、补液等支持治疗，详细记录现场及途中抢救经过，心搏骤停时间，心肺复苏过程，用药的时间、品种、剂量和出入液量等。到达目的医院后，向接诊医生递交抢救记录，做详细的介绍。

（三）后续的全面照顾

重症患者经及时的现场急救和专科医生的积极治疗，生命脱离了危险，但有的因骨折造成高位截瘫或肢体缺失；有的因严重的烧、烫伤而留下瘢痕及畸形，呈不同程度的残疾等，在经专科治疗后常需返回家中由全科医生给予后续的照顾。此时，需注意除了医药方面的处理外，患者由于性格变化、悲观厌世，使整个家庭笼罩在疾病的阴影中，全科医生应充满爱心、耐心、同情心，与心理医生、康复师一起帮助患者进行积极的心理及躯体康复，最大限度地恢复肢体功能和社会功能，为他们重返社会创造基本条件。全科医生还应告知患者的亲属，要充分理解患者的心理感受，避免患者受不良刺激，协助配合治疗，给予患者心理上的支持。

学习小结

1. 创伤死亡第2高峰在伤后数小时内，是医疗干预的黄金时期，也是全科医生发挥重要作用的时期，早期合理干预可以显著降低死亡概率。

2. 常见意外伤害及急性未分化疾患等都是社区常见急症，其中全科医生应熟练识别其特点与基层处理方案，如淹溺、电击伤、心搏骤停、晕厥、休克等。

3. 全科医生现场抢救强调"时间就是生命"的观念。首先应通过患者的症状搜寻和认识致命性问题，采取紧急措施挽救和维持生命；而不应先去明确疾病的诊断，寻找支持诊断的依据，然后再施以治疗。

4. 全科医生应熟悉各类急症的转诊指征与运送方法。争分夺秒，完成"生存链"的第一链工作，有效提高院外患者救治成功率。

（李章平）

复习思考题

1. 基层危急重症有何特点?
2. 简述基层危急重症的分类。
3. 简述基层急危重症的处理原则。
4. 现场急救需要注意哪几方面?
5. 根据最新心肺复苏相关指南,高质量心肺复苏包括哪几项关键内容?

6. 单选题

(1) 患者,男性,30岁。车祸后四肢瘫痪,并出现低血压,血常规示血红蛋白正常。休克类型最可能是
A. 心源性休克
B. 梗阻性休克
C. 低血容量性休克
D. 感染性休克
E. 分布性休克

(2) 患者,女性,60岁。因"口干、吞咽困难、排尿困难"入院,查体:心率145次/min,双侧瞳孔散大。下列原因中最可能的是
A. 乙醇中毒
B. 氰化物中毒
C. 莨菪碱中毒
D. 吗啡中毒
E. 有机磷中毒

(3) 患者,女性,38岁。反复出现阵发性呼气性呼吸困难,严重时出现三凹征,大汗淋漓,被迫采取坐位或者端坐呼吸。血气分析:$PaO_2 < 60mmHg$,$PaCO_2 > 45mmHg$。最可能的诊断是
A. 慢性阻塞性肺疾病急性加重
B. 心源性哮喘
C. 过敏性血管炎
D. 支气管肺炎

E. 重度哮喘

(4) 在救助一位游泳池内溺水的3岁女孩时,发现她脸色苍白没有反应,周围没有其他受过训练的人员可以帮忙。此时应首先
A. 在水中给小孩做2分钟心肺复苏
B. 将小孩从游泳池救上岸后,拨打120
C. 拨打120,再将小孩从游泳池救上岸
D. 将小孩移到岸上进行心肺复苏
E. 在水中给小孩做30次胸外按压

(5) 患者,男性,48岁。因"突然意识丧失5分钟"入院,查体发现心搏和呼吸均停止,医护人员即刻进行胸外心脏按压,依据《心肺复苏和心血管急救指南》,对该患者进行基础生命支持时高质量心肺复苏的要点不包括
A. 按压频率100~120次/min
B. 按压幅度5~6cm
C. 胸廓完全回弹
D. 按压间断保持最短
E. 轻度过度通气

单选题答案:(1) E;(2) C;
(3) E;(4) D;(5) E

第四节　社区康复服务

一、概述

（一）康复

康复一词是在20世纪初被引入康复医学领域的。康复（rehabilitation）原意是"复原""恢复原来的良好状态""重新获得能力""恢复原来的权益、资格、地位、尊严"等。1981年修改为"采取一切措施，减轻残疾和因残疾带来的后果，提高其才智和功能，以使他们能重新回到社会中去"。WHO将康复定义为"采取一切措施以减轻残疾带来的影响并使残疾人重返社会"。因此，康复是综合、协调地应用各种措施，以减少病、伤、残者的躯体、心理和社会的功能障碍，发挥病、伤、残者的最高潜能，使其能重返社会，提高生存质量。

人体功能障碍主要表现在身体的功能障碍、精神的功能障碍、职业的功能障碍和社会的参与能力障碍四个方面。康复不仅针对疾病而且着眼于整个的人，是从生理、心理、社会及经济能力上进行全面康复，它包括利用医学手段促进康复的医学康复、通过特殊教育和培训促进康复的教育康复、恢复就业能力取得就业机会的职业康复，以及在社会层次上采取与社会生活有关的措施，促使残疾人能重返社会的康复，其最终目标是提高残疾人生活质量，最终使其融入社会。

康复也是一种理念，其指导思想必须渗透到整个医疗环境，包括预防、早期识别、门诊、住院和出院后的患者的医疗计划中。医务人员必须具有三维的思维方式，即不仅治病和救命，还要特别注重其实际功能。此外，康复还应该从残疾和发展的社会模式出发，保障残疾人的康复要求和社会行为，通过社会集体的努力，改造环境以使残疾人能充分参与社会生活的各个方面。

（二）康复医学

1. 定义　康复医学（rehabilitation medicine）是具有独立的理论基础、功能测评方法、治疗技能和规范的医学应用学科，旨在加速人体伤病后的恢复进程，预防和/或减轻其后遗症功能障碍程度，帮助病伤残者回归社会，提高其生存质量。

2. 基本原则 康复医学的基本原则是在疾病早期进行康复评定和训练，要与临床诊治同步进行，鼓励患者主动参与康复训练而不是被动接受治疗，对于功能缺失无法或较难恢复的患者要进行功能重建，对患者进行整体全面的评估和训练，以康复医学特有的团队方式对患者进行多学科、多方面的综合评定和处理，以实现康复的最终目的，即提高所有患者的生活质量并使其重返社会。

3. 服务形式 康复医学服务的形式是采用多学科和多专业团队合作方式。

（1）学科间团队：指与康复医学密切相关的学科，如神经内科和神经外科、骨科、风湿科、心血管内科和心血管外科、内分泌科、老年医学科等。

（2）学科内团队：指康复医学机构内部的多种专业，包括物理治疗师、作业治疗师、言语治疗师、假肢/矫形器师、康复护士、康复医师、康复心理医师等。团队会议模式是传统的康复医疗工作方式。团队会议一般由康复医师召集，各专业和学科分别针对患者的功能障碍性质、部位、严重程度、发展趋势、预后、转归等提出近、中、远期的康复治疗对策和措施。

4. 核心和基础 康复医学的核心是残疾的功能恢复以及预防。康复医学的基础依赖于临床医学的基础，如生理学、解剖学、病理学、人体发育与运动学等，并且在此基础上强调功能恢复机制。康复医学的手段除应用药物等临床治疗外，还包括物理治疗、作业治疗、言语治疗、心理治疗和康复工程等。

（三）社区康复

1. 社区康复基本概念 社区康复（community based rehabilitation）是指由社区领导，主要依靠社区自身的人力资源，由卫生、民政、社团（如残疾人组织及康复医学学术团队）、教育、劳动就业等部门人员，以及志愿人员、残疾人员及家属参加的社区康复系统，在社区内进行残疾的筛查、预防、医疗康复、教育康复、职业康复和社会康复的工作，使分散在社区的残疾人得到全面的、基本的康复服务。

国内外对社区康复的内涵有不同的理解，其定义也在不断更新修改。1981年，WHO康复专家委员会将社区康复定义为"社区康复是在社区的层次上采取的康复措施，这些措施是利用和依靠社区的人力资源而进行的，包括依靠有残损、残疾、残障的人员本身以及他们的家庭和社会。"1994年，联合国三大组织（WHO、联合国教科文组织、国际劳工组织）对社区康复的定义是"社区康复是社区发展计划中的一项康复策略，其目的是使所有残疾人享有康复服务、实现机会均等、充分参与的目标。社区康复的实施要依靠残疾人、残疾人亲友、残疾人所在的社区以及卫生、教育、劳动就业、社会保障等相关部门的共同努力"。我国自1986年起进行社区康复试点，1991年通过《中华人民共和国残疾人保障法》。1997年全国卫生工作会议提出要为社区居民提供高质量的、防治保康一体化的基本医疗服务，更为社区康复的发展开辟了广阔的前景。目前，我国的社区康复得到了全面的发展。

2. 社区康复目标

（1）残疾人身心得到康复：依靠社区的力量，以基层康复站和家庭为基地，通过简便易行的康复训练和给予辅助用具，使残疾人能够最大限度地恢复生活自理能力，并能步行或利用代步工具在家中和社区周边活动，以及能与周边的人相互沟通和交流。

（2）使残疾人享受到均等的机会：均等的机会主要是指平等地享受入学和就业的机会，如为学龄残疾儿童安排学校适时上学，为青壮年残疾人提供就业机会，使之在力所能及的范围内就业。

（3）使残疾人成为社会平等的一员：社区康复的成功需要全社会的关心和支持，这就必须在社区营造一个帮残助残的良好社会氛围，构建一个和谐的社区，使伤残者融入大家庭，并受到应有的尊重和帮助，不被歧视，不受孤立和隔离，支持其参加社会活动，成为社会平等的一员。总之，通过社区康复，最终实现残疾人"人人享有康复服务"的目标，重新享有他们应有的权利。

3. 社区康复工作任务

（1）社区残疾预防：依靠社区的力量，落实各项有关残疾预防措施，如给儿童服食预防小儿麻痹症的糖丸，进行预防接种，搞好优生优育和妇幼卫生工作，开展环境卫生、营养、精神卫生、保健咨询、安全防护、卫生宣传教育等工作。以上工作一般都要与卫生院、社区卫生服务机构的初级卫生保健工作结合进行。

（2）社区残疾普查：依靠社区力量，在本社区范围内逐户进行调查，确定本社区的残疾人员及其分布，并做好登记，进行残疾人数、残疾种类、残疾原因、残疾人分布等的统计，为制定残疾预防和康复计划以及科学地管理康复服务对象提供资料。

（3）社区康复训练：依靠社区力量，在家庭和社区康复站对需要进行功能训练的残疾人，开展必要的、可行的功能训练，改善其生活自理能力和劳动能力，使其能逐渐适应家庭生活及社会生活。对疑难的、复杂的病例则需要转诊送到上级医院、康复中心等医疗机构进行康复诊断和治疗。

（4）社区教育康复：依靠社区力量，帮助残疾儿童解决上学问题或组织社区内残疾儿童到特殊教育学校学习。

（5）社区职业康复：依靠社区力量，为社区内还有一定劳动能力的、有就业潜力的青壮年残疾人，提供就业咨询和辅导，进行就业前的评估和训练，对个别残疾人指导其自谋生计的本领和方法，帮助他们解决就业问题。

（6）社会康复：依靠社区力量，组织残疾人与非残疾人在一起开展文娱、体育和社会活动，以及残疾人自己组织的文体活动，帮助残疾人解决医疗、住房、婚姻、交通、社会生活等方面的困难和问题。对社区内居民残疾人及其家属进行宣传教育，使他们能正确地对待残疾和残疾人，为残疾人重返社会创造条件。

4. 社区康复工作内容

（1）康复医疗服务：根据辖区内残疾人的功能状况、康复需求及经济条件，康复医疗机构或基层康复站采取家庭病床、上门服务等形式，为残疾人提供廉价或无偿的诊断、功能评定、康复治疗、康复护理、家庭康复病床和转诊服务等。

（2）训练指导服务：根据残疾人的功能障碍状况、康复需求和家庭条件等情况，康复人员在康复医疗机构、基层康复站或残疾人家庭里对残疾人进行功能评定后，制定康复训练计划，指导并开展康复训练，评估训练效果，同时指导残疾人正确使用矫形器，根据需要制作简易训练器具等。

（3）心理疏导服务：康复人员通过谈心、开导等方法，解除或减少残疾人的焦虑、抑郁、恐惧、自卑等心理障碍，使其能够正确面对自身残疾，树立自信、自强的信念和生活的勇气；鼓励残疾人走出家庭，积极参加社区组织的文艺、体育和其他各种社会活动；帮助残疾人解决家庭面临的各种困难，缓和家庭关系，使残疾人的亲属理解、关心残疾人，并积极配合社区康复服务工作。

（4）知识普及服务：将残疾和康复的有关知识纳入社区健康教育内容中，以增强社区居民自我保健和防病、防残的意识，并使其掌握简单易懂的训练方法。采取多种形式向残疾人及其亲属普及康复知识，如举办康复知识讲座，开展康复咨询服务、义诊活动等。

（5）辅助用品与用具服务：根据残疾人对辅助用品和用具的需求，因人而异地提供辅助用具选购、租赁、使用指导、维修和信息咨询以及简易训练器具的制作等服务。

（6）转介服务：根据残疾人在康复医疗、康复训练、心理疏导及辅助用品等方面的需求，提供有针对性的转介，并做好登记，进行跟踪服务。做好转介服务，需要掌握当地现有的康复资源，包括隶属于各部门和社会兴办的医院、康复机构、特教学校、幼儿园、心理咨询部门、福利院，以及辅助用品、用具单位的数量、分布、业务范围、设备设施及技术人员等情况，以便于更有效地满足康复需求。

二、社区康复功能评定

康复功能评定又称功能评定。是指在临床检查的基础上，对病伤残者的功能状态及其水平进行客观、定性和/或定量的描述，并对结果做出合理解释的过程，为制定康复目标及康复治疗措施提供依据。康复功能评定是康复治疗的基础，没有评定就无法规范治疗、评价治疗效果等，它不同于临床诊断，远比诊断细致而详尽。康复医学的研究对象是残疾人及其功能障碍，目的是最大限度地复原其功能，改善其生活质量。因此，康复功能评定主要不是寻找基本的病因和诊断，而是客观地、准确地评定功能障碍的性质、部位、范围、严重程度、发展趋势、预后和转归，为康复治疗计划的制定奠定坚实的基础。

（一）认知功能评定

当各种原因引起脑部组织损伤时，会导致患者记忆、语言、视空间、执行、计算和理解判断等功能中的一项或者多项受损，影响个体的日常或社会活动能力，称为认知障碍，又称高级脑功能障碍，包括注意力障碍、记忆障碍、知觉障碍和执行力障碍。目前普遍采用格拉斯昏迷量表（Glasgow coma scale，GCS），判断意识障碍的程度，如患者意识清醒，再用简易精神状态量表（mini mental state examination，MMSE）和认知能力检查表（cognitive capacity screening examination，CCSE），或认知能力筛查量表（cognitive abilities screening instrument，CASI）判断患者是否存在认知障碍。

1. 注意力障碍评定方法 有反应时间评定、注意广度评定、注意持久性评定、注意选择性评定、注意转移评定、注意分配评定。

2. 记忆障碍评定 有瞬时记忆评定、短时记忆评定、长时记忆评定。

3. 知觉障碍评定方法 有躯体构图障碍的评定、视空间关系障碍评定、失认证评定、失用证评定。

4. 执行能力障碍评定 有启动能力评定、交换能力评定、解决问题能力评定、日常活动能力（ADL）检查法、成套智力评定方法。

5. 焦虑抑郁评定方法 有汉密尔顿焦虑量表（Hamilton anxiety scale，HAMA）、汉密尔顿抑郁量表（Hamilton depression scale，HAMD）、抑郁自评量表（self-rating depression scale，SDS）、焦虑自评量表（self-rating anxiety scale，SAS）。

（二）言语功能的评定

对于脑部损害、周围神经损伤导致语言交流异常的患者，应进行言语-语言功能的评定，了解患者是否存在言语-语言功能障碍，判断障碍的性质、类型、程度和可能的病因。判断患者是否需要进行言语治疗，为选择正确的治疗方法、评价治疗提供依据。Halstead-Wepman失语症筛选测验选自霍尔斯特德-瑞坦神经心理成套测验（Halstead-Reitan neuropsychological test battery，HRB）是一个判断有无失语障碍的快速筛选测验方法。构音障碍采用Frenchay构音障碍评定法。

目前国内常用的汉语失语症检查法有北京大学的汉语失语症成套测验、中国康复研究中心的标准失语症检查法、河北省人民医院康复中心改编的波士顿诊断性失语症汉语版和实用能力交流检查等。

（三）运动功能的评定

运动功能评定包括肌力、肌张力、关节活动范围、平衡与协调等的评定。也可采用简式Fugl-Meyer运动功能评定法、Brunnstrom六阶段评定法、步态分析等了解患者上下肢的功能状况，为下一步制定康复计划做准备。

1. 肌力 特指骨骼肌最大随意收缩产生的力量。肌力检查是客观评测肌力的方法，广泛应用于神经系统疾病和骨关节疾病的评定，为制定康复计划提供依据。同时定期的肌力复查也可以评价康复训练的效果。常用的肌力检查方法有徒手肌力检查、器械检查；器械肌力检查分为等长肌力检查、等张肌力检查、等速肌力检查。

2. 肌张力 是指维持特定静止或运动姿势肌肉所保持的紧张状态，是维持身体各种姿势和正常活动的基础。肌张力异常主要表现为低张力和痉挛。肌张力的评估方法有手法检查、摆动和屈曲维持实验、电生理技术等。手法检查是临床上较为常用的方法，常用的评估方法为神经科分级和Ashworth分级。

3. 关节活动范围 又称关节活动度，是指关节运动时所通过的运动弧，常以度数表示。关节活动度分为主动关节活动度和被动关节活动度。主动关节活动度是关节的肌肉随意收缩使关节运动时所通过的运动弧；被动关节活动度是指被检查者肌肉完全松弛的情况下，由外力使关节运动时所通过的运动弧。

4. 平衡 是指人体在特定环境（静态或动态）控制身体重心，保持身体直立姿势的能力。平衡功能的评估包括平衡反应及量表评估，量表评估有平衡量表、起立-走试验等。

5. 协调 是指人体自我调节，完成平稳、准确且有控制的随意动作的能力。协调功能评估主要有指鼻试验、指指试验、跟-膝-胫试验、轮替动作、闭目难立征等。

（四）疼痛的评定

疼痛可以通过量化方法进行评定。分为视觉模拟评分法、语言分级评分法、数字分级评分法和恒定疼痛强度的疼痛缓解视觉模拟评分法。评定工具有专用量表或游动标尺。

（五）日常生活活动能力评定

日常生活活动（ADL）是指人们为独立生活而每日必须反复进行的、最基本的、具有共同性的活动。主要包括衣、食、住、行、个人卫生、交往、进行独立的社区活动所必需的系列的基本活动。ADL能力包括基本ADL（basic ADL，BADL）和工具性ADL（instrumental ADL，IADL）。

BADL是指每日生活中穿衣、进食、上厕所等自理活动，以及行走、上下楼梯、转移等身体活动。BADL量表主要有改良Barthel指数、功能独立性测量（functional independence measurement，FIM）等。

IADL是指人们在社区中独立生活所需要的关键性的较高级的技能，如煮饭、购物、骑车或驾车、处理个人事务等。IADL评定量表主要有Frenchay活动指数、功能活动性问卷等。

> **相关链接 8-1** | **康复的全过程**
>
> 康复的全过程往往需要多次进行康复功能评定，至少应在治疗的前、中、后各进行一次，以便准确、动态地了解患者的功能状态，评价康复效果。根据评定结果，制定、修改治疗计划和对康复治疗效果做出客观的评价，以寻找更有效的治疗方法。康复治疗始于评定，止于评定，是一个"评定-康复-再评定-再康复-再评定"的循环过程。

三、社区康复治疗技术

康复治疗（rehabilitation therapy）是康复医学的主要内容，也是促进病、伤、残者功能恢复和身心健康的重要手段，在针对病、伤、残者提供康复治疗之前，要先进行康复评定、根据评定的结果制定综合的、适宜的康复治疗方案。康复治疗是一个主动的、动态的过程，帮助病、伤、残者获得知识和技能，最大限度获得躯体、精神和社会功能。

根据康复功能评定明确有无障碍和障碍程度，据此制定和设计康复治疗方案。

康复治疗采取的方法主要包括三个基本方面：① 减轻残疾的方法；② 设计获得新的技能和决策能力，从而减少残疾影响的方法；③ 帮助改变环境，使残疾人适应环境，将导致残障的可能降到最低的方法。

康复治疗技术内容广泛，包括物理治疗、作业治疗、言语治疗、心理治疗、康复工程、传统康复疗法、职业疗法、社会服务等多种疗法。下面重点介绍几种社区康复治疗常用的基本技术。

（一）物理治疗

物理治疗（physical therapy/physiotherapy，PT）是指利用声、光、电、磁、水、热，以及冷、力、蜡等各种物理因子，通过各种类型的功能训练，徒手治疗或借助器械的方法提高人体健康，预防和治疗病伤残，恢复改善或重建躯体功能的一种技术。物理治疗包括物理因子疗法和运动疗法。

物理因子疗法包括电疗法（低频电疗法、中频电疗法、高频电疗法）、光疗法（红外线疗法、紫外线疗法、激光疗法、可见光疗法）、超声疗法、热疗法、冷疗法、磁疗法、水疗法、压力疗法、冲击波疗法、生物反馈疗法等。

运动疗法包括肌力训练、关节活动度训练、有氧训练、牵张训练、呼吸训练、平衡和协调训练、步行训练、转移训练、牵引技术、神经发育疗法、神经肌肉促进技术等。

（二）作业治疗

作业治疗（occupational therapy，OT）是为了使患者的功能恢复，有目的并有针对性地选择一些作业进行训练，通过日常生活活动、职业劳动、文娱活动和认知活动等，让患者缓解症状、改善功能的治疗方法。作业治疗的主要目的是改善躯体功能，改善心理状态，学习和获得新的技能，提高日常生活活动能力，利用环境改造以达到减轻残疾、增强职业能力、提高生活质量的目的。凡是需要改善手的运动功能（特别是ADL和劳动能力）、身体感知觉功能、认知功能、改善情绪、调整心理状态，以及需要适应住宅、职业、社会生活条件的患者，都需要进行作业治疗。

具体的作业治疗训练项目应根据患者的性别、年龄、兴趣、原来的职业和障碍情况等进行选择。作业治疗的用具有日常生活活动用具、日常生活辅助用具、手的精细活动及上肢活动训练用具、工艺治疗用具、职业技能训练用具、矫形器等。

（三）言语治疗

言语治疗（speech therapy，ST）又称为言语训练，是指通过各种手段对有语言障碍的患者实施的一种针对性治疗。

言语治疗的目的是改善言语功能，手段有言语训练，或者借助于交流替代设备，如交流板、交流手册、手势语等进行训练。

（四）心理治疗

心理治疗（psychological therapy，PT）又称为精神治疗，是指应用心理学的原则和方法，通过治疗者和被治疗者的相互作用，对患者的心理异常进行诊断和矫正的方法。多数身有残疾的患者常因心理创伤而存在异常的心理状态，心理治疗是通过观察、谈话、实验和心理测验（如性格、智力、意欲、人格、神经心理和应变能力等）对患者进行诊断，再进行心理咨询和心理治疗。心理治疗的作用是通过语言、表情动作、行为来向患者施加心理上的影响，解决心理上的矛盾，以达到治疗疾病的目的。常用的心理治疗方法有精神支持疗法、暗示疗法、行为疗法、松弛疗法、催眠疗法和音乐疗法等。

（五）康复工程

康复工程（rehabilitation engineering，RE），是指应用现代工程学的原理和方法，研制康复器械以减轻、代偿或适应患者残疾、弥补功能缺陷，与各个康复领域的康复工作者及残疾人、残疾人家属密切合作，以各种工艺技术为手段，帮助残疾人最大限度地实现生活自理和回归社会目的的科学，是工程学在康复医学领域的具体应用。其内容包括康复评定设备、功能恢复训练器械、假肢、矫形器、助行器、自助具等功能代偿用品、功能重建用品、康复工程材料、装饰性假器官和无障碍设计的建筑等。

（六）中国传统康复方法

中国传统康复方法也称中医康复疗法、中国传统康复治疗，是在中医理论指导下，对伤病后患者在中医辨证的基础上所采取的一系列传统治疗方法和康复措施，包括中医针灸、推拿、中药内外治法，以及传统运动疗法等，目的是最大限度地保存、改善和恢复患者的身心功能，提高其生存质量，使之重返社会。

中国传统康复技能是以中医学整体观念和辨证论治为指导，以阴阳五行学说、藏象经络学说、气血津液学说等理论为基础，以功能恢复为中心，强调疏通经络、扶正祛邪，主张局部功能康复与整体康复相结合、辨病康复和辨证康复相结合、内治疗法与外治疗法相结合的"杂合以治"的康复观。

中国传统康复技能内容丰富，主要可分为：① 针灸疗法（包括针刺、艾灸、刮痧、拔罐等内容）；② 推拿及理筋正骨疗法；③ 中药疗法，包括中药内治法（汤剂疗法、散剂疗法、丸剂疗法、膏剂疗法、丹剂疗法、冲剂疗法、酒剂疗法、茶剂疗法等）和中药外治法（热敷疗法、熏蒸疗法、熏洗疗法、敷贴疗法、脐疗、膏药疗法、吹鼻疗法、药捻疗法等）；④ 传统运动疗法（太极拳、八段锦、易筋经、五禽戏、六字诀等）；⑤ 饮食疗法；⑥ 沐浴疗法；⑦ 音乐疗法等。其应用范围十分广泛。

相关链接 8-2 | **神经肌肉促进技术**

以神经生理学和神经发育学为理论基础，促进中枢性瘫痪患者神经肌肉功能的恢复，即促进软弱的肌肉和抑制过度兴奋的肌肉，恢复肌肉随意协调收缩的能力。常用的有：布伦斯特伦技术（Brunnstrom technique）、本体感神经肌肉易化法（proprioceptive neuromuscular facili-tation, PNF）、鲁德技术（Rood technique, Rood）、沃伊塔疗法（Vojta therapy）等。

四、常见疾病的社区康复

（一）神经系统疾病的康复

神经系统是人体的重要组成部分，许多疾病和损伤导致的结构或功能损害常有相应的神经功能缺陷症状和/或精神障碍症状，如脑卒中、脑外伤后的偏瘫、脊髓损伤的截瘫、小儿脑瘫的运动失调等，也包括痴呆和帕金森综合征的运动障碍，都会影响患者的躯体活动、日常生活能力、智力、工作及社会活动能力。神经系统疾病的康复是根据各种神经系统疾病功能障碍的特点，采用物理、作业及语言治疗等康复方法，进行有针对性的综合治疗。以发病率最高的脑卒中后偏瘫患者为例，如社区医疗卫生机构条件具备，一般可按如下计划实施康复治疗（表8-17）。

▼ 表8-17　脑卒中后偏瘫患者的康复治疗计划

病程阶段	康复措施	训练目的
软瘫期 （弛缓期）	正确的体位和肢体摆放	预防肢体抗重力肌的痉挛
	被动和主动的肢体活动	预防"失用"和保持关节活动度
	主动性的躯干肌训练	尽快恢复躯干肌和肢体控制能力
	床上的生活自理活动	保持和增强生活自理能力

病程阶段	康复措施	训练目的
硬瘫期 （痉挛期）	患侧下肢持重训练	使患侧下肢持重逐步增大到体重
	坐位和站立位的平衡训练	促进坐位和站立位平衡
	患侧伸髋屈膝背屈踝训练	建立正常的步行运动模式
	上肢的被动－自主－主动训练	恢复患侧上肢的运动控制能力
	痉挛肌的抗痉挛处理	解除痉挛，确保正常运动模式
	生活自理训练	达到基本生活自理
恢复期	肢体活动随意性训练	使肢体的运动模式趋于正常
	生活自理和社会参与训练	回归正常的家庭和社会生活

（二）骨关节及运动系统疾病的康复

骨关节及运动系统疾病包括关节炎和结缔组织病、骨折、骨质疏松症、外周血管病、糖尿病、烧伤、运动损伤、关节置换术后、截肢后、脊柱疾病（如腰椎间盘突出、颈椎病等）和手外伤等的康复。以发病率最高的骨折患者为例，如社区医疗卫生机构条件具备，康复治疗可分为早期和后期两个阶段。

1. 早期——骨折固定期　肿胀和疼痛是骨折复位固定后最主要的症状和体征，持续性肿胀是骨折后致残的最主要原因。因此，早期康复治疗的目的是消除肿胀，缓解疼痛。

（1）主动运动：是消除水肿的最有效、最可行和最经济的方法。

1）伤肢近端和远端固定关节的各个轴位上的主动运动。

2）骨折固定部位进行该部位肌肉有节奏的等长收缩练习，以防止失用性肌萎缩，并使骨折端挤压以有利于骨折愈合。

3）关节内骨折，常遗留严重的关节功能障碍，为减轻障碍程度，在固定2～3周后，如有可能应每日短时取下外固定装置，在保护下进行受损关节不负重的主动运动，并逐步增加关节活动范围，运动后继续维持固定，以促进关节软骨的修复，利用相应关节面的研磨塑形减少关节内的粘连。

4）健侧肢体及躯干应尽可能维持其正常活动。

（2）患肢抬高：有助于肿胀消退，肢体的远端必须高于近端，近端要高于心脏平面。

（3）其他物理治疗：目的为改善肢体血液循环、消炎消肿、减轻疼痛粘连、防止肌肉萎缩，以及促进骨折愈合。

1）温热疗法：传导热疗（蜡疗、中药热敷）、辐射热疗（如红外线、光浴）均可应用。

2）超短波疗法或低频磁疗，可使成骨再生区代谢过程加强，成纤维细胞和成骨细胞提早出现；对软组织较薄的部位骨折更适合用低频磁场治疗，而深部骨折适用于超短波治疗；此法可在石膏外进行，但有金属内固定时禁用。

3）音频电疗法，可减少瘢痕与粘连。

2. 后期——骨折愈合期　康复目标是消除残存肿胀，软化和牵伸挛缩的纤维组织，增加关节活动范围和肌力，重新训练肌肉的协调性和灵巧性。

（1）恢复关节活动度

1）主动运动：受累关节进行各轴方向的主动运动，轻柔牵伸挛缩、粘连的组织，运动时应遵循循序渐进的原则，运动幅度逐渐增大，每个动作重复多遍，每日数次。

2）助力运动和被动运动：刚去除外固定的患者可先采用助力运动，以后随着关节活动范围的增加而相应减少助力，动作应平稳、和缓、有节奏，以不引起明显疼痛为宜。

3）关节松动术：对僵硬的关节，可配合热疗进行手法松动。治疗师一手固定关节近端，一手握住关节远端，在轻度牵引下，按其远端需要的方向松动。

（2）恢复肌力：逐步增加肌肉训练强度，引起肌肉的适度疲劳。

（3）其他物理治疗：局部紫外线照射，可促进钙质沉积与镇痛；红外线、蜡疗可作为手法治疗前的辅助治疗，促进血液循环，软化纤维瘢痕组织。

（三）慢性疼痛的康复

常见的疼痛有慢性疼痛综合征、癌性疼痛等。疼痛是一种主观感觉，常由多种因素造成，如躯体的、精神的、环境的、认知的和行为的等。常用的康复治疗方法有：

1. 物理治疗　①电刺激镇痛疗法，包括经皮神经电刺激疗法、经皮脊髓电刺激疗法、脊髓刺激疗法和深部脑刺激疗法等；②热疗和冷疗；③运动疗法；④松弛术。

2. 认知行为疗法　50%～70%慢性疼痛患者均伴有认知行为和精神心理的改变，从而进一步加重疼痛，如不进行干预，易形成恶性循环。认知行为疗法是慢性疼痛患者的综合性治疗措施。

3. 身体支持和支具的应用。

4. 针灸、推拿和按摩。

5. 药物治疗。

6. 神经阻滞疗法。

（四）心肺康复

冠心病是最常见的心血管疾病之一。冠心病康复作为临床治疗的重要组成部分，是指综合采用主动积极的身体、心理、行为和社会活动训练与再训练，帮助患者缓解症状，改善心血管功能，在生理、心理、社会、职业和娱乐等方面达到理想状态，提高生活质量。同时强调应积极干预冠心病危险因素，阻止和延缓疾病的发展过程，减轻残疾和减少再次发作的危险。

COPD康复治疗的目标在于改善顽固和持续的功能障碍（气道功能和体力活动能力），以期在肺障碍程度和其生活地位允许的条件下恢复至最佳功能状态。康复治疗包括呼吸训练（腹式呼吸、缩唇呼吸等）、排痰训练、运动训练、中国传统康复方法、物理因子治疗和日常生活指导等。

（五）其他疾病的康复

其他常见疾病如肿瘤、艾滋病、职业疾病、精神疾病，以及视觉、听觉和平衡觉等问题都适宜康复的介入治疗。

学习小结

1. 康复是综合、协调地应用各种措施，以减少病、伤、残者的躯体、心理和社会的功能障碍，发挥病、伤、残者的最高潜能，使其能重返社会，提高生存质量。康复医学的核心是残疾的功能恢复以及预防。社区康复是指由社区领导，主要依靠社区本身的人力资源，由卫生、民政、社团（如残疾人组织及康复医学学术团队）、教育、劳动就业等部门人员，以及志愿人员、残疾人员及家属参加的社区康复系统，在社区内进行残疾的筛查、预防、医疗康复、教育康复、职业康复和社会康复的工作，使分散在社区的残疾人得到全面的基本的康复服务。

2. 康复功能评定是指在临床检查的基础上，对病伤残者的功能状态及其水平进行客观、定性和/或定量的描述，并对结果做出合理解释的过程，为制定康复目标及康复治疗措施提供依据。常用的康复评定包括认知功能评定、言语功能的评定、运动功能的评定、疼痛的评定、日常生活活动能力评定等。

3. 康复治疗是康复医学的主要内容，也是促进病、伤、残者功能恢复和身心健康的重要手段。常用的康复治疗技术主要有物理治疗、作业治疗、言语治疗、心理治疗、康复工程、中国传统康复疗法等。常见疾病的社区康复包括神经系统疾病的康复、骨关节及运动系统疾病的康复、慢性疼痛的康复、心肺及内脏疾病的康复及其他疾病的康复。

4. 社区康复需掌握社区康复工作内容；社区康复功能评定；社区康复治疗技术，社区康复目标；社区康复工作任务；神经系统疾病的康复；骨关节及运动系统疾病的康复等。

（薛凌）

**复习
思考题**

1. 社区康复工作内容主要有哪些？
2. 康复功能评定包括哪些内容？
3. 常用的康复治疗技术有哪些？
4. 脑卒中后偏瘫患者不同阶段的主要康复措施有哪些？
5. 骨折患者后期康复内容主要有哪些？

6. 单选题

（1）患者因外伤导致脊髓损伤住院治疗好转出院，在社区定期进行康复治疗，针对患者的近、中、远期的康复治疗制定对策和措施，拟召开康复团队会议，召集者一般是
A. 康复医师
B. 物理治疗师
C. 作业治疗师
D. 康复护士
E. 社会工作者

（2）患者，女，80岁。因"左侧肢体活动障碍2日"住院，诊断为"脑梗死"，出院后在社区进行康

复治疗，主要进行运动治疗。在康复治疗的范畴中，运动治疗技术属于

A. 作业治疗

B. 物理治疗

C. 言语治疗

D. 心理治疗

E. 康复工程

（3）患者外伤导致右下肢肢体活动障碍，为制定下一步康复计划进行康复评定，其中运动功能评定不包括

A. 肌力测定

B. 肌张力评定

C. 关节活动范围

D. 平衡与协调

E. 疼痛评定

（4）患者，男，78岁。主诉"反复咳嗽咳痰10余年，加重1周"，诊断为慢性阻塞性肺疾病，出院在社区进行康复治疗。其治疗内容主要包括

A. 呼吸训练

B. 排痰训练

C. 运动训练

D. 中国传统康复方法

E. 以上均正确

（5）患者，男，76岁。因"脑血管意外"入院，治疗后制定康复治疗计划。患者认知功能评定内容不包括

A. 意识状态

B. 记忆评测

C. 情绪评测

D. 智商水平

E. 言语反应

单选题答案：（1）A；（2）B；
（3）E；（4）E；（5）C

第九章 全科医疗中常见心理健康问题的识别与处理

健康是一个不断发展的概念，1990年世界卫生组织对健康的定义包括4个方面，即身体健康、心理健康（mental health）、社会适应健康和道德健康。心理健康，也称心理卫生，目前为止心理健康与不健康之间还没有确定的、绝对的界限，但是心理健康问题已成为当今世界人群疾病负担的重要组成部分，全科医生作为首诊服务的提供者，应掌握心理健康问题的识别和干预技能。

案例9-1 小李是个自尊心极强又多愁善感的女孩，虽不是非常聪明但凭着自己的刻苦努力，在班级的成绩一直名列前茅。经过高考的拼杀，她带着良好的感觉进入大学校园，但是进入大学之后，突然发觉自己站在"山顶"的感觉没有了。在高手如云的集体内，昔日那种"鹤立鸡群"的优越感已荡然无存，"众星捧月"的地位变了，升入大学后不久的一次新生摸底考试竟然还不及格，自信心突然坍塌。一个学期过去，学习越来越吃力，她对自己越来越没信心，成绩也越来越差，生活变得没有规律，食欲缺乏，经常失眠，到后来竟然想退学。家长实在没办法，将孩子送到了医院。

思考：作为一名全科医生，你该如何帮助小李呢？

第一节　概述

心理健康已是当今世界人群健康的重要组成部分。据WHO统计，2019年全球每8人中就有1人存在精神健康问题。2020年，由于新型冠状病毒大流行，焦虑症和抑郁症患者人数大幅增加。据初步估计，在短短一年内，焦虑症和重度抑郁症患者分别增加了26%和28%。在高收入国家，70%以上的精神病患者可以得到治疗；而在低收入国家，这一比例仅为12%。

我国精神疾病的发病情况也十分普遍。2017年4月国家卫生健康委员会公布，我国成人任何一种精神障碍终生患病率为16.57%。从病种来看，构成精神障碍的五类主要疾病中最常见的为焦虑障碍（4.98%），其余依次为心境障碍（4.06%）、酒精药物使用障碍（1.94%）、精神分裂症及其他精神病性障碍（0.61%）。精神疾病已成为所有疾病中健康寿命损失年排名第一的疾病，严重影响国民健康和经济发展。因此，全科医生应高度关注基层卫生服务中的心理健康问题。

一、心理健康的含义

（一）心理健康的定义

国际心理卫生大会（1946年）提出"所谓心理健康是指在身体智能以及情感上与他人的心理健康不相矛盾的范围内，将个人心境发展成最佳状态。"其标准为：① 身体、情绪、智力十分调和；② 适应环境，人际关系良好；③ 有幸福感；④ 在工作和职业中能充分发挥所能，有效率。2005年，WHO把心理健康定义为"具有幸福感的个体意识到自己拥有的能力能够应对正常的生活压力、高效工作、对社会做出贡献"。

（二）全科医生在社区处理心理健康问题的优势

全科医生是基层医疗卫生队伍的骨干，亦是居民健康的"守门人"，在提供基层卫生服务和增进居民健康方面发挥着重要作用。社区全科医师的服务对象是社区居民和慢性病患者。随着医学的发展，人类平均寿命不断增加，慢性病患者的绝对数量日趋增多。社区慢性病患者常存在不同程度的自卑、敏感、抑郁、焦虑、恐惧、过度依赖等心理健康问题和精神症状，影响慢性病患者的生活质量与康复。由于心理健康问题广泛、复杂、多变且民众大多缺乏心理卫生知识，所存在的心理健康问题常难以被发现。全科医生与社区居民之间紧密而亲切的医患关系，有利于为居民和慢性病患者提供心理服务，满足广大居民日益增长的心理卫生需求。同时，社区心理健康教育的开展也提高了全科医生的服务质量和服务信誉，完善了社区卫生服务体系，充分体现了WHO所倡导的在健康面前人人平等的宗旨，体现了新时期我国卫生健康工作的方针。

全科医生开展社区心理健康教育有以下优势：

1. **针对性**　全科医生是社区卫生服务的主要承担者，他们在实施医疗、预防、保健、康复服务的同时，有针对性地将心理健康科普知识传播给社区的居民，并且可针对不同居民存在的不同的心理健康问题进行不同的健康教育。

2. **及时性**　全科医生与社区居民之间不但是医患关系，也是朋友关系，在与社区居民长期交往过程中，全科医生会最先发现其辖区内居民的心理健康问题，然后及时进行心理干预、上门疏导，同时可以告知家属协同配合。

3. 持续性　心理干预周期一般较长，需要多次进行。全科医生对社区居民提供的是一种全程服务，所以其对社区居民提供的心理健康教育也具有相对的连续性。

4. 认可性　全科医生是社区居民健康的"守门人"，他们在社区居民中有较高的知名度和可信度，是居民健康行为和生活方式的参照物，由他们作为社区居民心理健康教育传播的载体，居民容易接受。

相关链接 9-1 | **Karl Menninger关于心理健康的论述**

著名临床心理学家Karl Menninger对于心理健康的含义有一个十分充满人性化的论述。对于一般人来说不能用"健康"或"异常"这两个极端的概念来评判人的心理健康，取而代之的应是相对的、比较的概念。他认为每个人都处在一条直线上，这条直线的一端是完全健康而另一端是完全异常。人们并不是处在完全健康和完全异常的两个端点上，而是在这条直线上不固定地游移。即使人们所处的心理健康状态较差，也并非说明是该人整体上的失败，而仅仅是个人内在资源的消耗，这消耗是自己在维持心理健康状态所付出的心理防御代价。这如同一个人被细菌感染时出现发热的症状一样，发热是机体在与细菌抗衡中的一种反应，这并非说明此人的机体已经彻底崩溃。

根据Karl Menninger的观点，对于一个出现心理健康问题的人而言，只能说明他正处在心态健康问题需要调整的阶段而并非都是严重精神疾患的恶兆。

二、心理健康理论模型

（一）精神病理学模型

传统的精神分析学派认为，心理健康是一个连续的概念，心理健康的反面就是心理不健康，是在单一维度上的两个极。因此心理健康的评价可以以消极取向作为评价标准，当心理不健康消除，便可达到心理健康。

（二）"成熟者"模型

特质理论认为，心理健康的人是"成熟"的人，能够用意识支配个体，其理性与感性能和谐共处，共同影响其行事。其心理健康的标准为"具有扩展自我的能力，有爱与同情的能力，具备完全感并能自我接纳，能客观感知现实，有客观认识自我的能力，具备处理生活与工作的能力，具备统一的人生观，对一切生物具有同情心。"

（三）"构念"模型

从认知心理学角度理解心理健康的概念，认为人对环境中人、事、物的认识、期望、评价、思维所形成的观念称为个人构念，心理健康是指具备良好的个人构念，并注重理性，能够不断通过理解环境对个人构念进行调节。

（四）"自我实现者"模型

人本主义理论认为，心理健康的人是达到自我实现的人。但是在现实生活中，以此为标准能够完全达到自我实现的完全心理健康者几乎不存在。

（五）心理健康双因素模型

该模型认为，心理健康应该从心理健康积极状态和心理不健康消极状态这两个精神病理学因素上同时衡量。从心理健康双因素模型来看，心理健康既包含心理不健康状态的消除，也包含心理健康积极特质的获得，且二者不是单一变量的两个极，而是相对独立的评价变量。

三、心理健康与疾病的关系

系列研究与临床观察已经一致证明，心理与社会因素在健康和疾病中具有十分重要的作用，不健康的心理会导致疾病的发生。例如，长时间紧张的工作、经济压力、家庭矛盾等慢性应激，产生情绪的压抑，可以引起体内内啡肽、儿茶酚胺等激素的分泌增加，导致胃肠运动功能紊乱与胃黏膜供血不足，胃酸分泌增加，最终导致胃黏膜腐蚀、溃烂，形成胃十二指肠溃疡。躯体的疾病和痛苦又可影响个体的情绪，反过来可以影响心理的健康，心身的交互作用是影响健康的一个重要的因素。因此，保持健康的心理，建立积极的应对方式和健康的行为方式，是保持心身健康的重要条件。

四、心理健康问题的层次

全科医生应认识心理健康问题的层次和性质特点，才能根据不同的对象确定相应的服务内容及处理范围。心理健康问题通常可分为心理困扰和心理障碍两个层次。

（一）心理困扰

1. **心理困扰的定义**　心理困扰是指个体在日常生活过程中，因内、外部原因的影响而引起的在某一时期出现的焦虑与烦恼、迷茫与疑惑、低沉与沮丧等不良反应的心理状态。心理困扰是一种心理方面的亚健康状态。每个人在成长过程中，由于社会生活中各种内外因素的影响，会产生一时的情绪波动或行为变化，这是正常的现象。但如果情绪波动较大，行为适应出现问题，而且持续时间也较长，开始影响到生活、学习、工作及其他的社会功能，这就进入到心理困扰状态。有的人能通过自我调整得以改善或恢复，有的则因自我调整能力有限，方法不恰当，同时又未能得到外来有效的支持和帮助，导致心理困扰的程度逐渐加重，向心理障碍方面转化。

心理困扰本身不是病态反应，它是任何人都可能出现的一种认知冲突、心境烦躁、体验不佳的心理反应。它可以是情绪上的，也可能是人际关系上的，或者是学业、工作、处事等诸多方面的不适感受。相比于心理障碍和心理疾病而言，个体心理困扰往往表现得轻微些，是一种偏离正常心理状态的轻度心理健康问题，没有构成可辨认的临床综合征，一般可通过主动自我调适或主动寻求他人的帮助摆脱困扰，得到解决。但是，任何重度心理健康问题都是一种由"简单"起因经"频繁"发生而累积的演进过程，心理困扰是引发一切更严重心理健康问题的最根本的起因。心理困扰往往使个体自我感觉痛苦，深深体验到紧张、消极、无所适从、不愉快、内心矛盾等心理感受。经常性的心理困扰必然会导致个体意志消沉、精神萎靡、心态失衡，心理障碍、心理疾病乃至心理危机便会相伴滋生。

心理困扰状态在人们的日常生活中十分普遍，但却往往被大家所忽视。因为它的表现形式常常多变、含蓄和隐晦。它给予人们的是一种体验，甚至难以用语言形容，更不容易主动地向他人直接表达。譬如对于心境的感受，这是一种比较持久的，影响人的整个心理状态和精神活动的情绪状态。当处于良好的心境时，似乎事事感到春风得意，遇到的一般困难和问题也会不屑一顾。但一旦心境不好时，就会事事不顺眼，处处不称心。不佳的心理状态不仅体现在情绪方面，躯体上的不适也会是一种间接的提示和反应，如不同程度的头疼头胀、腰酸背痛、四肢乏力、腹胀、食欲缺乏、咽部梗阻感、睡浅梦多等。这些体征往往似是而非，对于自我敏感者则较为明显。但若进行体格检查或实验室检查，其结果一般均是阴性。心理状态不佳还可以表现在社会适应方面，如处事急躁或冷漠、缺乏热情、无所事事、交往减少、拖拉懒散、办事退缩等。

2. **心理困扰的主要原因**

（1）源于人的社会性要求：奥地利心理学家弗洛伊德认为，人首先具有本我的欲望，如食欲、性欲、求生欲、成就欲等，但人又是社会性的动物，人生活在社会中必然受到社会规范的制约，当两者矛盾和冲突时，必然产生心理困扰。

（2）源于对社会剧烈变化的不适应：当今社会竞争激烈、环境变化快速、价值多元冲突、人际关系紧张，当心理与外部环境不协调时，就会产生心理上的不平衡，引发不安、焦虑和困扰。

（3）源于自身发展的特殊性：我们需要在社会适应、人际交往、自我发展等方面不断完善，渴望摆脱外界的束缚，渴望形成独特的自我，当理想与现实产生矛盾时，心理困扰将在所难免。

3. 心理困扰的理论解释

（1）马斯洛需要层次理论：需要是有机体内部心理或者生理上的某种缺乏或不平衡状态。需要是有机体活动的积极性源泉，是人进行活动的基本动力。马斯洛认为，人的基本需要有五种，依照其强弱从低到高排列层次分别为生理需要、安全需要、归属和爱的需要、自尊的需要、自我实现的需要。人有若干需要，如果需要得不到满足，便会产生一定的否定情绪，进而形成心理困扰。

（2）个体的情绪理论：情绪根据是人的需要是否得到满足而产生的一种主观体验和反应。每个个体都有自己的情绪特点，这些情绪特点是同其整个身心发展特征密切联系的。一旦情绪出现矛盾性和双重性，就容易造成心理困扰。

（3）人格与环境相互作用的理论：人格的决定因素包括三方面内容，一是人格的遗传生物基础，二是人格的环境基础，三是人格与环境的交互作用。

（4）心理冲突理论：Horney提出的心理冲突的社会文化理论模型认为，文化与社会环境对个体的情感、态度，以及行为方式有着重要的影响；文化本身所具有的矛盾冲突倾向使生活于其中的个体承受着这些矛盾冲突。

4. 心理困扰的评估 若要从精神医学、临床诊断学的角度来评估心理困扰，一般难以把不良的心理状态归入到诊断标准范围之内。例如2001年《中国精神障碍分类与诊断标准（第三版）》（CCMD-3）对恶劣心境的诊断标准是：持续存在的心境低落，但不符合任何一型抑郁的症状标准，同时无躁狂症状。符合症状标准和严重标准至少2年，在这2年中很少有持续2个月的心境正常的间歇期。所以对恶劣心境患者的诊断标准十分严格，而在一般情况下能完全符合诊断标准的来访者并不多。但在日常生活中处于抑郁、焦虑、恐惧、强迫、疑病、躯体不适状态的人却很多。因此关心人们的心理状态健康程度十分必要。

关于心理困扰测量的专业量表比较少。国外主要选用心理健康症状自评量表、艾森克人格问卷等对心理困扰进行测试。国内一些学者进行了本土化的研究，如郑日昌等2005年主持编制的《中国大学生心理健康量表》（又名中国大学生心理困扰量表），该量表包含躯体化、焦虑、抑郁、自卑、社交退缩、社交攻击、偏执、强迫、依赖、冲动、性心理障碍、精神病倾向等维度。

全科医生不仅应认识和理解人们的心理困扰或心理不佳状态，而且应尽早地给予相应处理。除了心理支持和干预之外，适量地对症下药十分必要。因为及时、有效的处理，能尽快帮助来访者摆脱心理困扰，消除症状，恢复良好的社会功能。

5. 心理困扰的预防

（1）适度运动："生命在于运动"，鼓励每个人坚持适宜的活动内容和活动方式，如慢跑、游泳等。

（2）全面均衡适量的营养：人体对各种物质的需求量都有一个度，过量摄入将会适得其反。高糖、高盐、高脂肪食物的长期过量进食，尤其是饱和脂肪酸过量会导致亚健康状态。因此均衡适量的营养是维护身体及心理健康的基本手段之一。

（3）保持心理健康：长期的精神刺激和压力，以及长期的压抑愤怒等负性情绪，也是导致亚健康的一个因素。保持良好的心态、乐观豁达、奋发进取的精神，是防治亚健康的精神基础。可适当培养业余爱好，如读书、听音乐、练字画等有益于身心健康的活动。

（4）保持良好的人际关系：与人交往过程中要尊重和体谅他人，做到诚实守信，构建良好的人际关系基石。

（二）心理障碍

国内外很多大型流行病学研究显示，普通人群中精神心理障碍非常普遍。2022 年 WHO 发表的全球疾病负担报告显示，神经精神疾病是造成全球疾病负担最主要的原因，占 15 岁以上人群中导致失能原因的 1/3。心理障碍（mental disorders）指在各种生理、心理，以及社会环境因素的影响下，大脑机能受到影响或损害，导致认知、情感、意志、行为等精神活动不同程度的障碍。心理障碍与心理健康一样，是一种状态，也是一种过程，并不断地变化发展。这种状态和过程伴随着主体与自我、与他人、与现实环境的互动，心理健康表现为互动的协调、一致、正常、和谐，而心理障碍则表现为互动的不协调、不正常、扭曲甚至分裂。

心理障碍又可分为非精神病性精神障碍和精神病性精神障碍，这些都被归入到精神疾病的范围之中。一般人们在提到精神疾病时容易联想到精神分裂症，以为只要是患精神疾病都会出现意识丧失、思维紊乱、感知失真、行为反常、无自知力等严重的症状。实际上，2015 年实施的全国性精神病流行状况调查发现，18 岁以上成人精神分裂症终生患病率为 0.75%，30 日患病率为 0.61%。而大多数有心理障碍的患者却很少有上述表现，属于非精神病性精神障碍。这类患者意识清醒，无幻觉妄想，没有严重脱离社会生活，有求医的愿望。这是两类性质不同的心理障碍（精神疾病），应加以严格鉴别、区分和进行不同处理。尤其不要把非精神病性精神障碍视为精神病性障碍的早期病症，或是将其看作是同种疾病的不同病程阶段。全科医生应有意识地向患者进行详细解释，帮助他们理解各种精神疾病，并区分对待不同的精神疾病。不要因全科医生对于精神疾病的知识缺乏而误导患者，从而加重患者的心理负担。全科医生应努力帮助人们消除对于心理健康问题的不必要的恐惧及偏见。

五、心身健康和身心健康

（一）心身健康和身心健康内涵

心身健康和身心健康多属于心理健康范畴，但其内涵不完全相同。心身健康是对心身疾病而言。心身疾病（psychosomatic disorder）又称为心理生理疾病，是指由于心理因素所致的躯体器质性疾病。这类疾病的发生和发展都与生活应激状态有密切关系，机体有器质性病理改变，伴有明显的躯体症状，但又不属于躯体形式的精神障碍，如高血压、冠心病、胃溃疡、支气管哮喘、甲状腺功能亢进、糖尿病、斑秃等。而身心健康是相对于身心反应（psychosomatic reaction）而言的，当患者在患有某种躯体疾病时会出现因躯体疾病本身所致的心理反应，或者患者患有躯体疾病后继发出现的心理健康问题或心理障碍。例如：肺性脑病后期出现的精神惶惑、神志不清、幻觉妄想等症状；癌症患者常伴有的恐惧、焦虑和抑郁；手术患者在手术前后出现的焦虑、抑郁、谵妄和持续疼痛；慢性病患者常见的外向投射、内向投射和患者角色习惯化等心理健康问题。

（二）躯体化障碍

全科医生在临床工作中还应注意和识别躯体化障碍（somatization），它是一种以持久的担心和多种多样、经常变化的躯体症状为主要特征的一组神经症。其症状可涉及身体的任何系统或器官，最常见的是胃肠道不适、异常的皮肤感觉、皮肤斑点，性及月经方面的主诉也很常见，常存在明显的抑郁和焦虑。患者因这些症状反复就医，各种医学检查阴性和医生的解释均不能打消其顾虑。常呈现为慢性波动性病程，常伴有长期存在的社会、人际及家庭行为方面的严重障碍。女性多于男性，多在成年早期发病。常见的症状如下。

1. 胃肠道症状　腹痛、恶心、打嗝、反酸、呕吐、胀气、嘴里无味或舌苔过厚、大便次数多、稀便或水样便等。

2. 呼吸循环系统症状　胸闷、气短、胸痛等。

3. 神经系统症状　头晕、头昏、头胀、头痛等。

4. 泌尿生殖系统症状　排尿困难、尿频、生殖器或其周围不适感、异常的或大量的阴道分泌物等。

5. 皮肤症状　瘙痒、烧灼感、刺痛、麻木感等。

6. 疼痛症状　肢体或关节疼痛、麻木或刺痛感等。

7. 女性生殖系统症状　痛经、月经失调、性冷淡、性交疼痛等。

8. 男性生殖系统症状　遗精、早泄、阳痿等。

以上这些症状或体征，通过体检和实验室检查都不能发现躯体疾患的证据，对症状的严重性、变异性、持续性或继发的社会功能损害也难以做出合理的解释。上述症状的优势观念使患者万般痛苦，不断求医，或要求进行各种检查，但检查后的阴性结果和医生的合理解释，均无法消除疑虑。不过这种情况一般通过心理和药物治疗，只要识别正确，治疗得当，都能达到明显的治疗效果。

综上所述，全科医生在对待心身健康和身心健康方面应有全面的认识，同时从理论到技术、从预防到治疗都应有扎实的基础知识和丰富的临床经验，这样才能在处理不同层次、复杂多变的心理健康问题时，因人而异、分门别类地有效处理。

六、心理健康问题的区分

心理正常、心理异常、心理健康、心理不健康，这是全科医生必须区分的概念，只有把它们之间的联系梳理通畅，才可以排除交流、诊治时的障碍。

"心理正常"是指一个人具备正常功能的心理活动，或者说是不包含有精神障碍症状的心理活动；而"心理不正常"，即"心理异常"，是指有典型精神障碍症状的心理活动。

很显然，"正常"和"异常"是标明和讨论"有病"或"没病"等问题的一对范畴。而"健康"和"不健康"是另外一对范畴，是在正常的范围内，用来讨论"正常"的水平高低和程度如何。可见，"健康"和"不健康"这两个概念，统统包含在"正常"这一概念中。不健康不一定是有病，不健康和有病是两类性质的问题。在临床上，鉴别心理正常和心理异常的标准与区分心理健康水平高低的标准也是截然不同的。心理不健康状态一般包含：一般心理健康问题、严重心理健康问题和神经症性心理健康问题（可疑神经症）。

（一）正常心理活动的功能

1. 保障人顺利地适应环境，健康地生存发展。

2. 保障人正常地进行人际交往，在家庭、社会团体、机构中正常地肩负责任，使社会组织正常运行。

3. 保障人正常地反映、认识客观世界的本质及其规律。

（二）心理正常与心理异常的区分原则

根据心理学对心理活动的定义，即"心理是脑对客观事物的主观反映"，因此提出以下三条原则作为区分心理正常与异常的依据。

1. 主观世界与客观世界的统一性原则　心理是客观现实的反映，所以任何正常心理活动和行为，在形式和内容上必须与客观环境保持一致。如果来访者坚信他看到或者听到了什么，而在客观世界中，当时并不存在引起他这种感觉的刺激物，我们就基本可以认定，他的精神活动不正常了，他产生了幻觉。如果一个人的思维活动脱离现实，或思维逻辑背离客观事物的规定性，并且坚信不疑，基本可以认定，他的精神活动不正常了，他产生了妄想。如果一个人的心理冲突和实际处境不相符合，并且长期持续，无法自拔，基本可以认定，他的精神活动不正常了，他产生了神经症性问题。

这些都是我们观察和评价人的精神与行为的关键，一般称其为统一性（或同一性）标准。人的精神或行为只要与外界环境失去统一，必然不能被人理解。在精神科临床上，常把有无"自知力"作为是否有精神障碍的指标，其实这一指标已涵盖在上述标准之中。所谓无自知力或自知力不完整，是一种患者对自身状态的错误反应，或称为自我认知统一性原则的丧失。

2. 心理活动的内在一致性原则　人类的精神活动虽然可以被分为知、情、意等部分，但它自身确实是一个完整的统一体，各种心理过程之间具有协调一致的关系，这种协调一致性保证人在反映客观世界过程中的高度准确和有效。比如一个人遇到一件令人愉快的事，会产生愉快的情绪，手舞足蹈，欢快地向别人述说自己内心的体验。我们就可以说他有正常的精神与行为。相反，用低沉的语调向别人述说令人愉快的事，或者对痛苦的事做出快乐的反应，我们可以说他的心理过程失去了协调一致性，称为异常状态。

3. 人格的相对稳定性原则　每个人在自己长期的生活道路上都会形成自己独特的人格心理特征。这种人格特征形成之后具有相对的稳定性，在没有重大外界变革的情况下，一般是不易改变的。它总是以自己的相对稳定性来区别一个人与其他人的不同。如果在没有明显外部原因的情况下，这种相对稳定性出现问题，我们也要怀疑此人的心理活动是否出现了异常。因此，我们可以把人格的相对稳定性作为区分心理活动正常与异常的标准之一。比如，一个用钱很仔细的人突然挥金如土，或者一个待人接物很热情的人突然变得很冷淡，如果我们在他的生活环境中找不到足以促使他发生如此改变的原因，则此时可以说他的精神活动已经偏离了正常轨道。

第二节　常见心理健康问题的筛检评估

要对有心理困扰并要求接受帮助的来访者进行干预处理，首先必须对他们的心理健康问题进行评估和诊断。评估有别于诊断，评估是对来访者整体、全面的了解，是诊断工作的基础，而诊断则是根据精神医学的分类标准对患者的心理障碍进行归类和判断。评估是一个过程，并非都能在初次接触谈话后即能完成，有的需要经过多次交流沟通才能做到广泛、深入、全面的评估。

一、心理评估的基本概念

心理评估（psychological evaluation）是通过观察、交谈以及心理检测等手段对个体的心理现象进行全面、系统、深入地客观描述的过程和方法。

（一）心理评估应遵循的原则

1. 灵活性原则　灵活性包含两种含义，一是评估过程要灵活使用多种评估方法；二是在心理咨询中，全科医生需要以多种心理咨询理论提出来访者心理健康问题的各种可能的假设。

2. 过程性原则　全科医生要明确心理评估是一个过程，从咨询的开始到结束，医生是逐步了解来访者的，随着咨询的进展，医生应不断提出并修正对来访者问题或咨询计划的假设。

3. 共同参与性原则　心理评估是咨询者和来访者共同参与的过程，心理评估不是单个方面的工作，评估的工具、方法和治疗的目标等都需要二者共同商定。

（二）心理评估的基本态度

心理评估的基本态度，是指全科医生对待心理评估这一过程所持有的立场以及个人倾向。

1. 连续体观点　是指全科医生在为来访者进行心理评估时，要明确正常心理和异常心理之间没有绝对的界限，他们是一个渐变的连续体，区别往往是相对的。

2. 多因素观点　心理活动的表现受到多种因素的影响，这就要求心理评估时全科医生要同时考虑来访者的生物、心理、社会因素的共同作用。实际上，心理评估只是在不断接近最好的辨别标准。因此，心理咨询要从多个维度采用多元的方法来解决来访者的问题。

3. 动态的观点　要以动态的观点来看待来访者的问题和整个心理评估的过程，避免用直线思维影响心理评估工作，明确心理评估只是对来访者当前的问题的一种定性，而不是最终的结论，要看到来访者的潜力以及自我治愈的能力。

二、心理健康问题的评估

评估一般可以通过自我功能评估、境遇问题评估、来访动机评估、紧急状况和危机评估、处理方法评估等五个方面进行。

（一）自我功能评估

根据来访者提供的信息对来访者的行为方式、情绪状态、思维模式及人格特点做出评估。

1. 功能评估指标　主要是一个人的自我功能，即评估其自我发展的状况，通常可以从以下10个方面来评估自我功能的健全程度：

（1）能善待自己和善待别人，对他人具有爱心，能和别人建立稳定、持久的良好人际关系。

（2）能敏锐地感受自己喜、怒、哀、乐的情绪状态，并能贴切地表达这些感受。

（3）能认识和维护自己的合理权益。

（4）能确定自己持续努力的目标，在达到目标后能获得一定的满足感。

（5）能做到在工作中持之以恒，克服困难，努力学习，不断进取，尽心尽力。

（6）能合理安排时间，做到有张有弛，劳逸结合。

（7）能适应不同的环境，同时又有在一定范围内改变不良环境的想法和行动。

（8）能做到自我控制，对自己既不放纵也不过于苛刻。

（9）能独立对事务做出判断及决定，并能对所作决定的结果承担责任。

（10）能合情合理地评价环境、评价自己及评价未来。

2. 自我功能评估的实施 全科医生可以参考以上10个方面来衡量一个人自我功能健全的程度，同时也需要考虑通过哪些方法、从哪些方面着手对来访者实施自我功能的评估。评估一般可以从以下几方面实施：

（1）环境适应：从对来访者生活经历、工作状态、家庭结构、与家庭成员的关系、学习工作的实绩及与外界的接触能力去了解他们对所处环境的适应程度。

（2）人际关系：对于来访者人际关系的评估可以从两个方面着手。一方面了解他们与别人相处的能力、效果、维持时间、关系的深度以及在建立人际关系方面的困难、挫折等情况。另一方面是评估来访者与医生建立关系的情况，如是否能对医生接纳、信任与合作，是否在医患关系方面出现阻抗，或是从交谈的气氛中观察医患关系的和谐程度。

（3）成熟程度：评估成熟程度可以从来访者对事物的认真态度、判断能力、个人主见及自我激励等情况进行观察。如果来访者的表现与其年龄不符，显得不成熟，全科医生就应对此情况有所估计，对于某些重要的信息应考虑由父母或亲属来补充提供，以求更全面的了解。而对于那些给人初次印象十分老练，十分成熟，表现似乎远远超过实际的年龄的"小大人"，医生也应十分关注和认真对待。过分成熟的孩子，在提供信息方面可能会存在某些掩饰。

（4）应对能力：处理有压力的生活事件采取的态度和方法，能体现一个人的应对能力。当某些需求一时无法得到满足时是表现为沮丧、失望、消极、退缩，还是能正确对待挫折，不气馁，不自责，想方设法改善不利因素，努力克服困难，度过艰难阶段，这是区分应对能力高低的指标。

（5）自我认同：自我认同是指自己对自我的了解程度，明确自己的向往和追求，满意自己的形象以及清楚自己的不足和困扰的心理特征。全科医师对于来访者自我认同的评估，最好的方法是要求来访者详细地描述一下对自己的看法，无论是正面的描述还是负面的看法，如缺点、失望等，实际上都能从不同的角度反映出他的自我认同的程度。

总之，为了心理健康问题来求助的来访者都有自己各自的人格特点，全科医生不能一概而论，而应根据每个人的具体情况，了解他们的能力、资源、弱点、内在动力及协同性等，以便对来访者的整体功能做出客观全面的评估。

（二）境遇问题评估

此评估的目的是了解来访者所遇到的社会生活事件，出现的问题及如何构成心理压力和困扰的背景。即使面对相同的事件，但每个人所做出的反应是不同的，有人可以看得轻描淡写，有的人却认为是大难临头。所以只有当医生对于来访者本人及其境遇有整体的了解，才能产生同感，构成有深度的评估。

通常的初次会谈，来访者一般都倾向于表述自己境遇的过程，倾吐自己情绪和看法，但不等于就能向医生说出真正的问题。这里涉及对医生的信任问题，如果没有附加条件，来访者初次接触医生时的信任程度并不是都很高，只有在来访者确认医生十分可信以后才会流露真情，进而能开始谈论到一些涉及个人隐私的实际问题，此时医生才能发现某些导致来访者心理困扰或障碍的核心问题，为以后制定干预的方案奠定基础。

在构成心理健康问题的众多因素中，医生对以下几个问题尤其需要加以关注：① 引起来访者心理困扰的诱发因素或事件；② 心理健康问题的程度；③ 在各种压力下来访者自我功能损害的程度。只有对这些问题有全面的了解和审视，才能有的放矢地去考虑来访者的实际困难，才能有针对性地去寻求来访者的各种资源和激发其内在的动力。

对于来访者境遇问题的评估有一个过程，不是通过一次谈话就能了如指掌，需要在多次谈话中，从不同的角度收集信息，才能由表及里地完善评估。在临床过程中评估问题也会出现许多复杂的情况，有人在初次接触中的叙述内容十分凌乱，在以后的谈话中却能相当有条理地反映出自己深层次的心理健康问题。但有的来访者开始时似乎表现出对自己的问题十分明白，侃侃而谈，但在以后的谈话中却变得杂乱无章，内容松散。这些情况的出现往往与来访者的求助动机有关，也与医患关系的初建状态有关。需要注意的是，若当医生对来访者的问题尚未有明确的评估之前，来访者就认为他的问题已解决，无须再深入交谈和讨论，这种现象的出现提示有可能已经出现了阻抗，也有可能是医患关系受损，来访者对医生能够理解问题和帮助其解决问题已缺乏信心。

（三）来访动机评估

这是对来访者求助愿望强烈程度、领悟自我问题的能力及能否与全科医师建立良好医患关系的可能性进行评估。

对于有不同程度心理困扰和心理障碍来找全科医生帮助的来访者或患者，他们会有自己各自的动机。有的有强烈的求助动机，能与医生建立良好的医患关系，也能把握求助者的角色，有配合医生解决问题的愿望和行动。这说明他们的动机明确，能够接纳给予的支持和帮助。有的来访者其主要目的是希望改变引起自己心理健康问题的客观因素，对于如何改变自己的动机却十分微弱。医生应充分估计到对这类来访者进行干预的时效性会存在一定难度。有些来访者对他人戒心很重、敌意很强、支配性很差，认为医生也不可能帮上多少忙。即使是面对这样的来访者，全科医生也不应完全排斥他们，应给予他们支持和帮助的机会，多观察和交谈几次，以确定他们是否为因心理防御机制过强而表现出的一时假象。此外，如果有的来访者是被亲朋好友硬逼而来"完成任务"的，说明本人缺乏求助动机。

医生应仔细考虑来访者动机不强的各种主客观因素，同时也应观察来访者是否真正具有自知力，不要轻易将其接纳为自己的干预对象，进入到干预阶段。对于自知力不完整的来访者，不能排除有精神病性障碍的可能，这需要及时转介到精神病专科医院进行诊治。

（四）紧急状况和危机评估

紧急情况和危机是两个不同的概念。全科医师只有确切地理解这两个概念才能对两种情况做到恰如其分的评估。紧急情况是指一种突如其来的、出人意料的情境和事件，并需要立即对此做出应对。危机在临床心理学中则是指来访者在自己的生活中面临重大转变或挫折，失去心理平衡的状态，急需得到强有力的心理支持和帮助。

对于紧急情况的共识似乎无可非议，但在临床工作中有些情况是否属于真正的紧急情况需要进行客观的评估。虽然有些情况十分明了，如误服了危险药品、车祸意外、家人患急病等，但有些情况却需要进一步判断才能分辨。例如，有位来访者匆匆赶来，说自己已经不行了，表现为强烈的恐惧，伴脸色苍白、大汗淋漓、心悸震颤、过度换气、手足无措、有濒死感和失控感等，但经各种检查均无明显阳性指标，不能以躯体疾病解释。所以来访者自认为的"生命危急"的紧急情况实际上并非真正的紧急，而仅仅是惊恐障碍的临床表现，只需适当处理即能很快缓解。由此可见，在判断紧急情况时需要明确了解来访者困扰的内容、发生的时间、情境的经过、以往类似的经历、该人应对的方法、处理后的效果等信息，以此判断来访者所处的境遇是否属于紧急情况。另外，来访者的理性思考能力、应变的态度和勇气、能否配合医生协助处理紧急情况也是十分重要的评估内容。

对于心理危机的判断一般比较明确，只要来访者遭受重大挫折、心理创伤严重、感到束手无策、悲观绝望、有自杀行为、无制约地泄愤、情绪失控等都属于心理危机。心理危机的情况也比较繁复，但危机干预却是十分紧迫的事情，需要认真果断地处理。

在对紧急状况和危机进行评估时，全科医生应评估来访者的反应方式，应考虑他们如果被转介可能出现的情绪反应，同时也应使自己保持沉着和冷静，客观地进行评价，避免因个人的情绪化而影响评估的准确性和可靠性。

（五）处理方法评估

评估过程的最后一个环节是对采取何种处理方法进行评估。能否给来访者做心理咨询？是否能让来访者接受某些短程心理治疗或药物治疗？还是应转介到上级综合性医院或专科医院接受诊疗？全科医生应对这些问题重点评估，通常的处理方法有以下几种：

1. 实施相应的心理测验 通过心理测验可以从中获得许多信息和定量的指标，因此全科医师可以运用一些容易操作的常用量表对来访者做相关的症状评定。对于焦虑可用焦虑自评量表（SAS）、贝克焦虑量表（Beck anxiety inventory，BAI）、汉密尔顿焦虑量表（HAMA）等，对于抑郁可用抑郁自评量表（SDS）、贝克抑郁量表（Beck depression inventory，BDI）、汉密尔顿抑郁量表（Hamilton rating scale for depression，HRSD）等。但对于一些来访者的人格问题或者儿童和青少年的智力问题等，由于所采用的测量工具和技术要求比较高，如常用的明尼苏达多相人格调查表、韦氏智力量表等，如果全科医生没有心理测量的工具和实施这些测验的实践经验，就需要考虑将来访者转介到有条件实施测验的上级综合性医院或专科医院去做心理评估。

2. 做医学方面的有关检查 对于来访者诉说的某些症状，如头痛、头晕、心悸、胸痛、恶心、腹痛、腰痛、乏力、咽部梗塞感、尿频、大便次数增多、颤抖、食欲下降、消瘦等，在判断是由于心理因素或心理压力所构成的躯体化症状之前必须对他们进行全面的体格检查，排除患有各种器质性疾病的可能。有些较大的检查项目，如内镜检查、CT、MRI以及一些特殊的其他检查，就需要转介到二级或三级医院进行。

3. 转介给心理医生或精神科医生作进一步评估及心理治疗 当全科医师认为自己对于来访者难以做出确切的评估或认为该来访者已存在心理障碍需要接受系统的心理治疗，同时来访者也有接受心理治疗的要求时，全科医生可将来访者转介给心理科医生或精神科医生。对于转介的问题，全科医生除了考虑转介的必要性和可能性之外，还必须对来访者在转介过程中可能出现的心理反应有所估计，也要给予关心。即使来访者对于所转介的心理医生不满意或不适应，也应让他们给予反馈，以便再次考虑新的选择和转介方案。

4. 环境方面的调整 如果来访者的心理健康问题与所处的客观环境有密切的联系，受环境的影响特别严重，且环境的调整能够有效地缓解来访者的心理反应和应激反应，则全科医师可以帮助来访者从环境的调整方面做一些努力，以求解除环境的压力。

5. 自己实施心理咨询或短程心理治疗 有的来访者有强烈的动机要求接受心理咨询或心理治疗，相信全科医师能直接有效地帮助他，而且全科医生对自己所掌握的心理咨询或心理治疗的理论和技术有一定的把握，同时认为来访者有接受自己心理咨询或短程心理治疗的适应证。在这种情况下，可以与来访者讨论进行心理干预的意向和计划。

（杨秀木）

第三节 常见心理健康问题的干预

心理健康问题的干预有很多方法，可以归纳为心理干预和药物干预两大类。下面主要介绍心理干预。

心理干预（psychological intervention）是指根据心理学理论有计划、按步骤地对一定对象的心理活动、个性特征或行为问题施加影响，以缓冲压力事件，增强干预对象的应对和统合能力。心理干预是各种心理学干预手段的总称，包括心理治疗、心理咨询、心理康复、心理危机干预等，其范围已从过去主要针对个体，进一步发展为涵盖团体或特殊群体的多层次干预。全科医生在自身有条件、来访者有需求，以及具备适应证的情况下可以对来访者进行心理干预。全科医生实施心理干预的目标是提高来访者发现问题和解决问题的内在动力、增进自我功能及社会功能、调整个人的情绪、理清曲解想法、指导行为技巧，以及提供合理建议等。

一、会谈概述

心理治疗是心理干预的主要方式，主要工具是语言，因此也被统称为"谈话疗法"（talking cure）。全科医生和来访者通过谈话的方式进行交流，以达到心理干预的目的。谈话本身有调整心态的功能，同时医生和来访者独特的交互关系也是产生治疗作用的重要因素。语言表达能使个人的理性、智慧资源得到体现。

个人的自我调适和亲朋好友的劝说无法替代医生的谈话干预，因为被情绪严重困扰的人本身正处在情绪的陷阱之中，对于自己存在的问题往往是坐井观天，十分局限，也难以理出头绪，更谈不上觉察和更替自己被严重扭曲的信念、假设及规则。亲朋好友则正因为关系密切，又非临床专业人员，其体验及反应往往是不客观、不全面和非理性的。所以常常会提出许多隔靴搔痒的建议，有的甚至还会产生负面作用。

（一）会谈的基本技巧

全科医生应掌握一定的心理会谈技巧，在处理医患关系方面应注意以下几点：

1. 做好一个聆听者 与来访者认真地探询各种问题，不厌其烦地聆听他们的叙述，在聆听过程中不加入、不干扰来访者的实际生活，也避免用自己的想法和价值观去评判和影响来访者。

2. 做好一个引导者 全科医生不可能把改变来访者严重的心理行为障碍和不良的人格特点作为自己的干预目标，但可以从探索来访者痛苦的情绪入手，来引导来访者体验与情绪相关联的愿望和想法，从而发现情绪背后的心理动因。

3. 做好一个启发者 全科医生应成为引导来访者改变自我的启发者。应让来访者认识自己的心理冲突，了解自己的不适应行为，发现自己与人交往中的不良方式，同时为基本满足自己的需求而寻求切合实际的可行方法。

（二）初次心理会谈

全科医生与来访者的初次会谈十分重要，这是实施心理治疗的前期工作。初次谈话对于来访者是一个挑战，因为他要向一位不熟悉的医生谈论自己内心的问题。同时对于医生来说也不同于一般的诊疗，除了需要了解有关信息之外，还要努力与来访者建立相互信任的合作关系，从而使来访者进入到心理治疗的过程中。初次会谈通常有以下一些结构和内容。

1. 消除戒心 全科医生在首次会谈中应力求与来访者建立良好的合作关系，充分尊重来访者，通过向来访者表达理解和接纳，让他们了解医生的愿望是帮助他解除心理压力。同时也应说明双方合作和努力的重要性，使来访者消除疑虑，积极配合。

2. 切入正题 全科医生可以先进行自我介绍，然后主动把话题引入主题。从开放性的谈话开始，逐渐转入到来访者想谈的话题。医生应十分关注和投入，需对来访者的谈话内容表示出很大的兴趣，构成共情的互动。

3. 探索问题 全科医生在初次谈话中应及早判断来访者是否有紧急情况。如果来访者有自杀倾向、行为失控、情绪崩溃等问题的倾向，必须对这类急迫的问题作进一步询问，并及时转诊给专科医生。如果来访者所谈及的问题很琐碎，则应与来访者共同探寻对其影响最大的主要问题。

4. 明确意愿 明确来访者的意愿十分重要。在谈话中应从不同的角度去观察来访者的求助意愿及需求。同时全科医生也应及时做出反应，明确表达愿意接纳和帮助来访者，并向来访者提出在心理治疗过程中需要其积极主动参与。

5. 了解背景　充分了解背景情况有助于对来访者整体的评估。全科医生应收集来访者的家庭情况、学历阅历、文化背景、社交生活、生活氛围、健康状况和成长经历等各种有关信息，但要避免花较多的时间去谈论与治疗目标关系不大的琐事。

6. 结束初谈　在初次谈话结束后应有明确的结果，通常可有以下4种情况：

（1）对来访者实施系统的心理治疗：如果来访者愿意继续接受咨询和心理帮助，双方可以进一步明确阶段目标和确定以后的计划和安排。

（2）安排下次谈话继续评估：如果全科医生认为初次的谈话所获得的信息量还不足，难以判断是否可以对来访者实施进一步的心理治疗，可以安排第二次会谈，进一步了解情况。也可考虑通过一些心理测量的方法来协助了解有关信息。

（3）合并用药：在征得患者同意的情况下可以考虑合并用药的方案。

（4）转诊：如果全科医生认为来访者的问题不是本机构或本人能力范围内能够解决的，则应考虑适时转诊。全科医生应该向来访者说明需要转诊的理由和途径，让他们能及时到适合的医院接受心理科或精神科专科医生的诊治。

二、全科医生心理治疗的范围

全科医生的心理治疗应以短程干预为主，这有利于激发来访者在集中的时间段内全力以赴地处理自己面对的问题。长程的心理治疗对技术要求较高，往往超出了全科医学的知识结构和职能范围。适合接受短期心理治疗的来访者一般有以下3种类型：

1. 来访者因当前某些生活事件的压力构成心理方面的困扰，但以往心理健康，社会适应良好，例如丧偶、离异、失业、乔迁、退休等引出的心理健康问题。

2. 来访者虽有心理方面的障碍，但只是暂时性的社会功能退化，能够正常生活，能与医生沟通交流，接受医生的帮助。

3. 来访者的问题已属于心理科或精神科专科医生的治疗范围，需要转诊，但在转诊前须进一步评估。

三、具体心理治疗方法

心理治疗可以根据不同的理论和技术进行实施。全科医生应掌握一些实效性较强的方法，尤其是较易操作、符合基层实践特点的方法，这更能使来访者接受和配合。全科医生常用的心理治疗方法一般有危机干预、行为疗法、认知疗法和家庭治疗等。

（一）危机干预

1. 危机的基本概念　对于危机的定义不同学派的表述不完全统一。Dixon（1979年）认为危机是一个人遇到被认为是充满危险的事件，以个人通常的解决方法无法奏效，因而感到无助，并使个体处于心理失衡状态。

危机一般可分为发展性危机、境遇性危机、存在性危机和环境性危机。一个人在成长过程中会出现各种压力、阻力和困难，如学习、同学关系、恋爱、择业、经济、失业、更年期、退休等都可以构成发展性危机。境遇性危机包括天灾人祸等环境危机，例如亲人意外死亡、被抢劫、患重病、遭遇重大自然灾害等，具有突然性、震撼性、强烈性、灾难性等特点。存在性危机是指对于生命意义、存在的价值、人生目的、自由、责任等重要哲学和人生问题的思考所带来的内心冲突和焦虑。环境性危机是基于一个生态系统内的子系统都是相互关联的生态系统论观点，认为当危机降临到某人或某一群人时，这些人的反应也会作用于他们生活中的其他人，从而产生新的危机。

通常危机会影响认知、身体、情感、行为和人际关系等，但因个体的差异，工作、学习、家庭、人际关系等方面受影响的程度会有所不同。人们有应对事件的自然功能，但是一旦个人习惯的常用应对方法失效，危机便会产生。由于突然遭受严重灾难、重大生活事件或精神压力，使生活状况发生明显变化，尤其是用现有的生活条件和经验难以克服的困难，可导致当事人陷于痛苦、不安状态，常伴有绝望、麻木不仁、焦虑，以及自主神经症状和行为障碍。心理危机干预是指通过交谈、引导、沟通、疏导、抚慰等明确有效的措施，帮助心灵遭遇短期失衡的当事人进行情绪的释放、宣泄和重新调整，给予其适当的心理援助，使之走出心灵的阴霾，尽快摆脱困境，防止精神崩溃或走向极端，最终战胜危机，重新适应生活的过程。

2. 危机的发展　一般可以分为以下4个阶段。

（1）冲突期：因各种压力所致的失平衡状态，极度难受而渴望恢复平衡。当事者表现为麻木、恐慌、否认或不相信。

（2）应变期：当事人会采用自己个人的资源和家庭社会的资源来应对，如果实效不佳，也会放弃以习用的方法行事，转为用开放的态度听取别人的意见，尝试用新的方法来解脱困境。

（3）解决期：若当事人采取的应对方法难以消减压力和解决危机，同时又得不到更多的内外资源，可能会退缩、崩溃和停止解决问题，甚至以逃避的方式取而代之，其中最危险的是用自杀的方法来结束危机。

（4）恢复期：当事人以积极的态度正视困难，想方设法通过调整对事物的看法或采用新的应对措施，使自己恢复平衡，达到适应状态。但同时，危机的经历有可能被内化成为个性和生活的一部分而影响以后的应对功能及模式。这一时期当事人接受事实并为将来作好计划。危机过程持续不会太久，如亲人或朋友突然死亡的居丧反应一般在6个月内消失，否则应视为病态。

3. 危机的特征　① 通常为自限性，多于1～6周内消失；② 在危机期，个人会发出需要帮助的信号，并更愿意接受外部的帮助或干预；③ 预后取决于个人的素质、适应能力和主动作用，以及他人的帮助或干预。

4. 危机干预的目的　帮助来访者应对危机，恢复平衡和自我功能，掌握新的应对方法，提高应对能力。具体包括：① 防止过激行为，如自杀、自伤或攻击行为等；② 促进交流与沟通，鼓励当事者充分表达自己的思想和情感，鼓励其树立自信心和进行正确的自我评价，提供适当建议，促使问题解决；③ 提供适当医疗帮助，处理昏厥、情感休克或激惹状态等。

5. 危机干预的方法和步骤　危机干预包括5个步骤：

（1）了解主要问题：全科医生只有明确了来访者的主要问题才能有的放矢地进行干预。可以从来访者最近生活中的人际关系、学习或工作情况、重大社会生活事件、认知功能及控制情绪能力等方面获得资料。

（2）估计危险程度：了解和估计来访者的危险程度十分重要，必须密切观察。如果来访者情绪低落、沮丧悲观，无助感强，有可能有自杀的危险。或来访者认为某人是构成自己危机的根源，想消除他人的继续影响，这时应估计到有伤人的可能。

危及生命的严重程度可从三个方面反映：

1）意念（ideation）：有些人在谈话中会流露出一些念头："活着太累了，没意思""如果不是为了我的女儿，早就走这条路了"。医生对这些念头的出现应十分敏感，虽然停留在意念层面的想法危险度较低，但如果医生对此疏忽大意，就会错失干预的时机，使来访者从有意念转向行为。

2）姿态（gesture）：有自杀倾向的人除了有意念之外还有各种姿态，为自杀成功做一些准备。如积藏了一些能致死的药品，检查煤气开关的松紧，买好割脉用的刀片等。有姿态的人其危险性较大，医生应努力消解这种危险。

3）尝试（attempt）：有过自杀行为而未遂的人，再次自杀的可能性很大。尤其是再度遇上挫折和某些有压力的社会生活事件时更易一触即发。所以全科医生应充分注意应对的策略和方法，必要时转诊到精神科医院住院治疗。

（3）稳定情绪状态：当来访者感到失败和无助时，全科医生的关怀和支持尤为重要，它能起到有效稳定情绪的作用。医生应对来访者的情绪状态和自我价值给予敏锐关注，要提供机会使他们能表达情感和宣泄情绪。同时要向来访者表示医生会全力以赴地帮助他们一起解决问题，使他们有真实的安全感。

（4）探讨可行的选择：这是一个认知重建的过程。只要来访者意识、智能正常，医生可以努力挖掘他们的自我潜能，以新的理性的思考对待当前的困境。来访者可在医生的指导下共同探讨可供选择的计划。

（5）实施计划：实施计划的第一步是制定一个完整可行的计划。这需要符合以下一些要求：① 来访者能积极参与，成为计划中的主角；② 能符合来访者的功能和需要，虽然在危急状态下，来访者的功能有所降低，但实施治疗计划能促进他们的功能恢复；③ 计划是针对当前最主要的现实问题而不是某些危机的成因或人格问题；④ 接纳与来访者密切相关的亲朋好友，充分利用更多的社会资源；⑤ 有明确的时限和实施细节。实施计划一般都被认为是相当有难度的事，但实际上只要来访者的认知能力开始重组，具体操作便开始具备了内在的动力。实施中应坚持先易后难，循序渐进的原则，避免使来访者丧失信心。

（二）行为疗法

行为疗法的理论和技术都已十分成熟。对于全科医生来说，主要是掌握一些操作性强、实效性好的方法，解决来访者一些常见的心理行为问题或障碍。以下简略地介绍一些行为干预的方法和注意事项。

1. 系统脱敏疗法（systematic desensitization） 此方法是通过帮助来访者建立与不良行为反应

相对抗的条件反射，进而在接触相应的条件刺激时，将习得的放松状态用来抑制焦虑反应，从而使不良行为逐步消退（脱敏）。具体步骤包括：① 学习全身肌肉放松；② 由轻到重制定接触恐惧或焦虑事物的进度表；③ 让来访者用数秒钟时间想象接触某个恐惧或焦虑的事物；④ 松弛和想象交替练习，逐渐减轻恐惧或焦虑的程度；⑤ 根据进度表提升练习的难度，最后达到完全消除恐惧和焦虑的目的。

2. 冲击疗法（flooding therapy） 又称满灌疗法，其策略与系统脱敏疗法恰恰相反。治疗时不是让来访者由轻到重地逐步接触刺激环境，而是让其一开始就进入到焦虑刺激最重的情境中，并一直停留其中，直至焦虑消失为止。冲击疗法应选择合适的治疗对象，如单纯恐惧症、焦虑症、创伤后应激障碍等，并预先告知患者治疗中可能遭受的痛苦。

3. 厌恶疗法（aversion therapy） 通过建立厌恶刺激与不良行为间的条件反射，以达到制约某种不良行为的目的。厌恶刺激包括电刺激、药物刺激、想象刺激和其他刺激（声、光、针刺、羞辱等）。实施厌恶疗法应注意以下要点：① 厌恶疗法有一定的危险性，可能对被治疗者产生伤害；② 必须是接受过专业训练的治疗者才能实施；③ 在实施过程中帮助来访者以适当的行为代替不良行为。

4. 生物反馈疗法（biological feedback therapy） 生物反馈疗法是通过生物反馈仪将身体内部的电活动放大后以视觉或听觉的形式呈现出来，使患者能了解自己的机体状态，并学会在一定程度上控制或矫正不正确的生理变化。肌电、皮温反馈仪是最基本的生物反馈仪。

（三）认知疗法

1. 认知疗法的基本概念 Werner（1982年）指出人类行为不完全受无意识原动力的影响，也不是对外来刺激的简单反应，而是基于个人自决，这被称为"第三动力"。人类有说话、思考、推理、记忆、选择和解决问题的能力，所以人们存在可以控制和管理外部环境及自己的驱动力。Kendall（1983年）和Beck（1985年）对认知的内涵作了概括：

（1）认知事件：是指一些可被人们意识及认识的思想，是自动的反应。它出现于一瞬间，没有反省和推理，是一种非常规习惯和非自主的内在对话，会不停地影响人的情绪和行为。

（2）认知结构：是人对自己和外界环境的一些假设概念。当人遇到新的刺激时，会将信息容纳到认知系统中，一旦被确认，就会变得稳定和坚固，不易改变。

（3）认知过程：人们通过此过程知觉及过滤外来的刺激，从而构成自己的计划和行动。

认知学派认为人们的思想、情感、行为和非自主的生理反应相互联系。外环境和人的内心世界是密切关联的。当人受到外来刺激时，他们就会根据既定的认知结构来理解和定义事物。思维过程包括判断、评价、确定、解释、推理，同时也产生相应的情绪反应、自主性生理反应及行为反应。因此，当人们的认知结构和认知过程中含有曲解的成分时，整个认知功能就会失调，情绪、生理反应及行为都会随之受到负面的影响。

2. 认知疗法的具体方法 认知疗法的具体实施方法有多种，在此重点介绍Meichenbaum（1985年）所创造的"压力应对训练方法"。

压力应对训练方法是一套能处理各种不同问题的治疗程序，可有效应对愤怒、焦虑、恐惧、一般的压力反应、痛苦及躯体健康等问题。具体的实施可分为以下几个阶段：

（1）构思阶段：在此阶段中，医生应努力与来访者建立良好的治疗性合作关系。医生应做到倾听、关心、真诚、接纳、理解、同感等。在收集资料的过程中，医生应通过交谈了解来访者压力的来源、产生压力的过程、所有压力的共性、压力对生活和工作的影响，以及来访者自己应对的方法和来访者接受医生帮助的期望。此时应努力让来访者在放松的氛围下表达出各种想法、感受、经验及行为。医生在这阶段还应不断消除会给医患关系带来不良影响的因素。

（2）再构思阶段：帮助来访者对压力进行重新构思是压力应对训练的主要策略。医生应努力使来访者了解压力和应对的交互关系。让他们认识到认知评估是如何影响人的情绪及行为反应。同时也需要引导来访者理解，通过认知的调整能使压力得到缓解和控制。

（3）应对技巧训练阶段：松弛训练可以帮助来访者放松情绪及身体。认知重建法是认知调整中的主要方法。此方法包括：① 收集在有压力的情况下出现的自动想法；② 详细记录出现的想法以及伴随的情绪和行为反应；③ 检验想法的有效性及对情绪行为带来的负面效应；④ 探寻新的有减压功能的替代想法；⑤ 不断操练和巩固有效的新想法，并体会情绪和行为的相应改变。在此阶段中常用的方法有：离中法（decentering）、扩展观点（enlarging perspective）、重新归因（reattribution）等。

（4）应用与实践阶段：在此阶段中来访者把学到的应对压力的技巧应用于日常生活，以强化应变能力。常用的方法如下：① 想象应对练习，在医生的辅导下来访者选择一个与治疗目标对象类似的社会生活事件，想象如何通过循序渐进的方法处理和消除内心的压力；② 模拟行为练习，医生与来访者进行角色扮演，重演日常生活中有压力的片段，然后进行应对的探索，寻找有效的策略和方法；③ 实际生活练习，通过想象练习，由经过角色扮演进入到具体的日常生活中去进行实际练习。医生需给来访者布置详尽的家庭作业，在指导和督促下让他们努力完成有一定压力但尚能克服的作业。

（四）家庭治疗

家庭治疗（family therapy）是以家庭为单位，通过会谈、行为作业及其他非语言技术来改变家庭成员之间的不良互动，从而解决个人问题、消除心理障碍、促进个体和家庭功能。家庭治疗认为个体的行为问题和情感上的痛苦，只有被放到人际关系的系统中去观察才能完全被理解。家庭治疗的方法很多，但比较适用于我国国情的是结构式家庭治疗（structural family therapy）。

1. 结构式家庭治疗概述　结构式家庭治疗是由美国学者 Mimichin 和他的同事在 20 世纪 60 年代创立的。它运用核心家庭的理论去分析家庭结构和家庭组织，注重于人际交往过程，而不只是谈话的内容。通常一个家庭是以角色、功能、权力架构而组织起来。家庭成员有清楚的分工、界线，并要有适当的组织才能发挥它的功能。Mimichin 的贡献是他很早就引入了结构的理念，而治疗的目标就是去除阻挠家庭功能发挥的结构，取而代之以较为健全的结构补充，使家庭功能得以有效发挥。到了 20 世纪 80 年代，研究结果已经证明结构式家庭治疗针对有心身疾病患者的家庭的治疗成功率很高。

每个家庭都会受到来自各方面的压力，常见的家庭压力来源有：① 家人与外界的接触；

② 家庭与外界的接触；③ 家人在成长过程中的压力；④ 家庭独特问题所带来的压力。有些家庭会出现功能上的失调，这是由于家庭在有压力的情况下因结构僵化无法进行良好的沟通，失调的沟通方式不断重复，使僵化的结构更趋凝固，导致家庭成员出现相应症状。家庭功能失调与家人出现病症存在一定的联系。一方面，不和睦的家庭气氛和环境可能成为孕育病态家庭的基础；另一方面，若在家庭中某个成员是因功能失调的家庭环境引起症状，在家庭状况未能得到改善之前，家庭成员的病症会被强化而加重。

结构式家庭治疗是基于一些对于家庭动力及家庭组织的假设而展开的，它假设个人问题与家庭的动力和组织有着密切的关系，改变家庭动力及家庭组织过程，可改变个人及家庭。结构式家庭治疗有以下一些特点：

（1）以家庭作为治疗单位。

（2）对于过程的关注超过对于行为表现的关注。

（3）注重目前情况而不去追溯陈年旧事和家庭的影响。

（4）相信行为问题是一个重要的问题，是隐藏的家庭问题的外在表露。

（5）不把个人问题作为治疗的焦点，而是将改变家人交往的方式作为治疗目标。

（6）治疗过程不是一对一的谈话方式，而是多元化和多层次的家庭互动。

（7）家庭治疗中借助了心理动力学理论，还有系统论、学习理论、沟通理论、反馈理论、认知行为理论等。

2. 治疗方法和技巧　结构式家庭治疗的过程包括进入（joining）、评估（assessment）及干预（intervention）三大环节。

（1）进入：全科医生实施家庭治疗首先要进入家庭，接触家人，深入家庭，成为家庭系统的一分子。在了解每个家庭成员的同时，又能保持自身的中立。因此，这是要成为一个特殊"家庭成员"，其立场是含蓄的、中间的，同时又能在一定的情况下跳出家庭圈而成为一个有主见的公证人。

（2）评估：评估的目的是收集资料，了解家庭功能失调的症结。通常评估的内容有：① 家庭的状态和结构；② 家庭系统的弹性；③ 家庭系统的反响；④ 家庭生活的环境；⑤ 家庭生命周期；⑥ 家庭成员的症状、问题和沟通的方式。

（3）干预：干预的目标是调整不良的家庭结构，使家庭能正常地运作并发挥健全的功能，通过改变家人的交往方式从而使有病症的家庭成员得到治疗和改善。具体的方法是：① 通过重复信息、控制语调、运用语言、营造感觉等技巧，使每个成员改变对家庭原来的看法；② 通过划清界限、否定有损的家庭结构、补充有益的理念，改变原来功能失调的家庭结构；③ 在医生的引导和协助下通过诘难、强调优点等方法使家庭成员建立新的家庭观念。

干预也按照四个阶段来进行：

（1）心理诊断阶段：通过真诚友善的交谈，建立和谐的医护患关系，寻找患者情绪、行为问题，如情绪障碍、治疗依从性差等。

（2）领悟阶段：帮助患者认识引起和使其症状持续的原因，即找出不合理信念，使患者知道自己不适当的情绪和行为表现是什么，以及产生这些表现的原因是什么。

（3）修改阶段：对不合理信念提出疑问，然后采用不断提问的方法与不合理的信念"辩论"，改变不合理信念。例如，治疗者直接向患者提出问题"怎样证明你的观点？""有哪些证据证明事实是这样的？""你能找出相反的证据吗？"

（4）再教育阶段：探索患者是否存在与症状无关的不合理信念，并与之辩论，使患者学会并逐渐养成与不合理信念进行辩论的方法。

（五）正念治疗（mindfulness therapy）

正念的本质是指全神贯注地对目标保持清楚的觉知。美国学者 Kabat-Zinn 以正念理论为基础发展出了正念减压疗法（mindfulness-based stress reduction，MBSR），MBSR 采用每周团体训练的形式，持续 8～10 周，是当前应用最多的正念疗法。MBSR 的基本技术包括：

1. 静坐冥想　是正念训练最核心的方法，主要涵盖正念呼吸、正念声音、正念身体和正念想法。

2. 身体扫描　练习者按照一定顺序，逐个扫描并感知不同身体部位的感受。身体觉知能力的增强有助于处理情绪，并把注意力从思维状态中转移到对身体的觉知上来。

3. 正念瑜伽　整合了正念训练和瑜伽，不追求动作的完美，而是要求在练习瑜伽的过程中体验运动和拉伸的身体感觉。

（六）组织干预

通过对不合理的组织结构和行为进行改变，达到干预的目标。分为 4 个阶段：问题界定、行动启动、实施和定型化。组织干预中较有代表性的是员工帮助计划（employee assistance program，EAP）。EAP 由美国人发明，最初用于解决员工酗酒、滥用和依赖不良药物所带来的心理障碍。通过专业人员对组织的诊断、建议和对员工及其家属提供专业的指导、培训和咨询，旨在帮助员工及其家庭成员解决各种心理和行为问题。

（七）其他场合的干预

1. 学校干预　学校是理想的干预场所，在学校时个体处于各方面成长和成形的阶段，是效果最佳的干预时期。

2. 场所干预　这是对大多数成人心理健康问题干预的合适地点。

3. 社区干预　往往是一项入户行动，或者在社区人群聚集活动的场所进行。社区是一个相对松散的组织，需要进行充分的社区动员。社区动员是将满足社区居民需求的社会目标转化成社区成员广泛参与的过程。社区动员不仅能解决问题，还可以增强社区能力建设。社区通过心理健康计划制定、实施和评价等一系列活动，达到改善个体或群体的心理健康状况，还可以提高认识和理解自身问题的能力。

学习小结

心理健康问题是人群健康的重要组成部分，也是全科医生必须熟悉并解决的问题。本章从全科医学的角度入手，介绍了心理健康的定义和层次，心理健康问题的分类、评估及其干预。通过对本章的学习，应该能够做到阐述心理健康的概念、心理健康问题的层次和性质特点、心理评估的内容和方法，以及心理治疗中的会谈原则和技巧、初次会谈的结构和内容、危机干预的概念和实施方法等，并能够将学习到的知识灵活运用到临床实践中。

（顾杰）

**复习
思考题**

1. 阐述心理评估的内容及方法。
2. 论述心理干预中初次会谈的结构和内容。
3. 阐述危机干预的具体做法。

4. 单选题

（1）以下有关全科医生可以进行的心理治疗的描述中，正确的是
    A. 可以对严重心理障碍的患者进行长程的心理治疗
    B. 应以短程干预为主，这有利于激发来访者在集中的时间段内全力以赴地处理自己面对的问题
    C. 治疗心理障碍导致了较为严重的社会功能退化，无法正常生活的来访者
    D. 治疗心理障碍已属于心理科或精神科专科医生治疗范围的来访者
    E. 治疗有自杀倾向的来访者

（2）下列心理困扰的可能原因中，不正确的是
    A. 社会性要求没有得到满足
    B. 激烈的社会竞争
    C. 快速变化的环境
    D. 价值多元冲突
    E. 社会适应良好

（3）以下选项中，不属于心理评估内容的是
    A. 自我功能评估
    B. 境遇问题评估
    C. 来访动机评估
    D. 预后评估
    E. 处理方法评估

（4）以下选项中，属于心理治疗中行为疗法的是
    A. 危机干预
    B. 家庭疗法
    C. 压力应对训练方法
    D. 冲击疗法
    E. 正念治疗

（5）满灌疗法又称为
    A. 系统脱敏疗法
    B. 冲击疗法
    C. 厌恶疗法
    D. 生物反馈疗法
    E. 家庭疗法

单选题答案：（1）B；（2）E；
（3）D；（4）D；（5）B

全科医疗健康档案与信息化管理

学习目标

知识目标	1. 掌握居民健康档案的内容、以问题为导向的医疗记录（problem oriented medical record，POMR）的内容和S-O-A-P形式。 2. 熟悉居民健康档案的基本要求和正确书写规范。 3. 了解居民健康档案的信息化管理、基层医疗国际分类（ICPC）的基本分类。
能力目标	能够熟练建立居民健康档案，具备创建和管理电子健康档案的能力。
素质目标	培养全科医疗健康档案与信息化管理的实践素质。

健康档案建设作为深化医改的重点任务，对于加强居民全方位、全生命周期健康管理、实现互联互通和信息共享、促进基本公共卫生服务均质化具有十分重要的意义。

第一节　概述

一、健康档案的分类

全科医学工作中，健康档案应包括居民健康档案、家庭健康档案和社区健康档案。

1. 居民健康档案（health record）　是记录居民个人健康信息的系统化医疗文书，包括个人基本信息、健康体检、重点人群健康管理记录和其他医疗卫生服务记录等。它是全科医生工作中收集、记录居民个人健康信息的重要工具。

2. 家庭健康档案（family health record）　是以家庭为单位，记录家庭成员和家庭整体有关的健康状况、疾病动态、预防保健服务利用情况的系统资料，每户建立一份，以家庭为单位成册。全科医学中的家庭健康档案内容包括家庭的基本资料、家系图、家庭生活周期、家庭卫生保健、家庭主要问题目录，以及问题描述和家庭各成员的健康档案。

3. 社区健康档案（community health records）　是记录社区自身特征和居民健康状况的资料库。全科医生可根据社区健康档案中所收集的资料进行社区居民健康需求评价，较完整的社区健康档案一般包括社区基本资料、社区卫生服务资源、社区卫生服务状况和社区居民健康状况等内容。

二、建立居民健康档案的意义

居民健康档案的重要性被医学界广泛认可，它在基层卫生服务、医学教育、科研及司法工作等方面都占据着重要的地位。

1. 系统全面地了解居民健康问题 完整的健康档案能够帮助全科医生全面而系统地了解居民的健康问题及其相关背景信息。由于全科医疗服务对象的健康问题具有未分化和多重性等特点，健康档案的建立可以帮助医生掌握居民自身及其家庭的健康问题，医生有机会发现居民现存的健康危险因素，有利于及时为居民及其家庭提供具体规范的预防保健和健康管理服务。

2. 居民健康档案连续且全面地记录健康及病史信息 通过居民健康档案的健康及病史记录和病历回顾，掌握居民的健康状况变化及就医行踪，及时敏感地发现居民现存和潜在的问题，克服传统门诊病历的缺陷，充分了解居民个人和家庭的背景资料。通过了解和掌握社区居民的健康状况变化情况，主动挖掘个人、家庭的问题。完整的居民健康档案还是司法工作的重要参考资料。

3. 是全科医生进行自我继续教育的一个重要资源 按照规范进行全科医疗活动和患者健康问题的记录，有利于基层卫生服务人员的业务培训，以及全科医学模式的迅速普及。档案中对居民或患者或家庭的健康照顾的长期记录是全科医生学习医学知识、积累医疗和预防保健经验，以及从事科学研究的良好素材和凭证。

4. 规范的居民健康档案是宝贵的科研资料 准确、完整、规范和连续的居民健康档案能为前瞻性研究居民健康状况、探讨疾病的危险因素提供理想的资料，是全科医疗教学与科研的重要参考资料。居民健康档案是对社区居民以问题为中心的健康记录，反映了生物、心理和社会各方面的问题，具有连续性、逻辑性，可应用于医学教学与科研，培养医学生的临床思维能力和医疗实践中处理与解决问题的能力。

5. 可用于考核全科医生技术水平 以问题为中心的健康记录强调完整性、逻辑性、准确性，适用于考核全科医生处理健康问题的质量和技术水平。

6. 可全面了解和掌握基层家庭卫生问题和可利用的卫生资源 完整的健康档案不仅记载了居民健康状况及与之相关健康信息，还记载了有关基层卫生机构、卫生人力等社区资源的信息，从而为社区诊断、制定社区干预计划提供基础资料。此外，健康档案还能帮助利用社区与家庭资源，包括卫生机构、卫生人力、福利慈善机构，以及家属和其他可动员的社会资源等，为本社区居民提供医疗卫生保健、精神支持，以及经济上的协助。

三、居民健康档案的特点

1. 以人为本 健康档案是以人的健康为中心，以全体居民（包括患者和非患者）为对象，以满足居民健康需求和健康管理为重点。

2. 内容完整 居民健康档案可以在任何时间、任何地点收集居民的健康信息，不仅记录病史、病程、诊疗情况，还可以完成以居民健康为中心的信息集成，记载了居民平时生活中的各项健康相关信息，如预防接种记录、主要的不良行为、生活方式等。健康档案记录贯穿居民的整个生命周期，内容不仅涉及疾病的诊断治疗过程，而且关注生理、心理、社会因素对健康的影响。医生可以及时提取有关信息，快速全面地了解情况。

3. 重点突出　健康档案记录内容是从日常卫生服务记录中抽取的，与居民健康管理、决策密切相关的重要信息。卫生服务的详细记录仍保留在卫生服务机构中，需要时可通过一定机制进行调阅查询。

4. 动态高效　健康档案的建立和更新与卫生服务机构的日常工作紧密融合，通过提升业务应用系统实现在卫生服务过程中健康信息的数字化、采集的智能化和动态整合、更新。

5. 标准统一　健康档案的记录内容和数据结构、代码等都严格遵循统一的国家规范与标准。健康档案的标准化是实现不同来源的信息整合、无障碍流动和共享利用、消除信息孤岛的必要保障。

6. 分类指导　在遵循统一的业务规范和信息标准，满足国家基本工作要求的基础上，健康档案在内容的广度和深度上具有灵活性和扩展性，支持不同地区卫生服务工作的差异化发展。

7. 为突发性、传染性、多发性疾病提供资料　居民健康档案可以直接、快速、准确地为突发性、传染性、多发性病提供资料。如严重急性呼吸综合征流行期间，能从健康档案中提取患者非典型肺炎所具有的病症特点，可以从这些症状中得到提示，寻找挽救患者生命的治疗方案与防止疾病传播的有效办法。

四、居民健康档案的编制

全科医学中居民健康档案内容应取决于建立健康档案的目的，满足医疗保健、教学、科研、法律等方面的需要，能体现出全科医学的原则和特点。要求健康档案在形式上统一、简明、实用；在内容上应具备完整性、逻辑性、准确性、严肃性和规范性。

1. 原则　灵活性、结构化。为适应计算机管理，居民健康档案的内容编排要结构化，像积木一样可灵活移动。

2. 形式　统一、简明、实用。应结合全科医学工作开展情况，以满足实际工作需要为第一目的，尽量做到简单、通俗、实用。

3. 要求

（1）完整性：即内容应能反映以下几点。① 主要健康相关问题、患病背景和健康的潜在危险因素；② 健康状况及病情的发生、发展过程；③ 生物、心理、社会三个层次。

（2）逻辑性：是指内容的安排、取舍是否便于归纳、推理。逻辑性强的健康档案便于医生对健康状况及病情做出正确的判断，进而制定出科学的健康计划，有助于培养医生的临床思维能力。

（3）准确性：是一切资料可用的前提，不具备准确性的健康档案就没有说服力，不能作为教学、法律工作的依据，亦不可能达到建立健康档案的目的。

（4）严肃性：是指健康档案记录须有严肃认真的态度，只有保证严肃性方可保证以上几个方面的要求；另一方面，审视健康档案也可洞悉医生或其他医务人员的工作态度及品质等。

（5）规范化：是健康档案交流、传递、评价的必要条件。

五、基层医疗国际分类及其在健康档案中的应用

（一）基层医疗国际分类概述

基层医疗卫生问题涉及生物、心理、社会各方面的问题，使用国际疾病分类（international classification of disease，ICD）往往难以涵盖，1987年世界家庭医生组织（WONCA）分类委员会研究出版了的适合于基层医疗的一个新的分类系统，即基层医疗国际分类（ICPC）。作为基层医疗标准化的分类工具，ICPC能够对健康档案中S-O-A-P四个要素中的三个，即患者就诊的主观原因（S）、健康问题评估（A）和健康问题处理计划（P）进行分类和编码。同时，该分类系统还涵盖了对全科医疗中常见的心理和社会问题的分类。此分类系统的应用可以使信息标准化，因此增进了各国基层医疗信息进行比较的可操作性和可比性。

1992年WONCA正式提出了使用该分类系统，受到世界各国全科医学界的普遍关注和欢迎。我国于1997年开始正式接触该分类系统，并将其翻译为中文，在部分社区中进行全科医疗健康档案记录资料的分类和编码尝试。为进一步完善该分类系统，并考虑与WHO 1992年出版的ICD-10相关联，1997年在WONCA分类委员会的主持下，对ICPC分类系统进行了修订，并于1998年出版ICPC-2。目前ICPC-2已在世界上多个国家和地区使用并进一步开发，该分类系统的开发，首次使基层医务人员能够使用单一的系统进行分类。

（二）ICPC结构

ICPC是一个按二轴进行分类的系统。第一个轴主要代表身体各器官和系统（或称为"章节"）的字母编码，如消化、呼吸等章节（表10-1），共由17个章节组成。第二个轴是组成各章节的医学组分（或称为"单元"），共有7个单元（表10-2）。

▼ 表10-1 ICPC的章代码，第一轴：器官系统

代码	器官系统	代码	器官系统
A	综合及非特异性的	R	呼吸
B	血液、造血器官和免疫机制	S	皮肤
D	消化	T	代谢、内分泌和营养
F	眼睛	U	泌尿
H	耳（听力）	W	妊娠、分娩、计划生育（妇女）
K	循环系统	X	女性生殖（X-染色体）
L	肌肉骨骼（运动系统）	Y	男性生殖（Y-染色体）
N	神经	Z	社会/社交问题
P	心理		

单元（医学组分）	代码	单元（医学组分）	代码
症状和主诉	1–29	行政管理	62
诊断、筛查和预防	30–49	转诊和其他就诊原因	63–69
用药、治疗和操作	50–59	问题或疾病诊断	70–99
检查结果	60–61		

注：除社会章节外，每章节内容相同

在描述基层医疗问题时，将第一轴的身体系统与第二轴医学组分交叉组合使用，如"上腹痛"编码为D02，又如"喘息"编码为R03。

（三）ICPC的特点

1. ICPC是按身体器官系统进行分类的二轴结构，编码是由代表章节的一个英文字母和代表单元的两位阿拉伯数字组成。

2. ICPC除了可以对诊断进行分类外，还可以对就诊原因和医疗干预过程进行分类，弥补了ICD的不足。

3. ICPC分类系统中涵盖了对心理问题、家庭和社会问题的分类，并且在绝大多数条目的下面，列出了该条目的包含、除外标准及注意事项，能够帮助基层医务人员减少编码失误。

4. ICPC分类系统可与Duke/WONCA疾病严重评价量表（DUSOI/WONCA）关联使用，可以使ICPC按照严重度对健康问题进行分类；同时，ICPC可以用功能状态量表（COOP/WONCA）对患者所处的功能状态进行记录和分类。

5. ICPC分类系统对全科医学的核心概念如"医疗片段"加以阐述，使具体编码人员对全科医疗过程及其医疗片段的概念有详尽的了解，利于对就诊原因、医疗干预过程及诊断进行编码。

6. ICPC分类系统可描述治疗过程中的单元2～6包含的内容，内容非常广泛而非特异性，各国可以根据其全科医疗开展的具体情况，使其特异化。

7. ICPC分类系统不能对病历记录系统中的物理检查和辅助检查等客观资料进行分类。

8. ICPC单元7"问题或疾病诊断"部分，相对于ICD来讲，各条目特异性较低，如果想使某种特定疾病进一步特异化，还需与ICD转换。

（四）ICPC与ICD的关系

ICD是一个多轴向的分类系统，主要对疾病的诊断进行分类，编码过程比较复杂；而ICPC是一个二轴分类系统，对健康问题记录系统（S-O-A-P）中的三个主要元素（就诊原因、医疗过程和诊断）分别或同时分类。ICPC中的多数条目都能与ICD-10转换。因此这两个分类系统是相联系的，而不是对立的关系。

（五）ICPC应用

ICPC作为基层医疗卫生中的一个新的分类系统，是研究就诊原因和医疗卫生服务需求的有效而实用的工具，需在实践中不断修改和完善。它在应用过程中对于数据标准化无疑也是一种研究工具。ICPC 的应用，为基层医疗卫生工作者、教师、统计学家和所有从事全科/家庭医学的管理人员提供了一个研究基层医疗卫生中相关课题的新视角。虽然世界上已经有多个国家使用 ICPC，有的国家已经把该分类系统作为国家级的分类系统应用于基层医疗卫生机构，但是，我们仍要客观地对待和应用这一新的分类系统，不能教条化。ICPC 是一种适合基层医疗卫生的分类工具，但是它并不是唯一的，在基层医疗卫生中我们也可以选择其他的分类工具。如有可能，应与其他分类系统联合应用，更能全面体现全科学的特点，增加资料的特异性。

（张荣峰）

第二节　居民健康档案

一、以问题为导向的医疗记录

居民健康档案包括以问题为中心的个人健康问题记录和以预防为导向的周期性健康检查记录，包括预防接种、儿童生长与发育评价、患者教育、危险因素筛查和评价，以及长期用药记录、辅助检查记录、住院记录、转诊记录、会诊记录。

目前，全科医疗中个人健康问题记录多采取以问题为导向的医疗记录（POMR）。POMR 由基本资料、问题目录、问题描述、病情流程/随访记录、化验检查记录、转会诊记录等组成。

1. 基本资料　包括人口学资料（如年龄、性别、教育程度、职业、婚姻、种族、社会经济状况等）、行为资料（如吸烟、饮酒、饮食习惯、运动、药物依赖、就医行为等）、临床基本资料（血压、身高、体重、既往史、个人史、家族史等）。

2. 问题目录　是指过去影响、现在正在影响或将来还要影响患者健康的异常情况。这些问题可以是明确的或不明确的诊断，也可以是无法解释的症状、体征或实验室检查结果，还可以是社会、经济、心理、行为问题（如失业、丧偶、异常行为等）。问题目录常以表格形式记录，将确认后的问题按发生的时间顺序逐一编号记入表中。分为主要问题目录、暂时性问题目录和长期药物清单，主要问题目录多列慢性问题及尚未解决的问题，暂时性问题目录则列急性或短期问题，长期药物清单为针对慢性病需要在一定阶段内或长期使用的药物。

3. 问题描述及问题进展记录　问题描述将问题表中的每一问题按照序号逐一以"S-O-A-P"的形式进行描述：

S：患者的主观资料（subjective data），主观资料是由患者提供的主诉、症状、病史、家族史等，医生的主观看法不可加入其中，要求尽量用患者的语言来描述。

O：客观资料（objective data），是医生诊疗过程中观察到的患者的资料。包括体检所见之体征、实验室检查、影像学等检查的资料，以及患者的态度、行为等。

A：评估（assessment），评估是 S-O-A-P 中最重要，也是最困难的一部分。完整的评估应包括诊断、鉴别诊断、与其他问题的关系、问题的轻重程度及预后等。

P：计划（plan），计划也称与问题相关的计划，是针对问题而提出的，体现以患者为中心、预防为导向，以及生物-心理-社会医学模式的全方位考虑，而不仅限于处方药物。每一问题都要有相应的计划，包括诊断计划、治疗计划、健康教育计划等（表10-3）。

4. 病情流程和随访记录（**flow sheet**）　是对某一主要健康问题的进展情况进行跟踪的动态记录，多用于慢性疾病患者的病情记录。流程表以列表的形式描述病情（或其他问题）在一段时间内的变化情况，包括症状、体征、检验、用药、行为等的动态观察。

流程表通常是在病情（或问题）进展一段时间后，将资料做一图表化的总结回顾，可以概括出清晰的轮廓，及时掌握病况，帮助修订治疗计划、患者教育计划等。积累之，对教学、科研益处匪浅，也是自我学习提高的良好教材。

需要指出的是，并非所有患者的健康档案均有必要设计、记录病情流程表，一般只针对慢性病、特殊疾病，或者医生感兴趣的病种的患者，才使用病情流程表。除按表格记录病情流程外，也可按S-O-A-P描述。

5. 转诊记录　包括转入和转出记录，我们需要从基层转到从上一级医院，也需要从上一级医院转到基层来治疗，居民档案中有双向转诊单，记录包括初步印象、主要现病史、主要既往史和治疗经过。

6. 会诊记录：记录会诊原因、会诊意见、会诊医生及其所在医疗卫生机构。

▼ 表10-3　POMR中的S-O-A-P书写范例

问题：糖尿病
　　　S：乏力、多尿两个半月
　　　既往有消化性溃疡史
　　　父亲患有糖尿病，母亲死于脑卒中
　　　O：身高175cm，体重62.5kg
　　　血压18.6/12kPa（140/90mmHg）
　　　尿糖＋＋＋，空腹血糖8.9mmol/L（160mg/dl）
　　　A：根据以上资料，该患者可解释为成年型糖尿病，但应排除其他原因引起的尿糖阳性。本病可能并发多种感染、动脉硬化、肾脏病变、神经病变、酮症酸中毒等
　　　P：各项计划
　　　　（1）诊断计划
　　　　①测定尿糖、尿酮体
　　　　②测定血糖、血脂、血酮体
　　　　③检查眼底
　　　　④检查尿常规、肾功能
　　　　（2）治疗计划
　　　　①糖尿病饮食
　　　　②体重监测
　　　　③使用口服类降糖药物
　　　　④使用胰岛素（在应激、感染等情况下使用）
　　　　⑤注意皮肤护理，防止感染
　　　　⑥定期监测血糖、尿糖
　　　　（3）健康教育计划
　　　　①介绍有关糖尿病常识
　　　　②避免加重糖尿病病情的各种因素（包括饮食、心理因素）
　　　　③介绍控制饮食的方法和意义
　　　　④预防或减少并发症发生的措施（如注意个人卫生）
　　　　⑤注意血糖控制，帮助患者学会自查尿糖
　　　　⑥介绍使用降糖药物的注意事项
　　　　⑦对子女进行血糖、尿糖检查

二、居民健康档案的内容与建立

《国家基本公共卫生服务规范》(第三版)"居民健康档案管理服务规范"中明确居民健康档案的建立对象为：辖区内常住居民（指居住半年以上的户籍及非户籍居民），以0～6岁儿童、孕产妇、老年人、慢性病患者、严重精神障碍患者和肺结核患者等人群为重点。

（一）居民健康档案的内容

居民健康档案内容包括个人基本信息、健康体检、重点人群健康管理记录和其他医疗卫生服务记录。

1. 个人基本情况 包括姓名、性别等基础信息和既往史、家族史等基本健康信息。

2. 健康体检 包括一般健康检查、生活方式、健康状况及其疾病用药情况、健康评价等。

3. 重点人群健康管理记录 包括国家基本公共卫生服务项目要求的0～6岁儿童、孕产妇、老年人，以及慢性病、严重精神障碍和肺结核患者等各类重点人群的健康管理记录。

4. 其他医疗卫生服务记录 包括上述记录之外的其他接诊、转诊、会诊记录等。

（二）居民健康档案的建立

1. 辖区居民到乡镇卫生院、村卫生室、社区卫生服务中心（站）接受服务时，由医务人员负责为其建立居民健康档案，并根据其主要健康问题和服务提供情况填写相应记录，同时为服务对象填写并发放居民健康档案信息卡。建立电子健康档案的地区，逐步为服务对象制作发放居民健康卡，替代居民健康档案信息卡，作为电子健康档案进行身份识别和调阅更新的凭证。

2. 通过入户服务（调查）、疾病筛查、健康体检等多种方式，由乡镇卫生院、村卫生室、社区卫生服务中心（站）组织医务人员为居民建立健康档案，并根据其主要健康问题和服务提供情况填写相应记录。

3. 已建立居民电子健康档案信息系统的地区应由乡镇卫生院、村卫生室、社区卫生服务中心（站）通过上述方式为个人建立居民电子健康档案。并按照标准规范上传区域人口健康卫生信息平台，实现电子健康档案数据的规范上报。

4. 将医疗卫生服务过程中填写的健康档案相关记录表单，装入居民健康档案袋统一存放。居民电子健康档案的数据存放在电子健康档案数据中心。

三、居民健康档案的使用

接诊医生有权利合理使用，更有义务根据服务情况更新、补充居民健康档案内容，以保证居民健康档案的连续性和及时性。通过与各项业务工作的充分结合，使居民健康档案信息的获取变得简便、高效，信息能够及时更新。

1. 患者到已建档居民到村卫生室、乡镇卫生院、社区卫生服务中心（站）复诊时，在调取其健康档案后，由接诊医生根据复诊情况，及时更新、补充相应记录内容。

2. 入户开展医疗卫生服务时，应事先查阅服务对象的健康档案并携带相应表单，在服务过程中记录、补充相应内容。已建立电子健康档案信息系统的机构应在服务过程中同时更新电子健康档案。

3. 对于需要转诊、会诊的服务对象，由接诊医生填写转诊、会诊记录等。

4. 所有的服务记录由责任医务人员或档案管理人员统一汇总，及时归档。

四、居民健康档案的终止和保存

1. 居民健康档案的终止缘由包括死亡、迁出、失访等，均需记录日期。对于迁出辖区的还要记录迁往地点的基本情况、档案交接记录等。

2. 纸质健康档案应逐步过渡到电子健康档案，纸质和电子健康档案，由健康档案管理单位（即居民死亡或失访前管理其健康档案的单位）参照现有规定中的病历的保存年限、方式负责保存。

五、居民健康档案的服务流程

（一）确定建档对象流程图

要为每位参加健康管理的居民建立个人健康档案，根据居民类别（儿童、妇女和老人），在居民个人健康档案的基础上相应地建立医疗卫生保健随访记录，有慢性病者还要建立慢性病随访记录。参见确定建档对象流程图（图10-1）。

（二）居民健康档案管理流程图

居民健康档案建立后要定期或不定期地分析有关内容，及时发现个人、家庭的主要健康问题，有针对性地提出防治措施，做到物尽其用，充分发挥健康档案在提高居民健康管理服务水平中的作用（图10-2）。

六、居民健康档案的服务要求

1. 乡镇卫生院、村卫生室、社区卫生服务中心（站）的医务人员负责首次建立居民健康档案、更新信息、保存档案；其他医疗卫生机构负责将相关医疗卫生服务信息及时汇总、更新至健康档案；各级卫生行政部门负责健康档案的监督与管理。

2. 健康档案的建立要遵循自愿与引导相结合的原则，在使用过程中要注意保护服务对象的个人隐私，建立电子健康档案的地区，要注意保护信息系统的数据安全。

3. 乡镇卫生院、村卫生室、社区卫生服务中心（站）应通过多种信息采集方式建立居民健康档案，及时更新健康档案信息。已建立电子健康档案的地区应保证居民接受医疗卫生服务的信息能汇总到电子健康档案中，保持资料的连续性。

4. 统一为居民健康档案进行编码，采用17位编码制，以国家统一的行政区划编码为基础，以村（居）委会为单位，编制居民健康档案唯一编码。同时将建档居民的身份证号作为身份识别码，为在信息平台上实现资源共享奠定基础。

5. 按照国家有关专项服务规范要求记录相关内容，记录内容应齐全完整、真实准确、书写规范、基础内容无缺失。各类检查报告单据和转、会诊的相关记录应粘贴留存归档。

6. 健康档案管理要具有必需的档案保管设施设备。根据防盗、防晒、防高温、防火、防潮、防尘、防鼠、防虫等要求妥当保管健康档案，指定专（兼）职人员负责健康档案管理工作，保证健康档案完整、安全。电子健康档案应由专（兼）职人员维护。

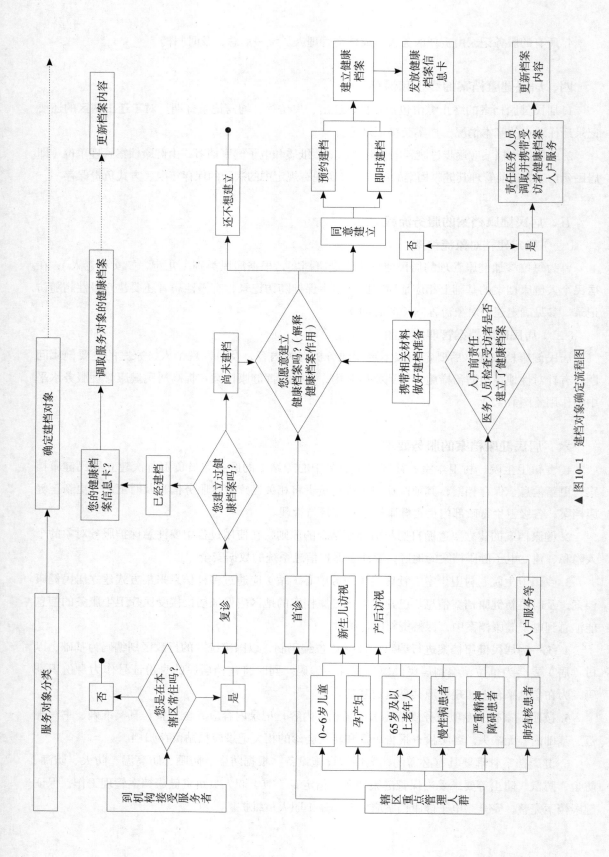

▲ 图10-1 建档对象确定流程图

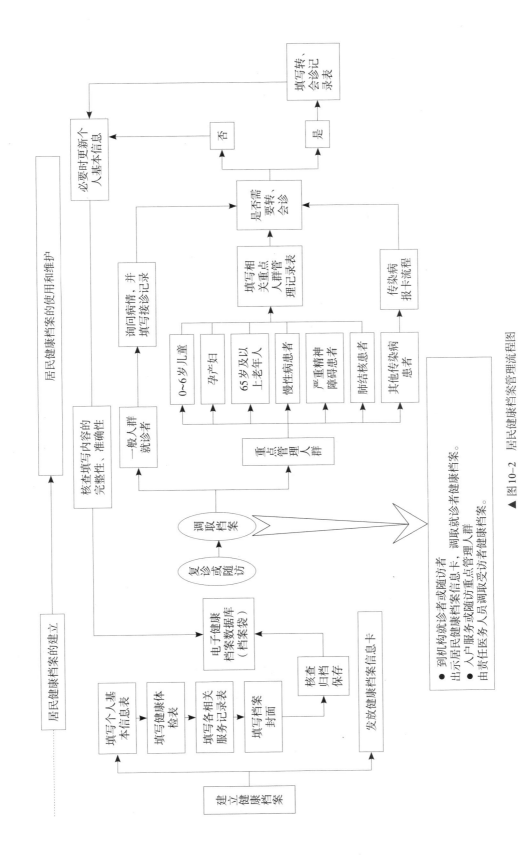

▲ 图10-2 居民健康档案管理流程图

7. 应用中医药方法为城乡居民供应中医健康服务，记录相关信息纳入健康档案管理。健康体检表的中医体质辨识内容由基层医疗卫生机构的中医医务人员或经过培训的其他医务人员填写。

8. 电子健康档案在建立完善、信息系统开发、信息传输全过程中应遵循国家统一的相关数据标准与规范。电子健康档案信息系统应与新农合、城镇基本医疗保险等医疗保障系统相衔接，逐步实现各医疗卫生机构间数据互联互通，实现居民跨机构、跨地域就医行为的信息共享。

9. 对于同一个居民患有多种疾病的情况，其随访服务记录表可以通过电子健康档案实现信息整合，避免重复询问和录入。

七、居民健康档案工作指标

1. 健康档案建档率 = 建档人数 / 辖区内常住居民数 × 100%。

注：建档指完成健康档案封面和个人基本信息表，其中 0 ~ 6 岁儿童不需要填写个人基本信息表，其基本信息填写在"新生儿家庭访视记录表"上。

2. 电子健康档案建档率 = 建立电子健康档案人数 / 辖区内常住居民数 × 100%。

3. 健康档案使用率 = 档案中有动态记录的档案份数 / 档案总份数 × 100%。

注：有动态记录的档案是指 1 年内与患者的医疗记录相关联和 / 或有符合对应服务规范要求的相关服务记录的健康档案。

八、居民健康档案构成

一份完整的居民个人健康档案由如下表单构成。

1. 填表基本要求

（1）档案填写一律用钢笔或圆珠笔，不得用铅笔或红色笔书写。字迹要清楚，书写要工整。数字或代码一律用阿拉伯数字书写。数字和编码不要填出格外，如果数字填错，用双横线将整笔数码划去，并在原数码上方工整填写正确的数码，切勿在原数码上涂改。

（2）在居民健康档案的各种记录表中，凡有备选答案的项目，应在该项目栏的"□"内填写与相应答案选项编号对应的数字，例如性别为男，应在性别栏"□"内填写与"1男"对应的数字1。对于选择备选答案中"其他"或者是"异常"这一选项者，应在该选项留出的空白处用文字填写相应内容，并在项目栏的"□"内填写与"其他"或者是"异常"选项编号对应的数字，如填写"个人基本信息表"中的"既往疾病史"时，若该居民曾患有"腰椎间盘突出症"，则在该项目中应选择"其他"，既要在"其他"选项后写明"腰椎间盘突出症"，同时也要在项目栏"□"内填写数字13。各类表单中没有备选答案的项目，用文字或数据在相应的横线上或方框内据情填写。

（3）在为居民提供诊疗服务过程中，涉及疾病诊断名称时，疾病名称应遵循国际疾病分类标准ICD-10填写，涉及疾病中医诊断病名及辨证分型时，应遵循《中医病证分类与代码》（GB/T 15657—2021, TCD）。

（4）各类检查报告单据及转诊记录粘贴

1）服务对象在健康体检、就诊、会诊时所做的各种化验及检查的报告单据，都应该粘贴留存归档。可以有序地粘贴在相应健康体检表、接诊记录表、会诊记录表的后面。

2）双向转诊（转出）单存根与双向转诊（回转）单可另页粘贴，附在相应位置上与本人健康档案一并归档。

（5）其他：各类表单中涉及的日期类项目，如体检日期、访视日期、会诊日期等，按照年（4位）、月（2位）、日（2位）顺序填写。

2. 居民健康档案表单目录

1. 居民健康档案封面	4.3　高血压患者随访服务记录表
2. 个人基本信息表	4.4　2型糖尿病患者随访服务记录表
3. 健康体检表	4.5　严重精神障碍患者管理记录表
4. 重点人群健康管理记录表（见各服务规范相关表单）	4.5.1　严重精神障碍患者个人信息补充表
4.1　0~6岁儿童健康管理记录表	4.5.2　严重精神障碍患者随访服务记录表
4.1.1　新生儿家庭访视记录表	4.6　肺结核患者管理记录表
4.1.2　1~8月龄儿童健康检查记录表	4.6.1　肺结核患者第一次入户随访记录表
4.1.3　12~30月龄儿童健康检查记录表	4.6.2　肺结核患者随访服务记录表
4.1.4　3~6岁儿童健康检查记录表	4.7　中医药健康管理服务记录表
4.1.5　男童生长发育监测图	4.7.1　老年人中医药健康管理服务记录表
4.1.6　女童生长发育监测图	4.7.2　儿童中医药健康管理服务记录表
4.2　孕产妇健康管理记录表	5. 其他医疗卫生服务记录表
4.2.1　第1次产前检查服务记录表	5.1　接诊记录表
4.2.2　第2~5次产前随访服务记录表	5.2　会诊记录表
4.2.3　产后访视记录表	6. 居民健康信息卡
4.2.4　产后42天健康检查记录表	

3. 居民个人健康档案　一份好的健康档案是健康管理的基础。标准化、规范化的填写是建立一份良好健康档案的关键。

（1）居民健康档案封面

居民健康档案封面

编号□□□□□-□□□-□□□-□□□□□

居民健康档案

姓名：

现住址：

户籍地址：

联系电话：

乡镇（街道）名称：

村（居）委会名称：

建档单位：

建档人：

责任医生：

建档日期：_____年___月___日

填表说明

居民健康档案编码：

1. 统一为居民健康档案进行编码，采用17位编码制，以国家统一的行政区划编码为基础，村（居）委会为单位，编制居民健康档案唯一编码。同时将建档居民的身份证号作为统一的身份识别码，为在信息平台下实现资源共享奠定基础。

2. 第一段为6位数字，表示县及县以上的行政区划，统一使用《中华人民共和国行政区划代码》（GB2260）。

3. 第二段为3位数字，表示乡镇（街道）级行政区划，按照国家标准《县以下行政区划代码编码规则》（GB/T10114-2003）编制。

4. 第三段为3位数字，表示村（居）民委员会等，具体划分为：001~099表示居委会，101~199表示村委会，901~999表示其他组织。

5. 第四段为5位数字，表示居民个人序号，由建档机构根据建档顺序编制。

6. 在填写健康档案的其他表格时，必须填写居民健康档案编号，但只需填写后8位编码。

（2）个人基本信息表

个人基本信息表

姓名：　　　　　　　编号□□□－□□□□□

性　　别	1 男　2 女　9 未说的性别　0 未知的性别□		出生日期	□□□□□□□□
身份证号		工作单位		
本人电话		联系人姓名	联系人电话	
常住类型	1 户籍　2 非户籍　□	民　族	01 汉族　99 少数民族_____　□	
血　　型	1 A型　2 B型　3 O型　4 AB型　5 不详/RH：1 阴性　2 阳性　3 不详　　□/□			
文化程度	1 研究生　2 大学本科　3 大学专科和专科学校　4 中等专业学校　5 技工学校　6 高中 7 初中　8 小学　9 文盲或半文盲　10 不详　　□			
职　　业	0 国家机关、党群组织、企业、事业单位负责人　1 专业技术人员 2 办事人员和有关人员　3 商业、服务业人员　4 农、林、牧、渔、水利业生产人员 5 生产、运输设备操作人员及有关人员　6 军人　7 不便分类的其他从业人员　8 无职业　　□			
婚姻状况	1 未婚　2 已婚　3 丧偶　4 离婚　5 未说明的婚姻状况　　□			
医疗费用 支付方式	1 城镇职工基本医疗保险　2 城镇居民基本医疗保险　3 新型农村合作医疗 4 贫困救助　5 商业医疗保险　6 全公费　7 全自费　8 其他　　□/□/□			
药物过敏史	1 无　有：2 青霉素　3 磺胺　4 链霉素　5 其他　　□/□/□			
暴露史	1 无　2 化学品　3 毒物　4 射线　　□/□/□			
既往史	疾病	1 无　2 高血压　3 糖尿病　4 冠心病　5 慢性阻塞性肺疾病　6 恶性肿瘤　7 脑卒中 8 严重精神障碍　9 结核病　10 肝炎　11 其他法定传染病　12 职业病_____　13 其他 □ 确诊时间　年　月/□ 确诊时间　年　月/□ 确诊时间　年　月 □ 确诊时间　年　月/□ 确诊时间　年　月/□ 确诊时间　年　月		
	手术	1 无　2 有：名称①　时间/名称②　时间　　□		
	外伤	1 无　2 有：名称①　时间/名称②　时间　　□		
	输血	1 无　2 有：原因①　时间/原因②　时间　　□		
家族史	父　亲	□/□/□/□/□/□	母　亲	□/□/□/□/□/□
	兄弟姐妹	□/□/□/□/□/□	子　女	□/□/□/□/□/□
	1 无　2 高血压　3 糖尿病　4 冠心病　5 慢性阻塞性肺疾病　6 恶性肿瘤　7 脑卒中 8 严重精神障碍　9 结核病　10 肝炎　11 先天畸形　12 其他_____			
遗传病史	1 无　2 有：疾病名称　　□			
残疾情况	1 无残疾　2 视力残疾　3 听力残疾　4 言语残疾　5 肢体残疾　6 智力残疾　7 精神残疾 8 其他残疾　　□/□/□/□/□/□/□			

生活环境*	厨房排风措施	1 无　2 油烟机　3 换气扇　4 烟囱
	燃料类型	1 液化气　2 煤　3 天然气　4 沼气　5 柴火　6 其他
	饮水	1 自来水　2 经净化过滤的水　3 井水　4 河湖水　5 糖水　6 其他
	厕所	1 卫生厕所　2 一格或二格粪池类　3 马桶　4 露天粪坑　5 简易棚厕
	禽畜栏	1 无　2 单设　3 室内　4 室外

填表说明

1. 本表用于居民首次建立健康档案时填写。如果居民的个人信息有所变动，可在原条目处修改，并注明修改时间或重新填写。若失访，在空白处写明失访原因；若死亡，写明死亡日期和死亡原因。若迁出，记录迁往地点基本情况、档案交接记录。0~6岁儿童无须填写该表。

2. 性别　按照国标分为男、女、未知的性别及未说明的性别。

3. 出生日期　根据居民身份证的出生日期，按照年（4位）、月（2位）、日（2位）顺序填写，如19490101。

4. 工作单位　应填写目前所在工作单位的全称。离退休者填写最后工作单位的全称；下岗待业或无工作经历者需具体注明。

5. 联系人姓名　填写与建档对象关系紧密的亲友姓名。

6. 民族　少数民族应填写全称，如彝族、回族等。

7. 血型　在前一个"□"内填写与ABO血型对应编号的数字；在后一个"□"内填写与"RH"血型对应编号的数字。

8. 文化程度　指截至建档时间，本人接受国内外教育所取得的最高学历或现有水平所相当的学历。

9. 药物过敏史　表中药物过敏主要列出青霉素、磺胺或者链霉素过敏，如有其他药物过敏，请在其他栏中写明名称。

10. 既往史

（1）疾病：填写现在和过去曾经患过的某种疾病，包括建档时还未治愈的慢性病或某些反复发作的疾病，并写明确诊时间，如有恶性肿瘤，请写明具体的部位或疾病名称，如有职业病，请填写具体名称。对于经医疗单位明确诊断的疾病都应以一级及以上医院的正式诊断为依据，有病史卡的以卡上的疾病名称为准，没有病史卡的应有证据证明是经过医院明确诊断的。可以多选。

（2）手术：填写曾经接受过的手术治疗。如有，应填写具体手术名称和时间。

（3）外伤：填写曾经发生的后果比较严重的外伤经历。如有，应填写具体外伤名称和发生时间。

（4）输血：填写曾经接受过的输血情况。如有，应填写具体输血原因和发生时间。

11. 家族史　指直系亲属(父亲、母亲、兄弟姐妹、子女)中是否患过所列出的具有遗传性或遗传倾向的疾病或症状。有则选择具体疾病名称对应编号的数字，可以多选。没有列出的请在"其他"中写明。

12. 生活环境　农村地区在建立居民健康档案时需根据实际情况选择填写此项。

（3）健康体检表

健康体检表

姓名：　　　　　　　编号□□□-□□□□□

| 体检日期 | 年　月　日 | | | 责任医生 | | | |

内容	检查项目						
症状	1无症状　2头痛　3头晕　4心悸　5胸闷　6胸痛　7慢性咳嗽　8咳痰　9呼吸困难　10多饮　11多尿 12体重下降　13乏力　14关节肿痛　15视力模糊　16手脚麻木　17尿急　18尿痛　19便秘　20腹泻 21恶心呕吐　22眼花　23耳鸣　24乳房胀痛　25其他　　　　　　　□/□/□/□/□/□/□/□/□						

一般状况	体温		℃	脉率		次/分钟	
	呼吸频率		次/min	血压	左侧	/	mmHg
					右侧	/	mmHg
	身高		cm	体重			kg
	腰围		cm	体重指数（BMI）			kg/m²
	老年人健康状态自我评估*	1满意　2基本满意　3说不清楚　4不太满意　5不满意					□
	老年人生活自理能力自我评估*	1可自理（0~3分）　　　　2轻度依赖（4~8分） 3中度依赖（9~18分）　　4不能自理（≥19分）					□
	老年人认知功能*	1粗筛阴性 2粗筛阳性，简易智力状态检查，总分					□
	老年人情感状态*	1粗筛阴性 2粗筛阳性，老年人抑郁评分检查，总分					□

生活方式	体育锻炼	锻炼频率	1每天　2每周一次以上　3偶尔　4不锻炼				□
		每次锻炼时间	分钟		坚持锻炼时间		年
		锻炼方式					
	饮食习惯	1荤素均衡　2荤食为主　3素食为主　4嗜盐　5嗜油　6嗜糖					□/□/□
	吸烟情况	吸烟状况	1从不吸烟　2已戒烟　3吸烟				□
		日吸烟量	平均_____支				
		开始吸烟年龄		岁	戒烟年龄		岁
	饮酒情况	饮酒频率	1从不　2偶尔　3经常　4每天				□
		日饮酒量	平均_____两				
		是否戒酒	1未戒酒　2已戒酒，戒酒年龄：岁				□
		开始饮酒年龄		岁	近一年内是否曾醉酒	1是　2否	□
		饮酒种类	1白酒　2啤酒　3红酒　4黄酒　5其他				□/□/□/□
	职业病危险因素接触史	1无　2有（工种　　　从业时间　　年） 毒物种类　粉尘　　　防护措施1无　2有 　　　　　　放射物质　防护措施1无　2有 　　　　　　物理因素　防护措施1无　2有 　　　　　　化学物质　防护措施1无　2有 　　　其他　　防护措施　1无　2有_____					□ □ □ □

脏器功能	口腔	口唇　1红润　2苍白　3发钳　4皲裂　5疱疹 齿列　1正常　2缺齿＋　3龋齿＋　4义齿（假牙）┼┼ 咽部　1无充血　2充血　3淋巴滤泡增生	□ □ □
	视力	左眼　右眼（矫正视力：左眼　右眼）	
	听力	1听见　2听不清或无法听见	□
	运动功能	1可顺利完成　2无法独立完成其中任何一个动作	□
查体	眼底*	1正常　2异常	□
	皮肤	1正常　2潮红　3苍白　4发绀　5黄染　6色素沉着　7其他	□
	巩膜	1正常　2黄染　3充血　4其他	□
	淋巴结	1未触及　2锁骨上　3腋窝　4其他	□
	肺	桶状胸：1否　2是	□
		呼吸音：1正常　2异常	□
		啰音：1无　2干啰音　3湿啰音　4其他	□
	心脏	心率　　次/min　心律：1齐　2不齐　3绝对不齐 杂音：1无　2有	□
	腹部	压痛：1无　2有 包块：1无　2有 肝大：1无　2有 脾大：1无　2有 移动性浊音：1无　2有	□ □ □ □ □
	下肢水肿	1无　2单侧　3双侧不对称　4双侧对称	□
	足背动脉搏动*	1未触及　2触及双侧对称　3触及左侧弱或消失　4触及右侧弱或消失	□
	肛门指诊*	1未及异常　2触痛　3包块　4前列腺异常　5其他	□
	乳腺*	1未见异常　2乳房切除　3异常泌乳　4乳腺包块　5其他	□/□/□/□
	妇科* 外阴	1未见异常　2异常	□
	阴道	1未见异常　2异常	□
	宫颈	1未见异常　2异常	□
	宫体	1未见异常　2异常	□
	附件	1未见异常　2异常	□
	其他*		
辅助检查	血常规*	血红蛋白_____g/L　白细胞_____×10⁹/L　血小板_____×10⁹/L 其他_____	
	尿常规*	尿蛋白_____尿糖_____尿酮体_____尿潜血_____ 其他_____	
	空腹血糖*	_____mmol/L或_____mg/dl	
	心电图* 尿微量白蛋白*	1正常　2异常_____ _____mg/dl	□
	大便潜血*	1阴性　2阳性	□
	糖化血红蛋白*	_____%	

辅助检查	乙型肝炎表面抗原*	1阴性　2阳性	☐
	肝功能*	血清谷丙转氨酶　U/L　　血清谷草转氨酶　U/L 白蛋白　g/L　　总胆红素　μmol/L 结合胆红素　μmol/L	
	肾功能*	血清肌酐　μmol/L　　血尿素氮　mmol/L 血钾浓度　mmol/L　　血钠浓度　mmol/L	
	血脂*	总胆固醇　mmol/L　　甘油三酯　mmol/L 血清低密度脂蛋白胆固醇　mmol/L 血清高密度脂蛋白胆固醇　mmol/L	
	胸部X线片*	1正常　2异常	☐
	B超*	腹部B超　　　1正常　2异常	☐
		其他　　　　　1正常　2异常	☐
	宫颈涂片*	1正常　2异常	☐
	其他*		
现存主要健康问题	脑血管疾病	1未发现　2缺血性卒中　3脑出血　4蛛网膜下腔出血　5短暂性脑缺血发作 6其他	☐/☐/☐/☐/☐
	肾脏疾病	1未发现　2糖尿病肾病　3肾功能衰竭　4急性肾炎　5慢性肾炎 6其他	☐/☐/☐/☐/☐
	心脏疾病	1未发现　2心肌梗死　3心绞痛　4冠状动脉血运重建　5充血性心力衰竭 6心前区疼痛　7其他	☐/☐/☐/☐/☐
	血管疾病	1未发现　2夹层动脉瘤　3动脉闭塞性疾病　4其他	☐/☐/☐
	眼部疾病	1未发现　2视网膜出血或渗出　3视盘水肿　4白内障 5其他	☐/☐/☐
	神经系统疾病	1未发现　2有	☐
	其他系统疾病	1未发现　2有	☐

		入/出院日期	原因	医疗机构名称	病案号
住院治疗情况	住院史	/			
		/			
		建/撤床日期	原因	医疗机构名称	病案号
	家庭病床史	/			
		/			

	药物名称	用法	用量	用药时间	服药依从性 1规律　2间断　3不服药
主要用药情况	1				
	2				
	3				
	4				
	5				
	6				

非免疫规划预防接种史		名称	接种日期	接种机构
	1			
	2			
	3			

健康评价	1 体检无异常 □ 2 有异常 异常1＿＿＿＿＿＿＿＿＿＿＿＿ 异常2＿＿＿＿＿＿＿＿＿＿＿＿ 异常3＿＿＿＿＿＿＿＿＿＿＿＿ 异常4＿＿＿＿＿＿＿＿＿＿＿＿	
健康指导	1 纳入慢性病患者健康管理 2 建议复查 3 建议转诊	危险因素控制： □/□/□/□/□/□/□ 1 戒烟　2 健康饮酒　3 饮食　4 锻炼 5 减体重（目标　kg） 6 建议接种疫苗 7 其他

填表说明

1. 本表用于老年人、高血压、2型糖尿病和严重精神障碍患者等的年度健康检查。一般居民的健康检查可参考使用，肺结核患者、孕产妇和0~6岁儿童无须填写该表。

2. 表中带有"*"的项目，在为一般居民建立健康档案时不作为免费检查项目，不同重点人群的免费检查项目按照各专项服务规范的具体说明和要求执行。对于不同的人群，完整的健康体检表指按照相应服务规范要求做完相关检查并记录的表格。

3. 一般状况

体重指数(BMI)=体重(kg)/身高的平方(m²)。

老年人生活自理能力评估：65岁及以上老年人需填写此项，详见老年人健康管理服务规范附件。

老年人认知功能粗筛方法：告诉被检查者"我将要说三件物品的名称（如铅笔、卡车、书），请您立刻重复"。过1分钟后请其再次重复。如被检查者无法立即重复或1分钟后无法完整回忆三件物品名称为粗筛阳性，需进一步行"简易智力状态检查量表"检查。

老年人情感状态粗筛方法：询问被检查者"你经常感到伤心或抑郁吗"或"你的情绪怎么样"。如回答"是"或"我想不是十分好"，为粗筛阳性，需进一步行"老年抑郁量表"检查。

4. 生活方式

体育锻炼：指主动锻炼，即有意识地为强体健身而进行的活动。不包括因工作或其他需要而必需进行的活动，如为上班骑自行车、做强体力工作等。锻炼方式填写最常采用的具体锻炼方式。

吸烟情况："从不吸烟者"不必填写"日吸烟量""开始吸烟年龄""戒烟年龄"等，已戒烟者填写戒烟前相关情况。

饮酒情况："从不饮酒者"不必填写其他有关饮酒情况项目，已戒酒者填写戒酒前相关情况，"日饮酒量"折合成白酒量。（啤酒/10=白酒量，红酒/4=白酒量，黄酒/5=白酒量）。

职业暴露情况：指因患者职业原因造成的化学品、毒物或射线接触情况。如有，需填写具体化学品、毒物、射线名称或填不详。

职业病危险因素接触史：指因患者职业原因造成的粉尘、放射物质、物理因素、化学物质的接触情况。如有，需填写具体粉尘、放射物质、物理因素、化学物质的名称或填不详。

5. 脏器功能

视力：填写采用对数视力表测量后的具体数值（五分记录），对佩戴眼镜者，可戴其平时所用眼镜测量矫正视力。

听力：在被检查者耳旁轻声耳语"你叫什么名字"（注意检查时检查者的脸应在被检查者视线之外），判断被检查者听力状况。

运动功能：请被检查者完成以下动作："两手摸后脑勺""捡起这支笔""从椅子上站起，走几步，转身，坐下。"判断被检查者运动功能。

6. 查体

如有异常请在横线上具体说明，如可触及的淋巴结部位、个数；心脏杂音描述；肝脾肋下触诊大小等。建议有条件的地区开展眼底检查，特别是针对高血压或糖尿病患者。

眼底：如果有异常，具体描述异常结果。

足背动脉搏动：糖尿病患者必须进行此项检查。

乳腺：检查外观有无异常，有无异常泌乳及包块。

妇科：外阴 记录发育情况及婚产式（未婚、已婚未产或经产式），如有异常情况请具体描述。

阴道 记录是否通畅，黏膜情况，分泌物量、色、性状以及有无异味等。

宫颈 记录大小、质地、有无糜烂、撕裂、息肉、腺囊肿；有无接触性出血、举痛等。

宫体 记录位置、大小、质地、活动度；有无压痛等。

附件 记录有无块物、增厚或压痛；若扪及肿块，记录其位置、大小、质地；表面光滑与否、活动度、有无压痛以及与子宫及盆壁关系。左右两侧分别记录。

7. 辅助检查

该项目根据各地实际情况及不同人群情况，有选择地开展。老年人，高血压、2型糖尿病和严重精神障碍患者的免费辅助检查项目按照各项规范要求执行。

尿常规中的"尿蛋白、尿糖、尿酮体、尿潜血"可以填写定性检查结果，阴性填"–"，阳性根据检查结果填写"+""++""+++"或"++++"，也可以填写定量检查结果，定量结果需写明计量单位。

大便潜血、肝功能、肾功能、胸部X线片、B超检查结果若有异常，请具体描述异常结果。其中B超写明检查的部位。65岁及以上老年人腹部B超为免费检查项目。

其他：表中列出的检查项目以外的辅助检查结果填写在"其他"一栏。

8. 现存主要健康问题指曾经出现或一直存在，并影响目前身体健康状况的疾病。可以多选。若有高血压、糖尿病等现患疾病或者新增的疾病需同时填写在个人基本信息表既往史一栏。

9. 住院治疗情况指最近1年内的住院治疗情况。应逐项填写。日期填写年月，年份应写4位。如因慢性病急性发作或加重而住院/家庭病床，请特别说明。医疗机构名称应写全称。

10. 主要用药情况对长期服药的慢性病患者了解其最近1年内的主要用药情况，西药填写化学名及商品名，中药填写药品名称或中药汤剂，用法、用量按医生医嘱填写，用法指给药途径，如：口服、皮下注射等。用量指用药频次和剂量，如：每日三次，每次5mg等。用药时间指在此时间段内一共服用此药的时间，单位为年、月或天。服药依从性是指对此药的依从情况，"规律"为按医嘱服药，"间断"为未按医嘱服药，频次或数量不足，"不服药"即为医生开了处方，但患者未使用此药。

11. 非免疫规划预防接种史填写最近1年内接种的疫苗的名称、接种日期和接种机构。

12. 健康评价无异常是指无新发疾病原有疾病控制良好无加重或进展，否则为有异常，填写具体异常情况，包括高血压、糖尿病、生活能力，情感筛查等身体和心理的异常情况。

13. 健康指导纳入慢性病患者健康管理是指高血压、糖尿病、严重精神障碍患者等重点人群定期随访和健康体检。减体重的目标是指根据居民或患者的具体情况，制定下次体检之前需要减重的目标值。

（4）接诊记录表

接诊记录表

姓名：_____ 编号□□□－□□□□□

就诊者的主观资料：

就诊者的客观资料：

评估：

处置计划：

医生签字：
接诊日期：_____年____月____日

填表说明

1. 本表供居民由于急性或短期健康问题接受咨询或医疗卫生服务时使用，以能够如实反映居民接受服务的全过程为目的、根据居民接受服务的具体情况填写。

2. 就诊者的主观资料：包括主诉、咨询问题和卫生服务要求等。

3. 就诊者的客观资料：包括查体、实验室检查、影像检查等结果。

4. 评估：根据就诊者的主、客观资料做出的初步印象、疾病诊断或健康问题评估。

5. 处置计划：指在评估基础上制定的处置计划，包括诊断计划、治疗计划、患者指导计划等。

（5）会诊记录表

会诊记录表

姓名：_____ 编号□□□－□□□□□　会诊原因：_____

会诊意见：

会诊医生及其所在医疗卫生机构：

医疗卫生机构名称　会诊医生签字

责任医生：
会诊日期：_____年____月____日

填表说明

1. 本表供居民接受会诊服务时使用。

2. 会诊原因：责任医生填写患者需会诊的主要情况。

3. 会诊意见：责任医生填写会诊医生的主要处置、指导意见。

4. 会诊医生及其所在医疗卫生机构：填写会诊医生所在医疗卫生机构名称并签署会诊医生姓名。来自同一医疗卫生机构的会诊医生可以只填写一次机构名称，然后在同一行依次签署姓名。

（6）双向转诊单

双向转诊单

存根

患者姓名_____ 性别_____ 年龄_____ 档案编号_____ 家庭住址_____

联系电话_____于_____年____月____日因病情需要，转入_____单位_____科

室_____接诊医生。

转诊医生（签字）：

年　　月　　日

双向转诊（转出）单

_____（机构名称）：

现有患者_____ 性别_____ 年龄_____ 因病情需要，需转入贵单位，请予以接诊。

初步印象：

主要现病史（转出原因）：

主要既往史：

治疗经过：

转诊医生（签字）：

联系电话：

_____（机构名称）

年　　月　　日

填表说明

1. 本表供居民双向转诊转出时使用，由转诊医生填写。

2. 初步印象：转诊医生根据患者病情做出的初步判断。

3. 主要现病史：患者转诊时存在的主要临床问题。

4. 主要既往史：患者既往存在的主要疾病史。

5. 治疗经过：经治医生对患者实施的主要诊治措施。

存根

患者姓名_____ 性别_____ 年龄_____ 病案号_____ 家庭住址_____

联系电话_____于_____年____月____日因病情需要，转回_____单

位_____接诊医生。

双向转诊（回转）单

_____（机构名称）：

　　现有患者_____因病情需要，现转回贵单位，请予以接诊。

　　诊断结果_____住院病案号_____

　　主要检查结果：

　　治疗经过、下一步治疗方案及康复建议：

转诊医生（签字）：

联系电话：

_____（机构名称）

年　　月　　日

填表说明

1. 本表供居民双向转诊回转时使用，由转诊医生填写。

2. 主要检查结果：填写患者接受检查的主要结果。

3. 治疗经过：经治医生对患者实施的主要诊治措施。

4. 康复建议：填写经治医生对患者转出后需要进一步治疗及康复提出的指导建议。

（7）居民健康档案信息卡

居民健康档案信息卡
（正面）

姓名		性别		出生日期	年　　月　　日
健康档案编号				□□□-□□□□□	
ABO 血型	□A　□B　□O　□AB			RH 血型	□Rh 阴性　□Rh 阳性　□不详
慢性病患病情况： □无　　　　□高血压　□糖尿病　□脑卒中　□冠心病　□哮喘 □职业病　□其他疾病_____					
过敏史：					

（反面）

家庭住址		家庭电话	
紧急情况联系人		联系人电话	
建档机构名称		联系电话	
责任医生或护士		联系电话	
其他说明：			

填表说明

1. 居民健康档案信息卡为正反两面，根据居民信息如实填写，应与健康档案对应项目的填写内容一致。

2. 过敏史：过敏主要指青霉素、磺胺、链霉素过敏，如有其他药物或食物等其他物质（如花粉、乙醇、油漆等）过敏，请写明过敏物质名称。

第三节　家庭健康档案

家庭是个人生活的主要环境之一，它影响到个人的遗传和生长发育，影响疾病的发生、发展、传播及康复，家庭与居民的健康息息相关。全科医学中的家庭健康档案内容包括家庭的基本资料、家系图、家庭生活周期、家庭卫生保健、家庭主要问题目录及问题描述和家庭各成员的健康档案（各成员的健康档案的形式与内容参见第二节居民健康档案的内容）。

一、家庭基本资料

家庭基本资料包括家庭住址、人数及每人的基本资料（如姓名、性别、年龄、职业、教育程度、健康资料等）、饮用水来源、采光问题，以及建档医生和护士姓名、建档日期等，一般以表格形式表达（表10-4）。

▼ 表10-4　患者家庭基本资料

户主姓名：　　　　　　　　　　居住地址：
邮政编码：　　　　　　　　　　联系电话：
首次接触本诊所时间：　　　　　填写此表格日期：
建档医生：　　　　　　　　　　建档护士：

家庭成员基本资料								
姓名	性别	出生日期	与患者关系	婚姻状况	教育程度	职业	工作单位	联系电话
……								

二、家系图

家系图是通过绘图的方式表示家庭结构、医疗史、家庭成员疾病间的遗传联系及各成员的健康状况和社会资料，是简明的家庭综合资料。家系图作为医生及时了解家庭成员健康状况和家庭生活周期等资料的有效工具，其使用符号有一定规定（详见第三章第三节）。

三、家庭生活周期

家庭生活周期可分为八个阶段（新婚、第一个孩子出生、有学龄前儿童、有学龄儿童、有青少年、孩子离家创业、空巢期和退休），每一阶段均有其特定的发展内容及相应的问题，包括生物学、行为学、社会学等方面的正常转变及意料之外和待协调的危机。全科医生需对每个家庭所处的阶段及存在的问题做出判断，并预测可能出现的转变和危机，进而制定适宜的处理计划并实施之（表10-5）。

▼ 表10-5　家庭生活周期及指导计划

阶段	新婚	第一个孩子出生	有学龄前儿童	有学龄儿童	孩子离家/青少年创业	空巢期	退休
时间							
指导计划							

注：若为联合家庭，则以患者一代为主；亦可同时填入几代人情况。

四、家庭评估资料

家庭评估资料包括家庭的内部结构和外部结构、家庭生活周期、家庭功能、家庭资源、家庭动态等。通过评估分析家庭存在的健康问题以及家庭所具备的健康资源，从而为促进家庭健康提供依据。目前，在社区卫生服务机构广泛使用的家庭评估方法和工具包括家系图、家庭圈、家庭关怀度指数等。

五、家庭卫生保健记录

家庭卫生保健记录：记录家庭环境的卫生状况、居住条件、生活起居方式等，是评价家庭功能，确定健康状况的参考资料。

六、家庭主要健康问题目录及其描述

家庭主要健康问题目录是记载家庭生活各阶段存在或发生的较为重大的生理、心理和社会问题，以及家庭评估结果等；主要记录事件及危机的发生日期、问题描述及结果等。对家庭问题的诊断需要征得患者的知情同意，对家庭问题的记录可以参照ICPC中对社会问题的分类。家庭主要健康问题目录中所列的问题可依编号按POMR中的S-O-A-P方式进行描述（表10-6）。

▼ 表10-6 家庭主要问题目录

序号	问题	发生时间	记录时间	问题描述（S-O-A-P）	备注
1					
2					
3					
……					

　　家庭健康档案的建立体现了社区卫生服务以家庭为单位的照顾的全科医学的专业特色。家庭健康档案的有效利用，是全科医生开展以家庭为单位的医疗、预防、保健、康复、计划生育和健康教育等服务工作的重要依据。

（姚晨姣）

第四节　社区健康档案

　　社区健康档案一般包括社区基本资料、社区卫生服务资源、社区卫生服务状况和社区居民健康状况等内容。

一、社区基本资料
（一）社区地理位置、自然和人文环境特征
　　主要包括社区所在的地理位置、范围、自然气候和环境、卫生设施及条件、交通状况、宗教与传统民俗等。因不同社区所处状况不同，故可能存在着很大的差异，影响社区居民的危险因素也会有所不同，从而导致存在着不同的卫生问题。在社区健康档案中，这部分资料可以用画社区地图的形式来表现。

（二）社区的经济和组织状况
　　包括社区居民的人均收入、消费水平，社区的各种组织机构，尤其是与全科医疗服务相关的一些组织机构，例如街道办事处、居委会、健康促进会和志愿者协会等。

（三）社区动员潜力
　　是指社区内可以动员起来参加社区居民健康服务活动的人力、物力和财力。通常这些资源是要依靠全科医生或者相关工作人员发现和开发的。

二、社区卫生服务资源

（一）社区卫生服务机构

社区卫生服务机构是指社区内现有的、直接或间接服务于社区居民的专业卫生机构，包括各级医院、社区卫生服务中心、乡镇卫生院、村卫生站或诊所、防疫站、妇幼保健院，以及疗养院等。以上机构的服务范围、服务项目、具体地址，以及交通方便程度均应记录在社区健康档案中。对这些资料的掌控有助于全科医师对患者的转会诊，以及充分利用社区内资源。

（二）社区卫生人力资源

是指在社区中各类医务人员及卫生相关人员，如医生、护士、技师、药剂师等人员的数量、年龄结构、专业结构，以及职称结构等状况。

（三）社区卫生服务状况

包括一定时期内的门诊量统计、患者就诊原因分类、常见健康问题的种类及构成、门诊疾病种类及构成；转会诊病种及转至单位和科室、转会诊率及转会诊的适宜程度分析等；家庭病床数、家庭访视人次、家访原因、家庭问题分类及处理情况等；住院情况统计，包括住院率、患病种类及构成、住院时间等。

三、社区居民健康状况

（一）社会人口学资料

包括人口数量、年龄结构、性别分布、文化构成、婚姻类型、民族构成、职业分布、家庭结构、社区 0 ~ 14 岁及 65 岁以上负担人口结构等（表10-7）。

▼ 表10-7　社区人口年龄、性别结构表

年龄/岁	男性		女性		合计	
	人数	%	人数	%	人数	%
0 ~ 1						
2 ~ 4						
5 ~ 9						
10 ~ 14						
……						
合计						

（二）社区患病资料

1. **发病率**　社区人口发病率是指在一定时期内（一般为一年），某种疾病新发患者数与同期社区平均人口数之比。公式为：

$$发病率 = 某时期内某疾病新发患者数 / 同期社区平均人口数 \times k$$

$k=100\%$，$1\ 000‰$，或 $10\ 000/万$，……

2. 患病率 又称现患率，是指某特定时间内某种疾病的现患（新、旧）病例数与同期平均人口数之比。

$$患病率 = 某特定时间内现患病例数 / 同期社区平均人口数 \times k$$

$k=100\%$，$1\ 000‰$，或 $10\ 000/万$，……

3. 社区疾病谱 是指将社区居民所患疾病进行统计分析，然后将各类疾病构成情况顺位排序，以掌握社区居民主要罹患的疾病，从而做好疾病的监控和预防工作（表10-8）。

▼ 表10-8 社区疾病谱

顺位	疾病	男性		女性		合计	
		人数	%	人数	%	人数	%
1	心血管疾病						
2	恶性肿瘤						
3							
……							
……							
……							

（三）社区死亡资料

常用的死亡指标有死亡率、社区死因谱、婴儿死亡率、特殊人群死亡率、社区死亡顺位等。全科医生可根据具体情况统计以上资料。

1. 死亡率 指某人群在一定时期内的总死亡人数与该人群同期平均人口数之比。

$$死亡率 = 某人群某年死亡总人数该人群 / 同期平均人口数 \times k$$

$k=100\%$，$1\ 000‰$，或 $10\ 000/万$，……

2. 社区死因谱 将各类死因构成按由高到低排列即组成社区死因谱，根据死因顺位排序，可以了解社区居民的主要死亡原因，为制定预防保健重点措施提供依据。

3. 死因构成 表示某类死因的死亡人数与同期社区内总死亡人数之比。

某类死因构成比 = 因某类死因死亡人数 / 同期社区总死亡人数 × 100%

社区健康档案是记录社区、家庭、居民个人健康信息的系统化材料，它为社区卫生工作人员提供系统、完整的健康相关数据，帮助社区工作人员掌握所在社区群体的健康状况，了解社区主要人群的健康问题，为筛选高危人群、开展疾病管理、采取针对性的预防措施打下基础。

第五节　全科医疗健康档案的信息化管理

一、健康档案信息化管理概述

随着信息化时代的到来，经济社会的发展和医疗卫生体制的不断改革完善，建立一套健全的、完善的、信息智能化的社区居民健康档案是当今社会发展的必然趋势。

（一）健康档案信息化管理的概念

居民健康档案信息化管理是指通过计算机采集、处理和传送居民的健康信息，强调的是以居民健康活动为基础，对此进行电子化表述，包括居民健康活动的各类信息，如居民健康状况信息、居民卫生行为信息、接受卫生保健服务信息、参加健康教育活动信息、接受医疗服务信息等。

健康档案信息化，即电子健康档案，是对与居民健康相关活动的电子化表述，不但囊括了人们接受医疗服务的信息记录，而且还包括免疫接种、接受保健服务、参与健康教育活动的记录等方面。

通过信息化打造一个综合性应用平台，实现信息、管理和人力资源整合，借助互联网为卫生管理提供信息支持。通过信息化手段，优化工作流程，使工作目标真正变得切实可行；通过健康档案数字化，运用统计分析技术和方法，实现统计信息自动汇总与分析评价，提高信息智能化利用程度。通过互联网、智能手机等手段实现居民-档案-医生间的互动，提供高质量的健康管理服务。

（二）健康档案信息化管理的作用

健康档案信息化管理或电子病历与传统的纸质病历相比有很多优势。传统的手写病历不仅需要花费医务人员很多时间和精力，而且常因存放时间过长导致出现字迹难以辨认、不便查阅和统计分析困难等弊端。改用电子病历则不仅有助于保证病案首页及病案有关信息的完整录入，而且还便于病案信息查询和数据备份，便于进行疾病、患者和医疗信息（诊断、手术、治疗、转科等）、费用等的统计，同时还便于对完成的医疗卫生保健任务与质量进行监督控制，以及病案借阅管理和按卫生主管部门要求进行数据交互等。

健康档案信息化管理是社会发展的必然趋势，因其使用便捷、管理科学先进、便于智能化查阅等特点，是健康管理的一种有效工具。其作用主要体现如下：

1. 档案存储更方便　通常传统的包含病历、检查单、化验单、住院记录等的纸质健康档案，在保存的时候，往往需要有足够空间，规定保存期限，还要解决纸张的老化、磨损，以及防火、防潮、防蛀等问题，耗费大量人力物力财力。而若采用健康档案信息电子化有效的存储体系和备份方案，能实现大量存储和实时存取的统一，占用空间小，保存容量大，且能永久保存，但注意要做好数据防灾备份。

2. 档案内容更全面　信息化管理不仅仅是简单地将纸质健康档案上记载的各项内容输入电脑，其中还包括个人平时生活中所有相关的健康信息，如健康生活习惯、运动情况、自我保健和疾病干预行为等。基层卫生服务人员可以通过档案系统随时提取有关信息，快速全面了解情况，给出合适的健康指导建议。

3. 检索使用更方便　检索传统纸质档案时，必须先通过查找索引，找到相关索引一层层进入后才能进行翻阅，不仅费时费力，而且所得信息也可能不够全面集中。信息化基础上的健康档案具有特定的数据格式，集中存储，便于通过快捷输入来迅速检索查询、调用、处理各种诊疗及卫生保健信息，为临床、预防保健、教学、科研提供大量集成资料，大大提高了档案的利用效率。

4. 方便异地查询和使用 随着互联网技术的发展，健康档案能在广域网环境下实现信息传递和资源共享，能在任何时间、地点为任意一个授权者提供所需要的基本信息，使医生会诊或实施各类医疗卫生保健服务的时间大大缩短，质量大大提高。

5. 使健康档案更具智能化 随着云计算、大数据、5G、可穿戴设备等技术快速发展，可在此基础上实现居民和健康档案之间的交互，借助应用软件等工具实现动态管理、实时提醒等，给出疾病预防干预、健康促进和自我保健的科学指导建议，未来随着人工智能的应用，居民可期望实现高质量的主动健康管理。

6. 更有利于健康档案的保密 个人健康档案信息记录了大量个人隐私信息，所以它的安全控制和保密性要求很高。传统的纸质健康档案通常是整卷提供利用，查阅者只需利用卷中的一份或几份文件，就能够看到整卷档案内容，显然，这难以保证文档管理的保密性要求。但居民健康档案信息化系统则可以克服这一缺点，由于系统可以设置管理员、访客等权限，使用者必须通过对应密钥才能访问、查询及修改部分或者全部健康档案信息，从而大大增强了健康档案的保密性。

（三）健康档案信息化管理的现状

1. 信息化发展不平衡 我国是发展中国家，受人力、物力、空间、资源及资金等方面的限制，目前尚未能对每个居民都构建健康档案，虽然已成功建立了一定数量的居民健康档案，但缺乏较为全面的管理。一些经济落后的地区仍使用传统手工管理模式进行管理，不同地区的社区居民健康档案信息化管理水平差异较大，提高信息化管理工作水平迫在眉睫。

2. 管理标准不统一 具备统一的标准，才能确保居民健康档案中的数据有效共享。但现阶段关于居民健康档案信息化管理的相关标准未能完全满足社会发展需求。许多卫生服务机构中采用的软件来自不同的软件企业，这些软件缺乏统一有效的准则，且不同卫生服务机构具备的医疗卫生服务水平差异性很大，这时的居民健康档案就成了信息孤岛，各种信息共享工作任重而道远。

3. 健康档案不能及时采集 基层医疗卫生服务机构是社区居民健康档案信息采集的主体。虽然医疗卫生事业飞速发展，但因多种原因，社区卫生服务机构医疗服务技术水平与居民健康需求的矛盾突出。社区卫生服务机构的设施设备陈旧，服务质量得不到保障。许多居民不注重信息收集，且戒备心强，许多时候都是不愿意说出实情，导致健康档案信息不完整。

4. 软件利用率不高 居民健康档案管理软件为动态管理模式，这时就需要工作人员及时把各种信息录入系统中，但工作人员的工作任务十分复杂，极易出现各种遗漏问题。且许多医务人员尚未完全掌握先进的居民健康档案管理系统，使得居民健康档案管理系统得不到充分利用。

（四）健康档案信息化管理展望

信息化管理是社区卫生服务发展的必由之路。建立电子健康档案是一个良好的开端，而要做到能够充分合理地使用健康档案，则是一个漫长的过程，不能一步到位，需要坚持不懈地努力工作。居民健康档案的信息化管理工作，需要投入大量的人力与物力，为此必须强化政府行为，加大相应的政策扶持和财政支持，真正体现政府行为是实施社区卫生服务工作的关键和有效途径这一政策内涵。同时医院领导及相关工作人员必须解放思想，更新观念，必须加强社区医生的专业培训，完善服务能力，提高服务水平，形成主动服务的思想，并且要走出院门，进入家庭中，从根本上摒弃"坐等患者"的陈旧思维模式，转变角色，变社区卫生工作人员为居民健康的管理者、咨询者、好朋友，积极为地方居民提供全面周到的医疗卫生服务，这样才能充分体现建立居民健康档案的作用和意义。

二、居民健康档案编制标准化

健康档案是基层全科医疗服务不可缺少的医疗法律文书。信息化标准规范的完善，对社区居民健康档案信息化管理十分重要，可确保各项工作体系与管理机制的有效落实，整套统一的标准规范可有效提高居民健康档案信息化管理水平。

（一）健康档案基本架构标准化

健康档案的系统架构是以人的健康为中心，以生命阶段、健康和疾病问题、卫生服务活动（或干预措施）作为三个维度构建的一个逻辑架构，用于全面、有效、多视角地描述健康档案的组成结构，以及复杂信息间的内在联系。通过一定的时序性、层次性和逻辑性，将人一生中面临的健康和疾病问题、针对性的卫生服务活动（或干预措施）以及所记录的相关信息有机地关联起来，并对所记录的海量信息进行科学分类和抽象描述，使之系统化、条理化和结构化。

第一维度为生命阶段：按照不同生理年龄可将人的整个生命进程划分为若干个连续性的生命阶段，如婴儿期、幼儿期、学龄前期、学龄期、青春期、青年期、中年期和老年期八个生命阶段。也可以根据基层卫生工作实际需要，按服务人群划分为：儿童、青少年、育龄妇女、中年和老年人。

第二维度为健康和疾病问题：每一个人在不同生命阶段所面临的健康和疾病问题不尽相同。确定不同生命阶段的主要健康和疾病问题及其优先领域，是客观反映居民卫生服务需求、进行健康管理的重要环节。

第三维度为卫生服务活动（或干预措施）：针对特定的健康和疾病问题，医疗卫生机构开展一系列预防、医疗、保健、康复、健康教育等卫生服务活动（或干预措施），这些活动反映了居民健康需求的满足程度和卫生服务利用情况。

三维度坐标轴上的某一区间连线所圈定的空间域，表示个人在特定的生命阶段，因某种健康或疾病问题而发生相应的卫生服务活动所记录的信息数据集。理论上一份完整的健康档案是由人从出生到死亡的整个生命过程中所产生和记录的所有信息数据集构成的。

（二）健康档案数据集标准化

基本数据集是指在特定主题下，由必需、基本的数据元组成的数据集；是对必须采集记录的数据元基本范围的标准化要求。健康档案基本数据集是指构成某个卫生事件（或活动）记录所必需的基本数据元集合。与健康档案相关的每一个卫生服务活动（或干预措施）均对应一个基本数据集。基本数据集标准规定了数据集中所有数据元的唯一标识符、名称、定义、数据类型、取值范围、值域代码表等数据元标准，以及数据集名称、唯一标识符、发布方等元数据标准。

针对健康档案的主要信息来源，目前已制定的健康档案相关卫生服务基本数据集标准共32

个。按照业务领域（主题）分为3个一级类目：基本信息、公共卫生、医疗服务。其中公共卫生包含4个二级类目：儿童保健、妇女保健、疾病控制、疾病管理。

我国有健康档案相关卫生服务基本数据集标准目录（表10-9），如《出生医学证明基本数据集》的数据集标识符为"HRB01.01"，表示该数据集标准属于"健康档案领域（HR）"中的一级类目"公共卫生（B）"下的二级类目"儿童保健（01）"，数据集顺序号为"01"。

▼ 表10-9　健康档案相关卫生服务基本数据集标准目录

序号	一级类目	二级类目	数据集标准名称	数据集标识符
1	A基本信息		个人信息基本数据集	HRA00.01
2	B公共卫生	01 儿童保健	出生医学证明基本数据集	HRB01.01
3			新生儿疾病筛查基本数据集	HRB01.02
4			儿童健康体检基本数据集	HRB01.03
5			体弱儿童管理基本数据集	HRB01.04
6		02 妇女保健	婚前保健服务基本数据集	HRB02.01
7			妇女病普查基本数据集	HRB02.02
8			计划生育技术服务基本数据集	HRB02.03
9			孕产期保健服务与高危管理基本数据集	HRB02.04
10			产前筛查与诊断基本数据集	HRB02.05
11			出生缺陷监测基本数据集	HRB02.06
12		03 疾病控制	预防接种基本数据集	HRB03.01
13			传染病报告基本数据集	HRB03.02
14			结核病防治基本数据集	HRB03.03
15			艾滋病防治基本数据集	HRB03.04
16			血吸虫病患者管理基本数据集	HRB03.05
17			慢性丝虫病患者管理基本数据集	HRB03.06
18			职业病报告基本数据集	HRB03.07
19			职业性健康监护基本数据集	HRB03.08
20			伤害监测报告基本数据集	HRB03.09
21			中毒报告基本数据集	HRB03.10
22			行为危险因素监测基本数据集	HRB03.11
23			死亡医学证明基本数据集	HRB03.12

序号	一级类目	二级类目	数据集标准名称	数据集标识符
24	B 公共卫生	04 疾病管理	高血压病例管理基本数据集	HRB04.01
25			糖尿病病例管理基本数据集	HRB04.02
26			肿瘤病例管理基本数据集	HRB04.03
27			精神分裂症病例管理基本数据集	HRB04.04
28			老年人健康管理基本数据集	HRB04.05
29	C 医疗服务		门诊诊疗基本数据集	HRC00.01
30			住院诊疗基本数据集	HRC00.02
31			住院病案首页基本数据集	HRC00.03
32			成人健康体检基本数据集	HRC00.04

（三）健康档案公用数据元标准化

健康档案数据元的纳入原则主要有以下两个：

一是公用数据元：在两个或两个以上业务数据元集中都包含的数据元，公用数据元体现了相关卫生服务活动对基于健康档案的数据交换和共享的需要。健康档案公用数据元标准规定了健康档案必须收集记录的公用数据元最小范围及数据元标准，目的是规范和统一健康档案的信息内涵和外延，指导健康档案数据库的规划设计。健康档案数据元标准中共包含公用数据元 1 163 个，191 个数据元值域代码表。

二是健康档案信息利用者所需要使用的非公用数据元：如某些居民健康管理和健康监测的需要、卫生管理统计指标的需要、与外部卫生相关部门进行数据交换的需要等。

（四）健康档案数据元分类代码标准

健康档案中的数据元之间存在着一定的层次结构关系。从信息学角度对数据元进行科学分类与编码，目的是为健康档案中来源于各种卫生服务记录的所有信息（数据元），建立一个统一的、标准化的信息分类框架，使得不同的信息（数据元）根据其不同的特性，能够分别定位和存储在相应的层级结构中，方便健康档案信息利用者的快速理解和共享（表 10-10）。

▼ 表10-10　健康档案数据元分类代码标准

大类	大类代码	小类	小类代码	说明（示例）
个体标识	01		00	个体的唯一标识，数据元，如：记录表单编号、身份证件标识（类别与号码）、标本编号、住院号、门诊号
人口学及社会经济学特征	02	姓名	01	数据元，如：姓名、母亲姓名
		性别	02	数据元，如：性别代码

大类	大类代码	小类	小类代码	说明（示例）
人口学及社会经济学特征	02	年龄	03	数据元，如：母亲出生日期
		国籍	04	数据元，如：国籍代码
		民族	05	数据元，如：民族代码
		婚姻	06	数据元，如：婚姻状况类别代码
		职业	07	数据元，如：职业类别代码(国标)、工作单位名称
		教育	08	数据元，如：文化程度代码
		社会保障	09	数据元，如：医疗保险一类别
		角色	18	个体间的关系/角色，数据元，如：血缘关系代码
		其他	99	数据元，如：家庭年人均收入类别代码、家中煤火取暖标志
地址	03		00	地址相关信息，数据元，如：行政区划代码、邮政编码、常住地址类别代码
通信	04		00	通信相关信息，数据元，如：联系电话类别、电子邮件地址
服务者机构	21	服务者机构标识	01	服务者机构标识，数据元，如：检查(测)机构名称、手术机构名称
		其他	99	与服务者机构有关的不能归入其他类目的其他信息
服务者个体	22	服务者个体标识	01	服务者个体标识，数据元，如：产前筛查医师姓名
		其他	99	与服务者个体有关的不能归入其他类目的其他信息
出生信息	30		00	个体出生时的相关信息，数据元，如：出生日期、出生地、出生体重、出生医学证明编号
个体卫生事件	42	类别	01	个体卫生事件的类别标识，数据元，如：产前检查标志、新生儿疾病筛查标志
		时间	02	个体卫生事件发生的日期/时间，数据元，如：检查(测)日期、产前筛查孕周、翻身月龄、手术日期
		地点	03	个体卫生事件发生的地点，数据元，如：分娩地点类别、伤害发生地点代码
观察	51	问询	01	数据元，如：既往疾病史、过敏症状、婴儿喂养方式
		体格检查	02	体格检查信息，数据元，如：肺部听诊结果、龋齿数
		医学检验	03	医学检验信息，数据元，如：ABO血型、白细胞计数值
		病理	04	病理学检查信息，数据元，如：病理检查标志
		影像检查	05	影像学检查信息，数据元，如：超声检查结果
		其他	99	与观察有关的不能归入其他类目的其他信息

大类	大类代码	小类	小类代码	说明（示例）
处理	52	方法	01	处理采用的方式、方法等，数据元，如：产前筛查方法、分娩方式、药物使用频率
		过程	02	处理过程中的步骤、观察、结果等，数据元，如：产时出血量、会阴裂伤程度、皮埋剂埋植部位
药品、食品与材料	53	药品	01	药品相关标识，数据元，如：药物名称、中药类别代码
		血液	02	
		生物制品	03	数据元，如：疫苗名称代码、疫苗批号
		材料	04	卫生材料相关标识，数据元，如：宫内节育器种类代码
		食品	05	数据元，如：吸食烟草种类代码、饮酒种类代码
		其他	99	与药品、食品与材料有关的不能归入其他类目的其他信息，数据元，如：疫苗生产厂家
计划与干预	54	计划	01	为服务对象制定的健康指导信息，数据元，如：婚前卫生指导内容、计划生育指导内容、宣教内容
		干预	02	为服务对象提出的医学指导信息，数据元，如：产前诊断医学意见、婚检医学意见、婚检咨询指导结果
评估与诊断	55	评估	01	医学评估，数据元，如：Apgar评分值、产前筛查结果
		诊断	02	确定的医学诊断，数据元，如：临床诊断、产前诊断结果、出生缺陷类别、手术并发症、肿瘤临床分期代码
费用	56		00	数据元，如：门诊费用分类、个人承担费用(元/人民币)
死亡信息	85		00	个体死亡时的相关信息，数据元，如：死亡日期
其他	99		00	未能归入上述各类目的其他信息

三、居民健康档案信息化管理系统的建立

在卫生信息化过程中，无论是对卫生服务的记录、数据库管理、还是对相关数据进行分析与再利用，都离不开电子化档案系统。电子化卫生服务档案包括电子病历和电子化居民健康档案，其中电子化居民健康档案的设计与开发是当前完善社区卫生服务体系的重要内容之一。

（一）系统建立的原则

一个系统的设计开发应当先确定一定的原则，在已定原则的基础上按部就班地进行开发工作，方能事半功倍。居民健康档案信息管理系统的建立遵循以下原则：

1. 系统记录的信息应当全面而且完善，不但包括国家要求的基本内容，还应包括与健康有关的所有核心和拓展信息，能准确及时地提供有关用户信息的各类统计报表。

2. 在系统的输入输出设计上，应当提供便利、友好的界面与交互方式。用户界面是一个应用

程序最重要的部分，应用程序的可用性在很大程度上依赖于界面的好坏。系统应该界面简洁，操作简便，信息录入尽可能使用代码，极少输入汉字，做到易学易用。同时系统还提供智能化的帮助窗体，配备易用方便的数据输入输出设备。

3. 采用国家卫生健康委员会公认的数据交换技术与术语标准，这是进行信息共享与数据交换的前提。

4. 系统中应设有多种检验数据准确性的有效防范措施，对不正确的数据能及时报错，做到尽量使各种数据完整、准确、可靠。

5. 系统允许多用户操作使用，适用于家庭的每一个成员，每个人可以通过密码进行资料保护，方便安全地管理他们的健康档案，进行健康管理。

6. 系统应具有安全可靠的备份、装载及恢复机制，输入和处理过程的数据能定期进行备份，保证因机器故障或其他原因造成的数据流失能在允许的时间内恢复。

7. 系统应尽量采用先进技术，位于计算机技术的开放平台上，并具有较好的可扩充性和可连接性。

（二）系统体系结构

系统可设计成三层架构模式，以 B/S 结构方式来实现。系统涉及大量的数据处理、统计分析、报表生成等。采用三层架构模式能使系统结构更清楚、分工更明确，有利于后期的维护和升级。表示层放在浏览器中直接呈现给用户，用于显示数据，并可将数据提交至业务逻辑层，为用户提供一种交互式的界面。业务逻辑层对表示层发送来的数据进行操作，将其发送给数据层，或者调用数据层中的函数读取数据。数据访问层是整个分层体系的最底层，主要用来实现与数据库的交互，即完成查询、添加、删除和修改数据的功能。系统网络结构设计的计算机通过远程通信与疾病控制中心的主机交换数据。

（三）系统业务流分析

首先建立《家庭档案》，收集家庭信息，随后建立家庭各成员的《社区居民个人档案》，在个人档案里，可以动态记录个人的历次体检信息及相关问题记录（如某年某月某日，由于何种原因或疾病采用何种方式或药物治疗）；系统根据个人档案信息里的年龄（动态变化的）、性别、个人体检信息、居民健康相关病史，以及三代亲属患病情况，自动对居民进行人群分类，提醒使用者根据分类结果建立相关档案。如果居民在 0～6 岁范围，则需建立《儿童档案》；如果居民为女性，且年龄范围在 16～59 岁之间，则需建立《妇女档案》；如果居民年龄达到或超过 60 岁，则需建立《老年档案》；如果为残疾人，则需建立《残疾人档案》；如果为慢性病高危人群（高血压、糖尿病），则需对其进行定期随访干预，并记录历次随访记录；如果为慢性病患者（高血压、糖尿病、脑卒中、肿瘤），则需对其建立慢性病档案，收集疾病相关信息及治疗、用药信息，系统会根据患者体检、症状、并发症、体征和用药等情况自动进行人群分类（低危、中危、高危）及管理级别（一级、二级、三级管理、常规/强化管理）界定，并根据界定结果，系统自动提醒下次随访信息，并保存历次随访记录及干预措施，便于查询。

上述档案中凡和《社区个人居民档案》重复的内容，系统将自动生成。一个人的一生可能要涉及多个档案，系统会自动保存个人不同时期的相关信息。

（四）数据库设计

在数据库实施阶段，设计人员运用数据库管理系统提供的数据语言及其宿主语言，根据逻辑设计和物理设计的结果建立数据库，编制、调试应用程序，组织数据入库，并进行试运行。系统经过试运行后即可正式投入使用，运行过程中仍要不断对其进行评价、调整和修改。

四、数字信息化技术在全科医疗中的应用

建立健全基层医疗卫生服务体系，是实现居民享有基本医疗服务的重要保障。智能化的医疗卫生信息系统，不仅可以建立一个统一、高效、资源共享的信息平台，实现医疗服务资源的最大整合和协同效应，还可以增强全科医疗的服务水平，推动全科医疗卫生体系的深入发展。

（一）健全以患者为中心的电子健康档案

电子健康档案是记录社区居民及其家庭健康问题的文件资料，电子健康档案可以将居民的医院诊疗、妇幼保健、计划免疫、疾病预防及健康体检等信息关联起来，覆盖居民生命全周期，支持动态更新，方便全科医生及时、全面地了解居民及其家庭的健康情况，发挥其"健康守门人"的作用。2024年国家卫生健康委员会等部门印发《居民电子健康档案首页基本内容（试行）》，按照"最小够用"原则，居民电子健康档案首页基本内容主要由个人健康标识、个人健康信息和卫生健康服务活动记录等3个部分信息内容构成。

电子健康档案全面、动态地记录着居民健康的相关信息，是开展全科医疗的必备工具，为全科医学的教学和科研工作提供了信息资料，为社区卫生服务的质量和技术水平评价提供了依据，另外，电子健康档案可以与其他信息系统进行资源交换和共享，从而实现信息资源的有效整合。

随着"大数据"（big data）时代的到来，借助非关系型数据库（not only SQL，NoSQL）的应用，极大地拓宽了电子健康档案（electronic health record，EHR）的使用效果。大数据除了像海量数据一样包括结构化和半结构化数据以外，还包括非结构化数据和交互数据。随着电子健康档案"大数据"技术的应用和共享，如何存储、分析、挖掘、处理这些快速增长的海量数据将成为医疗卫生信息化面临的严峻挑战。大数据时代，NoSQL的出现打破了传统关系数据的一致性及范式约束，采用"＜Key,Value＞"格式存储数据，保证系统能提供海量数据存储的同时具备优良查询性能。

（二）实现医疗信息共享的远程医疗

通过全科医学信息化网络可以有效地实现医疗卫生信息的共享。远程医疗利用了现代化通信技术、计算机网络技术及多媒体通信网络，支持在任何时间、任何地点与任何人进行远程会诊、教育及学术交流。该网络集中存储患者的健康资料和诊疗数据，各个医师之间可以通过网络进行互相传递和交换，充分实现患者数据的共享。可将患者的病历资料，包括心电图、X线、CT、超声及病理等检测结果进行远距离传输交流；通过网络，患者的信息资料在医师之间进行传递和交流，可以整合多位医师的治疗方案和意见，实现对患者进行更加准确的诊断和治疗。其体现为：医疗设备的数字化、医疗设备的网络化、全科医疗业务的信息化、全科医疗服务的个性化，所有这些都可以在更广泛的空间为居民提供及时、专业的全科医疗服务，具有很高的时效性。远程医疗可与电子病历、电子健康档案等互相契合，创建新型医疗服务模式，突破地域和时间限制，从

而实现优质医疗资源的共享。它体现了卫生服务的公平性，提高了居民的健康水平。

通过网络对诊疗进行预约，可以减少患者就诊等候时间；同时，通过网络还能实现各种健康监测信息直接传送，更加有利于全科医生对患者进行及时、准确的诊疗。

（三）使双向转诊服务更加方便、快捷

双向转诊指根据患者病情的需要，以"小病在社区，大病到医院，康复回社区"为原则，实现"上转"或"下转"的诊疗机制。"上转"是指将经全科医生诊治不能解决的健康问题患者转诊给专科医生，同时将患者的健康档案也转至专科医生处；"下转"指将经专科医生诊治后病情好转的患者及其健康档案转回社区，继续康复治疗，然后由全科医生根据其具体情况安排随访和后期健康维护计划。在转诊过程中，运用电子信息技术，可以实现患者病历的共享，避免了患者拿着纸质病历转到上下级医院的窘境，也有利于接诊医院和医生及时准确地了解患者的病情。

双向转诊可以使患者逐步建立首诊到社区的就医习惯，也可以使更多的危重症患者得到及时到大医院就诊的机会，方便了患者，同时也节约了大量的人力物力。

（四）实现居民主动健康与全生命周期管理

人人都是自己健康的第一责任人。通过健康档案的信息化，借助云计算、大数据、5G等信息化技术手段，通过可穿戴设备等主动健康医疗产品，实现居家健康监测的主动健康管理，社区卫生服务中心与医院共管，达到全生命周期健康管理的目标，真正落实"第一责任人"的要求。

学习小结

1. 建立居民健康档案的意义、特点与分类，居民健康档案分为个人档案、家庭档案、社区档案；居民健康档案的管理；基层国际医疗分类在健康档案中的应用；重点讲解 POMR的内容、S-O-A-P形式和健康档案的正确书写规范。

2. 个人健康档案、家庭健康档案和社区健康档案的主要内容和形式，各类健康档案的具体编制要求、建立方法、管理与利用。

3. 健康档案信息化管理及电子健康档案的概念内容、作用；电子健康档案是居民健康相关活动的电子化表述；健康档案信息化管理使得居民健康档案存储、检索使用更方便；档案内容更全面、更具智能化；更有利于健康档案的保密和方便异地查询和使用。

4. 居民健康档案的编制标准化；如何建立居民健康档案管理信息系统以及对健康档案信息化管理展望。开展以社区居民电子健康档案为核心，推进社区居民健康档案信息化管理建设是实施社区卫生服务工作的关键和有效途径；描述数字信息化技术及物联网技术在全科医疗中的应用前景。

（李其富）

1. 如何利用电子居民健康档案实现主动健康管理?

2. 居民个人健康档案包括哪些内容?其记录方式有何特点?

3. 计算机化健康档案在使用中存在什么问题?如何完善?

4. 互联网 + 在居民健康档案中的应用有哪些前景?

5. 云计算和大数据在居民健康档案中的应用有哪些前景?

6. 单选题

（1）社区人口发病率是指在一定时期内（一般为一年），下列哪项与同期社区平均人口数之比

A. 某种疾病新发患者数

B. 某种疾病患者数

C. 社区疾病患者总数

D. 社区疾病新发患者总数

E. 以上都不是

（2）现患率是指某特定时间内，下列哪项与同期平均人口数之比

A. 某种疾病的现患（新、旧）病例数

B. 某种疾病的现患新病例数

C. 某种疾病的现患旧病例数

D. 社区疾病的现患（新、旧）病例数

E. 以上都不是

（3）社区疾病谱是指将社区居民所患疾病进行统计分析，然后

A. 列出各类疾病名称

B. 将各类疾病构成情况顺位排序

C. 统计各类疾病死亡构成

D. 将各类疾病的发病率进行比较

E. 以上都不是

（4）健康档案基本数据集是指构成某个卫生事件（或活动）记录所必需的基本数据元集合。其中"公共卫生"不包含的二级类目是

A. 儿童保健

B. 妇女保健

C. 疾病控制

D. 疾病管理

E. 老年保健

（5）下列关于居民档案建立错误的说法是

A. 如果居民在0 ~ 6岁范围，则需建立《儿童档案》

B. 如果居民为女性，且年龄范围在16 ~ 59岁之间，则需建立《妇女档案》

C. 如果居民年龄达到或超过60岁，则需建立《老年档案》

D. 如果为残疾人，则需建立《残疾人档案》

E. 如果为慢性病患者（高血压、糖尿病），需对其进行定期随访干预，并记录历次随访记录，无需建立慢性病档案

单选题答案：（1）A；（2）A；（3）B；（4）E；（5）E

第十一章　基层医疗卫生服务管理

　　基层医疗卫生服务事关亿万群众身体健康，是全民医疗保健系统的基础和人群进入医疗保健系统的门户，已成为医疗卫生保健体系的重要基石。加强基层医疗卫生服务体系和全科医生队伍建设是推进分级诊疗建设、促进基本医疗公平可及的重要手段，是落实"以基层为重点"的新时代卫生与健康工作方针的必然要求。借助管理科学的基本理论和方法，从客观上、总体上、宏观上对基层医疗卫生服务进行管理，有助于激发出基层医疗卫生服务的最佳效能。

第一节　基层医疗卫生机构管理

案例11-1　　伴随老龄化、城镇化等社会经济转型，我国居民基本健康服务需求增长迅速，呈现出多样化的特点，区域内医疗卫生服务体系面临严峻挑战，迫切需要对现有基层医疗卫生资源进行优化配置和调整，以切实提升基层医疗卫生服务能力和成效。

思考：基层医疗卫生机构承担哪些服务职能？基层医疗卫生机构的人员和床位等应如何配置？

基层医疗卫生机构为县级以下医疗卫生服务机构，分为公立和社会办两类，主要包括乡镇卫生院、社区卫生服务中心（站）、村卫生室、医务室、门诊部（所）和军队基层卫生机构等。基层医疗卫生机构具有较好的可及性，在为城乡居民提供基本医疗服务和公共卫生服务方面具有重要作用，是全科医生为城乡居民提供全科医疗服务的重要载体。

一、基层医疗卫生机构概述

（一）基层医疗卫生机构功能定位

基层医疗卫生机构的主要职责是提供预防、保健、健康教育、健康管理等公共卫生服务和常见病、多发病的诊疗服务以及部分疾病的康复、护理服务，向上级医院转诊超出自身服务能力的常见病、多发病及危急和疑难重症患者。

1. 社区卫生服务机构　社区卫生服务机构包括社区卫生服务中心和社区卫生服务站。社区卫生服务中心负责提供基本医疗服务、公共卫生服务、健康管理服务等综合服务，并受区县级卫生健康行政部门委托，承担辖区内的公共卫生管理工作，负责对社区卫生服务站的综合管理、技术指导和社区医生培训等。社区卫生服务站在社区卫生服务中心的统一管理和指导下，承担社区居委会范围内人群的公共卫生服务和普通常见病、多发病的初级诊治、康复等工作。

2. 乡镇卫生院　乡镇卫生院负责提供基本医疗服务、公共卫生服务、健康管理服务等综合服务，并受县级卫生健康行政部门委托，承担辖区内的公共卫生管理工作，负责对村卫生室的综合管理、技术指导和乡村医生的培训等。乡镇卫生院分为中心乡镇卫生院和一般乡镇卫生院，中心乡镇卫生院除具备一般乡镇卫生院的服务功能外，还应开展普通常见手术等，着重强化医疗服务能力并承担对周边区域内一般乡镇卫生院的技术指导工作。

3. 村卫生室　村卫生室在乡镇卫生院的统一管理和指导下，承担行政村范围内人群的公共卫生服务和普通常见病、多发病的初级诊治、康复等工作。

4. 医务室和门诊部等基层医疗卫生机构　各类企事业单位内部的医务室和门诊部等基层医疗卫生机构负责本单位或本功能社区的公共卫生服务和基本医疗服务。其他门诊部、诊所等基层医疗卫生机构根据居民健康需求，提供相关医疗卫生服务。政府可以通过购买服务的方式对其提供的服务予以补助。

5. 社区医院　仍然承担基本医疗服务和基本公共卫生服务，其防治结合的功能定位和公益性质不变。按照《社区医院基本标准（试行）》等文件要求，进一步完善房屋、设备、床位、人员等资源配备，加强信息化等基础设施建设和设备提档升级；提高常见病、多发病的诊疗、护理、康复能力，加强住院病房建设，强化医疗质量管理，切实保障患者安全；加强防治结合，按要求做好传染病早发现、早报告工作，加强重点人员健康管理，做实基本公共卫生服务，不断强化传染病防控能力。

（二）基层医疗卫生机构设置

1. 机构设置

（1）社区卫生服务机构：社区卫生服务中心按照街道办事处行政区划或一定服务人口进行设置。每个街道办事处范围或每3万～10万居民规划设置1所社区卫生服务中心。城市地区一级和部分二级公立医院可以根据需要，通过结构和功能改造转为社区卫生服务中心。社区卫生服务站的配置数量和布局，应根据社区卫生服务中心覆盖情况以及服务半径、服务人口等因素合理设置。

（2）乡镇卫生院：乡镇卫生院按照乡镇行政区划或一定服务人口进行设置。每个乡镇办好1所标准化建设的乡镇卫生院。全面提升乡镇卫生院服务能力和水平，综合考虑城镇化、地理位置、人口聚集程度等因素，可以选择部分乡镇卫生院提升服务能力和水平，建设成为中心乡镇卫生院。有条件的中心乡镇卫生院可以建设成为县办医院分院。

（3）村卫生室：村卫生室的配置数量和布局，应根据乡镇卫生院覆盖情况以及服务半径、服务人口等因素合理设置。原则上每个行政村应当设置1个村卫生室。

（4）社区医院：2019年，为进一步满足人民群众对基本医疗卫生服务的需求，进一步推动分级诊疗制度建设，国家卫生健康委员会在20个省份选择部分社区卫生服务中心和乡镇卫生院，启动社区医院建设试点，2020年全面开展社区医院建设工作。

（5）其他基层医疗卫生机构：个体诊所以及养老机构等其他基层医疗卫生机构的设置，不受规划布局限制，实行市场调节的管理方式。

2. 组织设置　基层医疗卫生机构的组织结构设计应体现组织内部各类职务职位的权责范围，能合理配置成员的职责，建立起相对稳定的工作程序。基层医疗卫生机构的组织设置应遵循以下基本原则：

（1）权责一致原则：应明确机构各个职能部门的职能和职责范围，避免重复和交叉。依据各部门职责权限，明确处理和解决问题的权限，使责任和权限统一，形成机构的职能。

（2）精简高效原则：应对机构的工作任务和需要进行具体分析，因事设岗，因岗求人，使人岗适配，人尽其才，才尽其用。通过合理组织人员岗位配置的精简，有效实现机构不同岗位分工合作的目标。

（3）完整统一原则：基层医疗卫生机构要发挥多位一体的综合服务功能。要求事权集中，同一类事务必须划归一个部门，组织中的任何成员只能接受一个上司的领导，不能多头领导。在机构中，除了位于组织顶部最高行政指挥外，所有其他成员在工作中都会收到上级行政部门或负责人的命令，根据上级的指令开始或结束、进行或调整、修正或废止自己的行动。

（三）基层医疗卫生机构的人员和床位配置

1. 人员配置　辖区内每万名服务人口注册全科医师数不少于2人，每千名常住人口基层卫生人员数达到3.3人以上。综合考虑辖区服务人口、服务现状和预期需求，以及地理条件等因素，合理配置乡村医生，原则上按照每千服务人口不少于1名的标准配备1名执业（助理）医师或乡村医生，每所村卫生室至少配备1名执业（助理）医师或乡村医生执业。

2. 床位配置　基层医疗卫生机构床位规模按照所承担的基本医疗任务和功能进行合理确定，

重在提升床位质量，提高使用效率。社区卫生服务机构根据服务范围和人口合理配置，至少设日间观察床5张或有住院床位；乡镇卫生院设置实际开放床位10张及以上，重点加强护理、康复病床的设置。

二、基层医疗卫生机构绩效考核

（一）概念

基层医疗卫生机构绩效考核是指卫生健康行政管理部门依据绩效考核指标体系，运用科学适宜的方法，对基层医疗卫生机构的运行管理、功能实现、服务模式和服务效果等进行客观、公正的综合评价。

（二）考核原则

1. 坚持顶层设计，强化属地管理　国家卫生健康行政部门负责制定基层医疗卫生机构绩效考核指标体系，明确考核主体，规范评价程序。省级卫生健康行政部门、中医药主管部门按照属地化管理原则，坚持中西医并重，科学合理设置指标的权重和标准。

2. 坚持公益性导向，强化激励约束　坚持基层医疗卫生机构的公益性质，发挥绩效考核的激励和约束作用，通过基层医疗卫生机构和医务人员考核机制，加强基层医疗卫生机构法治建设，做实健康促进和健康教育，助力基层医疗卫生服务能力提升和质量持续改进。

3. 坚持信息化支撑，确保真实客观　充分发挥信息化技术在绩效考核中的支撑作用，关键数据从卫生健康统计年报、卫生财务年报、中医医疗管理统计年报、全民健康保障信息化工程等数据库中提取，保证数据信息自动生成，非法定情形且未经依法授权不可更改，确保考核结果真实客观。

（三）考核内容

基层医疗卫生机构绩效考核指标体系由服务提供、综合管理、可持续发展和满意度评价等4个方面指标构成。

1. 服务提供　重点评价基层医疗卫生机构功能定位、服务效率、医疗质量与安全。通过基本医疗服务、基本公共卫生服务、签约服务等指标考核功能定位情况；通过人员负荷指标考核医疗资源利用效率；通过合理用药、院内感染等指标考核基层医疗质量与安全。

2. 综合管理　重点评价经济管理、信息管理和协同服务。通过经济管理指标考核基层医疗卫生机构收支结构的合理性；通过信息管理指标考核基层医疗卫生机构各项服务信息化功能实现情况；通过双向转诊、一体化管理考核协同服务情况。

3. 可持续发展　重点评价人力配置和人员结构情况。通过人力配置指标考核基层医疗卫生机构可持续发展潜力；通过人员结构指标考核基层医疗卫生机构人力资源配置的合理性。

4. 满意度评价　重点评价患者满意度和医务人员满意度。患者满意度是基层医疗卫生机构社会效益的重要体现；医务人员满意度是基层医疗卫生机构提供高质量基本医疗和基本公共卫生服务的重要保障。

（四）考核方式

基层医疗卫生机构绩效考核采用日常考核与年终考核相结合、定性考核与定量考核相结合、内部考核与外部考核相结合、综合考核与专业考核相结合的方式，通过日常监督、现场查看、资料查阅、现场访谈与问卷调查等方法进行考核。

（五）考核主体和对象

1. 考核主体　县级卫生健康行政部门、中医药主管部门组织开展基层医疗卫生机构绩效考核工作。鼓励有条件的地区委托专业机构、行业组织等第三方机构组织实施。在绩效考核过程中注重吸纳社会公众、患者代表等参与。

2. 考核对象　绩效考核对象是政府举办的乡镇卫生院和社区卫生服务中心。社会力量举办的基层医疗卫生机构，由举办主体对机构开展运行评价。

（六）考核程序

基层医疗卫生机构绩效考核工作原则上按年度进行。职工考核由基层医疗卫生机构按有关规定自行开展。

1. 绩效考核准备　确定考核实施机构和考核人员，明确考核程序和工作安排。如委托第三方实施考核，应当签订相关协议。加强对考核人员和考核对象的培训，掌握绩效考核的基本内容和方式方法。

2. 基层医疗卫生机构自评　基层医疗卫生机构按照绩效考核要求定期开展自查，对发现的问题及时改进，形成自查报告，并提交至考核实施机构。

3. 绩效考核实施　主要运用信息技术采集客观数据，结合现场核查、专题访谈及问卷调查等方式，依据绩效考核指标体系和标准进行综合分析，形成考核结论。

4. 绩效考核反馈与改进　考核结果要向基层医疗卫生机构进行反馈，对存在的问题提出改进意见和建议，并在一定范围内公开。基层医疗卫生机构应当根据考核结果进行改进，改进情况作为下一年度绩效考核的重要内容。

三、基层医疗卫生机构人力资源管理

加强以全科医生为重点的基层医疗卫生队伍建设，是健全基层医疗卫生服务体系、提高基层医疗卫生服务水平的基础工程，是缓解看病难、看病贵的基础环节，是实现人人享有基本医疗卫生服务的基本途径。基层卫生人力资源是基层医疗卫生系统中最活跃的因素。

（一）基层卫生人力资源的概念

基层卫生人力资源是指在各类基层医疗卫生机构中从事和提供医疗卫生服务相关工作的各类人员，包括各类卫生专业技术人员、卫生行政管理人员和后勤支持人员等。卫生专业技术人员是基层卫生人力资源的主体，根据从事的专业和工作不同，可以分为医疗人员、公共卫生人员、护理人员、药剂人员、其他技术人员、卫生管理人员等。

（二）基层卫生人力资源的特点

1. 知识密集性　卫生人力资源是一个知识密集性的群体，需要接受院校医学教育、毕业后医学教育、继续医学教育较长时间的培养。卫生人力资源培养教育和工作性质等都体现知识密集的特点，较其他人力资源的配置和管理难度更大。

2. 能动性 卫生人力资源具有主观能动性，能有目的地选择专业、选择工作岗位，创造性地开展工作。通过政策、待遇、工作条件等各种因素可有效激发卫生人员的主观能动性，主动为人群的健康服务，保证医疗卫生服务质量和效果。

3. 动态性 卫生人力资源是有生命的活的资源，其形成、开发和使用都会受到时间的限制。卫生专业人员个体有其生命周期和服务周期，卫生专业人员队伍的数量、结构随时间而不断变化。因此，对基层卫生服务人员的开发和利用，要充分考虑生命时效和职业时限。

4. 社会性 卫生行业与社会各方面联系密切，卫生人力资源的形成、开发、配置和使用都是一种社会活动。各地社会经济发展水平和面临的主要卫生问题各异，对基层卫生人力资源的需要也存在差别，在培养和造就以全科医生为重点的基层医疗卫生队伍时需结合各地实际需要。

5. 时效性 医学发展迅速，各类卫生人员要适应工作岗位的要求，需要不断地学习、培训和实践，以促进知识的更新。基层医疗卫生服务是实践性强的工作，知识和实践技能需在工作中不断强化和更新，若长期备而不用，能力便会失效。

（三）基层卫生人力资源管理

基层卫生人力资源管理是指各类基层医疗卫生机构为实现组织既定目标，对其所有人力资源进行管理的过程。基层卫生人力资源管理贯穿基层卫生人力运行的全过程，包括人力资源的规划、工作分析、招录、培训、配置和使用等方面。

1. 人员规划 对基层医疗卫生机构人力资源状况进行客观评价，根据组织发展战略、目标和任务，利用科学方法对未来人力资源供给和需求做出预测，并依据组织结构所确定的主体分工体系及具体工作任务等对人力资源的数量和质量的要求，提出相关人员规划。其中，人员招录、培训、福利、薪酬、晋升等计划相对重要。

2. 工作分析 即对基层医疗卫生机构中各项工作职务的特征、规范、要求，以及完成此工作所需人员的知识、技能、素质进行分析的过程。通过分析进行工作设计，明确工作岗位职责，使工作职务与员工素质相适配，充分提高人员的工作积极性及效率。

3. 人员招录 基层医疗卫生机构需根据组织发展目标和人员规划，坚持公开、公平、公正和竞争的原则，综合运用笔试、面试、模拟与能力评估等方式，招收录用合适的人力资源。人员招录是基层医疗卫生机构补充和吸收人力资源的主要途径。

4. 人员培训 基层医疗卫生人员培训旨在通过相关的知识培训、技能培训、态度培训、管理能力开发和观念培养，优化组织人力资源的结构和质量，提高组织绩效，同时也帮助员工实现个人的可持续发展。

5. 人员激励 基层医疗卫生机构管理者要以员工内在需求为导向，综合运用各种激励工具和方式，有效利用组织的各种资源，调动员工内在的积极性和工作激情，以促使全体员工主动投入各项健康服务中。

四、基层卫生服务信息管理

基层卫生服务信息管理是指基层医疗卫生机构服务过程中，对相关信息进行收集、处理、反馈和利用，为决策分析提供信息支持，实现信息资源合理开发和有效利用，以期达到基层医疗卫生机构组织目标。

（一）基层卫生服务信息

1. 定义　基层卫生服务信息是指与基层医疗卫生服务工作有关的各种信息，是反映基层医疗卫生服务工作的各种消息、数据和资料的总称。

2. 分类

（1）按来源分类：根据信息来源不同，可将信息分为内部信息和外部信息。内部信息主要反映基层医疗卫生机构内部提供医疗卫生服务工作的情况，包括原始记录、各项业务统计数据、财务报表等信息。外部信息指对组织活动有影响的外部环境各因素的信息，包括社区、居民、相关政策、行业规划等。

（2）按用途分类：根据信息用途，可将信息分为决策信息、控制信息、业务信息。决策信息是组织最高层决定目标、计划、措施、策略的各种动态和静态的信息。控制信息是组织职能部门为实现组织目标对各项业务活动监督、控制所需要的信息。业务信息指基层医疗卫生机构日常业务工作的相关信息。

3. 基层卫生服务信息的作用

（1）为基层医疗卫生提供决策依据：决策是基层医疗卫生机构实现组织目标，从多个行动方案中选出最优方案并实施的过程。决策程序一般包括发现问题、确立目标、制定方案、选择方案、实施方案、评估反馈等环节，每个环节要保证科学性，均必须依靠完整、准确的真实信息。信息分析和处理有助于快速获取有用信息，确保决策的科学性和准确性。

（2）基层医疗卫生管理的基础：基层医疗卫生机构的管理主体与管理客体之间的管理与被管理关系需以信息为中介，通过信息的输出、输入和反馈才能有效进行。信息的传递和处理、协调和流通，交换和利用是基层医疗卫生机构管理的必要手段，若无信息支撑，管理主体对管理客体的指挥、指导和控制就会失效。

（3）基层医疗卫生机构运行的前提：基层医疗卫生机构进行日常工作都必须依靠信息输入后才能做出下一步反应的决定或决策，进而采取适宜的行动。若没有信息的输入、交流、处理和反馈，基层医疗卫生机构的各项工作都不能顺利开展。

（4）提升基层医疗卫生服务质量：构建基层医疗卫生信息系统，通过信息手段实现就诊预约、报告查询、网络缴费等服务，优化就医流程，提高服务效率。通过建立跨机构、跨系统、跨区域的居民健康档案信息平台，有效提高居民健康管理工作的效能，改善基本公共卫生服务和基本医疗服务质量。

（二）基层卫生服务信息的管理

1. 信息收集　基层医疗卫生服务机构根据特定目标，采用文献收集、实物采集、现场调查等方法收集相关信息，将无序分散、价值有限的信息整理形成满足基层医疗卫生服务需求的信息。

2. 信息处理　基层医疗卫生服务机构需对收集到的大量基础信息，按照一定的目的和要求进行筛选、分类、统计分析，使基础信息成为具有一定使用价值的信息产品，为进一步利用信息提供方便。

3. 信息反馈　信息接收者把接收到的信息反馈给信息发送者，可供核查、纠正偏差，有利于信息接收者依据信息采取正确的行动。信息反馈主要方式有：正反馈、负反馈、前馈。

4. 信息利用　将经过采集、处理、分析的信息提供给相关组织和个人，才能体现其价值，实现增值和共享，提高基层医疗卫生服务机构决策的成功率。充分利用信息是信息管理工作的最终目标。

第二节　全科医生团队组建及运行管理

案例11-2　按照上级主管部门要求，某社区卫生服务中心决定组建多个全科医生团队，以便更好地向社区居民提供优质便捷的基本医疗和基本公共卫生服务，最终实现辖区内"人人有健康问题找全科医生团队，全科医生团队照顾人人健康"的目标。

思考：如何组建全科医生团队？全科医生团队组成人员需承担哪些具体职责？

一、全科医生团队概述

（一）基本概念

1. 团队　团队（team）是由员工和管理层组成的一个共同体，其作用是合理利用每一个成员的知识和技能协同工作、解决问题、达到共同的目标。团队不仅强调个人的业务成果，更强调团队的整体业绩。根据团队存在的目的和拥有自主权的大小将团队分为三种类型：问题解决型团队、自我管理型团队、多功能型团队。

2. 全科医生团队　全科医生团队是基于基层医疗卫生服务机构，由全科医生与社区护士、公共卫生医生或乡村医生等人员组成的团队，以全科医学为基本理念、专业团队为服务形式、健康管理为服务内容，为责任区域居民提供约定的基本医疗和公共卫生服务。

全科医生团队具有下述特点：① 非独立的服务组织；② 是承担基本医疗、公共卫生服务、健康管理的综合性载体；③ 服务对象是社区居民；④ 服务范围是责任社区；⑤ 服务人员由全科医生、社区护士、公卫医生或乡村医生等人员组成；⑥ 服务场所是基层卫生服务机构以及服务对象家庭。

国内的全科医生团队构成模式主要包括：① 全科医生 + 社区护士 + 辅助成员（公卫医生、妇保医生、健康管理师等）；② 全科医生 + 社区护士 + 支持团队（药师、医技、康复等）；③ 医生（全科/中医医生） + 护士 + 社区志愿者。

（二）全科医生团队服务内容

全科医生团队服务内容主要包括基本医疗服务、基本公共卫生服务和健康管理服务。

1. 基本医疗服务项目　全科医生团队运用适宜的中西医药技术提供的医疗服务项目包括：① 常见病、多发病诊疗和护理；② 已诊断明确的慢性病治疗；③ 家庭医疗服务，包括家庭出诊、家庭访视、家庭护理、家庭病床等；④ 社区现场应急救护；⑤ 转诊服务；⑥ 康复医疗服务；⑦ 中医药服务，卫生健康部门批准的其他适宜医疗服务。

2. 基本公共卫生服务项目　依据《国家基本公共卫生服务规范》（第三版），全科医生团队负责提供的公共卫生服务项目包括：居民健康档案建立及管理、健康教育、预防接种、0～6岁儿童健康管理、孕产妇健康管理、老年人健康管理、慢性病患者健康管理（包括高血压患者健康管理和2型糖尿病患者健康管理）、严重精神障碍患者管理、肺结核患者健康管理、中医药健康管理、传染病及突发公共卫生事件报告和处理、卫生健康监督协管、提供避孕药具、健康素养促进等。

3. 健康管理服务项目　主要包括健康档案维护、健康评估、健康干预、康复指导、中医药"治未病"服务、远程健康监测等。

二、全科医生团队建设

（一）团队要素

团队的构成要素包括目标、人员、定位、权限、计划5个方面。

1. 目标（purpose）　团队都应确定一个共同的目标或接受一个目标，为团队成员指引行动的方向，让团队每个成员明确团队目标。团队的目标必须跟组织的目标一致，可以把大目标分成小目标，并具体分到各个团队成员身上，大家合力实现这个共同的目标。目标应有效地向大众传播，让团队内外的成员都知道这些目标，激励所有成员为这个目标去努力工作。

2. 人员（people）　人是构成一个团队最基础的要素，也是形成团队力量的基本要素。目标是由人员来实现的，人员的选择决定了团队的作用和价值。在人员选择方面，要全面考虑人员的道德、观念、思维、技能、知识、体能、性格等要素，避免和减少冲突，力求做到匹配、互补、和谐。

3. 定位（place）　定位包含团队和个体两个层面。

一是团队的定位：在一个组织中，团队是什么角色？处于什么位置？团队接受谁的领导、接受谁下达的目标？对谁负责？谁来选择团队的领导和关键成员？

二是个体的定位：作为成员在团队中扮演什么角色？成员如何构成、优化？如何指导成员的职业生涯发展？

4. 权限（power）　团队权限主要是指团队的活动范围、团队拥有的权力或被组织赋予的权力。给团队完成工作相适宜的授权是实现团队目标的基本保障。例如，一个在事故现场执行应急救护的全科医生团队，应有确定伤势轻重的权力，有决定现场施救和转诊的权力，有决定抢救方式和用药的权力等。

5. 计划（plan）　计划是指导团队活动的行动指南。团队要实现目标都必须制定一个详细可操作而且能被每一个团队成员正确理解的工作计划，只有在计划的指导下，团队才能一步一步地贴近目标，最终实现目标。按时或适度提前完成计划，能为自己，也能为团队其他成员创造良好的基础。

（二）团队建设内涵

团队建设是组织在管理中有计划、有目的地组织团队，并对其团队成员进行训练、总结、提高的活动。团队建设主要通过自我管理小组的形式进行，每个小组由一组员工组成，负责一个完整工作过程或其中一部分工作。组建团队的基本条件：① 树立正确的团队理念；② 确立团队发展目标；③ 建立责、权、利统一的团队管理机制；④ 制定并实施科学合理的团队考核标准和考核制度。

（三）团队建设时期

1. 组建期　团队成员由不同动机、需求与特性的人组成，此阶段常缺乏共同的目标，彼此之间的关系也尚未建立起来，人与人的了解与信赖不足，尚在磨合之中。整个团队还没有建立起规范，或者对于规范还没有形成共同的看法，团队成员各自摸索群体可以接受的行为规范。此阶段管理人员的主要任务是初步构成团队的内部框架和建立团队与外界的初步联系。此阶段的领导风格要采取控制型，须立即掌控团队，快速让成员进入状态，降低不稳定的风险，确保团队组建有效地进行。

2. 磨合期　磨合时期的动荡是每一个团队都要经历的特殊时期。团队经过组建阶段后，隐藏问题逐渐暴露，团队内部冲突加剧，会出现成员与成员之间、成员与环境之间、新旧观念与行为之间三方面的激荡。在这一阶段，人际关系也变得紧张起来，个别成员试图挑战领导者的权威，严重的时候甚至引发内部冲突，团队组建之初确立的基本原则可能被破坏。由于不适应工作岗位，这个时期可能不断有人员选择退出。

3. 规范期　经过一段时间的激荡，团队将逐渐走向规范，团队成员逐渐了解领导者的想法与组织的目标，相互之间也逐渐熟悉而默契，对于组织的规矩也渐渐了解，违规的事项逐渐减少。组织成员开始以一种合作方式组合在一起，团队成员逐渐了解领导者的想法与组织的目标，建立了共同的愿景，日常工作能够顺利进行。团队内部成员之间开始形成亲密的关系，团队表现出一定的凝聚力，成员所关心的问题是彼此的合作和团队的发展。

4. 执行期　团队结构开始充分地发挥作用，并被团队成员完全接受。此阶段，团队成员的各自角色明确，能以建设性的方式提出建议，相互信任、配合和支持，彼此尊重，能主动去面对各种挑战，能经受住一定程度的风险。团队的自我管理、自我调节和自我完善能力不断增强，团队绩效逐渐提高，是一个出成果的阶段。能力突出的队员可根据需要调整到新的岗位，承担更大的责任。同时进行组织的新陈代谢，对表现不佳的成员进行调整。

（四）全科医生团队建设基本步骤

1. 确定团队目标　基于基层医疗卫生机构组织目的，确定全科医生团队目标和工作任务。团队目标要具体、清楚、明确，围绕团队目标进行工作任务分配和岗位设置。

2. 选定团队成员　根据工作任务和岗位职责选择全科医生团队成员，既尊重个人意愿，又注重组织推荐。团队成员数量根据团队承担的工作量进行判断，团队成员的专业技能、业务专长要能覆盖所有任务。推选确定一名能被团队成员认可的团队负责人。

3. 形成团队共识 通过召开团队会议，进行无限制讨论和研讨，集思广益，凝聚共识，形成团队一致看法和认识。

4. 制定工作规范和计划 全科医生团队要根据组织的制度和工作要求行动，在团队内也要有一个共同认可并遵守的工作规范，并按照时间顺序制定出工作计划。

5. 任务分工 按岗位职责将工作任务分配给每一位团队成员，明确哪些任务个人负责，哪些任务共同协作完成。每个成员要有一份详细准确的具体工作列表。

6. 执行任务 团队成员按计划和任务分工开展工作、落实职责、执行任务。

7. 监督检查 全科医生团队要选定人员负责工作过程监督，按照工作计划和任务指标进行检查，以判断团队计划的执行情况、个人工作落实情况，有无偏离目标。监督有利于及时发现问题和解决问题。

8. 评估反馈 可从团队和个人两个层面对工作情况和效果进行评估。团队自我全面评价任务完成情况、团队目标是否实现；根据岗位职责和任务指标对个人工作情况进行评价。通过信息栏、谈话等适当方式将评估信息及时有效地传递给团队或个人，总结经验，巩固成绩，并采取措施解决存在的问题。

三、全科医生团队管理

（一）全科医生团队人员职责

1. 全科医生团队长 高效的全科医生团队需要具有创新意识、组织管理、指挥、协调沟通等能力的团队长。团队长可通过公开竞聘的方式选拔。其主要职责包括：根据团队岗位要求组建团队，协调团队与机构各部门，保证签约服务工作的开展，团队内部工作的协调，制定团队工作计划和进行工作总结，团队成员的任务分配、管理和绩效考核等。

2. 全科医生主要职责 全科医疗门诊及出诊工作，医疗咨询及服务，双向转诊，家庭医生签约，建立健康档案，坚持首诊负责制，协助做好预防、保健、康复、健康教育等基本公共卫生服务工作。

3. 公卫医生主要职责 计划免疫、传染病防治、健康教育、流行病学调查、信息填报及统计分析、突发公共卫生事件处理、妇幼保健，以及慢性病健康管理等工作。

4. 社区护士主要职责 护理常规，参与全科团队上门护理、医疗咨询、社区健康教育、慢性病健康管理等工作、协助全科/家庭医生做好签约准备工作及签约后相关资料的整理工作、安排患者预约就诊等。

（二）全科医生团队人员配置

根据全科医生团队工作目标、社区基本情况、居民健康状况和卫生服务需求等，制定合理的工作计划，围绕定岗、定编、定员三个问题，基于工作分析方法进行全科医生团队的人员配置，实现知识结构、专业结构、技能结构、年龄结构、职称结构的合理搭配。一是定岗：因事设岗，明确全科医生团队需要承担的任务，为完成这些任务需要设哪些岗位；二是定编：因岗设编，明确岗位工作量，需要多少人员完成，人员构成比例如何；三是定员：因岗求人，明确岗位职责和特点，需要哪些人完成，什么样的人适合团队和机构的发展需要。

（三）全科医生团队管理制度

对全科医生团队及相关工作进行科学管理，需要建立和实施一套完善的管理制度、体系、规范，如各种管理制度、会议制度、报表制度等。团队成员工作规范包括工作规范、组织规范、行为规范、质量控制规范、上门服务规范、用语规范等。完善制度建设是建立高效团队的一个关键因素，不仅有利于规范团队成员行为，也是绩效考核有章可循的重要依据。

（四）全科医生团队管理机制

基层医疗卫生机构可采用目标管理、全面质量管理、成本管理等方式，对全科医生团队的工作任务、工作流程、制度规范及成员职责分工等进行科学管理。建立激励机制，通过行政管理、绩效分配等激励约束措施，促使全科医生团队落实各项任务职责。推行网格化管理，综合考虑目标任务完成情况、绩效考核情况、事业发展等因素，合理确定全科医生及团队的绩效工资总量，使全科医生团队通过提供优质签约服务等合理提高收入水平。

内部绩效工资分配可采取设立全科医生津贴等方式，向承担签约服务等的一线任务的人员倾斜，增强主动服务的积极性。合理设置基层医疗卫生机构全科医生高、中级岗位的比例，扩大职称晋升空间，将服务评价考核结果作为相关人员职称晋升的重要因素。对成绩突出的全科医生及其团队，按照国家规定给予表彰表扬，大力宣传先进典型等。

思政案例11-1 合群与激励——钟南山院士的管理智慧

1992年，钟南山挑起了广州医学院（现广州医科大学）党委书记、校长的重担，作为医生、学者、教授的他又扛起了学校党务工作、行政管理这些责任。作为管理者，他善于充分调动他人的积极性，首先是充分放权，让各级领导成员都真正有职有权，各负其责。所以，在当时的广州医学院，基本形成了一种各司其职、人尽其职的良好工作秩序。谈到这一点，钟南山自己都不无得意。他说："假如在广州医学院事无巨细都来找我钟南山，那我就是失败的。"当然，他也不是当"甩手校长"，把工作交给其他人而自己什么都不管。该管的事情他毫不含糊，布置好的工作后必定会检查落实。在用人方面，钟南山不是讲资历、看学历，也不分门派、重近亲，只要谁有才能就会尽量给他发挥的场所。钟南山待人亲和有礼，尊重单位员工，能够与大家维持良好的同事关系，因此也赢得了同事的尊重与信任。

此外，他还能够激发大家的事业心，激励引导广大职工与自己一道，为实现更高的组织目标而不懈努力。在具体的管理理念与管理实践方面，他主张任人唯贤，能够正确处理分权与管理的关系，善于集中力量突破发展困局等。这些都展现了钟南山作为一名管理者所具有的高明的管理智慧和高超的管理水平。

第三节　基层医疗卫生服务相关政策与法律法规

一、基层医疗卫生服务相关政策

（一）全科医生制度

为保障和改善城乡居民健康的迫切需要，提高基层医疗卫生服务水平，促进医疗卫生服务模式转变，2011年7月，国务院颁布了《关于建立全科医生制度的指导意见》，以建立适合我国国情的全科医生制度。

1. 基本原则　一是坚持突出实践、注重质量，以提高临床实践能力为重点，规范培养模式，统一培养标准，严格准入条件和资格考试，切实提高全科医生培养质量。二是坚持创新机制、服务健康，改革全科医生执业方式，建立健全激励机制，引导全科医生到基层执业，逐步形成以全科医生为主体的基层医疗卫生队伍，为群众提供安全、有效、方便、价廉的基本医疗卫生服务。三是坚持整体设计、分步实施，既着眼长远，加强总体设计，逐步建立统一规范的全科医生制度；又立足当前，多渠道培养全科医生，满足现阶段基层对全科医生的需要。

2. 全科医生培养模式　将全科医生培养逐步规范为"5+3"模式，即先接受5年的临床医学（含中医学）本科教育，再接受3年的全科医生规范化培养。全科方向的临床医学专业学位研究生按照统一的全科医生规范化培养要求进行培养，培养结束考核合格者可获得全科医生规范化培养合格证书。全科医生规范化培养以提高临床和公共卫生实践能力为主，在国家认定的全科医生规范化培养基地进行，实行导师制和学分制管理。

3. 全科医生执业方式　取得执业资格的全科医生一般注册1个执业地点，也可以根据需要多点注册执业。全科医生可以在基层医疗卫生机构（或医院）全职或兼职工作，也可以独立开办个体诊所或与他人联合开办合伙制诊所。鼓励组建由全科医生和社区护士、公共卫生医生或乡村医生等人员组成的全科医生团队，划片为居民提供服务。要健全基层医疗卫生机构对全科医生的人力资源管理办法，规范私人诊所雇佣人员的劳动关系管理。推行全科医生与居民建立契约服务关系，逐步将每名全科医生的签约服务人数控制在2 000人左右，其中老年人、慢性病患者、残疾人等特殊人群要有一定比例。

4. 全科医生激励机制　全科医生为签约居民提供约定的基本医疗卫生服务，按年收取服务费。全科医生可根据签约居民申请提供非约定的医疗卫生服务，并按规定收取费用；也可向非签约居民提供门诊服务，按规定收取一般诊疗费等服务费用。全科医生及其团队成员属于政府举办的基层医疗卫生机构正式工作人员的，执行国家规定的工资待遇；其他在基层工作的全科医生按照与基层医疗卫生机构签订的服务合同和与居民签订的服务协议获得报酬，也可通过向非签约居民提供门诊服务获得报酬。基层医疗卫生机构内部绩效工资分配可采取设立全科医生津贴等方式，向全科医生等承担临床一线任务的人员倾斜。

2018年《国务院办公厅关于改革完善全科医生培养与使用激励机制的意见》，从建立健全适应行业特点的全科医生培养制度、全面提高全科医生职业吸引力、加强贫困地区全科医生队伍建设等方面提出了改革完善全科医生培养与使用激励机制的意见和措施。

（二）分级诊疗制度

分级诊疗一般是指按照疾病的轻、重、缓、急和治疗的难易程度进行分级，不同级别的医疗机构承担不同疾病的治疗。为合理配置医疗资源，切实促进基本医疗卫生服务的公平可及，2015年9月，国务院办公厅印发了《关于推进分级诊疗制度建设的指导意见》，对我国分级诊疗制度构建进行了顶层设计，要求按照以人为本、群众自愿、统筹城乡、创新机制的原则，以提高基层医疗服务能力为重点，以常见病、多发病、慢性病分级诊疗为突破口，完善服务网络、运行机制和激励机制，引导优质医疗资源下沉，形成科学合理就医秩序，逐步建立符合国情的分级诊疗制度。党的二十届三中全会强调要"促进优质医疗资源扩容下沉和区域均衡布局，加快建设分级诊疗体系，推进紧密型医联体建设，强化基层医疗卫生服务。"

1. 分级诊疗模式 逐步形成基层首诊、双向转诊、急慢分治、上下联动的分级诊疗模式。

（1）基层首诊：坚持群众自愿、政策引导，鼓励并逐步规范常见病、多发病患者首先到基层医疗卫生机构就诊，对于超出基层医疗卫生机构功能定位和服务能力的疾病，由基层医疗卫生机构为患者提供转诊服务。

（2）双向转诊：坚持科学就医、方便群众、提高效率，完善双向转诊程序，建立健全转诊指导目录，重点畅通慢性期、恢复期患者向下转诊渠道，逐步实现不同级别、不同类别医疗机构之间的有序转诊。

（3）急慢分治：明确和落实各级各类医疗机构急慢病诊疗服务功能，完善治疗-康复-长期护理服务链，为患者提供科学、适宜、连续性的诊疗服务。急危重症患者可以直接到二级以上医院就诊。

（4）上下联动：引导不同级别、不同类别医疗机构建立目标明确、权责清晰的分工协作机制，以促进优质医疗资源下沉为重点，推动医疗资源合理配置和纵向流动。

2. 医疗机构诊疗服务功能定位 城市三级医院主要提供急危重症和疑难复杂疾病的诊疗服务。城市三级中医医院充分利用中医药（含民族医药）技术方法和现代科学技术，提供急危重症和疑难复杂疾病的中医诊疗服务和中医优势病种的中医门诊诊疗服务。城市二级医院主要接收三级医院转诊的急性病恢复期患者、术后恢复期患者和急危重症稳定期患者。县级医院主要提供县域内常见病、多发病诊疗，以及急危重症患者抢救和疑难复杂疾病向上转诊服务。基层医疗卫生机构和康复医院、护理院等为已诊断明确、病情稳定的慢性病患者、康复期患者、老年病患者、晚期肿瘤患者等提供治疗、康复、护理服务。

3. 医疗联合体 医疗联合体是整合区域内医疗资源，促进优质医疗资源下沉，提升基层医疗服务能力，推动建立合理有序分级诊疗模式的重要内容。组建医疗联合体，整合共享区域内医疗资源，形成利益共同体、责任共同体，能有效提升基层医疗服务能力；建立不同级别、不同类别医疗机构间的目标明确、权责清晰的分工协作机制，有利于逐步建立基层首诊、双向转诊、急慢分治、上下联动的分级诊疗模式。医疗联合体主要有四种组织模式：医联体、医共体、专科联盟、远程医疗协作网。

（三）家庭医生签约服务制度

家庭医生签约服务是指以人为中心，以维护和促进整体健康为方向，以居民健康为导向，面向家庭和社区，综合社区医生、乡村医生、全科医生、公卫人员等各类医疗卫生人员，有效整合基层卫生资源，通过与居民签订双向自愿的医疗卫生服务协议，为居民提供基本预防保健工作和常见病多发病诊疗的科学、有效、合理的一种基层医疗卫生服务模式。

向家庭和社区群众提供长期签约式服务，利于转变医疗卫生服务模式，推动医疗卫生工作重心下移、资源下沉，奠定基层首诊、分级诊疗的基础。国务院医改办、国家卫生健康委员会相继出台《关于推进家庭医生签约服务指导意见》（国医改办发〔2016〕1号）和《关于规范家庭医生签约服务管理的指导意见》（国卫基层发〔2018〕35号），在全国推进实施家庭医生签约服务。

1. 家庭医生签约服务的提供主体　家庭医生签约服务主要由各类基层医疗卫生机构提供，鼓励社会办基层医疗机构结合实际，开展适宜的签约服务。家庭医生为签约服务第一责任人，以家庭医生为核心组成的签约服务团队为服务主体。

（1）家庭医生：与国外的家庭医生定义不同，我国的家庭医生通常是指在基层医疗机构与居民建立契约服务关系、旨在为签约居民提供全面有效的医疗保健服务和照顾的责任人。现阶段家庭医生主要包括：① 基层医疗卫生机构注册的全科医生（含助理全科医生和中医类别全科医生）；② 具备能力的乡镇卫生院医生、乡村医生和中医类别医生；③ 执业注册为全科医学专业或经全科医生相关培训合格、选择基层医疗卫生机构开展多点执业的在岗临床医生；④ 经全科医生相关培训合格的中级以上职称退休临床医生。

（2）家庭医生服务团队：我国主要以团队服务形式开展家庭医生签约服务。每个团队至少配备1名家庭医生、1名护理人员，原则上由家庭医生担任团队负责人。家庭医生团队可根据居民健康需求和签约服务内容选配成员，包括但不限于：公共卫生医生（含助理公共卫生医生）、专科医生、药师、健康管理师、中医保健调理师、心理治疗师或心理咨询师、康复治疗师、团队助理、计生专干、社工、义工等。开展家庭医生签约服务的机构要建立健全家庭医生团队管理制度，明确团队工作流程、岗位职责、考核办法、绩效分配办法等。团队负责人负责本团队成员的任务分配、管理和考核。

2. 家庭医生签约服务对象及协议

（1）家庭医生签约服务对象：主要为家庭医生团队所在基层医疗卫生机构服务区域内的常住人口，也可跨区域签约。现阶段，家庭医生签约服务重点人群包括：老年人、孕产妇、儿童、残疾人、贫困者、计划生育特殊家庭成员，以及高血压、糖尿病、结核病和严重精神障碍患者等。原则上每名家庭医生签约人数不超过2 000人。

（2）签约居民的责任与义务：签约居民可自愿选择家庭医生团队签约，并对协议签订时提供的证件、资料的合法性和真实性负责。签约居民须履行签约服务协议中约定的各项义务，并按照约定支付相应的签约服务费。

（3）服务协议：原则上每位居民在签约周期内自愿选1个家庭医生团队签约。协议签订前，家庭医生应当充分告知签约居民约定的服务内容、方式、标准、期限和权利义务等信息；协议有效期原则上为1年；协议内容应当包括居民基本信息、家庭医生服务团队和所在机构基本信息、服务内容、方式、期限、费用，双方的责任、权利、义务，以及协议的解约和续约情况等。签约团队需在签约期满前向签约居民告知续约事宜。服务期满后需续约、解约或更换家庭医生团队的，应当重新办理相应手续。基层医疗卫生机构对持有"母子健康手册"的孕产妇及儿童，在充分告知的基础上，视同与其签订家庭医生服务协议。

3. 家庭签约服务内容 家庭医生团队在医疗机构执业登记和工作职责范围内，应当根据签约居民的健康需求，依法依约为其提供基础性和个性化签约服务。基础性签约服务包括基本医疗服务和基本公共卫生服务。个性化签约服务是在基础性签约服务的内容之外，根据居民差异化的健康需求制定针对性的服务内容。具体内容包括：基本医疗服务、公共卫生服务、健康管理服务、健康教育与咨询服务、优先预约服务、优先转诊服务、出诊服务、药品配送与用药指导服务、长期处方服务、中医药"治未病"服务、各地因地制宜开展的其他服务。

4. 签约服务费 签约服务费是家庭医生团队与居民建立契约服务关系、在签约周期内履行相应的健康服务责任的费用，体现医务人员作为"健康守门人"和"费用守门人"的劳务价值。家庭医生在为签约居民提供基本医疗和基本公共卫生服务之外，按照签约服务全方位全过程健康服务的要求，进行签订协议、提供健康咨询，了解签约居民健康状况并实施健康干预、评估、管理、协调转诊、康复指导等服务所需劳务成本，由签约服务费予以补偿。

签约服务费可由医保基金、基本公共卫生服务经费和签约居民付费等分担。要积极争取财政、扶贫、残联等部门支持，拓宽签约服务费筹资渠道。依据各地实际情况，合理核算家庭医生签约服务费收费标准。签约服务费作为家庭医生团队所在基层医疗卫生机构收入组成部分，按照"两个允许"的要求用于人员薪酬分配，体现多劳多得。原则上应当将不低于70%的签约服务费用于家庭医生团队，并根据服务数量、服务质量、居民满意度等考核结果进行合理分配。

有条件的地区可探索将签约居民的门诊基金按人头支付给基层医疗卫生机构或家庭医生团队，对经基层向医院转诊的患者，由基层或家庭医生团队支付一定的转诊费用。探索对纵向合作的医疗联合体等分工协作模式实行医保总额付费，发挥家庭医生在医保付费控制中的作用，合理引导双向转诊，发挥"守门人"作用，推动医疗卫生服务由以治病为中心向以健康为中心的转变。

二、基层医疗卫生服务相关法律法规

（一）中华人民共和国基本医疗卫生与健康促进法

《中华人民共和国基本医疗卫生与健康促进法》由第十三届全国人民代表大会常务委员会于2019年12月28日通过，自2020年6月1日起施行，是我国卫生健康领域第一部基础性、综合性法律，旨在落实宪法关于国家发展医疗卫生事业、保护人民健康的规定、引领医药卫生事业改革和发展大局、推动和保障健康中国战略的实施。《中华人民共和国基本医疗卫生与健康促进法》在条文结构上分为总则、基本医疗卫生服务、医疗卫生机构、医疗卫生人员、药品供应保障、健康促进、资金保障、监督管理、法律责任、附则，共十章110条。第二章对规范和促进基本医疗卫生服务发展进行了详细规定。

1. 基本医疗卫生服务 基本医疗卫生服务是指维护人体健康所必需、与经济社会发展水平相适应、公民可公平获得的，采用适宜药物、适宜技术、适宜设备提供的疾病预防、诊断、治疗、护理和康复等服务。基本医疗卫生服务包括基本公共卫生服务和基本医疗服务。基本公共卫生服务由国家免费提供。

2. 基本公共卫生服务提供 国家采取措施，保障公民享有安全有效的基本公共卫生服务，控制影响健康的危险因素，提高疾病的预防控制水平。国家基本公共卫生服务项目由国务院卫生健康主管部门会同国务院财政部门、中医药主管部门等共同确定。省、自治区、直辖市人民政府可以在国家基本公共卫生服务项目的基础上，补充确定本行政区域的基本公共卫生服务项目，并报国务院卫生健康主管部门备案。国务院和省、自治区、直辖市人民政府可以将针对重点地区、重点疾病和特定人群的服务内容纳入基本公共卫生服务项目并组织实施。县级以上地方人民政府针对本行政区域重大疾病和主要健康危险因素，开展专项防控工作。县级以上人民政府通过举办专业公共卫生机构、基层医疗卫生机构和医院，或者从其他医疗卫生机构购买服务的方式提供基本公共卫生服务。

3. 基本医疗服务提供 基本医疗服务主要由政府举办的医疗卫生机构提供。鼓励社会力量举办的医疗卫生机构提供基本医疗服务。国家推进基本医疗服务实行分级诊疗制度，引导非急诊患者首先到基层医疗卫生机构就诊，实行首诊负责制和转诊审核责任制，逐步建立基层首诊、双向转诊、急慢分治、上下联动的机制，并与基本医疗保险制度相衔接。

县级以上地方人民政府根据本行政区域医疗卫生需求，整合区域内政府举办的医疗卫生机构资源，因地制宜建立医疗联合体等协同联动的医疗服务合作机制。鼓励社会力量举办的医疗卫生机构参与医疗服务合作机制。国家推进基层医疗卫生机构实行家庭医生签约服务，建立家庭医生服务团队，与居民签订协议，根据居民健康状况和医疗需求提供基本医疗卫生服务。公民接受医疗卫生服务，对病情、诊疗方案、医疗风险、医疗费用等事项依法享有知情同意的权利。公民接受医疗卫生服务，应当受到尊重。医疗卫生机构、医疗卫生人员应当关心爱护、平等对待患者，尊重患者人格尊严，保护患者隐私。公民接受医疗卫生服务，应当遵守诊疗制度和医疗卫生服务秩序，尊重医疗卫生人员。

（二）中华人民共和国医师法

《中华人民共和国医师法》由第十三届全国人民代表大会常务委员会于2021年8月20日通过，2022年3月1日起正式施行，旨在保障医师合法权益，规范医师执业行为，加强医师队伍建设，保护人民健康，推进健康中国建设。《中华人民共和国医师法》在条文结构上分为总则、考试和注册、执业规则、培训和考核、保障措施、法律责任、附则，共七章58条。

1. 考试与注册 国家实行医师资格考试制度。医师资格考试分为执业医师资格考试和执业助理医师资格考试。考试成绩合格者，取得执业医师资格或者执业助理医师资格。国家实行医师执业注册制度。医师执业应当符合法律、法规、规章规定的资质条件。取得医师资格的，可以向所在地县级以上地方人民政府卫生健康主管部门申请注册。申请注册的医师类别，应与所取得的医师资格类别一致。医疗卫生机构可以为本机构中的医师集体办理注册手续。医师经注册后，可以在医疗卫生机构中按照注册的执业地点、执业类别、执业范围执业，从事相应的医疗卫生服务工作。未经医师注册取得执业证书，不得从事医师执业活动。医师注册的执业范围应与所在执业机构诊疗科目的设置相适应。医师经过培训和考核，可以增加执业范围。医师变更执业地点、执业类别、执业范围等注册事项的，应当到准予注册的卫生健康主管部门依照本法的规定办理变更注册手续。

2. 执业规则

（1）医师在执业活动中享有下列权利：在执业活动中，人格尊严、人身安全不受侵犯；在注册的执业范围内，依据诊疗规范进行医学诊查、疾病调查、医学处置、出具相应的医学证明文件，选择合理的医疗、预防、保健方案，执行疫情防控措施；获取合理劳动报酬和津贴，享受国家规定的福利待遇，按照规定参加社会保险并享受相应待遇；获得符合国家规定标准的执业基本条件和职业防护装备；依法从事医学研究，参加行业协会和专业学术团体，开展学术交流，接受专业培训与继续医学教育；对所在医疗卫生机构和卫生健康主管部门的工作提出意见和建议，依法参与所在机构的民主管理。

（2）医师在执业活动中履行下列义务：遵守法律、法规，遵循临床诊疗指南、临床技术操作规范、临床路径和医学伦理规范；树立敬业精神，遵守职业道德，履行医师职责，尽职尽责为患者服务；尊重、关心、爱护患者，保护患者的隐私；努力钻研业务，更新知识，提高专业技术能力和水平，提升医疗服务质量；宣传推广与岗位相适应的健康科普知识，对患者进行健康教育和健康指导。

3. 培训与考核　国家进行医师培养规划，建立适应行业特点和社会需求的医师培养和供需平衡机制，统筹各类医学人才需求，加强紧缺人才培养。国家采取措施，加强医教协同，完善医学院校教育、毕业后教育和继续医学教育体系。国家通过多种途径，加强以全科医生为重点的基层医疗卫生人才培养，加强专业技术人员培养配备。国家建立健全住院医师规范化培训制度，健全临床带教激励机制，保障住院医师培训期间待遇，严格培训过程管理和结业考核。经住院医师规范化培训考核合格的人员，取得的培训合格证书，在全国范围内有效。国家建立健全专科医师规范化培训制度，不断提高临床医师专科诊疗水平。国家实行医师定期考核制度。县级以上人民政府卫生健康主管部门负责指导、检查和监督医师考核工作，并可以委托机构或者组织对医师进行定期考核。执业医师和执业助理医师定期考核周期为三年。县级以上人民政府卫生健康主管部门应当按照医师执业标准，对医师的业务水平、工作成绩和职业道德状况进行定期考核。对医师的考核结果，考核机构应当报告准予注册的卫生健康主管部门备案。

4. 保障措施　国家建立健全体现医师职业特点和技术劳动价值的人事、薪酬、职称、奖励制度。在基层和艰苦边远地区工作的医师，按照国家有关规定享受津贴、补贴政策，并在职称评定、职业发展、教育培训和表彰奖励等方面享受优惠待遇。国家鼓励在村医疗卫生机构中向村民提供预防、保健和一般医疗服务的乡村医生通过医学教育取得医学专业学历；鼓励符合条件的乡村医生参加医师资格考试，依法取得医师资格。国家采取措施，通过信息化、智能化手段帮助乡村医生提高医学技术能力和水平，进一步完善对乡村医生的服务收入多渠道补助机制和养老等政策。禁止任何组织或者个人阻碍医师依法执业，干扰医师正常工作、生活；禁止通过侮辱、诽谤、威胁、殴打等方式，侵犯医师的人格尊严、人身安全。

5. 法律责任　在医师资格考试中有违反考试纪律等行为，情节严重的，一年至三年内禁止参加医师资格考试。以不正当手段取得医师资格证书或者医师执业证书的，由发给证书的卫生健康主管部门予以撤销，三年内不受理其相应申请。伪造、变造、买卖、出租、出借医师执业证书的，由县级以上人民政府卫生健康主管部门责令改正，没收违法所得，并处违法所得二倍以上五倍以下的罚款，违法所得不足一万元的，按一万元计算；情节严重的，吊销医师执业证书。严重违反医师职业道德、医学伦理规范，造成恶劣社会影响的，由省级以上人民政府卫生健康主管部门吊销医师执业证书或者责令停止非法执业活动，五年直至终身禁止从事医疗卫生服务或者医学临床研究。违反本法规定，构成犯罪的，依法追究刑事责任；造成人身、财产损害的，依法承担民事责任。

（三）中华人民共和国传染病防治法

《中华人民共和国传染病防治法》由第七届全国人民代表大会常务委员会于1989年2月21日通过，自1989年9月1日起施行，旨在预防、控制和消除传染病的发生与流行，保障人体健康和公共卫生。2004年8月28日，第十届全国人民代表大会常务委员会第十一次会议修订，2013年6月29日，第十二届全国人民代表大会常务委员会第三次会议修正。《中华人民共和国传染病防治法》在条文结构上分为总则、传染病预防、疫情报告通报和公布、疫情控制、医疗救治、监督管理、保障措施、法律责任、附则，共九章80条。

国家对传染病防治实行预防为主的方针，各级人民政府领导传染病防治工作。县级以上人民政府制定传染病防治规划并组织实施，建立健全传染病防治的疾病预防控制、医疗救治和监督管理体系。国务院卫生健康行政部门主管全国传染病防治及其监督管理工作。县级以上地方人民政府卫生行政部门负责本行政区域内的传染病防治及其监督管理工作。县级以上人民政府其他部门在各自的职责范围内负责传染病防治工作。城市社区和农村基层医疗卫生机构在疾病预防控制机构的指导下，承担着辖区内传染病的预防报告、监控的职责，肩负着传染病防治管理任务。

（四）中华人民共和国母婴保健法

《中华人民共和国母婴保健法》由第八届全国人民代表大会常务委员会于1994年10月27日通过，自1995年6月1日起施行，旨在保障母亲和婴儿健康，提高出生人口素质，包括婚前保健、孕产期保健、技术鉴定、行政管理、法律责任等责任。2017年11月4日，第十二届全国人民代表大会常务委员会第三十次会议通过第二次修正。《中华人民共和国母婴保健法》在条文结构上分为总则、婚前保健、孕产期保健、技术鉴定、行政管理、法律责任、附则，共七章39条。

国家发展母婴保健事业，提供必要条件和物质帮助，使母亲和婴儿获得医疗保健服务。从事本法规定的婚前医学检查、施行结扎手术和终止妊娠手术的人员以及从事家庭接生的人员，必须经过县级以上地方人民政府卫生行政部门的考核，并取得相应的合格证书。未取得国家颁发的有关合格证书的，若从事婚前医学检查、遗传病诊断、产前诊断或者医学技术鉴定的、施行终止妊娠手术、出具本法规定的有关医学证明，县级以上地方人民政府卫生行政部门应当予以制止，并可以根据情节给予警告或者处以罚款。

为婚前女性、孕产妇、婴幼儿等重点人群提供健康管理服务是全科医疗的重要内容。

（五）中华人民共和国突发事件应对法

《中华人民共和国突发事件应对法》由中华人民共和国第十届全国人民代表大会常务委员会第二十九次会议于2007年8月30日通过，2024年6月28日第十四届全国人民代表大会常务委员会第十次会议修订，自2024年11月1日起施行。《中华人民共和国突发事件应对法》在条文结构上分为总则、管理与指挥体制预防与应急准备、监测与预警、应急处置与救援、事后恢复与重建、法律责任、附则，共八章106条。国家建立统一指挥、专常兼备、反应灵敏、上下联动的应急管理体例和综合协调、分类管理、分级负责、属地管理为它的工作体系。县级人民政府对本行政区域内突发事件的应对工作负责；涉及两个以上行政区域的，由有关行政区域共同的上一级人民政府负责，或者由各有关行政区域的上一级人民政府共同负责。受到自然灾害危害或者发生事故灾难、公共卫生事件的单位，应当立即组织本单位应急救援队伍和工作人员营救受害人员，疏散、撤离、安置受到威胁的人员，控制危险源，标明危险区域，封锁危险场所，并采取其他防止危害扩大的必要措施，同时向所在地县级人民政府报告。

（六）医疗事故处理条例

《医疗事故处理条例》由国务院常务会议于2002年2月20日通过，自2002年9月1日起施行，旨在正确处理医疗事故，保护患者和医疗机构及其医务人员的合法权益，维护医疗秩序，保障医疗安全，促进医学科学的发展。《医疗事故处理条例》在条文结构上分为总则、医疗事故的预防与处置、医疗事故的技术鉴定、医疗事故的行政处理与监督、医疗事故的赔偿、罚则、附则，共七章63条。

处理医疗事故，应当遵循公开、公平、公正、及时、便民的原则，坚持实事求是的科学态度，做到事实清楚、定性准确、责任明确、处理恰当。医疗机构及其医务人员在医疗活动中，必须严格遵守医疗卫生管理法律、行政法规、部门规章和诊疗护理规范、常规，恪守医疗服务职业道德。设区的市级地方医学会和省、自治区、直辖市直接管辖的县（市）地方医学会负责组织首次医疗事故技术鉴定工作。省、自治区、直辖市地方医学会负责组织再次鉴定工作。必要时，中华医学会可以组织疑难、复杂并在全国有重大影响的医疗事故争议的技术鉴定工作。

（七）医师执业注册管理办法

《医师执业注册管理办法》由原国家卫生计生委于2017年2月3日通过，2017年4月1日起施行。该办法旨在规范医师执业活动，加强医师队伍管理。《医师执业注册管理办法》在条文结构上分为总则、注册条件和内容、注册程序、注册变更、附则，共五章39条。

医师执业应当经注册取得《医师执业证书》，未经注册取得《医师执业证书》者不得从事医疗、预防、保健活动。国家卫生健康委员会负责全国医师执业注册监督管理工作。县级以上地方卫生计生行政部门是医师执业注册的主管部门，负责本行政区域内的医师执业注册监督管理工作。国家建立医师管理信息系统，实行医师电子注册管理。凡取得医师资格的，均可申请医师执业注册。医师取得《医师执业证书》后，应当按照注册的执业地点、执业类别、执业范围，从事相应的医疗、预防、保健活动。拟在医疗、保健机构中执业的人员，应当向批准该机构执业的卫生健康行政部门申请注册；拟在预防机构中执业的人员，应当向该机构的同级卫生健康行政部门申请注册。医师变更执业地点、执业类别、执业范围等注册事项的，应当通过国家医师管理信息系统提交医师变更执业注册申请及省级以上卫生计生行政部门规定的其他材料。

学习小结

1. 基层医疗卫生机构是全科医生提供全科医疗服务的重要载体，通过科学设置机构和组织、合理配置人员和床位、规范开展绩效考核、有效管理基层卫生信息等途径，能更有效发挥出机构的综合作用。

2. 全科医生团队负责提供基本医疗服务、基本公共卫生服务和健康管理服务，团队由目标、人员、定位、权限、计划等要素构成，一般由全科医生、公卫医师、社区护士等人员组成，围绕定岗、定编、定员进行全科医生团队的人员配置，实现团队结构的合理搭配。

3. 推进基层医疗卫生服务需要完善实施全科医生制度、分级诊疗制度、家庭医生签约制度等相关政策，与基层医疗卫生服务工作相关的法律包括《中华人民共和国基本医疗卫生与健康促进法》《中华人民共和国医师法》《中华人民共和国传染病防治法》等。

（李伟明）

**复习
思考题**

1. 简述我国各类基层医疗卫生机构的功能定位？

2. 简述我国基层医疗卫生机构绩效考核的内容？

3. 简述全科医生团队的服务内容？

4. 简述分级诊疗模式的内涵？

5. 简述我国现阶段家庭签约服务内容？

6. 单选题

（1）基层医疗卫生机构的组织设置应遵循的基本原则包括

  A. 权责一致原则、精简高效原则、完整统一原则

  B. 数量充足原则、权责一致原则、精简高效原则

  C. 数量充足原则、功能完备原则、精简高效原则

  D. 权责一致原则、功能完备原则、完整统一原则

  E. 数量充足原则、精简高效原则、功能具备原则

（2）我国基层医疗卫生机构绩效考核的主体是

  A. 乡镇卫生院

  B. 社区卫生服务中心

  C. 县级卫生健康行政部门、中医药主管部门

  D. 市级卫生健康行政部门、中医药主管部门

  E. 省级卫生健康行政部门、中医药主管部门

（3）基本公共卫生服务项目不包括

  A. 居民健康档案建立及管理

  B. 家庭访视

  C. 健康教育

  D. 预防接种

  E. 孕产妇健康管理

（4）现阶段我国的家庭医生不包括

  A. 基层医疗卫生机构注册的全科

医生

B. 具备能力的乡镇卫生院医师、乡村医生和中医类别医师

C. 执业注册为全科医学专业、选择基层医疗卫生机构开展多点执业的在岗临床医师

D. 经全科医生相关培训合格、选择基层医疗卫生机构开展多点执业的在岗临床医师

E. 经全科医生相关培训合格的高级职称临床医师

（5）《中华人民共和国基本医疗卫生与健康促进法》是我国卫生健康领域第一部基础性、综合性法律，施行开始时间是

A. 2018年6月1日

B. 2019年6月1日

C. 2020年6月1日

D. 2021年6月1日

E. 2022年6月1日

单选题答案：（1）A；（2）C；

（3）B；（4）E；（5）C

第十二章　全科医学实践技能训练

实习一　家庭病床建立及其访视

一、实习目标

1. 知识目标

（1）掌握家庭病床建立的适应证、建床的流程；掌握四种常见类型访视，针对性提出健康管理计划，为居家或患者提供合适、有效的健康指导。

（2）熟悉家庭病床建床的要求、家庭访视目的、访视程序和访视技巧。

（3）了解家访过程中应对危险情况的原则。

2. 能力目标

（1）运用所学知识建立家庭病床和开展家庭访视服务。

（2）具有家庭为单位的健康服务理念，在居家环境对患者进行连续性的照顾与管理。

二、实习地点

1. 家庭病床建立实习地点　社区卫生服务中心全科诊室。

2. 家庭访视实习地点　社区居民家中。

三、实习时长

4学时。

四、实习内容与步骤

（一）家庭病床建立实习安排

每5人分为1小组，由全科医生带领，在全科诊室对患者的病情进行评估，对比本地区家庭病床管理相关政策，建立家庭病床。

（二）家庭访视实习安排

每5人分为1小组，由全科医生带领，进入居民家庭进行家庭访视。

（三）家庭病床建立实操

1. 判断患者的健康状况和家庭状况，与患者及其家属商讨家庭病床建立的要求。

2. 建立家庭病床的程序。

（1）需要建立家庭病床者，由其家属或本人到所在的社区卫生服务中心/站提出建床要求，领取家庭病床申请表，并如实填写病员基本信息，以及填写家庭病床知情同意书。

（2）全科医生在申请表上如实填写建床指征及意见等相关信息后，报社区卫生服务中心/站负责人审核同意。如当地社区卫生服务信息系统中有家庭病床管理模块，填写建床相关材料。

（3）申请表一式二份，中心审核同意建床后，申请人、社区卫生服务中心/站各留一份。

（4）审批通过家庭病床申请，申请建床者或家属交纳家庭病床预付金（如需要），由中心统一编号登记。

（5）向患者及家属讲解家庭病床相关要求和服务流程。

（四）家庭访视实操

1. 家庭访视的准备

（1）制定本次家访的计划。

（2）根据本次访视计划，准备本次家庭访视的记录文书、出诊包、访视所需的药品和检查器械。

（3）认真查阅患者/受访者的病历资料及曾接受的治疗与护理；核对地址、联系电话等；填写探访卡，致电患者/受访者或家属约定访视时间。

2. 家庭访视的流程，见图12-1。

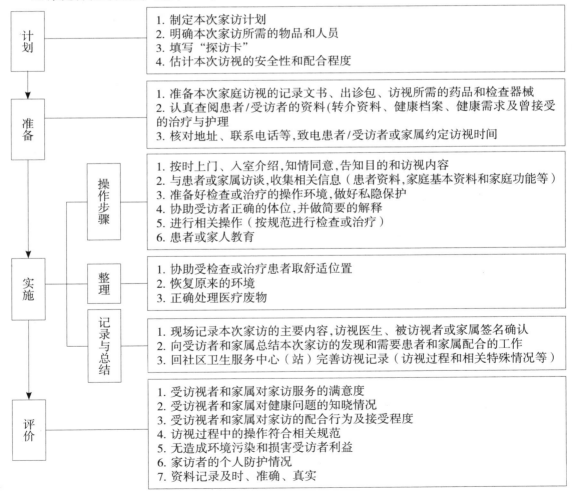

▲ 图12-1 家庭访视流程图

（五）特殊人群家庭访视

1. 孕产妇家庭访视　见图6-3和表12-1。

▼ 表12-1　产后访视记录表

姓名：＿＿＿＿＿　编号□□□-□□□□□

随访日期	年　　月　　日		
分娩日期	年　月　日	出院日期	年　月　日
体温	＿＿＿＿℃		
一般健康情况			
一般心理状况			
血压	＿＿＿/＿＿＿mmHg		
乳房	1未见异常　2异常＿＿＿＿＿＿		
恶露	1未见异常　2异常＿＿＿＿＿＿		
子宫	1未见异常　2异常＿＿＿＿＿＿		
伤口	1未见异常　2异常＿＿＿＿＿＿		
其他			
分类	1未见异常　2异常＿＿＿＿＿＿		
指导	1个人卫生 2心理 3营养 4母乳喂养 5新生儿护理与喂养 6其他＿＿＿＿＿＿		
转诊	1无　2有 原因：＿＿＿＿＿＿＿＿＿ 机构及科室：＿＿＿＿＿＿		
下次随访日期			
随访医生签名			

填表说明

（1）本表为产妇出院后3～7日内由医务人员到产妇家中进行产后检查时填写。

（2）一般健康状况：对产妇一般情况进行检查，具体描述并填写。

（3）一般心理状况：评估产妇是否有产后抑郁的症状。

（4）血压：测量产妇血压，填写具体数值。

（5）乳房、恶露、子宫、伤口：对产妇进行检查，若有异常，具体描述。

（6）分类：根据此次随访情况，对产妇进行分类，若属于其他异常，写明具体情况。

（7）指导：可以多选，未列出的其他指导请具体填写。

（8）转诊：若有需转诊的情况，具体填写。

（9）随访医生签名：随访完毕，核查无误后随访医生签名。

2. 新生儿家庭访视　见图6-2和表12-2。

▼ 表12-2　新生儿家庭访视记录表

姓名：　　　　　编号□□□－□□□□

性别		0未知的性别　1男　2女 9未说明的性别	出生日期		□□□□/□□/□□
身份证号			家庭住址		
父亲	姓名	职业	联系电话		出生日期
母亲	姓名	职业	联系电话		出生日期

出生孕周____周　　　　母亲妊娠期患病情况　1糖尿病　2妊娠期高血压　3其他_____

助产机构名称_____　　出生情况　1顺产　2胎头吸引　3产钳　4剖宫　5双多胎　6臀位
　　　　　　　　　　　　　　　　　7其他_____

新生儿窒息1无　2有 （Apgar评分：1分钟　5分钟　不详）	是否有畸形　1无　2有_____

新生儿听力筛查　1通过　2未通过　3未筛查　4不详

新生儿疾病筛查：1未进行　2检查均阴性　3甲状腺功能减退　4苯丙酮尿症　5其他遗传代谢病_____

新生儿出生体重____kg	目前体重____kg	出生身长____cm
喂养方式　1纯母乳　2混合　3人工	*吃奶量____ml/次	*吃奶次数____次/d
*呕吐　1无　2有	*大便　1糊状　2稀	*大便次数____次/d
体温____℃	脉率____次/min	呼吸频率____次/min
面色　1红润　2黄染　3其他_____	黄疸部位　1面部　2躯干　3四肢　4手足
前囟____cm×____cm　1正常　2膨隆　3凹陷　4其他_____	
眼睛　1未见异常　2异常	四肢活动度　1未见异常　2异常_____
耳外观　1未见异常　2异常_____	颈部包块　1无　2有
鼻　　　1未见异常　2异常_____	皮肤　1未见异常　2湿疹　3糜烂　4其他_____
口腔　　1未见异常　2异常_____	肛门　1未见异常　2异常_____
心肺听诊　1未见异常　2异常_____	胸部　1未见异常　2异常_____
腹部触诊　1未见异常　2异常_____	脊柱　1未见异常　2异常_____
外生殖器　1未见异常　2异常	
脐带　1未脱　2脱落　3脐部有渗出　4其他_____	

转诊建议　1无　2有
原因：_____
机构及科室：_____

指导　1喂养指导　2发育指导　3防病指导　4预防伤害指导　5口腔保健指导

本次访视日期：　　年　月　日	下次随访地点：
下次随访日期：　　年　月　日	随访医生签名：

填表说明

（1）姓名：填写新生儿的姓名。如没有取名则填写母亲姓名＋"之男"或"之女"。

（2）出生日期：按照年（4位）、月（2位）、日（2位）顺序填写，如"1949/01/01"。

（3）身份证号：填写新生儿身份证号，若无，可暂时空缺，待户口登记后再补填。

（4）父亲、母亲情况：分别填写新生儿父母的姓名、职业、联系电话、出生日期。

（5）出生孕周：指新生儿出生时母亲怀孕周数。

（6）助产机构名称：对于未住院分娩的情况写"无"。

（7）新生儿听力筛查：询问是否做过新生儿听力筛查，将询问结果相应在"通过""未通过""未筛查"上画
　　　"√"；若不清楚在"不详"上画"√"。

（8）新生儿疾病筛查：询问是否做过新生儿甲状腺功能减退、新生儿苯丙酮尿症及其他遗传代谢病的筛查，筛查
　　　过的在相应疾病上面画"√"；若是其他遗传代谢病，将筛查的疾病名称填入。

（9）喂养方式

母乳喂养：指婴儿只吃母乳，不加任何其他食品，但允许在有医学指征的情况下，加喂药物、维生素和矿物质。

混合喂养：指婴儿在喂母乳同时，喂其他乳类及乳制品。

人工喂养：指无母乳，完全喂其他乳类和代乳品。

确认询问结果并在相应方式上画"√"。

（10）"*"为低出生体重、双胎或早产儿需询问项目。

（11）吃奶量和吃奶次数：纯母乳或混合喂养儿童不必填写吃奶量。

（12）黄疸部位：可多选。

（13）查体

眼睛：婴儿有目光接触，眼球能随移动的物体移动，结膜无充血、溢泪、溢脓时，判断为未见异常，否则为异常。

耳外观：当外耳无畸形、外耳道无异常分泌物，无外耳湿疹，判断为未见异常，否则为异常。

鼻：当外观正常且双鼻孔通气良好时，判断为未见异常，否则为异常。

口腔：当无唇腭裂、高腭弓、诞生牙、口腔炎症（口炎或鹅口疮）及其他口腔异常时，判断为未见异常，否则为异常。

心肺：当未闻及心脏杂音，心率和肺部呼吸音无异常时，判断为未见异常，否则为异常。

腹部：肝脾触诊无异常时，判断为未见异常，否则为异常。

四肢活动度：上下肢活动良好且对称，判断为未见异常，否则为异常。

颈部包块：触摸颈部是否有包块，根据触摸结果，在"有"或"无"上画"√"。

皮肤：当无色素异常，无黄疸、发绀、苍白、皮疹、包块、硬肿、红肿等，腋下、颈部、腹股沟部、臀部等皮肤皱褶处无潮红或糜烂时，判断为未见异常，否则为其他相应异常。

肛门：当肛门完整无畸形时，判断为未见异常，否则为异常。

外生殖器：当男孩无阴囊水肿、鞘膜积液、隐睾，女孩无阴唇粘连，外阴颜色正常时，判断为未见异常，否则为异常。

（14）脐带：可多选。

（15）指导：做了哪些指导请在对应的选项上画"√"，可以多选，未列出的其他指导请具体填写。

（16）下次随访日期：根据儿童情况确定下次随访的日期，并告知家长。

3. 老年人家庭访视：见图12-2和表12-3。

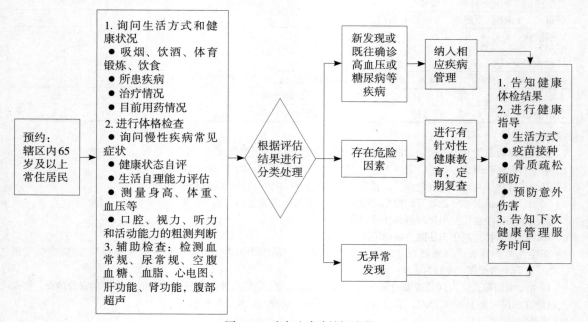

▲ 图12-2　老年人家庭访视流程

▼ 表12-3　老年人生活自理能力评估表

评估事项、内容与评分	程度等级				判断评分
	可自理	轻度依赖	中度依赖	不能自理	
（1）进餐：使用餐具将饭菜送入口、咀嚼、吞咽等活动	独立完成	—	需要协助，如切碎、搅拌食物等	完全需要帮助	
评分	0	0	3	5	
（2）梳洗：梳头、洗脸、刷牙、剃须洗澡等活动	独立完成	能独立地洗头、梳头、洗脸、刷牙、剃须等；洗澡需要协助	在协助下和适当的时间内，能完成部分梳洗活动	完全需要帮助	
评分	0	1	3	7	
（3）穿衣：穿衣裤、袜子、鞋子等活动	独立完成	—	需要协助，在适当的时间内完成部分穿衣	完全需要帮助	
评分	0	0	3	5	
（4）如厕：小便、大便等活动及自控	不需协助，可自控	偶尔失禁，但基本上能如厕或使用便具	经常失禁，在很多提示和协助下尚能如厕或使用便具	完全失禁，完全需要帮助	
评分	0	1	5	10	
（5）活动：站立、室内行走、上下楼梯、户外活动	独立完成所有活动	借助较小的外力或辅助装置能完成站立、行走、上下楼梯等	借助较大的外力才能完成站立、行走，不能上下楼梯	卧床不起，活动完全需要帮助	
评分	0	1	5	10	
总评分					

注：该表为自评表，根据上表中5个方面进行评估，将各方面判断评分汇总后，0～3分者为可自理；4～8分者为轻度依赖；9～18分者为中度依赖；≥19分者为不能自理。

五、实习讨论

1. 对患者建立家庭病床中，需要注意哪些问题？

2. 根据本次家庭访视，撰写一个家庭访视报告（应该包括对患者及其家庭的评估，并提出健康管理计划与措施）。

（周志衡）

实习二 全科医生的接诊与处理

一、实习目标

1. **知识目标** 通过模拟实操技能训练和全科医生的现场带教，掌握全科医生的接诊任务和处理流程，熟悉全科医生的接诊方式、全科医生接诊技巧和注意事项。

2. **能力目标** 能够运用全科医生的处理流程、接诊方式、接诊技巧和注意事项等全科医生接诊要求在全科医学诊室规范完成全科患者的接诊。

二、实习地点

全科医学诊室、全科医学技能培训中心模拟诊室、社区卫生服务中心等。

三、实习时长

4学时。

四、实习内容与步骤

（一）全科医生接诊方式训练

分别选取诊室内接诊、家庭接诊、电话接诊、借助媒体接诊等接诊方式，带教老师在模拟诊室接诊模拟病例示范和讲解接诊的主要任务、处理内容、处理流程；学员每2人1组进行角色扮演模拟患者分组练习，由带教老师逐一点评。

1. **诊室内接诊** 注重学习如何接触患者，与患者建立良好的沟通，通过有效的询问及检查手段确认和处理现患问题、关注连续性问题的管理、关注符合患者的基本公共卫生服务内容、提供预防性照顾、并了解和促进患者的遵医行为。

2. **家庭接诊** 注重学习如何制定家庭访视计划，采集家庭信息，与家庭成员充分沟通，得到相关背景资料，进行有效的家庭健康行为干预，强调家庭医生团队的协同配合和家庭医生服务。

3. **电话接诊** 注重学习如何通过电话或语音通信工具向患者采集健康相关信息，并提供健康相关问题的咨询和指导。

4. **借助媒体接诊** 注重学习如何运用媒体资源，借助微信公众号、微博等自媒体和电视节目、报纸专栏等传统大众媒体向患者提供健康咨询。

（二）全科医生接诊技巧训练

带教老师讲解全科医生接诊患者的主要技巧和注意环节，以诊室内接诊为例，选取1个典型病例模拟患者进行示范接诊，学员每2人1组进行角色扮演模拟患者进行接诊技巧分组练习，由带教老师逐一点评。注重学习全科医生接诊技巧的运用，如环境布置、仪表仪态、观察、倾听、反馈、询问、解释和讨论、知情同意、非语言的信息交流等。

（三）全科医生接诊实操

在社区卫生服务中心全科医学诊室，选取预约的门诊患者或扮演者，每个学员全程接诊和处理1名患者或扮演者，由导师进行点评、评估。

五、实习讨论

1. 如何让患者信任全科医生？

2. 全科医生在接诊过程中要掌握哪些技巧？

3. 全科医生为患者处理现患问题后还需关注哪些问题？

（官成浓）

实习三　个体健康危险因素评价及健康干预计划制定

一、实习目标

1. 知识目标

（1）掌握个体健康危险因素评价的基本方法。

（2）熟悉个体健康危险因素评价的步骤。

（3）了解个体评价及群体评价并在实践中应用，制定切实可行的健康干预计划。

2. 能力目标　能够运用个体健康危险因素评价的基本方法对社区居民或全科患者进行健康危险因素评价。

二、实习地点

社区卫生服务中心全科诊室或示教室。

三、实习时长

4学时。

四、实习内容和步骤

（一）个体健康危险因素评价实习安排

每5人分为1小组，由全科医生带领，在全科诊室或示教室对患者进行个体健康危险因素评价。

（二）收集当地年龄别、性别和疾病分类的发病率或患病率和死亡率资料

1. 资料来源　可以通过死因登记报告、疾病监测等途径获得，也可通过回顾性调查获取。

2. 目的　评估阐明危险因素与疾病发病率及死亡率间的关系。

3. 研究对象　选择社区常见疾病及有关危险因素，一般应选择主要疾病，并且是选择一种疾病而不是一类疾病作为调查对象，因为前者的危险因素比较明确，易于评价。例如选择慢性肺部阻塞性疾病而不选呼吸系统疾病。

4. 主要内容　当地各性别、年龄别和疾病分类的发病率/患病率和死亡率，为提高评定的稳定性，该死亡率通常换算为10年的死亡概率，详见表12-4、表12-5。例如：某地40~44岁组男性前11位死因和每10万人口的平均死亡概率。

（三）收集评价对象的健康危险因素资料

1. 资料来源　常采用询问调查或自填问卷方式收集危险因素资料，通过询问疾病史、体格检查和实验室检查提供重要的资料。

2. 主要内容

（1）个人行为生活方式：如吸烟、饮酒、体力活动和使用安全带等。

（2）环境因素：包括个体所处的自然环境，所具有的社会特征和心理特征，如居住环境、经济收入、家庭关系、工作环境、心理刺激等。

（3）生物遗传因素：如年龄、性别、种族、身高、体重等。

（4）医疗卫生服务：如是否有定期健康检查、直肠镜检查、阴道涂片、预防接种等。

（5）疾病史：详细了解个人的患病史、症状、体征及相应结果，包括个人疾病史、婚姻生育史、家庭疾病史等信息。详见表12-4的（3）和（4）项，如表中该男性的收缩压为16.0kPa，舒张压为9.3kPa。

（四）将危险因素转换成危险分数是进行评价的关键步骤

1. 方法　主要利用多元回归和经验评估方法。

2. 意义　危险分数指具有某一危险因素水平的人群的死亡率与人群平均死亡率的比值，当个体危险因素相当于人群平均水平时，危险分数为1.0，即个体发生某病死亡的概率相当于当地死亡率的平均水平。危险分数大于1.0，即个体发生某病死亡的概率大于当地死亡率的平均水平，危险分数越高，则死亡概率越大，反之则小。可以根据现有研制出的危险分数转换表查表获得。如表12-4第（5）项中该男性的收缩压16.0kPa，查表获得其危险分数为0.4。

（五）计算组合危险分数

1. 意义　一种危险因素有可能对多种疾病产生作用，某一疾病是多种危险因素对该疾病产生联合作用的结果，这种联合作用对疾病的影响程度更趋强烈。多种危险因素并存的情况下，计算组合危险分数可以较好地反映危险因素之间的联合作用。将每一项危险因素对某病死亡率的影响进行综合，如果与死因有关的危险因素只有1项时，组合危险分数等于该死因的危险分数；如果有多项时，则要考虑到每一项危险因素的作用。计算组合危险分数时将危险分数大于1.0的各项分别减去1.0后的剩余数值作为相加项求和；小于或等于1.0的各项危险分数值作为相乘项求积，将相加项和相乘项的结果再相加，就得到该死亡原因的组合危险分数。

2. 计算公式

$$P_z = (P_1-1) + (P_2-1) + (P_n-1) + Q_1 \times Q_2 \cdots -1_m$$

P_z：组合危险分数

P_i：大于1的各项危险分数

Q_i：小于或等于1的各项危险分数

▼ 表12-4 某地某41岁男性健康危险因素评价表

死亡原因(1)	死亡概率/(1/10万)(2)	疾病诱发因素(3)	指标值(4)	危险分数(5)	组合危险分数(6)	存在死亡危险(7)	根据医生建议改变危险因素(8)	新危险分数(9)	新组合危险分数(10)	新存在死亡危险(11)	降低危量/%(12)
冠心病	1887	收缩压/kPa	16.0	0.4			—	0.4			
		舒张压/kPa	9.3	0.4			—	0.4			
		胆固醇/(mg·dl⁻¹)	192	0.5			—	0.5			
		糖尿病史	无	1.0			—	1.0			
		体力活动	坐着工作	2.5			定期锻炼	1.0			
		家族史	无	0.9			—	0.9			
		吸烟	<10支/d	1.1			戒烟	0.7			
		体重	超重40%	1.4			降到平均体重	1.0			
车祸	284	饮酒	偶尔社交	1.0			—	1.0			
		驾车里程	1万km/年	1.5			—	1.5			
		安全带使用	90%	0.8			—	0.8			
自杀	264	抑郁	没有	1.0			—	1.0			
		家族史	无	1.0			—	1.0			
肝硬化	222	饮酒	偶尔社交	1.0			—	1.0			
脑血管病	222	收缩压/kPa	16.0	0.4			—	0.4			
		舒张压/kPa	9.3	0.4			—	0.4			
		胆固醇/(mg·dl⁻¹)	180	0.5			—	0.5			
		糖尿病史	无	1.0			—	1.0			
		吸烟	吸香烟	1.2			戒烟	1.0			
肺癌	202	吸烟	<10支/d	0.8			戒烟	0.6			
慢性风湿性心脏病	167	心脏杂音	无	1.0			—	1.0			
		风湿热	无	1.0			—	1.0			
		症状体征	无	0.1			—	0.1			
肺炎	111	饮酒	偶尔社交	1.0			—	1.0			
		肺气肿	无	1.0			—	1.0			
		吸烟	<10支/d	1.0			戒烟	1.0			
肠癌	111	肠息肉	无	1.0			—	1.0			
		肛门出血	无	1.0			—	1.0			
		肠炎	无	1.0			—	1.0			
		直肠镜检查	无	1.0			1次/年	0.3			
高血压心脏病	56	收缩压/kPa	16.0	0.4			—	0.4			
		舒张压/kPa	9.3	0.4			—	0.4			
		体重	超重40%	1.4			降到平均体重	1.0			
肺结核	56	X线检查	未做	1.0			检查结果阴性	0.2			
		经济社会地位	中等	1.0			—	1.0			
其他	1978	—	—	1.0			—	1.0			
合计	1978									1978	

调查对象编号

1. 性别　　（1）男　　（2）女

2. 年龄（实足岁）　　　　　岁

3. 身高（净高）　　　　　cm

4. 体重（净重）　　　　　kg

5. 吸烟　（1）吸烟者　　（2）过去吸烟　　（3）不吸烟

　　吸烟者、过去吸烟者填写最近5年内平均每日吸烟数　　　　　每日吸烟数　　　　支

　　过去吸烟者填写戒烟前5年内平均每日吸烟数　　　　　每日吸雪茄或烟斗数　　　　　支

　　戒烟者填入已戒烟年数（不满1年填1年）　　　　　年

6. 饮酒　（1）饮酒者　　（2）过去饮酒者（已戒酒）　　（3）不饮酒或1周少于1次

　　饮酒者请填入平均每周饮酒量　　　平均每周饮啤酒杯数　　　　杯

　　　　　　　　　　　　　　　　　平均每周饮黄酒杯数　　　　杯

　　　　　　　　　　　　　　　　　平均每周饮烈酒杯数　　　　杯

7. 服用药物（服用安眠药或镇静药）

　　（1）差不多每天服用　　（2）有时服用　　（3）偶然或不服用药物

8. 体育活动

　　（1）一级　很少或没有体育活动

　　（2）二级　偶然有体育活动

　　（3）三级　经常有体育活动，1周在3次以上

　　注：在工作中从事体力活动和上下班骑车、走路也应考虑在内

9. 你的双亲有在60岁以前死于心脏病的吗？

　　（1）是，有1人　（2）是，有2人　（3）无　（4）不详

10. 你的父母兄弟姐妹有糖尿病吗？

　　（1）有　（2）无　（3）不详

11. 你自己有糖尿病吗？

　　（1）有，未控制　（2）有，已控制　（3）无　（4）不详

12. 肛门　　　　　息肉　（1）有　（2）无　（3）不详

　　　　　　肛门出血　（1）有　（2）无　（3）不详

　　　　　每年做肛门检查　（1）有　（2）无　（3）不详

13. 你的医师曾说过你有肺气肿和慢性支气管炎吗？

　　（1）有　（2）无　（3）不详

14. 血压　　　　　收缩压：　　　　　mmHg（1mmHg=133.3Pa）

　　　　　　舒张压　　　　　mmHg

15. 胆固醇数（如不详可不填）　　　　　g/L

16. 在过去的一年中是否遭受不幸，如离婚、亲人死亡、夫妻分离、与邻居吵架、未能晋级或加工资、刑事审讯等。

　　（1）4次以上　　（2）2~3次　　（3）1次以下　　（4）不详

17. 是否患有血吸虫病

　　（1）有　　（2）已治疗　　（3）无

18. 直系亲属中有无自杀家族史

　　（1）有　　（2）无　　（3）不详

假如某43岁男性冠心病的危险因素有8项，其中大于1.0的有1.7、1.5和1.2三项；小于或等于1.0的有1.0、0.7、0.5、1.0、0.9五项。具体计算如下：

相加项：1.7−1.0+1.5−1.0+1.2−1.0=1.4

相乘项：1.0×0.7×0.5×1.0×0.9=0.315

组合危险分数=1.4+0.315=1.715

算出的1.715就是该男性的冠心病的组合危险分数。

（六）计算存在死亡危险

存在死亡危险 = 疾病别平均死亡率 × 组合危险分数

如某人的组合危险系数为1.7，当地冠心病10年平均死亡率为1 877/10万，则此人冠心病的死亡危险具体计算如下

冠心病的死亡危险 = 1 877/10万 × 1.7 = 3 190/10万

即此人今后10年冠心病死亡的概率为3 190/10万。

（七）计算评价年龄

评价年龄是根据年龄与死亡率之间的函数关系，按个体所存在的危险因素计算的预期死亡率水平求出的年龄。具体方法是计算各种死亡原因的存在危险，相加得出总的死亡的危险值，查阅表12-6的健康评价年龄表，就可得出评价年龄。例如：某40岁男性的总的存在死亡危险假设为7 762/10万，查表，该数值介于7 570和8 380之间。该男性实际年龄的最末一位数字是0，据此在中间部分相应的列中查出7 570的评价年龄为43岁，8 380的评价年龄为44岁，两者平均为43.5岁，即为此人的评价年龄。

▼ 表12-6　健康评价年龄表（部分）

男性存在死亡危险	实际年龄最末一位					女性存在死亡危险	男性存在死亡危险	实际年龄最末一位					女性存在死亡危险
	0	1	2	3	4			0	1	2	3	4	
	5	6	7	8	9			5	6	7	8	9	
……							5 560	40	41	42	43	44	3 020
2 120	30	31	32	33	34	1 220	6 160	41	42	43	44	45	3 280
2 310	31	32	33	34	35	1 330	6 830	42	43	44	45	46	3 560
2 520	32	33	34	35	36	1 460	7 570	43	44	45	46	47	3 870
2 760	33	34	35	36	37	1 600	8 380	44	45	46	47	48	4 220
3 030	34	35	36	37	38	1 760	9 260	45	46	47	48	49	4 600
3 330	35	36	37	38	39	1 930	10 190	46	47	48	49	50	5 000
3 670	36	37	38	39	40	2 120	11 160	47	48	49	50	51	5 420
4 060	37	38	39	40	41	2 330	12 170	48	49	50	51	52	5 860
4 510	38	39	40	41	42	2 550	13 230	49	50	51	52	53	6 330
5 010	39	40	41	42	43	2 780	……						

（八）计算增长年龄

是根据被评价者已存在的危险因素，医生针对性提出降低危险因素的建议，若被评价者采纳这些建议（如服降压药、参加体育锻炼、戒烟、减少饮酒等），危险因素将减少，危险分数将相应下降。增长年龄又称可达到年龄，是根据采取降低危险因素的措施后计算得到的死亡概率算出的一个相应年龄。根据计算得到新的存在死亡危险，查阅评价年龄表即可得到增长年龄。例如：上文中40岁男性的总的存在死亡危险为7 762/10万，假设通过降低危险因素存在死亡危险降为5 103/10万，查表得出增长年龄为39.5岁。

（九）计算危险降低程度

危险降低程度表示评价对象根据医生建议改变了现有的危险因素后死亡危险可能降低的绝对量或占改变前总的存在死亡危险值的比例。例如：某男性总的存在死亡危险值为7 261/10万，假设通过改变冠心病危险因素，该项死亡危险由3 190/10万降低到1 033/10万，则冠心病死亡危险降低的绝对量＝3 190－1 033＝2 157，其占改变前总的存在死亡危险值的比例＝2 157/7 261×100%＝30%。

（十）制定健康干预计划

只要明确了个人患慢性病的危险性及疾病危险因素分布，健康管理服务即可通过个人健康改善的行动计划及指南对不同危险因素实施个人化的健康指导。由于每个人具有不同危险因素组合，因此会针对个人自身危险因素筛选出个人健康管理处方，使每个人都能更有效地针对自己的危险因素采取相应的措施。

五、实习讨论

1. 根据表12-4已给出的数据，完成（6）、（7）、（10）、（11）、（12）项目的内容，并查阅表12-6计算该男性的评价年龄和增长年龄，以及根据结果提出切实可行的健康计划。

2. 请介绍什么是健康危险因素评价？有哪些步骤？

3. 如何进行健康危险因素的个体评价及群体评价？

4. 请谈谈健康危险因素评价的具体应用前景有哪些？

（赵茜）

实习四　社区卫生服务机构参观调研报告撰写和汇报

一、实习目标

1. 知识目标　通过组织学生实地走访社区卫生服务机构进行现场调研，掌握社区卫生服务机构的基本情况，熟悉社区卫生服务机构的功能及运行状况，了解当地分级诊疗制度、家庭医生签约服务实施开展情况等。

2. 能力目标 能够独立撰写调研报告并有条理地汇报。

二、实习地点

社区卫生服务中心（站）。

三、实习时长

4学时。

四、实习内容

1. 对1～2家社区卫生服务机构进行现场调研，了解该机构的基本情况，包括全科医师、公卫医师、社区护士等人员，以及全科医生团队、内设科室布局、业务流程、辅助检查设备配置、社区服务人群及健康状况等。还要了解社区卫生服务内容和社区卫生服务机构运行情况。

2. 采用事前设计的访谈提纲对社区卫生服务机构负责人或业务骨干进行个人访谈，深入了解全科医生制度、分级诊疗、家庭医生签约服务等实施情况及目前存在的主要问题，并详细记录访谈内容。

3. 撰写一份调研报告，内容包括所调查社区卫生服务机构基本情况（附3～4张社区卫生服务机构现场调查相片）、社区卫生服务项目开展情况、机构运行情况，总结出该机构的优势、特色、亮点，以及目前存在的问题，针对问题深入分析原因，提出有针对性的措施及建议。

五、实习步骤

1. 按每组6～8人将全班学生分为若干小组，每组推选出1名组长，由小组长负责组织各小组对社区卫生服务机构的现场调研活动。

2. 查阅相关资料和文献，深入分析受调查社区卫生服务机构运行过程中存在的主要问题，基于现场采集信息撰写出小组调研报告。每小组须按时提交调研报告、汇报材料（如PPT）、相片等。

3. 召开调研汇报会，要求每小组用PPT汇报（不超过15分钟），PPT内容应包括但不限于：① 社区卫生服务机构基本情况；② 社区卫生服务机构的工作特色、亮点及存在问题；③ 进一步巩固和改进机构服务功能的建议和措施等。PPT中须注明各小组成员的分工及工作任务完成情况。指导老师及参会同学可针对每小组的汇报内容提问及答疑5分钟，并现场打分。

六、实习讨论

背景资料：2022年3月，国家卫生健康委员会等部门颁布《关于推进家庭医生签约服务高质量发展的指导意见》，其中强调：积极增加家庭医生签约服务供给，扩大签约服务覆盖面；强化签约服务内涵，突出全方位全周期健康管理服务，推进有效签约、规范履约；健全签约服务激励和保障机制，强化政策协同性，夯实签约服务政策效力，推进家庭医生签约服务高质量发展。要求各地要准确把握工作节奏，在确保服务质量和签约居民获得感、满意度的前提下，循序渐进积极扩大签约服务覆盖率，逐步建成以家庭医生为健康"守门人"的家庭医生制度。到2035年，签约服务覆盖率达到75%以上，基本实现家庭全覆盖，重点人群签约服务覆盖率达到85%以上，满意度达到85%左右。

请查阅相关资料并开展小组讨论，完成以下问题：

1. 请介绍什么是家庭医生制度？

2. 我国推进家庭医生签约服务的举措有哪些？

3. 本省推进家庭医生签约服务的举措有哪些？有哪些有特色的做法？

4. 请阐述高质量推进家庭医生签约服务对推动健康中国战略实施会有哪些影响？

（李伟明）

实习五　健康档案的建立

一、实习目标

1. **知识目标**　通过建立健康档案，掌握个人健康档案、家庭健康档案的基本内容，了解健康档案建立原则，熟悉居民社区健康档案的使用与管理方法。

2. **能力目标**　能够独立规范地建立居民个人、家庭健康档案。

二、实习地点

实验室或社区卫生服务中心（站）或患者家中。

三、实习时长

4学时。

四、实习内容与步骤

（一）**内容**

1. 分别各建立一份个人和家庭健康档案。

2. 了解社区居民健康档案的使用与管理。

（二）**实习形式**

1. 社区卫生服务机构接诊患者或家庭出诊，或者以自身及家庭为例建立健康档案。

2. 参观社区卫生服务机构居民健康档案管理系统。

（三）**步骤**

1. **准备阶段**　从社区居民随机中抽取一户，查阅户主姓名及联系方式，预约联系对象，说明来意，确认是否愿意接受访问及建档等。

2. 信息收集　在社区卫生服务机构的全科诊室内或到达访视家庭，收集并记录家庭成员基本情况、家庭成员健康状况、疾病史、生活方式等。条件有限者可以自身及其家庭为例建立健康档案。

3. 总结和建档　填写家访记录并进行工作总结，建立家庭健康档案和个人健康档案。

五、实习讨论

1. 全科医疗中个人健康问题记录多采取以问题为导向的医疗记录（POMR）。问题描述方面，将问题表中的每一问题依序号逐一以S–O–A–P的形式进行描述。注意要明白：在进行S–O–A–P记录时应注意什么？与目前使用的病历有何异同？

2. 根据本节实习内容，思考：在建立健康档案时需要注意什么？计算机管理居民健康档案有何利弊？如何进行科学有效的健康档案管理？

3. 参考第十章中全科医疗健康档案的格式，建立一份个人健康档案和家庭健康档案，形成实习报告。同时阐述建立健康档案的过程、遇到的问题及注意事项有哪些。

（姚晨姣）

实习六　反思日记的撰写

一、实习目的

1. 知识目标　通过老师讲解和现场撰写训练，熟悉反思性写作的意义，掌握反思日记的撰写格式和注意事项。

2. 能力目标　能够规范撰写反思日记并养成习惯。

二、实习地点

学校或社区卫生机构教室。

三、实习时长

4学时。

四、实习内容与步骤

（一）教师讲解反思日记的撰写格式和注意事项

反思性写作（reflective writing）是培养叙事能力的一种方法。反思性写作素材类型包括：① 临床上第一次经历的任何事件；② 任何一个临床上让你觉得后悔的行为；③ 任何一个你临床犯错或临床上获得胜利的情节等。写作内容包括时间、情节、想象、感觉/情感和意义等。反思日记就是反思性写作的典范。教师应提供反思日记撰写样本，结合样本，讲述注意事项。

1. 语言要求　在撰写中，尽量使用生活世界的语言，对事件经过的描述要精准，语句通顺并饱含情感。

2. 内容要求　反思日记内容包括反思事件类型（能力、知识和态度）、事件经过、您的收获、未来您想做哪些改变、您想进一步要学习哪些内容、怎样和什么时间实现这些的计划、教师评语七个部分。

3. 重点关注　反思日记的精髓在于经过事件，学员对照自身，写出希望要产生的改变，以及为实现这些改变，要进一步学习的内容，并制定具体实现改变的计划和时间点，展现的是从认知到行动的转变。

4. 情感要求　通过不同学员对同一事件的不同反思，让学员理解不同人员对事物认知和情感的不同，学会共情，以同理心看不同的经历事件。

（二）撰写练习

带教老师提供一个事件案例，如一个临床事件的经过，学员针对这个事件，训练撰写反思日记，学员每2人1组进行互评，并以教师角色撰写对方的评语。

（三）讨论总结

带教老师选取部分日记，和学员共同讨论，逐一点评。

五、实习讨论

1. 请谈谈反思日记的撰写格式和内容？

2. 如何养成撰写反思日记的习惯？

3. 不同年资全科医生的反思日记素材有什么不同？

（李章平）

推荐阅读文献

［1］ 白玉龙.康复功能评定学.2版.北京：人民卫生出版社，2014.

［2］ 鲍勇，吴克明，顾沈兵.家庭健康管理学.上海：上海交通大学出版社，2013.

［3］ 鲍勇.社区健康管理"4CH8"模式理论与实践研究.中华健康管理学杂志，2013，7（6）：361-363.

［4］ 戴静，姚强，杜建，等.健康素养概念结构和主题趋势的多视角分析.预防医学情报杂志，2012，28（6）：477-481.

［5］ 杜雪平.全科医生基层实践.3版.北京：人民卫生出版社，2023.

［6］ 方力争.全科医生手册.3版.北京：人民卫生出版社，2023.

［7］ 葛均波，徐永健.内科学.8版.北京：人民卫生出版社，2013.

［8］ 国家卫生计生委员会.国家基本公共卫生服务规范（第3版）.（2017-04-17）［2023-10-12］.http://www.nhc.gov.cn/ewebeditor/uploadfile/2017/04/20170417104506514.pdf?eqid=870dd272000ba41000000002648167e2

［9］ 胡丙杰.全科医学基础.2版.北京：科学出版社，2022.

［10］胡永华.实用流行病学.2版.北京：北京大学医学出版社，2010.

［11］黄晓琳，燕铁斌.康复医学.6版.北京：人民卫生出版社，2018.

［12］康凯，孙鹏.婴幼儿健康管理的国内外发展概述.卫生软科学，2013，27（5）：286-288.

［13］拉波萨塔.临床实验室诊断学.8版.高德禄，张世俊，译.北京：人民军医出版社，2012.

［14］李鲁.社会医学.4版.北京：人民卫生出版社，2016.

［15］李幼平.循证医学.北京：人民卫生出版社，2014.

［16］梁万年，路孝琴.全科医学.3版.北京：人民卫生出版社，2023.

［17］陆江，林琳.社区健康教育.北京：北京大学医学出版社，2010.

［18］马骁.健康教育学.2版.北京：人民卫生出版社，2012.

［19］迈克尔·E科尔，默里·鲍文.家庭评估.王瑾一，等，译.北京：机械工业出版社，2023.

［20］莫塔·约翰，罗森布拉特·吉尔，科尔曼·贾斯汀，等.莫塔全科医学.8版.梁万年，等，译.北京：人民卫生出版社，2023.

［21］帕特森，威廉斯，爱德华兹，等.家庭治疗技术.3版.王雨吟，译.北京：中国轻工业出版社，2020.

［22］瑞考·罗伯特，瑞考·大卫.全科医学.9版.曾益新，译.北京：人民卫生出版社，2018.

［23］孙浩林，傅华.健康素养的涵义研究现状.中国慢性病预防与控制，2011，19（6）：323-326.

［24］台湾家庭医学会.家庭医师临床手册.4版.台北：台湾家庭医学医学会，2017.

［25］王吉耀.循证医学与临床实践.3版.北京：科学出版社，2012.

［26］王家骥，徐国平.全科医学概论（英汉双语）.北京：人民卫生出版社，2017.

［27］王家骥.全科医学概论.4版.北京：人民卫生出版社，2019

［28］王静.全科医学临床思维和沟通技巧.北京：人民卫生出版社，2020.

［29］王晓明.老年医学.西安：第四军医大学出版社，2014.

［30］王增武，董颖.2015年《AHA心肺复苏与心血管急救指南》解读.中国循环杂志，2015，30（Z2）：8–22.

［31］吴浩，吴永浩，屠志涛.全科临床诊疗常规.北京：中国医药科技出版社，2018.

［32］肖王乐，马昱，李英华，等.中国城乡居民健康素养状况及影响因素研究.中国健康教育，2009，25（5）：232–326.

［33］徐华娇，王吉平，黄建芳，等.链式管理理念在农村2型糖尿病患者教育中的应用.上海护理，2015，08（5）：9–11.

［34］徐勇，刘继恒，徐承中.宜昌市"互联网＋健康管理"新模式.公共卫生与预防医学，2016，27（6）：1–3.

［35］杨秉辉.全科医学概论.4版.北京：人民卫生出版社，2016.

［36］于晓松.全科医学理论与循证实践.北京：人民卫生出版社，2013.

［37］中国高血压防治指南修订委员会，高血压联盟（中国），中国医疗保健国际交流促进会，等.中国高血压防治指南（2024年修订版）.中国高血压杂志，2024，32（7）：603–700.

［38］中华医学会，中华医学会临床药学分会，中华医学会杂志社，等.高血压基层合理用药指南.中华全科医师杂志，2021，20（1）：21–28.

［39］中华医学会，中华医学会临床药学分会，中华医学会杂志社，等.慢性阻塞性肺疾病基层合理用药指南.中华全科医师杂志，2020，19（8）：676–688.

［40］中华医学会，中华医学会杂志社，中华医学会全科医学分会，等.高血压基层诊疗指南（实践版·2019）.中华全科医师杂志，2019，18（8）：723–731.

［41］中华医学会，中华医学会杂志社，中华医学会全科医学分会，等.咳嗽基层诊疗指南（2018年）.中华全科医师杂志，2019，18（3）：207–219.

［42］中华医学会，中华医学会杂志社，中华医学会全科医学分会，等.胸痛基层诊疗指南（2019年）.中华全科医师杂志，2019，18（10）：913–919.

［43］中华医学会，中华医学会杂志社，中华医学会全科医学分会.慢性阻塞性肺疾病基层诊疗指南（实践版·2018）.中华全科医师杂志，2018，17（11）：871–877.

［44］中华医学会，中华医学会杂志社，中华医学会消化病学分会，等.慢性腹痛基层诊疗指南（2019年）.中华全科医师杂志，2019，18（7）：618–627.

［45］中华医学会糖尿病学分会.中国2型糖尿病防治指南（2020年版）.中华糖尿病杂志，2021，13（4）：315–409.

［46］中华医学会糖尿病分会，国家基层糖尿病防治管理办公室.国家基层糖尿病防治指南（2022）.中华内科杂志，2022，61（3）：249–262.

［47］祝墡珠，王永晨，江孙芳.全科医生临床实践.3版.北京：人民卫生出版社，2023.

［48］邹宇华.社区卫生服务管理学.2版.北京：人民卫生出版社，2020.

［49］ARROLL B, ALLAN G M, ELLEY C R, et al. Diagnosis in primary care: probabilistic reasoning. J Prim Health Care, 2012, 4(2): 166-173.

［50］CLINCH M, BENSON J. Making information 'relevant': general practitioner judgments and the production of patient involvement . Soc Sci Med, 2013, 96: 104-111.

［51］DIXON A S. There's a lot of it about：Clinical strategies in family practice . J R Coll Gen Pract,1986, 36(291): 468-471.

［52］GÖKTAS O. The Göktas definition of family medicine/general practice . Atencion Primaria, 2022, 54(10): 1-5.

［53］JORDAN J E, BUCHBINDER R, OSBORNE R H. Conceptualizing health literacy from the patient perspective. Patient Education and Counseling, 2010, 79(1): 36-42.

［54］KEITH K C. Problem-based approach to family medicine. Amsterdam: The Hong Kong College of Family Physicians / Elsevier (Singapore) Pte Ltd, 2009.

［55］LANGER A, MELEIS A, KNAUL FM, et al. Women and Health: the key for sustainable development. Lancet, 2015, 386(9999): 1165-1210.

［56］OLASVEENGEN T M, MANCINI M E, PERKINS G D, et al. Adult basic life support: 2020 international consensus on cardiopulmonary resuscitation and emergency cardiovascular care science with treatment recommendations. Circulation, 2020, 142(16):S41-S91.

［57］OLASVEENGEN T M, SEMERARO F, RISTAGNO G, et al. European Resuscitation Council Guidelines 2021: Basic life support. Resuscitation, 2021, 161: 98-114.

［58］WALSH J N,KNIGHT M, LEE A J. Diagnostic errors: impact of an educational intervention on pediatric primary care . J Pediatr Health Care, 2018, 32(1): 53-62.

［59］WYCKOFF M H, GREIF R, MORLEY P T, et al. 2022 International consensus on cardiopulmonary resuscitation and emergency cardiovascular care science with treatment recommendations: Summary from the basic life support; advanced life support; pediatric life support; neonatal life support; education, implementation, and teams; and first aid task forces. Circulation, 2022, 146(25): e483-e557.

索　引